出入境检验检疫行业标准汇编

机　电　卷

（上）

国家认证认可监督管理委员会　编

中国质检出版社
中国标准出版社
北京

图书在版编目(CIP)数据

出入境检验检疫行业标准汇编. 机电卷. 上/国家认证认可监督管理委员会编. —北京:中国标准出版社,2012
ISBN 978-7-5066-6693-0

Ⅰ.①出… Ⅱ.①国… Ⅲ.①国境检疫:卫生检疫-行业标准-汇编-中国②机电设备-国境检疫:卫生检疫-行业标准-汇编-中国 Ⅳ.①R185.3-65②TM-65

中国版本图书馆 CIP 数据核字(2012)第 021099 号

中国质检出版社
中国标准出版社 出版发行
北京市朝阳区和平里西街甲 2 号(100013)
北京市西城区三里河北街 16 号(100045)
网址:www.spc.net.cn
总编室:(010)64275323 发行中心:(010)51780235
读者服务部:(010)68523946
中国标准出版社秦皇岛印刷厂印刷
各地新华书店经销

*

开本 880×1230 1/16 印张 56 字数 1 514 千字
2012 年 6 月第一版 2012 年 6 月第一次印刷

*

定价 257.00 元

《出入境检验检疫行业标准汇编》

总 编 委 会

《出入境检验检疫行业标准汇编　机电卷》

编　委　会

序

检验检疫标准化工作始于上世纪二十年代末，由于进出口贸易的需要，品质检验机构开始制定部分商品的品质和检测方法标准。新中国成立后，为促进和规范我国商品进出口工作，国家规定进出口商品检验部门可制定外贸标准。1992年，为配合《中华人民共和国标准化法》的实施，进出口商品检验部门将原外贸标准和专业标准调整为进出口商品检验行业标准，代号SN。1998年，原国家进出口商品检验局、动植物检疫局和卫生检疫局“三检”合并，进出口商品检验行业标准随之更名为检验检疫行业标准。2001年底，国家质量监督检验检疫总局成立，检验检疫标准化工作整体划归国家认证认可监督管理委员会管理，由此开启了检验检疫标准化工作新篇章。

时光荏苒，不知不觉中检验检疫标准化工作已经走过了八十多个年头。2003年我曾主持编写了《出入境检验检疫行业标准汇编》，八年来，检验检疫标准化工作又有了长足的发展：行业标准数量从当初的1484项发展到现在的3181项；标准的质量也稳步提升，方法标准验证要求已比肩国际权威机构，规程标准也已开始向国际通行的合格评定程序靠拢；国际地位显著提升；标准制修订各个环节管理更加科学系统；与检验检疫业务和科技工作的联动机制逐渐成熟；检验检疫标准对检验检疫业务的覆盖日趋完善，检验检疫标准体系不断健全。今天，我非常高兴地看到检验检疫标准化工作不断推进，检验检疫行业标准再次修订汇编成册，作为检验检疫行政执法的技术依据，行业标准多年来在保国安民、服务外贸、服务质检事业发展等方面发挥着越来越重要的作用，成为检验检疫业务工作不可或缺的技术支撑。

作为一个在检验检疫部门工作了几十年的老兵，我衷心希望检验检疫标准化工作能够在继承和发扬老一辈优良作风和传统的基础上，站在国家和社会的高度，开拓创新，不断进取，持之以恒，再创辉煌；也祝愿检验检疫行业标准进一步提升国际地位，更好地为检验检疫业务工作服务，在严把国门、促进外贸，推动检验检疫事业科学发展方面做出更大贡献。

王凤清

2011年9月

前　言

出入境检验检疫行业标准是检验检疫系统技术执法的主要依据，自1992年起，检验检疫系统已发布的行业标准达3753项，现行有效的3181项。一直以来，检验检疫行业标准受到了系统内外相关部门的普遍关注和使用。为了便于检验检疫技术执法，更好地服务外贸，也便于生产部门和相关单位的人员在工作中及时掌握、查找和使用检验检疫行业标准，组织出版《出入境检验检疫行业标准汇编》丛书，它在一定程度上反映了检验检疫行业标准化事业发展的基本情况和主要成就。

《出入境检验检疫行业标准汇编》是我国检验检疫行业标准化方面的一套大型丛书，按专业分类分别立卷。本套丛书收录了截至2011年7月1日前发布并有效的出入境检验检疫行业标准3181项，其中有36项标准因各种原因仅收录了标准名称。本套丛书由中国标准出版社陆续出版，分卷情况如下：

——动物检疫卷；

——纺织检验卷；

——化工品、矿产品及金属材料卷；

——机电卷；

——鉴定卷；

——轻工检验卷；

——食品、化妆品检验卷；

——卫生检疫卷；

——危险品包装检验卷；

——植物检疫卷；

——管理卷。

本卷为机电卷，收集了截至2011年7月1日批准发布的机电方面行业标准245项。机电卷分上册和下册，上册内容包括：机电通用标准、医疗设备标准、机械设备标准、通用机械标准、专用设备标准、其他机电产品标准、成套设备标准和旧机电标准；下册内容包括：电子电器标准。

为了保证标准汇编的完整性，收入了即将调整的规程类标准，用“*”在目录中标注。

本汇编可供出入境检验检疫行业管理部门、科研机构、技术部门、出口企业的技术人员，各级出入境检验检疫局、检验机构、检测机构的相关人员使用。

编　者

2011年9月

目　录

机电通用标准

医疗设备标准

机械设备标准

(一) 通用要求

(二) 特殊要求

注：本汇编收集的标准年代号用四位数字表示。

通用机械标准

(一) 通用要求

(二) 特殊要求

专用设备标准

其他机电产品标准

(一) 通用要求

(二) 特殊要求

成套设备标准

(一) 通 用 要 求

(二) 特 殊 要 求

旧机电标准

机电通用标准

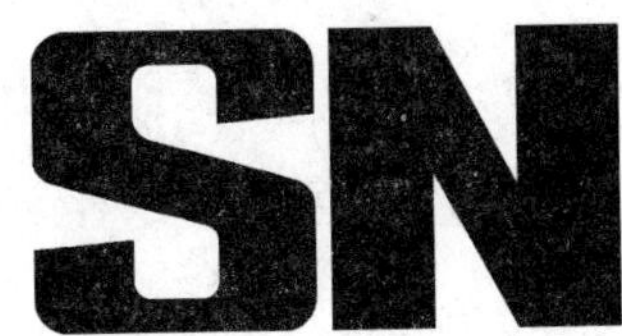

中华人民共和国出入境检验检疫行业标准

SN/T 0002—2004
代替 SN/T 0002—1999

进出口机电商品检验规程编写的基本规定

General stipulations for drafting of rules for inspection of import and export mechanical and electrical commodity

2004-06-01 发布

2004-12-01 实施

中华人民共和国国家质量监督检验检疫总局 发布

前　言

本标准代替 SN/T 0002—1999。

本标准与 SN/T 0002—1999 相比主要变化如下：

——标准的名称、适用范围有较大修改；

——规定了根据进出口机电商品的分类编制检验规程；

——增加了检验规程的总要求；

——检验规程的检验内容依据《中华人民共和国进出口商品检验法》(以下简称《商检法》)的有关规定作了修改；

——检验规程的检验依据《商检法》的有关规定作了修改；

——附录 A 改为“进出口机电商品的分类”；

——标准的结构、格式和章节的编排，按 GB/T 1.1—2000 进行了修改；

——根据 GB/T 1.1—2000 的要求，各要素均说明了其是必备或可选要素。

本标准的附录 A 是资料性附录。

本标准由国家认证认可监督管理委员会提出并归口。

本标准起草单位：国家质量监督检验检疫总局、国家质量监督检验检疫总局信息中心、深圳出入境检验检疫局、上海出入境检验检疫局、广州出入境检验检疫局。

本标准主要起草人：刘泽华、袁长祥、山巍、林德康、杜飞、王海生、徐蓓蓓。

本标准所代替标准的历次版本发布情况为：

——SN/T 0002—1993；

——SN/T 0002—1999。

引　言

SN/T 0002在实施过程中，对进出口机电商品检验规程的编写制定工作起到了指导和规范作用。

根据世界贸易组织规则和我国《商检法》的有关规定，同时为了适应检验检疫标准化体系的要求，有必要结合检验工作模式的转变重新编写SN/T 0002，建立新的进出口机电商品检验规程编写框架。

另外，编写SN/T 0002所依据的GB/T 1.1《标准化工作导则　第1部分　标准的结构和编写规则》于2000年发布了第三版。本标准根据GB/T 1.1—2000对SN/T 0002—1999进行了修订，在标准结构和编写规则上与国家标准保持一致。

进出口机电商品检验规程编写的基本规定

1 范围

本标准规定了进出口机电商品检验规程(以下简称检验规程)编写的基本要求、结构、格式、编写顺序、内容、起草与表述方法。

本标准适用于进出口机电商品检验规程的编写。

2 规范性引用文件

下列文件中的条款通过本标准的引用而成为本标准的条款。凡是注日期的引用文件,其随后所有的修改单(不包括勘误的内容)或修订版均不适用于本标准,然而,鼓励根据本标准达成协议的各方研究是否可使用这些文件的最新版本。凡是不注日期的引用文件,其最新版本适用于本标准。

GB/T 1.1—2000 标准化工作导则 第1部分:标准的结构和编写规则

GB/T 20000.3 标准化工作指南 第3部分:引用文件

3 术语和定义

GB/T 1.1确立的以及下列术语和定义适用于本标准。

3.1

检验监管模式 mode of inspection and administration

由国家检验检疫部门规定的对进出口商品进行检验,对进出口商品企业进行监督管理的方式。

3.2

检验方式 mode of inspection

对进出口商品进行检验的不同方式,如全数检验、抽样检验、型式试验等。

3.3

检验方法 means of inspection

依技术标准的要求而对商品实施具体检验的方法,如目测、测量、测试等。

3.4

结果判定 result determination

进出口商品检验中,对检验结果与标准要求的符合程度作出的判定。

3.5

合格判定 compliance determination

进出口商品检验中,对某一检验批是否符合规定要求的一种判定。

3.6

型式试验 type test

对某一产品的某一特性按标准要求进行的全项目的检测与试验,且通常在同一样品上完成。

3.7

周期试验 periodic test

在一定的周期内对某一产品的某一种或数种特性,按技术标准要求进行的部分项目检测试验。

3.8

专项检测 specific test

专门针对产品特定的项目,按技术标准要求进行的检测。

3.9

过程检验 procedure inspection

在产品生产过程中实施的检验。

3.10

一致性检验 conformity inspection

对所检批的产品在原理、结构、材料、关键元器件等方面与已进行型式试验、周期试验、专项检测的产品的一致性所进行的检验。

3.11

检查 check

对产品是否符合期望要求的一种验证,通常通过目测或测量来进行。

3.12

符合性评估 compliance assessment

按国家技术规范的强制性要求,通过查验技术文件和必要的抽样检验,对商品的符合性作出判断和评价的活动。

3.13

符合性验证 compliance verification

按国家技术规范的强制性要求,查验检验证单和凭证、货物是否相符的活动。

4 基本要求

4.1 编写规则

检验规程编写的基本要求应符合 GB/T 1.1—2000 的规定。

4.2 类别划分

应按进出口机电商品行业标准体系的要求适当归类制定检验规程,类别划分参照附录 A。

4.3 检验依据

检验规程中规定的检验依据应为国家技术规范的强制性要求,尚未有国家技术规范的强制性要求的应参照国家质检总局指定的国内标准、行业标准、国际标准、进口国或者出口国标准以及相关技术要求规定检验依据。

4.4 检验方式

检验规程中规定的检验方式应与检验监管模式相适应。

4.5 检验内容

检验规程中规定的检验内容应包括安全、卫生、健康、环境保护、防欺诈的要求及相应的品质、数量、重量和包装等项目。

5 结构与格式

5.1 一般构成原则

5.1.1 在进出口机电商品行业标准体系中,检验规程分为两个层次:第一个层次为类,即覆盖一类商品,如照明设备、机床、工程机械等;第二个层次为种,即覆盖一种商品,如移动式灯具、钻床、挖掘机等。

检验规程以一类商品为一个标准化对象。

5.1.2 检验规程的构成应遵循以下原则:

a) 在检验规程分为两个层次的情况下,同类商品通用要求作为一项标准的第一部分,该类商品中不同商品的特殊要求作为其他部分;

示例 1：

×××检验规程

第 1 部分：通用要求

第 N 部分：特殊要求

注：特殊要求仅适用于没有制定通用要求或通用要求不能覆盖该产品的检验项目的情况。

b) 对于能单独成一类，不归属某一类的商品则单独编制一个检验规程；

示例 2：

×××检验规程

c) 对于涉及某类(种)商品检验的一个特定方面，并且能够单独使用的特殊情况，也可将一个检验规程分成若干个部分。

示例 3：

×××检验规程

第 1 部分：电气安全检验

第 2 部分：电磁兼容检验

第 3 部分：环境保护检验

示例 4：

×××检验规程

第 1 部分　进口检验

第 2 部分　出口检验

5.2　结构和编写顺序

检验规程的一般结构和编写顺序如下：

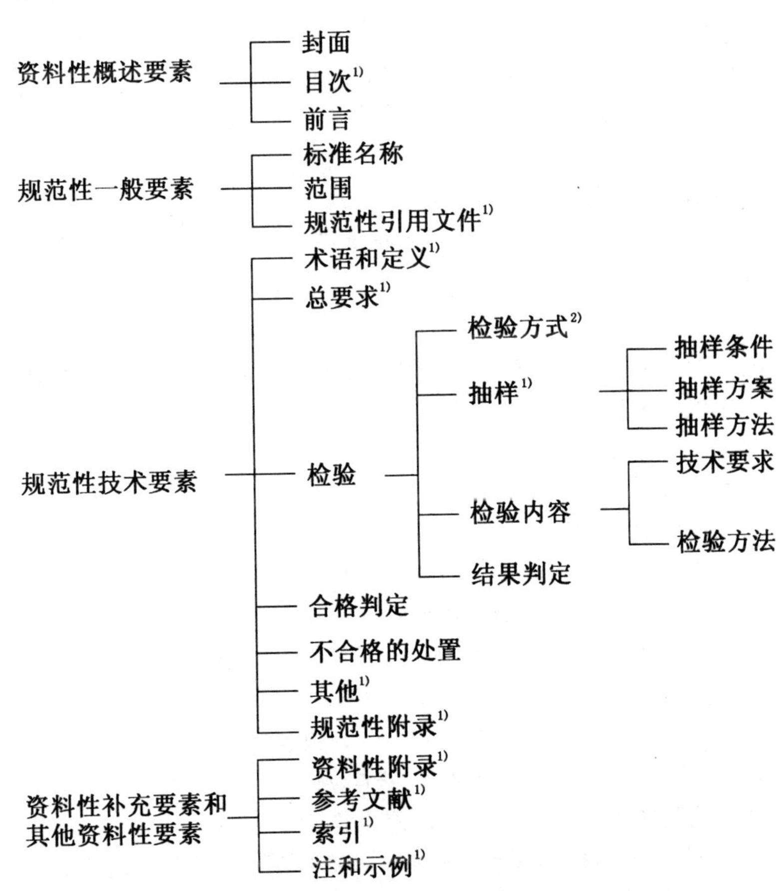

1) 可选要素，根据标准化对象的特征和制定标准的目的而定，可列为空章。

2) 若检验方式有两种以上，可分章编写。

5.3 格式

检验规程的格式应符合 GB/T 1.1—2000 中附录 H 的规定。

6 起草

6.1 资料性概述要素

6.1.1 封面

每个检验规程均应有封面。检验规程的封面应符合 GB/T 1.1—2000 中 6.1.1 条的规定。

6.1.2 目次

目次为可选要素,所列内容和顺序应符合 GB/T 1.1—2000 中 6.1.2 条的规定。

6.1.3 前言

每个检验规程均应有前言,它由特定部分和基本部分组成。特定部分应视情况依次给出下列信息:

——如果标准分部分或系列出版,说明标准的结构;

——指明采用国际标准、国外先进标准的采用程度和版本;说明对国际导则或其他类似标准、规范等文件的采用情况;

——指明采用对象的主要技术差异及简要理由;

——说明标准代替或废除的全部或部分其他文件;

——说明与前版本的重要技术内容的改变情况;

——说明与其他标准或文件的关系;

——指明规范性附录和资料性附录。

基本部分适当给出下列信息:

——本标准由国家认证认可监督管理委员会提出并归口;

——本标准起草单位(需要时可指明负责起草单位和参加起草单位);

——本标准主要起草人;

——本标准所代替标准的历次版本发布情况。

如果标准分部分出版,则应将上述列项中的“本标准……”改为“本部分……”。

6.2 规范性一般要素

6.2.1 标准名称

标准名称为必备要素。检验规程的名称参照附录 A 适当归类确定,标准名称通常如下:

a) “进出口×××检验规程”

示例 1:“进出口阀门检验规程”

b) “进出口×××检验规程　第 1 部分　通用要求”

示例 2:“进出口工程机械检验规程　第 1 部分　通用要求”

c) “进出口×××检验规程　第 N 部分　※※※的特殊要求”

注:“※※※”代表附录 A 的分类表中的某类商品中的一种商品。

示例 3:“进出口纺织机械检验规程　第 3 部分　细纱机的特殊要求”

特殊情况下,检验规程要分为若干个单独部分的,可以如下:

——“进出口×××检验规程　第 N 部分　进/出口检验”

示例 4:“进出口成套设备检验规程　第 1 部分　进口检验”

——“进出口×××检验规程　第 N 部分　△△△检验”

注:“△△△”代表不同检验内容,如安全、电磁兼容、环境保护和性能等。

示例 5:“进出口医疗设备检验规程　第 3 部分　电磁兼容检验”

标准封面的名称下面,应书写英文名称。标准的英文名称应与中文名称相符。英文名称采用下列用语:“Rules for the inspection of …… for import and export”。

6.2.2 范围

范围为必备要素，应简要说明标准规定的主要内容。采用下列用语：

“本标准规定了……。”

适用范围应说明本标准适用的商品种类名称。采用下列用语：

“本标准适用于……。”

“本标准适用于……，也适用于……。”

“本标准适用于……，……也可参照使用。”

“本标准不适用于……。”

6.2.3 规范性引用文件

规范性引用文件为可选要素，应列出技术要素中引用的、对使用该标准来说必不可少的技术规范和标准文件，多数是标准的一览表，包括它们的标准编号(代号、顺序号、年号)和名称。具体引用方法见GB/T 20000.3。

该一览表应由下列导语开头：

“下列文件中的条款通过本标准的引用而成为本标准的条款。凡是注明日期的引用文件，其随后所有的修改单(不包括勘误的内容)或修订版均不适用于本标准，然而，鼓励根据本标准达成协议的各方研究是否可使用这些文件的最新版本。凡是不注日期的引用文件，其最新版本适用于本标准。”

该一览表一般不应包括：

——不是公开得到的文件；

——仅作为信息参考的文件；

——标准制定中仅作为参考的文件。

这些文件可列在资料性附录中。

6.3 规范性技术要素

6.3.1 术语和定义

术语和定义为可选要素。标准中应对现行规范性引用文件中尚无规定的定义，或虽有规定，但其内涵尚不完全适应进出口检验需要的定义给出说明，定义应由下列导语开头：“下列术语和定义适用于本标准。”

示例：

下列术语和定义适用于本标准。

型式试验 type test

对某一产品的某一特性按标准要求进行的全项目的检测与试验，且通常在同一样品上完成。

周期试验 periodic test

在一定的周期内对某一产品的某一种或数种特性，按技术标准要求进行的部分项目检测试验。

6.3.2 总要求

总要求为可选要素，规定该类商品检验的总要求。它一般包含：

——安全要求

——卫生及健康要求

——环境保护要求

——技术性能要求(品质要求)

——数量、重量、包装等要求

——其他要求

6.3.3 检验

检验为必备要素。

6.3.3.1 检验方式

根据进出口商品检验监管模式，进出口机电商品的检验可分为：全数检验、逐批抽样检验、抽批抽样检验、型式试验、周期试验、专项检测、过程检验、一致性检验和检查、符合性评估和验证。

在对一类(或一种)商品实施检验时,可规定上述诸方式中的一种或数种组合,以适应不同的检验监管模式。可供选择的检验方式组合示例如下:

示例 1 全数检验+检查

示例 2 逐批抽样检验+检查

示例 3 抽批抽样检验+检查

示例 4 型式试验+抽批抽样检验+一致性检验

示例 5 周期试验+抽批抽样检验+一致性检验

示例 6 专项检测+抽批抽样检验+一致性检验

示例 7 过程检验+抽批抽样检验+检查

6.3.3.2 抽样

抽样为可选要素。

6.3.3.2.1 抽样条件

应规定样本制取的条件。

6.3.3.2.2 抽样方案

应根据不同商品的情况和检验监管模式确定抽样方案,并规定方案的具体内容。如果用计数抽样时,应规定不合格的分类、检查水平、合格质量水平(或不合格质量水平)等。

6.3.3.2.3 抽样方法

应规定样本的抽取方法,必要时应明确抽样工具。

6.3.3.3 检验内容

6.3.3.3.1 基本原则

根据进出口机电商品的特点和检验检疫机构的职责,列出不同种类商品的应检项目。涉及安全、卫生、环境保护、人类和动植物生命健康、防止欺诈及涉及国家安全的项目,应作为检验项目列入。

6.3.3.3.2 技术要求

应明确规定所检验商品的各项技术要求或直接引用有关标准规定的技术要求。

6.3.3.3.3 检验方法

应明确规定检验方法或直接引用有关标准规定的检验方法。必要时包括检验条件。

6.3.3.4 结果判定

应明确规定被检验样品合格与否的判定规则。

6.3.4 合格判定

应明确规定检验批合格与否的判定规则。

6.3.5 不合格的处置

不合格的处置为必备要素。

应作出对不合格品和不合格批的处置规定。

6.3.6 规范性附录

规范性附录是可选要素。为方便起见,该附录放在其他技术要素的后面。应在标准要素中提及,并在前言中说明。

6.3.7 其他

除上述 6.3.1~6.3.5 的内容外,还需要编写的其他内容。

6.4 资料性补充要素和其他补充要素

补充要素应符合 GB/T 1.1—2000 中 6.4 条的规定。

附 录 A
（资料性附录）
进出口机电商品的分类

A.1 分类原则

在制定进出口机电商品检验规程标准时，建议以《出入境检验检疫机构实施检验检疫的进出境商品目录》和“进出口机电商品的分类”为基础，并结合进出口机电商品的实际情况进行适当分类。

A.2 进出口机电商品的分类

1	家用电器	household electrical appliances
2	音视频设备	audio and video apparatus
3	信息技术设备	information technology equipment
4	电信终端设备	telecommunication terminal equipment
5	电动工具	motor-operated electric tools
6	照明设备	lighting apparatus
7	医疗设备	medical equipment
8	仪器仪表	instruments and meters
9	安全技术防范产品	technical protective products for safety
10	消防产品	fire protection products
11	原电池	primary batteries
12	蓄电池	secondary batteries
13	电梯	lifts
14	高压电器	high-voltage electrical apparatus
15	低压电器	low-voltage electrical apparatus
16	低压开关设备和控制设备	low-voltage switches and controls
17	电焊机	electric welding machines
18	电线电缆	electric cables and wires
19	电机	motors
20	健身器材	gymnastic instruments
21	机动车辆	motor vehicles
22	自行车及零件	bycicles and parts thereof
23	钟表	clocks and watches
24	机床及机床附件	machine tools and accessories thereof
25	工程机械	engineering machinery
26	纺织机械	textile machinery
27	锻压机械	pressing machinery
28	包装机械	packaging machinery
29	食品机械	food processing machinery
30	风力机械	wind power machinery
31	动力机械	dynamic machinery
32	服装机械	clothing machinery

33	农业机械	agriculture machinery
34	木工机械	wood processing machinery
35	锅炉及压力容器	boilers and pressure vessels
36	旧机电产品	used electrical and mechanical products
37	成套设备	complete set of equipment
38	提升设备	elevating equipment
39	光学设备	optical equipment
40	水力设备	water power equipment
41	发电设备	power generating equipment
42	空压机	air compressors
43	阀门	valves
44	轴承	bearings
45	千斤顶	jacks
46	计量器具	metrologic instruments
47	五金工具	hardware tools
48	刃具	knives
49	磨料磨具	grinding tools and materials
50	标准紧固件	standardized fasteners
51	泵	pumps
52	工业链条	industrial chains
53	锁具	locks

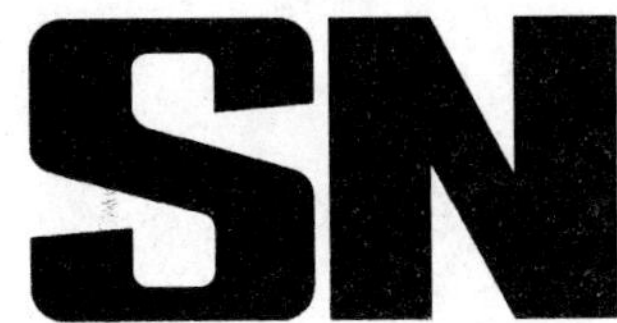

中华人民共和国出入境检验检疫行业标准

SN/T 1824—2006

必须经商检机构检验的进出口商品以外的进出口机电商品抽查检验规范

Rules for the rrandom inspection on the import and export mechanical and electrical commodities which are not subject to the compulsory inspection by the commodity inspection authorities

2006-11-10 发布　　　　2007-05-16 实施

中华人民共和国国家质量监督检验检疫总局 发布

前　言

本标准的附录A为规范性附录，附录B为资料性附录。

本标准由国家认证认可监督管理委员会提出并归口。

本标准起草单位：中华人民共和国吉林出入境检验检疫局、中华人民共和国福建出入境检验检疫局。

本标准主要起草人：李成、魏佰友、孙岩、林森。

本标准为首次发布的出入境检验检疫行业标准。

必须经商检机构检验的进出口商品以外的进出口机电商品抽查检验规范

1 范围

本标准规定了对必须经商检机构检验的进出口商品以外的进出口机电商品(以下简称“目录外机电商品”)进行抽查检验的工作要求。

本标准适用于必须经商检机构检验的进出口商品以外的进出口机电商品的抽查检验。

2 规范性引用文件

下列文件中的条款通过本标准的引用而成为本标准的条款。凡是注日期的引用文件,其随后所有的修改单(不包括勘误的内容)或修订版均不适用于本标准,然而,鼓励根据本标准达成协议的各方研究是否可使用这些文件的最新版本。凡是不注日期的引用文件,其最新版本适用于本标准。

GB/T 2829 周期检验计数抽样程序及表(适用于对过程稳定性的检验)

GB/T 15239 孤立批计数抽样检验程序及抽样表

SN/T 0002 进出口机电商品检验规程编写的基本规定

进出口商品检验法实施条例(国务院令 第447号)

进出口商品复验办法(国家质量监督检验检疫总局令 第77号)

3 术语和定义

GB/T 2829、GB/T 15239、SN/T 0002 确立的以及下列术语和定义适用于本标准。

3.1

抽查检验 spot-check and inspection

为确定某类商品是否合格,从中抽取样品,测定、检查、试验或度量样品的一种或多种特性,并且与规定要求进行比较的活动。

3.2

抽查检验批 lot for spot-check and inspection

为了实施抽查检验汇集起来的同一生产者生产的同一品牌、同一规格的进出口机电商品的集合,简称批。

4 抽查检验计划和方案

4.1 国家质量监督检验检疫总局每年确定、调整并公布实施抽查检验的地区和进出口机电商品种类。制定并下达年度抽查检验计划。

4.2 国家质量监督检验检疫总局指定专门机构按商品种类制定“进出口机电商品抽查检验方案”(以下简称“抽查检验方案”)。

4.3 各直属检验检疫机构根据国家质量监督检验检疫总局下达的抽查检验计划和抽查检验方案,结合本地区相关进出口商品实际情况,制定具体实施方案(以下简称“实施方案”),并报国家质量监督检验检疫总局备案。实施方案的制定方法见附录A。

5 抽查检验的实施

5.1 抽查检验程序

抽查检验程序包括：确定抽查检验批，抽样、封样、送样，样品确认、检测并出具检测报告，抽查检验批结果判定，签发抽查检验情况通知，复验，抽查检验结果汇总上报。参见附录B。

5.2 确定抽查检验批

检验检疫机构根据抽查检验方案和具体实施方案确定抽查检验批。

5.3 抽样、封样

5.3.1 检验检疫机构在规定的地点，按实施方案确定的抽样方法在已确定的抽查检验批中随机抽取样本，样本应当具有一定的代表性。

5.3.2 抽取的样本要进行唯一性标识，标识内容应包括：商品名称、规格型号、序列号、进出口商、生产商、生产日期、抽样日期、抽样地点、抽样人、样品编号、联系人及联系方式。

5.3.3 抽样后，抽查检验人员应当对样品进行封识，并填写抽样单。抽样单应当由抽查人和被抽查单位代表签字，并加盖被抽查单位公章。特殊情况下，由检验检疫机构予以确认。

5.4 送样

抽查检验人员应在规定的期限内将样品送抵检测单位。对不便携带的被封样品，抽查检验人员可以要求被抽查单位在规定的期限内邮寄或者送至指定地点。

5.5 接样确认

抽查检验样品送达检测单位后，检测机构应立即检查样品的包装、封识是否完好，随附资料是否充分、完整，样品数量、状况是否与抽样单上记录相符。对样品符合检测要求的，在抽样单上确认；对不符合要求的，立即书面通知抽样机构和被抽样单位，由抽样机构重新抽、封样。

5.6 样品检测

承担检测任务的检测单位，应按抽查检验方案规定的检验依据进行规定项目的检测，在规定时间内完成检测并出具检测报告，并将检测报告送达负责抽样的检验检疫机构。

5.7 抽查检验结果判定

5.7.1 抽查检验结果的合格评定依据是国家技术规范的强制性要求或者国家质量监督检验检疫总局指定的其它相关技术要求。

5.7.2 负责抽样的检验检疫机构应按抽查检验方案规定的合格评定依据，结合检测结果作出抽查检验批合格与否的判定，形成抽查检验结论。

5.7.3 经抽查合格的进出口商品，签发抽查情况通知单；对不合格的进出口商品，签发抽查不合格通知单。

6 复验

6.1 被抽查单位对检验检疫机构做出的抽查检验结论有异议时，可以按照《进出口商品复验办法》提出复验申请。

6.2 检验检疫机构或国家质量监督检验检疫总局按《进出口商品复验办法》规定作出是否受理复验申请的决定。

6.3 对受理的复验申请，按《进出口商品复验办法》进行复验。

7 验余样品的处理

检测机构应当在规定的时间内通知被抽查单位领回验余的样品；逾期不领回的，由抽样的检验检疫机构做出处理。

8 抽查检验结果的处理

8.1 对抽查检验合格的进出口机电商品，准予进出口销售或使用；对抽查检验不合格的进出口机电商品，按《进出口商品检验法实施条例》第 20 条和第 28 条的规定处理。

8.2 检验检疫机构在完成抽查检验任务后，应当在规定的时间内将抽查结果上报国家质量监督检验检疫总局指定的专门机构，并将抽查情况及结果等有关资料立卷归档。

8.3 国家质量监督检验检疫总局指定的专门机构应当在规定的时间内完成相关类别商品抽查检验情况的汇总、分析、总结工作，形成专项报告报送国家质量监督检验检疫总局。

附 录 A
(规范性附录)
抽查检验实施方案制定的指导说明

A.1 抽查检验任务来源

应明确说明抽查检验工作任务的来源。

A.2 抽查工作领导机构及实施机构

确定抽查检验工作的领导机构和执行抽查检验工作的实施机构。

A.3 抽查检验实施时间

应明确规定开展抽查检验工作起始时间和结束时间,也可以按抽查检验工作程序进一步确定各阶段工作的起止时间。

A.4 抽查检验实施范围

应明确抽样检查商品名称(含 HS 编码)、种类、规格(型号)等抽查检验商品范围,实施抽查检验工作的地域范围。

A.5 抽查检验依据及检验项目

A.5.1 明确相关商品抽查检验依据的抽查检验计划和方案。

A.5.2 明确抽查检验依据的国家技术规范的强制性要求或总局指定的其他相关技术要求。

A.5.3 按照国家强制性技术规范要求或国家质量监督检验检疫总局指定的其他相关技术要求,明确抽查检验项目及技术要求。

A.6 抽样

A.6.1 明确抽样方法:根据样品批量、抽检样本量及特性,确定抽样方法。

A.6.1.1 抽样方法应选取简单随机抽样、系统随机抽样、分层随机抽样等概率抽样方法的一种以及其组合方法。

A.6.1.2 简单随机抽样:当批内产品质量比较均匀一致时,采取简单随机抽样,使批中每 n 个不同的单位产品有同样的可能性被抽到。

A.6.1.3 系统随机抽样:当批内单位产品可以按某个顺序排列时,可以采取系统随机抽样,使批中的各部分产品都能在一定程度上包含在样本中,提高样本的代表性。

A.6.1.4 分层随机抽样:当批内单位产品可以按照某些特征把整批分为若干小批(称为层),同一层内的产品质量尽可能均匀一致,各层间特征界限明显,这时应采取分层随机抽样。在各层内分别随机抽取一定数量的单位产品,然后合在一起组成一个样本。也可以采取分层按比例随机抽样,按各层在整批中所占的比例,分别在各层内按比例抽取单位样品,合在一起组成一个样本。

A.6.2 规定抽取样本量:包括抽查地点、抽样母本确定和抽样数量等。样品及备用样品的数量不得超过抽样要求和检验、判定的合理需要。

A.6.3 抽样样本单位及批次的标识方式:抽样样本单位及批次的标识方式应是唯一、可区别及追溯的。

A.6.4 封样方法:应确保样品不受运输、仓储、保管过程因素的影响。

A.6.5 样品处置：应规定留样时限及验余样品的处置方式。

A.7 检测

A.7.1 明确指定承担检测任务的检测机构。

A.7.2 样品的接受、存放及检测过程要接受检验检疫机构监督。

A.7.3 检测完毕要及时报送检测结果。

A.8 抽查检验结果判定

见 5.7。

A.9 抽查检验结果的反馈及处理

见第 8 章。

A.10 复验

见第 6 章。

A.11 检测结果的汇总、上报

见 8.2 和 8.3。

附　录　B
（资料性附录）
抽查检验程序

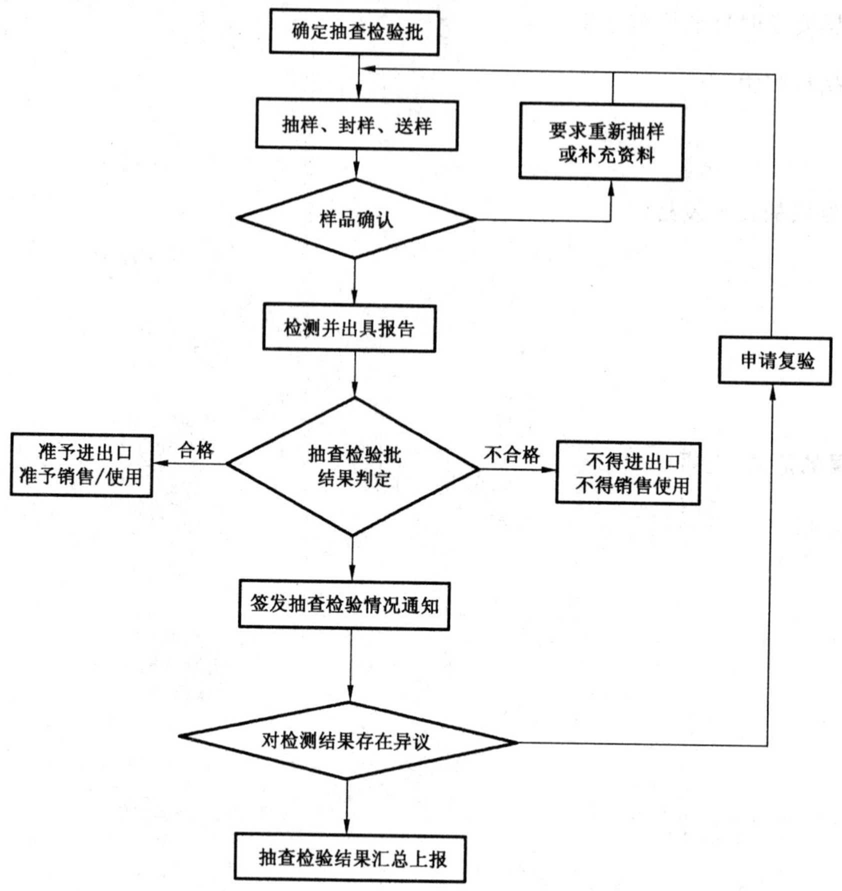

图 B.1　抽查检验程序图

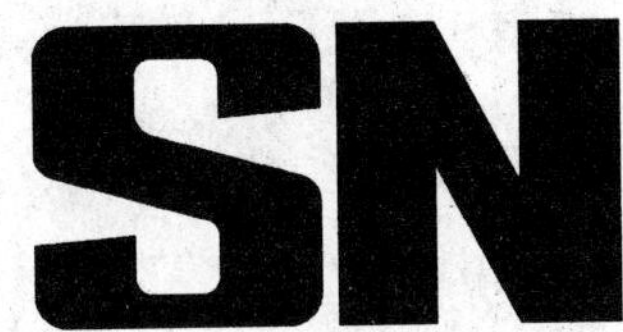

中华人民共和国出入境检验检疫行业标准

SN/T 2447.1—2010

进出口机电产品检验专业通用要求 第1部分:标准体系

General requirements of inspection on electrical and mechanical products for import and export—Part 1:Standard system

2010-01-10 发布

2010-07-16 实施

中华人民共和国
国家质量监督检验检疫总局 发布

前　言

SN/T 2447《进出口机电产品检验专业通用要求》系列标准共分为3部分：

——第1部分：标准体系；

——第2部分：检验术语和定义；

——第3部分：检验抽样规则。

本部分为SN/T 2447《进出口机电产品检验专业通用要求》系列标准的第1部分。

本部分由国家认证认可监督管理委员会提出并归口。

本部分起草单位：中华人民共和国深圳出入境检验检疫局、中华人民共和国上海出入境检验检疫局、中华人民共和国福建出入境检验检疫局、中华人民共和国湖北出入境检验检疫局。

本部分主要起草人：刘泽华、杜飞、胡正群、林森、费振康、徐蓓蓓、陈钊鹏、付国祥。

本部分为首次发布出入境检验检疫行业标准。

引　　言

建立出入境检验检疫机电检验专业标准体系、编制检验检疫机电检验专业标准体系表是检验检疫标准化工作的一项重要基础性工作，其目标是建立检验检疫机电专业标准的整体框架，为今后检验检疫机电检验专业标准制、修订提供规划的依据；用以规范和指导检验检疫机电产品检验专业标准的年度立项计划申报、审查、批准等标准化管理工作，促进现有检验检疫机电专业标准的结构调整、更新、修订，使检验检疫机电专业标准形成科学、合理、完整的体系，以符合进出口机电产品检验工作重点调整到安全、卫生、环境保护内容的原则方向，符合 WTO/TBT 的各项原则，保证进出口机电产品检验和合格评定的工作质量。

出入境检验检疫机电检验专业标准体系是国家出入境检验检疫行业标准体系的子体系之一，是检验检疫行业标准体系的组成部分；检验检疫机电检验专业标准体系表在检验检疫行业标准体系表中处于第二层、第三层和第四层。

出入境检验检疫机电检验专业标准体系的构建和检验检疫机电检验专业标准体系表根据世界贸易组织规则、《中华人民共和国进出口商品检验法》、国家质检总局“三定”方案中检验检疫的职能的有关规定、《出入境检验检疫机构实施检验检疫的进出境商品目录》、《出入境货物检验检疫分类代码》等规范性文件编制。

进出口机电产品检验专业通用要求 第1部分:标准体系

1 范围

SN/T 2447 的本部分规定了出入境检验检疫机电检验专业标准体系构成原则、层次结构、标准体系表。

本部分适用于出入境检验检疫机电检验专业标准的编制。

2 规范性引用文件

下列文件中的条款通过 SN/T 2447 的本部分的引用而成为本部分的条款。凡是注日期的引用文件,其随后所有的修改单(不包括勘误的内容)或修订版均不适用于本部分,然而,鼓励根据本部分达成协议的各方研究是否可使用这些文件的最新版本。凡是不注日期的引用文件,其最新版本适用于本部分。

GB/T 1.1—2000 标准化工作导则 第1部分:标准的结构和编写规则(ISO/IEC Directives,Part 3,1997,Rules for the structure and drafting of International Standards,NEQ)

GB/T 13016 标准体系表编制原则和要求

3 术语和定义

GB/T 1.1—2000、GB/T 13016 确立的术语和定义适用于本部分。

4 构成原则

4.1 全面配套

本部分"检验检疫机电检验专业标准体系层次结构框架图"和"检验检疫机电检验专业标准体系明细表"的编制,应充分研究机电产品的种类和进出口机电产品的特点,力求全面,尽量扩大覆盖面,避免遗漏,以满足检验检疫工作实际需求。

4.2 层次恰当

根据机电产品的门类、层次多的特点合理设置标准体系的结构层次,同时,根据标准的适用范围,恰当的将标准安排在不同的层次上;上一层标准能覆盖的,下一层标准不应再制订,以达到体系组成尽量简化合理。

4.3 划分明确

标准的划分应根据产品的内在特性和检验检疫需求为原则,即综合考虑产品的用途、原理、品质特性等因素,同时考虑检验检疫的安全、卫生、健康、环保、反欺诈的法定职责来编制标准体系明细表,避免出现同一个产品制定多个标准的情况,部分参照了检验检疫统计归类以及商务部机电产品分类的方法。

4.4 开放性原则

检验检疫机电检验专业标准的各个层次(包括第二、三、四、五层)都是开放式的,都应根据国内法律、行政法规的制定/修订、《出入境检验检疫机构实施检验检疫的进出境商品目录》的调整、技术的发展、产品的更新而补充和修订。

4.5 为检验检疫行政执法服务原则

检验检疫机电检验专业标准主要针对法定检验商品制定,即首先满足《出入境检验检疫机构实施检验检疫的进出境商品目录》内"检验检疫类别"为M/N的产品，满足检验检疫行政执法需求。

4.6 先进性原则

鼓励积极采用国际、国内先进标准并有所创新，在规范、完善规程类标准的同时，鼓励加快制定检验技术要求标准和检验方法标准，有效提升机电类行业标准的水平。同时标准体系本身要具备先进性和前瞻性，要考虑不断发展的检验检疫事业的客观要求，要作到超前一些。

5 结构

5.1 组成单元

本部分"机电检验专业标准体系明细表"的组成单元是标准或系列标准的某一部分。

5.2 层次

从一定范围内的若干个标准中，提取共性特征并订成共性标准，然后将此共性标准安排在标准体系表内的被提取的若干个标准之上，这种提取出来的共性标准构成标准体系的一个层次。

检验检疫机电检验专业标准体系是国家出入境检验检疫行业标准体系的子体系之一，检验检疫机电检验专业标准体系表由三个层次组成，其第一层次为专业通用标准(在检验检疫行业标准体系表中处于第二层)，其第二层次为门类通用标准(在检验检疫行业标准体系表中处于第三层)，其第三层次为个性标准(在检验检疫行业标准体系表中处于第四层)。

5.3 层次结构图

检验检疫机电检验专业标准体系的层次结构及其在国家出入境检验检疫行业标准体系中的位置示意如图1。

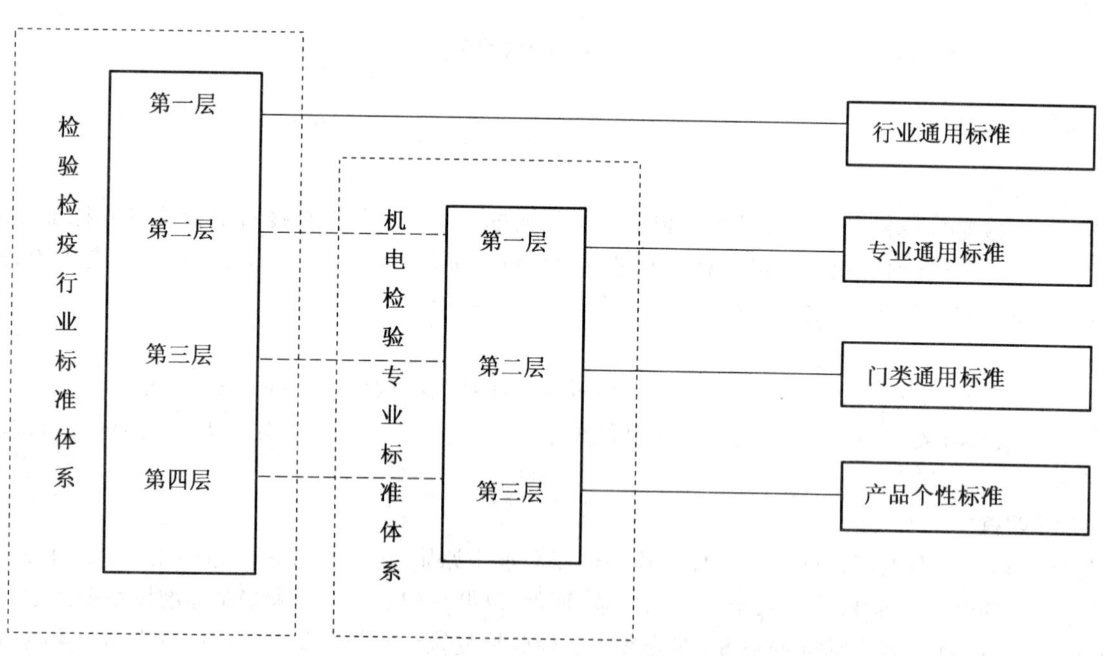

图1 机电检验专业标准体系层次结构图

5.4 检验检疫行业标准体系层次结构框架图

检验检疫行业标准体系层次结构框架图见图2。

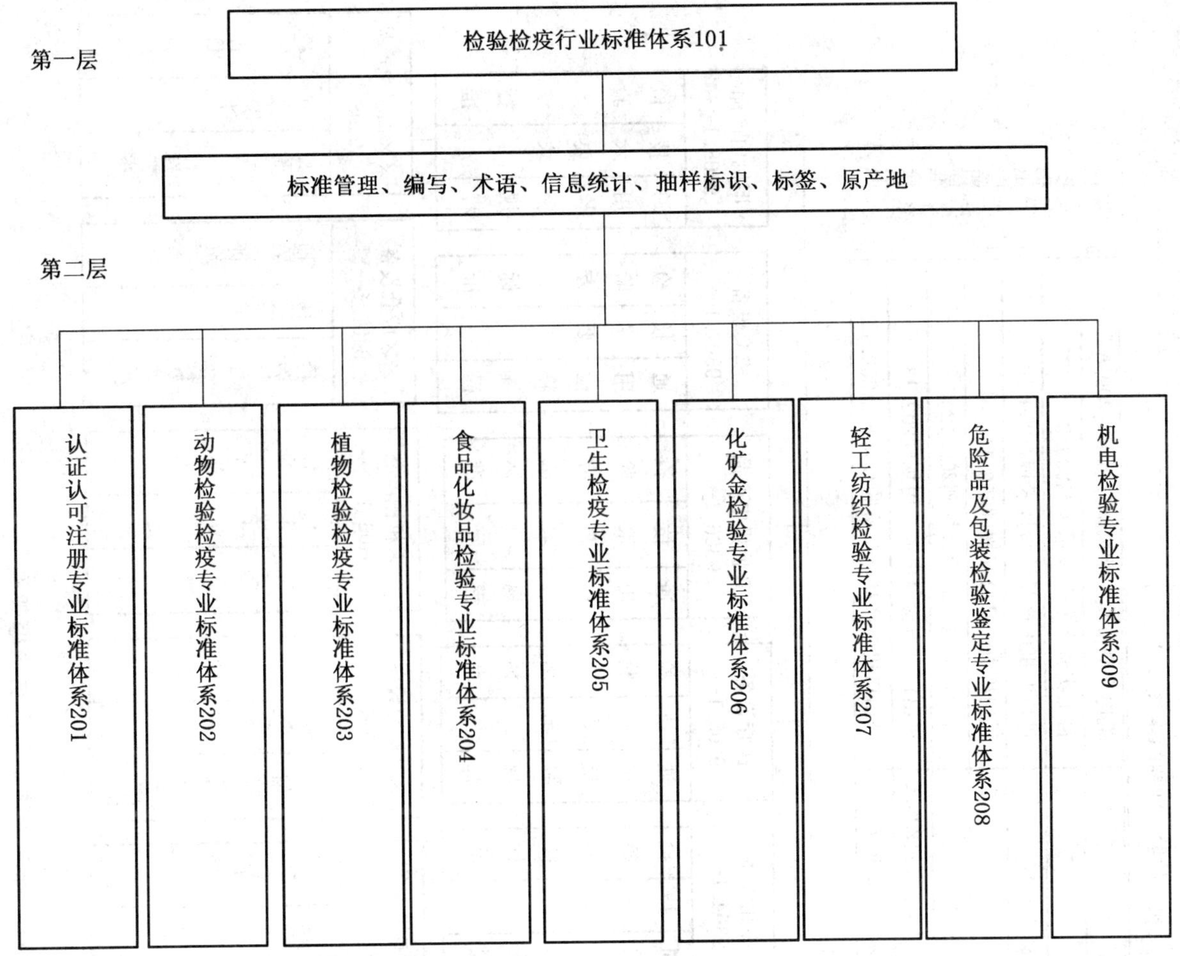

图2　检验检疫行业标准体系层次结构框架图

5.5　机电检验专业标准子体系层次结构框架图

机电检验专业标准子体系层次结构框架图见图3。

6　机电检验专业标准体系标准明细表

6.1　机电检验专业通用标准明细表

机电检验专业通用标准明细表(第二层目录)见表1。

6.2　机电检验门类通用标准明细表

机电检验门类通用标准明细表(第三层目录)见表2。

6.3　机电检验个性标准明细表

机电检验个性标准明细表(第四层目录)见表3。

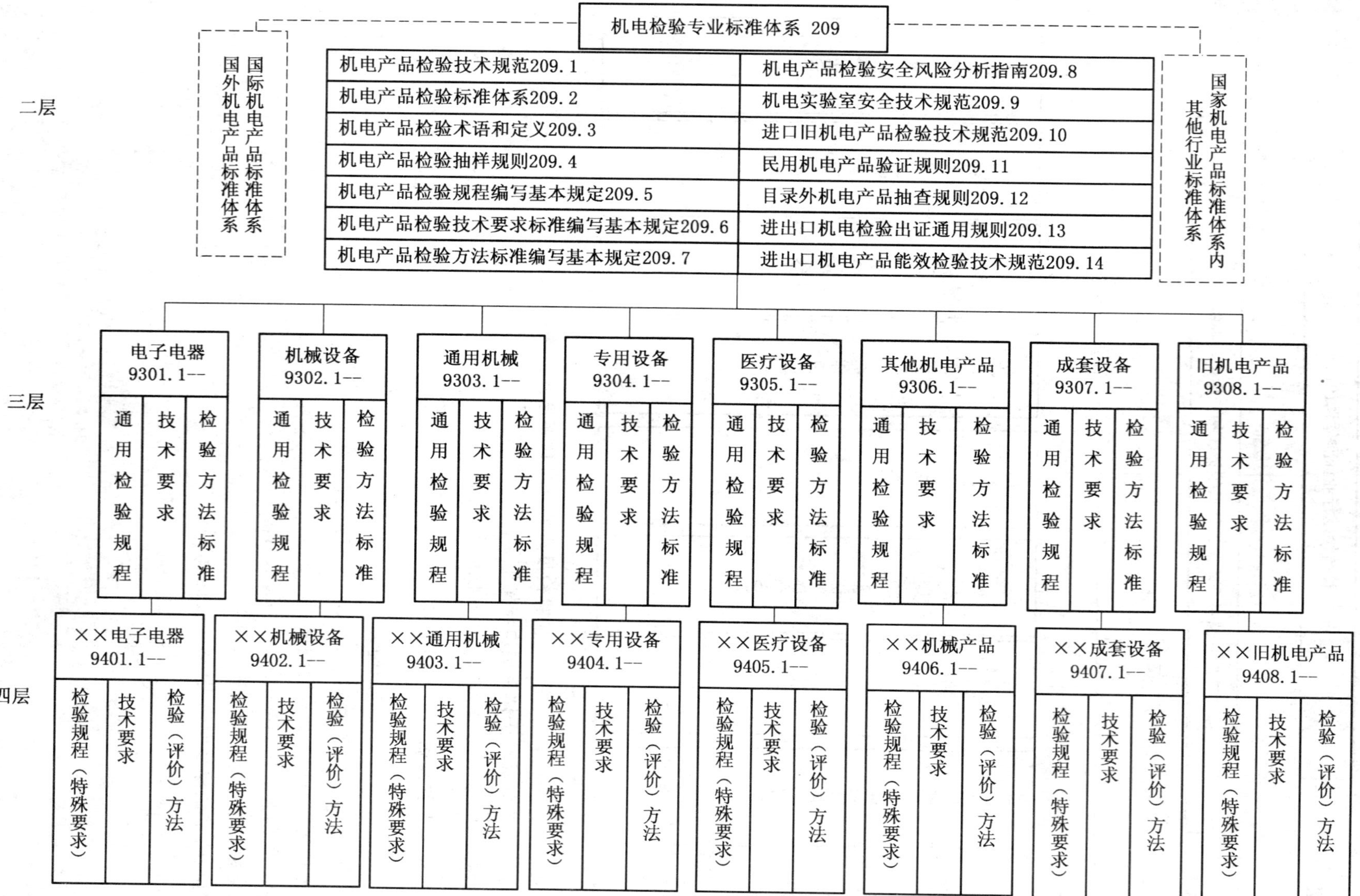

图3 机电检验专业标准子体系层次结构框架图

表 1　机电检验专业通用标准明细表(第二层目录)

序号	标准名称	标准体系编号	标准代号	宜订级别	标准种类	采用国际、国外标准情况
1	进出口机电产品检验技术规范	209.1		2	管理	
2	进出口机电产品检验专业通用要求　标准体系	209.2		2	基础	
3	进出口机电产品检验专业通用要求　术语和定义	209.3		2	基础	
4	进出口机电产品检验专业通用要求　抽样规则	209.4		2	基础	
5	进出口机电产品检验规程编写基本规定	209.5	SN/T 0002—2004	2	基础	
6	进出口机电产品检验技术要求标准编写基本规定	209.6		2	基础	
7	进出口机电产品检验方法标准编写基本规定	209.7		2	基础	
8	进出口机电产品检验安全风险分析指南	209.8		2	管理	
9	进出口机电产品实验室技术规范	209.9		2	管理	
10	进口旧机电产品检验技术规范	209.10		2	管理	
11	进出口民用机电产品验证规则	209.11		2	管理	
12	进出口“目录”外机电产品抽查检验规则	209.12	SN/T 1824—2006	2	管理	
13	进出口机电产品检验出证通用规则	209.13	SN/T 0244—1993	2	管理	
14	进出口机电产品能效检验技术规范	209.14		2	管理	

表 2　机电检验门类通用标准明细表(第三层目录)

序号	标准名称	标准体系编号	标准代号	宜订级别	标准种类	采用国际、国外标准情况
9301	电子电器产品					
1	进出口信息技术设备检验规程　第1部分:通用要求	9301.1	SN/T 1429.1—2005	3	规程	
2	进出口音视频及类似电子设备检验规程　第1部分:通用要求	9301.2	SN/T 1603.1—2005	3	规程	
3	进出口家用和类似用途电器检验规程　第1部分:通用要求	9301.3	SN/T 1589.1—2005	3	规程	
4	进出口通终端设备检验规程　第1部分:通用要求	9301.4		3	规程	
5	进出口灯具检验规程　第1部分:通用要求	9301.5	SN/T 1558.2—2006	3	规程	
6	进出口电机检验规程　第1部分:通用要求	9301.6		3	规程	
7	进出口变压器检验规程　第1部分:通用要求	9301.7		3	规程	
8	进出口手提式动力工具检验规程　第1部分:通用要求	9301.8		3	规程	
9	进出口电线电缆检验规程　第1部分:通用要求	9301.9		3	规程	
10	进出口电动工具检验规程　第1部分:通用要求	9301.10	SN/T 1657.1—2007	3	规程	
11	进出口电子测量、控制和实验室用电气设备检验规程　第1部分:通用要求	9301.11		3	规程	

表 2（续）

序号	标准名称	标准体系编号	标准代号	宜订级别	标准种类	采用国际、国外标准情况
12	进出口高压电器检验规程　第 1 部分:通用要求	9301.12		3	规程	
13	进出口低压电器检验规程　第 1 部分:通用要求	9301.13		3	规程	
14	进出口低压开关和控制设备检验规程　第 1 部分:通用要求	9301.14		3	规程	
15	进出口电器附件检验规程　第 1 部分:通用要求	9301.15		3	规程	
16	进出口发电机检验规程　第 1 部分:通用要求	9301.16		3	规程	
17	进出口电动机检验规程　第 1 部分:通用要求	9301.17		3	规程	
18	进出口电器附件检验规程　第 1 部分:通用要求	9301.18		3	规程	
19	电子电器产品有毒有害物质检测方法　第 1 部分:总则	9301.19	SN/T 2000—2006	3	方法	
20	电子电器有毒有害物质检测拆分方法　第 1 部分:通用要求	9301.20	SN/T 2001.1—2006	3	方法	
21	电子电气产品中有毒有害物质的检测　符合性评价	9301.21	SN/T 2002—2006	3	方法	
22	电子电器能耗评价方法　第 1 部分:通用方法	9301.22		3	方法	
23	进出口电子电器能耗检测方法　第 1 部分:通用方法	9301.23		3	方法	
24	进出口健身器材检验规程　第 1 部分:通用要求	9301.24		3	规程	
9302　机械设备						
1	进出口机动车辆检验规程　第 1 部分:通用要求	9302.1		3	规程	
2	进出口机床检验规程　第 1 部分:通用要求	9302.2		3	规程	
3	进出口机床附件检验规程　第 1 部分:通用要求	9302.3		3	规程	
4	进出口工程机械检验规程　第 1 部分:通用要求	9302.4		3	规程	
5	进出口纺织机械检验规程　第 1 部分:通用要求	9302.5		3	规程	
6	进出口锻压机检验规程　第 1 部分:通用要求	9302.6	SN/T 0813.1—2006	3	规程	
7	进出口包装检验规程　第 1 部分:通用要求	9302.7		3	规程	
8	进出口食品机械检验规程　第 1 部分:通用要求	9302.8		3	规程	
9	进出口风力机械检验规程　第 1 部分:通用要求	9302.9		3	规程	
10	进出口动力机械检验规程　第 1 部分:通用要求	9302.10		3	规程	
11	进出口服装机械检验规程　第 1 部分:通用要求	9302.11		3	规程	
12	进出口农用机械检验规程　第 1 部分:通用要求	9302.12		3	规程	
13	进出口木工机械检验规程　第 1 部分:通用要求	9302.13		3	规程	
14	进出口水力设备检验规程　第 1 部分:通用要求	9302.14		3	规程	
15	进出口发电设备检验规程　第 1 部分:通用要求	9302.15		3	规程	
16	进出口空压机检验规程　第 1 部分:通用要求	9302.16		3	规程	

表 2(续)

序号	标准名称	标准体系编号	标准代号	宜订级别	标准种类	采用国际、国外标准情况
17	进出口风机检验规程　第1部分:通用要求	9302.17		3	规程	
18	出口电焊机检验规程　第1部分:通用要求	9302.18		3	规程	
9303　通用机械						
1	进出口阀门检验规程　第1部分:通用要求	9303.1		3	规程	
2	进出口轴承检验规程　第1部分:通用要求	9303.2		3	规程	
3	进出口千斤顶检验规程　第1部分:通用要求	9303.3		3	规程	
4	进出口计量标准器具及器件检验规程　通用要求	9303.4		3	规程	
5	进出口五金工具检验规程　通用要求	9303.5		3	规程	
6	进出口刃具检验规程　通用要求	9303.6		3	规程	
7	进出口磨具磨料检验规程　通用要求	9303.7		3	规程	
8	进出口标准紧固件检验规程　通用要求	9303.8		3	规程	
9	进出口泵检验规程　通用要求	9303.9	SN/T 0960—2000	3	规程	
10	进出口工业链条检验规程　通用要求	9303.10		3	规程	
11	进出口锁具检验规程　第1部分:通用要求	9303.11	SN/T 0504—1995	3	规程	
12	进出口气动(风动)工具检验规程　通用要求	9303.12		3	规程	
13	进出口密封件检验规程　第1部分:通用要求	9303.13		3	规程	
14	进出口模具检验规程　第1部分:通用要求	9303.14		3	规程	
9304　专用设备						
1	进出口升降机(电梯)检验规程　第1部分:通用要求	9304.1	SN/T 0814—1999	3	规程	
2	进出口游乐设备检验规程　第1部分:通用要求	9304.2		3	规程	
3	进出口锅炉压力容器检验规程　第1部分:通用要求	9304.3		3	规程	
4	进出口提升设备检验规程　第1部分:通用要求	9304.4		3	规程	
5	进出口集装箱检验规程　第1部分:通用要求	9304.5		3	规程	
6	进出口安全技术防范产品检验规程　第1部分:通用要求	9304.6		3	规程	
7	进出口公安消防设备及器材检验规程　第1部分:通用要求	9304.7		3	规程	
9305　医疗设备						
1	进出口医用器械检验规程　第1部分:通用要求	9305.1		3	规程	

表 2（续）

序号	标准名称	标准体系编号	标准代号	宜订级别	标准种类	采用国际、国外标准情况
2	进出口医用消毒器具检验规程　第1部分:通用要求	9305.2		3	规程	
9306　其他机电产品						
1	进出口原电池检验规程　第1部分:通用要求	9306.1	SN/T 0808—1999	3	规程	
2	进出口原电池检验方法　第1部分:通用要求	9306.2		3	方法	
3	进出口蓄电池检验规程　第1部分:通用要求	9306.3		3	规程	
4	进出口蓄电池检验方法　第1部分:通用要求	9306.4		3	方法	
5	进出口光学仪器设备检验规程　第1部分:通用要求	9306.5		3	规程	
6	进出口传动装置检验规程　第1部分:通用要求	9306.6		3	规程	
7	进出口工业除尘装置检验规程　第1部分:通用要求	9306.7		3	规程	
8	进出口工业炉检验规程　第1部分:通用要求	9306.8		3	规程	
9	进出口工业干燥器检验规程　第1部分:通用要求	9306.9		3	规程	
10	进出口非电热热水器检验规程　第1部分:通用要求	9306.10		3	规程	
11	进出口金属制品检验规程　第1部分:通用要求	9306.11		3	规程	
12	进出口自行车及零件检验规程　第1部分:通用要求	9306.12	SN/T 0248.3—2003	3	规程	
13	进出口钟表检验规程　第1部分:通用要求	9306.13	SN/T 0897—2000	3	规程	
9307　成套设备						
1	进出口成套设备检验规程　进口检验通用要求	9307.1		3	规程	
2	进出口成套设备检验规程　出口检验通用要求	9307.2		3	规程	
3	进出口成套设备检验技术要求　通用要求	9307.3		3	技术要求	
4	进出口成套设备检验(评价)方法　通用要求	9307.4		3	方法	
9308　旧机电产品						
1	进口旧机械产品检验规程　通用要求	9308.1		3	规程	
2	进口旧机械产品检验风险评估方法指南　通用要求	9308.2		3	方法	
3	进口旧机械产品检验技术要求　通用要求	9308.3		3	技术要求	
4	进口旧电子电器产品检验规程　通用要求	9308.4		3	规程	
5	进口旧电子电器产品检验风险评估方法指南　通用要求	9308.5		3	方法	

表 2（续）

序号	标准名称	标准体系编号	标准代号	宜订级别	标准种类	采用国际、国外标准情况
6	进口旧电子电器产品检验技术要求　通用要求	9308.6		3	技术要求	
7	进口旧机电设备检验规程　通用要求	9308.7		3	规程	
8	进口旧机电设备检验风险评估方法指南　通用要求	9308.8		3	方法	
9	进口旧机电设备检验技术要求　通用要求	9308.9		3	技术要求	
10	进口可再生机电产品检验规程　通用要求	9308.10		3	规程	
11	进口可再生机电产品检验风险评估方法指南　通用要求	9308.11		3	方法	
12	进口可再生机电产品检验技术要求　通用要求	9308.12		3	技术要求	
13	进口旧机电检验抽样规则　通用要求	9308.13		3	方法	

表 3　机电检验个性标准明细表（第四层目录）

序号	标准名称	标准体系编号	标准代号	宜定级别	标准种类	采用国际、国外标准情况
9401 电子电气产品（包括但不限于）						
1	进出口家用和类似用途电器检验规程　第 2 部分：真空吸尘器和吸水式清洁器	9401.1	SN/T 1589.2—2005	4	规程	
2	进出口家用和类似用途电器检验规程　第 3 部分：贮水式电热水器	9401.2	SN/T 1589.3—2005	4	规程	
3	进出口家用和类似用途电器检验规程　第 4 部分：辐射式电暖器	9401.3	SN/T 1589.4—2006	4	规程	
4	进出口家用和类似用途电器检验规程　第 5 部分：加湿器	9401.4	SN/T 1589.5—2006	4	规程	
5	进出口家用和类似用途电器检验规程　第 6 部分：缝纫机	9401.5	SN/T 1589.6—2006	4	规程	
6	进出口家用和类似用途电器检验规程　第 7 部分：空气净化器	9401.6	SN/T 1589.7—2006	4	规程	
7	进出口家用和类似用途电器检验规程　第 8 部分：按摩器具	9401.7	SN/T 1589.8—2006	4	规程	
8	进出口家用和类似用途电器检验规程　第 9 部分：废弃食物处理器	9401.8	SN/T 1589.9—2007	4	规程	
9	进出口家用和类似用途电器检验规程　灭蚊灯	9401.9		4	规程	

表 3（续）

序号	标准名称	标准体系编号	标准代号	宜定级别	标准种类	采用国际、国外标准情况
10	进出口家用和类似用途电器检验规程　房间空气调节器	9401.10		4	规程	
11	进出口家用和类似用途电器检验规程　电冰箱和食品冷冻箱	9401.11		4	规程	
12	进出口家用和类似用途电器检验规程　洗衣机	9401.12		4	规程	
13	进出口家用和类似用途电器检验规程　自动电饭锅	9401.13		4	规程	
14	进出口家用和类似用途电器检验规程　电风扇和调速器	9401.14		4	规程	
15	进出口家用和类似用途电器检验规程　毛发护理器具	9401.15		4	规程	
16	进出口家用和类似用途电器检验规程　远红外加热产品	9401.16		4	规程	
17	进出口家用和类似用途电器检验规程　微波炉	9401.17	SN/T 1364—2004	4	规程	
18	进出口家用和类似用途电器检验规程　电磁炉	9401.18	SN/T 1367—2004	4	规程	
19	进出口家用和类似用途电器检验规程　厨房机械	9401.19	SN/T 1368—2004	4	规程	
20	进出口家用和类似用途电器检验规程　液体加热器具	9401.20	SN/T 1372—2004	4	规程	
21	进出口家用和类似用途电器检验规程　电烤炉、面包烘烤器及类似用途器具	9401.21	SN/T 1082—2002	4	规程	
22	进出口家用和类似用途电器检验规程　饮水机	9401.22	SN/T 1100—2002	4	规程	
23	进出口家用和类似用途电器检验规程　电动擦鞋机	9401.23		4	规程	
24	进出口家用和类似用途电器检验方法　待机功率的测量	9401.24		4	方法	
25	进出口音视频及类似电子设备检验规程　第2部分：等离子电视机和投影电视机	9401.25	SN/T 1603.2—2005	4	规程	
26	进出口音视频及类似电子设备检验规程　第3部分：视频游戏机和音视频教学设备	9401.26	SN/T 1603.3—2005	4	规程	
27	进出口音视频及类似电子设备检验规程　第4部分：DVD 视盘机的特殊要求	9401.27	SN/T 1603.4—2005	4	规程	
28	进出口音视频及类似电子设备检验规程　第5部分：液晶电视	9401.28	SN/T 1603.5—2006	4	规程	
29	进出口音视频及类似电子设备检验规程　黑白、彩色电视接收机	9401.29		4	规程	

表 3（续）

序号	标准名称	标准体系编号	标准代号	宜定级别	标准种类	采用国际、国外标准情况
30	进出口音视频及类似电子设备检验方法　功耗的测量	9401.30	SN/T 1667.1—2005	4	方法	IEC 62087:2002,MOD
31	进出口信息技术设备检验规程　台式电子计算机	9401.31	SN/T 1429.2—2004	4	规程	
32	进出口信息技术设备检验规程　第 3 部分:个人计算机	9401.32	SN/T 1429.3—2005	4	规程	
33	进出口信息技术设备检验规程　第 4 部分:销售终端机	9401.33	SN/T 1429.4—2005	4	规程	
34	进出口信息技术设备检验规程　第 5 部分:数字无绳电话机	9401.34	SN/T 1429.5—2005	4	规程	
35	进出口信息技术设备检验规程　第 6 部分:信息技术设备用电源适配器	9401.35	SN/T 1429.6—2007	4	规程	
36	进出口信息技术设备检验规程　第 7 部分:有线电话机	9401.36	SN/T 1429.7—2007	4	规程	
37	进出口信息技术设备检验规程　对讲机	9401.37		4	规程	
38	进出口信息技术设备检验规程　液晶显示器	9401.38		4	规程	
39	进出口信息技术设备检验规程　静电复印机	9401.39		4	规程	
40	进出口信息技术设备检验规程　汽车及个人计算机用音箱	9401.40	SN/T 0949—2000	4	规程	
41	进出口信息技术设备检验方法　薄膜晶体管彩色液晶显示器	9401.41	SN/T 1175—2003	4	方法	
42	进出口信息技术设备检验方法　超扭曲向列相液晶显示器件	9401.42		4	方法	
43	进出口电动工具检验规程　第 2 部分:电链锯	9401.43	SN/T 1657.2—2005	4	规程	
44	进出口电动工具检验规程　第 3 部分:手持式电刨	9401.44	SN/T 1657.3—2006	4	规程	
45	进出口电动工具检验规程　第 4 部分:电动往复锯	9401.45	SN/T 1657.4—2006	4	规程	
46	进出口电动工具检验规程　第 5 部分:手持式电动木铣与手持式电动修边机	9401.46	SN/T 1657.5—2006	4	规程	
47	进出口电动工具检验规程　第 6 部分:高压清洗机	9401.47	SN/T 1657.6—2007	4	规程	
48	进出口电动工具检验规程　第 7 部分:型材切割机	9401.48	SN/T 1657.7—2007	4	规程	
49	进出口电动工具检验规程　第 8 部分:石材切割机	9401.49	SN/T 1657.8—2007	4	规程	
50	进出口电动工具检验规程　第 9 部分:圆锯	9401.50	SN/T 1657.9—2007	4	规程	
51	进出口电动工具检验规程　电钻和冲击电钻	9401.51		4	规程	
52	进出口电动工具检验规程　电锤	9401.52	SN/T 0733.2—1997	4	规程	
53	进出口电动工具检验规程　电动角向磨光机	9401.53	SN/T 0733.3—1997	4	规程	

表 3（续）

序号	标准名称	标准体系编号	标准代号	宜定级别	标准种类	采用国际、国外标准情况
54	进出口电动工具检验规程　带锯	9401.54	SN/T 1061.2—2002	4	规程	
55	进出口灯具检验方法　灯具发热试验用热试验光源	9401.55	SN/T 1588.1—2005	4	方法	IEC 60634:1993,IDT
56	进出口灯具检验规程　第3部分:游泳池及类似场所用灯具的特殊要求	9401.56	SN/T 1588.3—2006	4	规程	
57	进出口灯具检验规程　第4部分:节日灯饰	9401.57	SN/T 1588.4—2007	4	规程	
58	进出口灯具检验规程　庭院用可移式灯具	9401.58	SN/T 1218—2003	4	规程	
59	进出口灯具检验规程　嵌入式灯具	9401.59	SN/T 1219—2003	4	规程	
60	进出口灯具检验规程　固定式灯具	9401.60	SN/T 1220—2003	4	规程	
61	进出口灯具检验规程　可移式灯具	9401.61	SN/T 1066—2002	4	规程	
62	进出口灯具检验规程　应急照明灯具	9401.62	SN/T 0727—1997	4	规程	
63	进出口照明设备检验规程　双端荧光灯	9401.63	SN/T 1588.5—2007	4	规程	
64	进出口照明设备检验规程　家庭和类似场合普通照明用白炽灯	9401.64	SN/T 1588.6—2007	4	规程	
65	进出口照明设备检验规程　卡口灯座	9401.65	SN/T 1588.7—2007	4	规程	
66	进出口照明设备检验规程　管形荧光灯用镇流器	9401.66	SN/T 1588.8—2007	4	规程	
67	进出口照明设备检验规程　荧光灯用启动器	9401.67	SN/T 1588.9—2007	4	规程	
68	进出口照明设备检验规程　高压钠灯、高压汞灯和气体放电灯	9401.68		4	规程	
69	进出口照明设备检验规程　单端荧光灯	9401.69	SN/T 0950—2000	4	规程	
70	进出口测量、控制和实验室用电气设备检验规程　第2部分:静止式交流电能表	9401.70	SN/T 1843.2—2006	4	规程	
71	进出口测量、控制和实验室用电气设备检验规程　钳形表	9401.71	SN/T 0239—1993	4	规程	
72	进出口测量、控制和实验室用电气设备检验规程　万用表	9401.72	SN/T 0240—1993	4	规程	
73	进出口测量、控制和实验室用电气设备检验规程　安装板表	9401.73	SN/T 0721—1997	4	规程	
74	进出口测量、控制和实验室用电气设备检验规程　绝缘电阻表	9401.74	SN/T 0731—1997	4	规程	
75	进出口测量、控制和实验室用电气设备检验规程　交流有功和无功电表	9401.75	SN/T 0743—1999	4	规程	
76	进出口测量、控制和实验室用电气设备检验规程　数字多用表	9401.76	SN/T 0812—1999	4	规程	

表 3（续）

序号	标准名称	标准体系编号	标准代号	宜定级别	标准种类	采用国际、国外标准情况
77	进出口测量、控制和实验室用电气设备检验规程 电流互感器	9401.77	SN/T 1093—2002	4	规程	
78	进出口测量、控制和实验室用电气设备检验规程 光栅角位移传感器	9401.78	SN/T 1093—2003	4	规程	
79	进出口升降机(电梯)检验规程 自动扶梯和自动人行道	9401.79	SN/T 1068—2002	4	规程	
80	进出口高压电器检验规程 高压瓷绝缘子	9401.80	SN/T 1079—2002	4	规程	
81	进出口低压电器检验规程 低压断路器	9401.81		4	规程	
82	进出口低压电器检验规程 低压继电器	9401.82		4	规程	
83	进出口低压电器检验规程 家用及类似用途剩余电流动作断路器	9401.83		4	规程	
84	进出口低压电器检验规程 行程开关	9401.84		4	规程	
85	进出口低压电器检验规程 低压机电式接触器和电动机起动器	9401.85		4	规程	
86	进出口低压电器检验规程 低压熔断器	9401.86		4	规程	
87	进出口电机检验规程 异步电动机	9401.87		4	规程	
88	进出口电机检验技术要求 能源效率要求	9401.88		4	技术要求	
89	进出口电力变压器、电源装置和类似产品检验规程 电力系统直流电源设备	9401.89	SN/T 1412—2004	4	规程	
90	进出口电器附件检验规程 第2部分:电线组件	9401.90	SN/T 1794.2—2006	4	规程	
91	进出口电器附件检验规程 插头插座	9401.91	SN/T 1431.3—2007	4	规程	
92	进出口电器附件检验规程 家用和类似用途照明开关	9401.92	SN/T 1369—2004	4	规程	
93	电子电气产品中铅、汞、镉、铬、溴的测定 第1部分:X射线荧光光谱定性筛选法	9401.93	SN/T 2003.1—2005	4	方法	
94	电子电气产品中多溴联苯和多溴二苯醚的测定 第2部分:红外光谱定性筛选法	9401.94	SN/T 2003.2—2006	4	方法	
95	电子电气产品中铅、汞、镉、铬和溴的测定 第3部分:X射线荧光光谱定量筛选法	9401.95	SN/T 2003.3—2006	4	方法	
96	电子电气产品中铅、汞、铬、镉和溴的测定 第4部分:能量色散X射线荧光光谱定性筛选法	9401.96	SN/T 2003.4—2006	4	方法	
97	电子电气产品中铅、汞、铬、镉和溴的测定 第5部分:能量色散X射线荧光光谱定量筛选法	9401.97	SN/T 2003.5—2006	4	方法	

表 3（续）

序号	标准名称	标准体系编号	标准代号	宜定级别	标准种类	采用国际、国外标准情况
98	电子电气产品中汞的测定　第 1 部分：原子荧光光谱法	9401.98	SN/T 2004.1—2005	4	方法	
99	电子电气产品中铅、镉、铬的测定　第 2 部分：火焰原子吸收光谱法	9401.99	SN/T 2004.2—2005	4	方法	
100	电子电气产品中六价铬的测定　第 3 部分：二苯碳酰二肼分光光度法	9401.100	SN/T 2004.3—2005	4	方法	
101	电子电气产品中铅、镉、铬、汞的测定　第 4 部分：电感耦合等离子体原子发射光谱法	9401.101	SN/T 2004.4—2006	4	方法	
102	电子电气产品中铅、汞、镉、铬、溴的测定　第 5 部分：电感耦合等离子体质谱法	9401.102	SN/T 2004.5—2006	4	方法	
103	电子电气产品中汞的测定　第 6 部分：冷原子吸收法	9401.103	SN/T 2004.6—2006	4	方法	
104	电子电气产品中铅、镉的测定　第 7 部分：原子荧光光谱法	9401.104	SN/T 2004.7—2006	4	方法	
105	电子电气产品中多溴联苯和多溴联苯醚的测定　第 1 部分：高效液相色谱法	9401.105	SN/T 2005.1—2005	4	方法	
106	电子电气产品中多溴联苯和多溴联苯醚的测定　第 2 部分：气相色谱-质谱法	9401.106	SN/T 2005.2—2005	4	方法	
107	电子电气产品中多溴联苯和多溴二苯醚的测定　第 3 部分：气相色谱-氢火焰离子化检测器法	9401.107	SN/T 2005.3—2006	4	方法	
108	电子电气产品中多溴联苯和多溴联苯醚的测定　第 4 部分：气相色谱/电子捕获检测器法	9401.108	SN/T 2005.4—2006	4	方法	
109	电子电气产品中多溴联苯和多溴二苯醚的测定　第 5 部分：高效液相色谱串联质谱法	9401.109	SN/T 2005.5—2006	4	方法	
9402　机械设备(包括但不限于)						
1	进出口机动车辆检验规程　第 2 部分：摩托车	9402.1	SN/T 1688.2—2005	4	规程	
2	进出口机动车辆检验规程　第 3 部分：农用运输车	9402.2	SN/T 1688.3—2005	4	规程	
3	进出口机动车辆检验规程　第 4 部分：汽车产品	9402.3	SN/T 1688.4—2006	4	规程	
4	进出口机动车辆检验规程　两轮全场地车	9402.4	SN/T 1853—2006	4	规程	
5	进出口机动车辆检验规程　四轮全场地车	9402.5		4	规程	
6	进出口机动车辆检验规程　发动机	9402.6		4	规程	
7	进出口机动车辆检验规程　汽车散件	9402.7		4	规程	
8	进出口机动车辆检验规程　汽车用电动冷却风扇	9402.8	SN/T 1669—2005	4	规程	
9	进出口机床产品检验规程　第 2 部分：数控机床	9402.9	SN/T 1631.2—2005	4	规程	

表 3（续）

序号	标准名称	标准体系编号	标准代号	宜定级别	标准种类	采用国际、国外标准情况
10	进出口机床产品检验规程　第 3 部分：磨床	9402.10	SN/T 1631.3—2005	4	规程	
11	进出口机床产品检验规程　砂轮机	9402.11		4	规程	
12	进出口机床产品检验规程　台式车床	9402.12		4	规程	
13	进出口机床产品检验规程　台式钻床	9402.13		4	规程	
14	进出口机床产品检验规程　多功能机床	9402.14	SN/T 0358—1995	4	规程	
15	进出口机床产品检验规程　牛头刨床	9402.15		4	规程	
16	进出口机床产品检验规程　金属件制作机	9402.16	SN/T 1440—2004	4	规程	
17	进出口机床产品检验规程　电火花线切割机	9402.17	SN/T 0997—2001	4	规程	
18	进出口机床产品检验规程　加工中心	9402.18		4	规程	
19	进出口机床附件检验规程　卡盘	9402.19		4	规程	
20	进出口机床附件检验规程　机械回转工作台	9402.20		4	规程	
21	进出口机床附件检验规程　机械分度头	9402.21		4	规程	
22	进出口机床附件检验规程　弹簧夹头	9402.22		4	规程	
23	进出口工程机械检验规程　第 2 部分：混凝土搅拌机	9402.23	SN/T 1620.2—2005	4	规程	
24	进出口工程机械检验规程　液压挖掘机	9402.24	SN/T 1069—2002	4	规程	
25	进出口工程机械检验规程　手持式、气腿式凿岩机	9402.25	SN/T 1094—2002	4	规程	
26	进出口工程机械检验规程　平衡重式叉车	9402.26		4	规程	
27	进出口工程机械检验规程　推土机	9402.27		4	规程	
28	进出口工程机械检验规程　汽车起重机和轮胎起重机	9402.28		4	规程	
29	出口纺织机械检验规程：棉精梳机	9402.29	SN/T 1359.1—2004	4	规程	
30	进出口纺织机械检验规程：织袜机	9402.30	SN/T 1359.2—2004	4	规程	
31	进出口纺织机械检验规程　第 3 部分：倍捻机	9402.31	SN/T 1359.3—2005	4	规程	
32	进出口纺织机械检验规程　棉纺环锭细纱机	9402.32	SN/T 0757—1999	4	规程	
33	进出口纺织机械检验规程　开清棉机	9402.33	SN/T 0825—1999	4	规程	
34	进出口锻压机械检验规程　第 2 部分：板料折弯机	9402.34	SN/T 0813.2—2006	4	规程	
35	进出口锻压机械检验规程　开式压力机	9402.35	SN/T 0507—1995	4	规程	
36	进出口锻压机械检验规程　台式压力机	9402.36	SN/T 0813—1999	4	规程	
37	进出口锻压机械检验规程　剪板机	9402.37	SN/T 1406—2004	4	规程	
38	进出口锻压机械检验规程　折弯纵剪机	9402.38		4	规程	
39	进出口锻压机械检验规程　多角度数控折边机	9402.39		4	规程	
40	进出口包装机械检验规程　固定式水泥包装机	9402.40	SN/T 0994—2001	4	规程	
41	进出口食品机械检验规程　××××	9402.41		4	规程	

表 3（续）

序号	标准名称	标准体系编号	标准代号	宜定级别	标准种类	采用国际、国外标准情况
42	进出口风力机械检验规程　××××	9402.42		4	规程	
43	进出口动力机械检验规程　中小功率柴油机	9402.43		4	规程	
44	进出口服装机械检验规程　工业缝纫机	9402.44		4	规程	
45	进出口农用机械检验规程　第2部分:拖拉机	9402.45	SN/T 1646.2—2005	4	规程	
46	进出口木工机械检验规程　台式木工多用机床	9402.46		4	规程	
47	进出口木工机械检验规程　砂带机	9402.47	SN/T 0934—2000	4	规程	
48	进出口木工机械检验规程　机用木工钻	9402.48		4	规程	
49	进出口水力设备检验规程　××××	9402.49		4	规程	
50	进出口发电设备检验规程　第2部分:往复式内燃机驱动的交流发电机组	9402.50	SN/T 1621.2—2005	4	规程	
51	进出口发电设备检验规程　微型(12 kW及以下)水力发电设备	9402.51	SN/T 0298—1993	4	规程	
52	进出口发电设备检验规程　中小型水力发电设备	9402.52	SN/T 0722—1997	4	规程	
53	进出口空压机检验规程　××××	9402.53		4	规程	
54	进出口风机检验规程　轴流式交流排气扇	9402.54	SN/T 0817—1999	4	规程	
55	进出口石油设备检验规程　石油套管、油管	9402.55		4	规程	
56	进出口石油设备检验规程　石油对焊钻杆	9402.56		4	规程	
57	进出口石油设备检验规程　石油钻铤、方钻杆	9402.57		4	规程	
9403	**通用机械**(包括但不限于)					
1	进出口阀门检验规程　××××	9403.1		4	规程	
2	进出口轴承检验规程　××××	9403.2		4	规程	
3	进出口千斤顶检验规程　××××	9403.3		4	规程	
4	进出口计量标准器具及器件检验规程　钢角尺	9403.4		4	规程	
5	进出口计量标准器具及器件检验规程　水平尺	9403.5		4	规程	
6	进出口计量标准器具及器件检验规程　游标卡尺	9403.6		4	规程	
7	进出口计量标准器具及器件检验规程　钢卷尺	9403.7	SN/T 0322—1994	4	规程	
8	进出口计量标准器具及器件检验规程　水表	9403.8		4	规程	
9	进出口五金工具检验规程　扳手	9403.9	SN 0031—1992	4	规程	
10	进出口五金工具检验规程　钳	9403.10	SN 0032—1992	4	规程	
11	进出口刃具检验规程　高速钢车刀条	9403.11	SN/T 0505—1995	4	规程	
12	进出口刃具检验规程　机用丝锥	9403.12	SN/T 0763—1999	4	规程	
13	进出口刃具检验规程　麻花钻	9403.13	SN/T 0899—2000	4	规程	
14	进出口刃具检验规程　圆板牙	9403.14	SN/T 1060—2002	4	规程	
15	进出口磨具磨料检验规程　砂布砂纸(涂附磨具)	9403.15		4	规程	

表 3(续)

序号	标准名称	标准体系编号	标准代号	宜定级别	标准种类	采用国际、国外标准情况
16	进出口磨具磨料检验规程　普通固结磨具	9403.16	SN/T 0356—1995	4	规程	
17	进出口标准紧固件检验规程　××××	9403.17		4	规程	
18	进出口泵检验规程　××××	9403.18		4	规程	
19	进出口工业链条检验规程　××××	9403.19		4	规程	
20	进出口锁具检验规程　××××	9403.20		4	规程	
9404　专用设备(包括但不限于)						
1	进出口升降机(电梯)检验规程　××××	9404.1		4	规程	
2	进出口游乐设备检验规程　××××	9404.2		4	规程	
3	进出口锅炉及压力容器检验规程　液化石油气钢瓶	9404.3		4	规程	
4	进出口锅炉及压力容器检验规程　压力容器法兰	9404.4	SN/T 0257.1—1993	4	规程	
5	进出口锅炉及压力容器检验规程　钢制管法兰	9404.5	SN/T 0257.2—1993	4	规程	
6	进出口锅炉及压力容器检验规程　管件	9404.6	SN/T 0257.3—1993	4	规程	
7	进出口锅炉及压力容器检验规程　家用瓶装液化石油气调节器	9404.7		4	规程	
8	进出口锅炉及压力容器检验规程　家用采暖/热水两用燃气锅炉	9404.8		4	规程	
9	进出口提升设备检验规程　手动、电动葫芦	9404.9		4	规程	
10	进出口安全技术防范产品检验规程　安全防范报警设备	9404.10		4	规程	
11	进出口安全技术防范产品检验规程　电警棍	9404.11	SN/T 0818—1999	4	规程	
12	进出口消防产品检验技术要求　紧急出口装置	9404.12	SN/T 1878—2007	4	技术要求	ANSI/BHMA A156.3:2001,IDT
9405　医疗器械(包括但不限于)						
1	进出口医用设备检验规程　第2部分:全身螺旋CT扫描仪	9505.1	SN/T 1672.2—2005	4	规程	
2	进出口医用设备检验规程　第3部分:经颅多普勒血液分析仪	9505.2	SN/T 1672.3—2005	4	规程	
3	进出口医用设备检验规程　第4部分:B型超声诊断设备	9505.3	SN/T 1672.4—2005	4	规程	
4	进出口医用设备检验规程　第5部分:医用诊断X射线机	9505.4	SN/T 1672.5—2006	4	规程	
5	进出口医疗器械检验规程　医用内窥镜	9505.5	SN/T 1095—2002	4	规程	

表 3（续）

序号	标准名称	标准体系编号	标准代号	宜定级别	标准种类	采用国际、国外标准情况
6	进出口医疗器械检验规程　医用超声诊断和治疗设备	9505.6	SN/T 1430.1—2004	4	规程	
7	进出口医疗器械检验规程　人体血液及血液成分袋式塑料容器传统型血袋	9505.7		4	规程	
8	进出口医疗器械检验规程　一次性使用输液(血)器	9505.8		4	规程	
9	进出口医疗器械检验规程　一次性无菌注射器	9505.9		4	规程	
9406　**其他机电产品**(包括但不限于)						
1	进出口原电池检验规程　××××	9406.1			规程	
2	进出口原电池检验方法　扣式电池汞含量限值和检验方法	9406.2		4	方法/技术要求	
3	进出口蓄电池检验规程　镉镍圆柱密封可充单体电池	9406.3	SN/T 0361—1995	4	规程	
4	进出口蓄电池检验规程　铅酸蓄电池	9406.4	SN/T 0808—1999	4	规程	
5	进出口蓄电池检验方法　镉镍蓄电池、金属氢化物镍蓄电池	9406.5		4	方法	
6	进出口蓄电池检验方法　锂离子蓄电池	9406.6	SN/T 1414.3—2004	4	方法	
7	进出口蓄电池检验方法　铅酸蓄电池	9406.7		4	方法	
8	进出口健身器材检验规程　××××	9406.8		4	规程	
9	进出口自行车及零件检验规程　电动代步车	9406.9	SN/T 1658—2005	4	规程	
10	进出口自行车及零件检验规程　非公路自行车	9406.10	SN/T 0248.3—2003	4	规程	
11	进出口自行车及零件检验规程　自行车零件	9406.11	SN/T 0248.2—1993	4	规程	
12	进出口自行车及零件检验规程　童车	9406.12	SN/T 0729—1997	4	规程	
13	进出口自行车及零件检验规程　滑板车	9406.13	SN/T 1365—2004	4	规程	
14	进出口自行车及零件检验规程　电动滑板车	9406.14	SN/T 1428—2004	4	规程	
15	进出口钟表检验规程　机械手表	9406.15	SN/T 0897—2000	4	规程	
16	进出口钟表检验规程　机械摆钟	9406.16	SN/T 0935—2000	4	规程	
17	进出口钟表检验规程　指针式石英钟	9406.17	SN/T 0943—2000	4	规程	
18	进出口光学设备检验规程　照相机	9406.18	SN/T 0900—2000	4	规程	
19	进出口光学设备检验方法　生物显微镜	9406.19	SN/T 0297—1993	4	方法	
9407　**成套设备**(包括但不限于)						
1	进出口成套设备检验规程　PCB 板贴片机	9407.1		4	规程	
2	进出口成套设备检验规程　工业机器人	9407.2		4	规程	
3	进出口成套设备检验评价方法　××设备特殊要求	9407.3		4	方法	

表 3（续）

序号	标准名称	标准体系编号	标准代号	宜定级别	标准种类	采用国际、国外标准情况
4	进出口石油化工工业成套设备检验技术要求　原油加工设备	9407.4		4	技术要求	
5	进出口石油化工工业成套设备检验技术要求　乙烯装置	9407.5		4	技术要求	
6	进出口机械制造行业成套设备检验技术要求	9407.6		4	技术要求	
7	进出口冶金工业成套设备检验技术要求　金属冶炼设备	9407.7		4	技术要求	
8	进出口冶金工业成套设备检验技术要求　金属压延设备	9407.8		4	技术要求	
9	进出口电子电工工业成套设备检验技术要求　电子行业设备	9407.9		4	技术要求	
10	进出口电子电工工业成套设备检验技术要求　电工行业设备	9407.10		4	技术要求	
11	进出口轻工业成套设备检验技术要求　纸浆设备	9407.11		4	技术要求	
12	进出口轻工业成套设备检验技术要求　造纸设备	9407.12		4	技术要求	
13	进出口轻工业成套设备检验技术要求　纸和纸板整理设备	9407.13		4	技术要求	
14	进出口轻工业成套设备检验技术要求　塑料及产品加工设备	9407.14		4	技术要求	
15	进出口轻工业成套设备检验技术要求　橡胶及产品加工设备	9407.15		4	技术要求	
16	进出口轻工业成套设备检验技术要求　食品生产设备	9407.16		4	技术要求	
17	进出口轻工业成套设备检验技术要求　皮革及制鞋设备	9407.17		4	技术要求	
18	进出口轻工业成套设备检验技术要求　油脂加工设备	9407.18		4	技术要求	
19	进出口轻工业成套设备检验技术要求　木材加工设备	9407.19		4	技术要求	
20	进出口通讯行业成套设备检验技术要求	9407.20		4	技术要求	
21	进出口纺织行业成套设备检验技术要求　化纤设备	9407.21		4	技术要求	
22	进出口纺织行业成套设备检验技术要求　印染设备	9407.22		4	技术要求	

表 3（续）

序号	标准名称	标准体系编号	标准代号	宜定级别	标准种类	采用国际、国外标准情况
23	进出口印刷行业成套设备检验技术要求	9407.23		4	技术要求	
24	进出口包装行业成套设备检验技术要求	9407.24		4	技术要求	
25	进出口建筑材料工业成套设备检验技术要求	9407.25		4	技术要求	
26	进出口化工行业成套设备检验技术要求	9407.26		4	技术要求	
27	进出口化工行业成套设备检验技术要求　精细化工设备	9407.27		4	技术要求	
28	进出口化工行业成套设备检验技术要求　生物化工设备	9407.28		4	技术要求	
29	进出口电力行业成套设备检验技术要求　水力发电设备	9407.29		4	技术要求	
30	进出口电力行业成套设备检验技术要求　核动力发电设备	9407.30	SN/T 1659—2005	4	技术要求	
31	进出口电力行业成套设备检验技术要求　汽轮发电设备	9407.31		4	技术要求	
32	进出口电力行业成套设备检验技术要求　燃汽发电设备	9407.32		4	技术要求	
33	进出口电力行业成套设备检验技术要求　电站传输设备	9407.33		4	技术要求	
34	进出口通用类成套设备检验技术要求　水处理设备	9407.34		4	技术要求	
35	进出口通用类成套设备检验技术要求　集中供热设备	9407.35		4	技术要求	
36	进出口其他行业成套设备检验技术要求　粮食加工设备	9407.36		4	技术要求	
37	进出口其他行业成套设备检验技术要求　畜产品加工设备	9407.37		4	技术要求	
9408	**旧机电产品**（包括但不限于）					
1	进口旧机电产品检验规程　旧挖掘机	9408.1		4	规程	
2	进口旧机电产品检验规程　翻新用巨型工程轮胎	9408.2		4	规程	

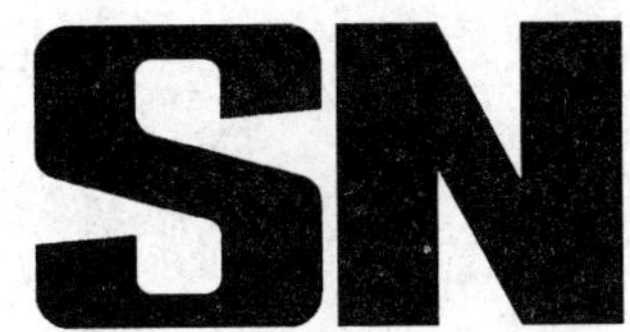

中华人民共和国出入境检验检疫行业标准

SN/T 2447.2—2010

进出口机电产品检验专业通用要求 第2部分:风险评价

General requirements of inspection on electrical and mechanical products for import and export—Part 2:Risk assessment

2010-11-01 发布　　2011-05-01 实施

中华人民共和国国家质量监督检验检疫总局 发布

前　言

SN/T 2447 分为以下几部分：

——第 1 部分：标准体系；

——第 2 部分：风险评价。

本部分为 SN/T 2447 的第 2 部分。

本部分由国家认证认可监督管理委员会提出并归口。

本部分起草单位：深圳出入境检验检疫局。

本部分主要起草人：徐蓓蓓、刘泽华、陈钊鹏、李辉、鹿文军。

本部分为首次发布的出入境检验检疫行业标准。

引　　言

《进出口机电产品检验专业通用要求　第2部分:风险评价》属检验检疫标准体系的第二层(机电检验专业标准体系第一层)——专业通用。

本部分可以作为检验风险评价的工作指引,为进出口机电产品检验风险管理的实施和政策制定提供信息和基础。

在起草本部分时假定,由取得适当资格并富有经验的人使用本指南。

进出口机电产品检验
专业通用要求
第2部分:风险评价

1 范围

本部分规定了对各类进出口机电产品的检验风险进行分析和评定的原则和程序。

本部分适用于对进出口机电产品检验的风险评价,为相关风险管理活动提供信息和依据。

2 术语和定义

以下术语和定义适用于本部分。

2.1

风险 risk

进出口机电产品的检验活动中,影响产品安全、卫生、环保、反欺诈等的事件发生的可能性及其后果的组合。应综合考虑相关法律法规要求、社会、经济和环境因素。

注:本指南基于风险管理人员和实施检验人员称职的前提,不考虑上述人员引起的风险。

2.2

风险管理 risk management

对风险进行识别、分析、评估、交流、处理、监视及评审,以调整风险的系统过程,通常由决策机构进行。

在本部分意义内,风险管理及其各基本环节的关系如图1所示:

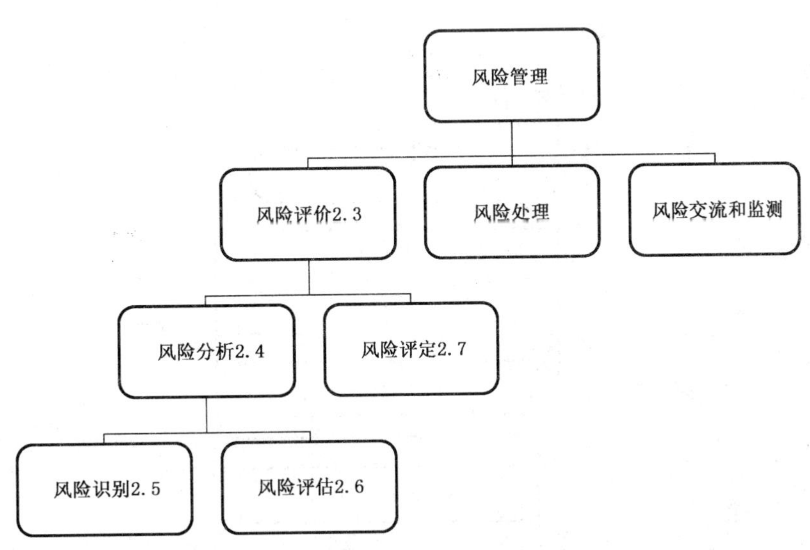

图1 风险管理基本环节关系图

注:风险处理是采取相应措施以调整风险的过程;风险交流是指风险管理人员及相关各方之间对风险有关信息的交流。风险处理以及风险交流和监测不属于本部分的范畴。

2.3

风险评价　risk assessment

以系统方法对与进出口机电产品检验有关的各种风险进行考察的活动，包括风险分析(2.4)和风险评定(2.7)。

2.4

风险分析　risk analysis

对进出口机电产品检验过程中的风险进行识别、描述和评估的过程。

2.5

风险识别　risk identification

发现、列举和描述风险的过程。在多数情况下，风险识别是基于历史和经验的活动，同时依赖于对预期问题的预测和分析。

2.6

风险评估　risk estimation

对风险出现的概率及其后果的严重性进行估计的过程，通常是定性或半定量的。

2.7

风险评定　risk evaluation

风险分析后，将风险评估的结果与风险准则相比较，以确定风险等级的过程。

2.8

风险准则　risk criteria

用于判定风险大小或可接受程度的准则。

注：包括但不限于法律要求、社会、经济和环境因素，以及相关各方利益，允许时也应考虑实施检验的成本及与收效或收益的适应性。

2.9

风险等级　risk level

按照风险准则对风险可接受程度划分的级别。

注：为将风险调整至可接受的程度，对不同级别的风险采取相应的处理措施。

3　总则

风险评价的过程如图 2 所示。

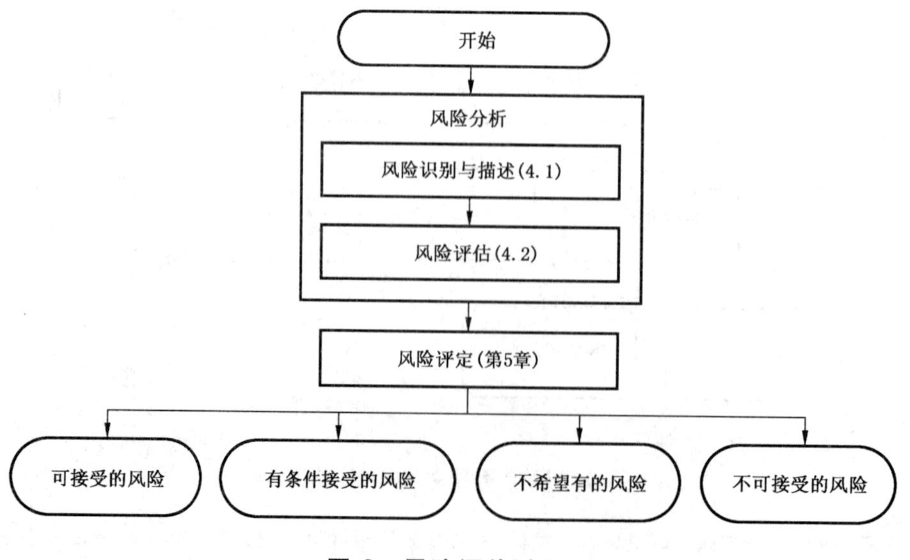

图 2　风险评价过程

对于不同产品或处于不同时期，风险识别的内容、对风险的描述及各项风险对于检验目标的影响程度都有可能不同。因此风险评价应是一个开放式的动态体系，不断校正和调整以适应实际工作的需要。

4 风险分析

4.1 风险识别与描述

4.1.1 总则

有效的风险管理始于准确的风险识别。在多数情况下，风险识别依赖于对预期问题的经验积累、预测和分析。

风险识别有多种途径及方法，包括但不限于：

——头脑风暴法；

——专家意见；

——问卷调查；

——历史数据；

——核查表；

——经验。

风险识别应考虑对检验风险的所有可能的影响因素。

4.1.2 产品风险

4.1.2.1 概要

产品风险指该类产品固有的风险，如产品结构性危害，产品预定的使用者、使用环境引起的风险；以及同类产品的历史信息所显示的风险，包括召回、投诉、媒体报道等。

4.1.2.2 结构性风险

产品的结构性危害包括自身内在因素产生的危险和外界因素影响产生的危险；应考虑按预期使用的潜在危险和可预见的误使用发生的危险。

示例：电气设备的结构性风险一般应考虑火灾或灼伤危险、电击危险、机械危险、辐射危险和卫生环保危险等。

4.1.2.3 使用者风险

根据产品的预定使用者，按风险由小至大排列，将产品大致分成四类：

——专业人员，他们一般在经过培训后才使用该产品，因此误使用的机会很小；

——普通用户，但不可能进行维护；

——普通用户使用，并有可能自行修理或维护产品；

——有可能被儿童使用或者被普通用户滥用的情况。

注：这种情况在大多数标准里不被考虑。例如，在 IEC 60335 系列标准(《家用和类似用途电器的安全》)中，明确指出不涉及儿童或残疾人使用器具的情况。但是在检验工作中，有时也应考虑这种情况带来的风险。

4.1.2.4 用途风险

主要指产品的使用范围或场合，例如工业用或民用、室外或室内使用、潮湿或粉尘环境使用等。

4.1.2.5 历史数据

指产品的质量状况、销售状况、售后反应、是否发生过消费者投诉、媒体报道甚至生产商或政府召回等情况。如果有这类的负面信息，应引起足够的重视。

考虑产品历史数据时，不应仅局限于被分析的某个产品，而是指对于这一类产品的经验积累。

4.1.3 企业风险

企业风险包括但不限于：

——质量管理引起的风险，包括质量体系的运行、企业设计人员和质保人员的技术水平、对产品质量风险的认识和企业规模等；

——工厂信誉的相关风险，应综合考虑企业获得的荣誉、资质，以及企业过往的逃漏检情况、变更申报、对不合格品的整改和跟进等；

——质量历史的相关风险，指该企业在过往的检查或检验中出现过不合格、退货、产品安全事故、以及通报、召回等情况。

考虑企业风险时，不应仅局限于被分析的该类产品。例如，企业的某类产品曾经出现过安全问题，在分析该企业生产的其他产品的检验风险时，也应该予以适当考虑。

4.1.4 与输入国家或地区相关的风险

主要考虑以下因素：

——输入国法规、标准要求，主要指产品输入国家或地区的法规和标准对该类产品的技术要求或市场监督抽查的松紧程度以及标准的差异程度(如美国或日本的技术要求与国际标准存在差异，某些国家的市场监管比较严格等)；

——输入国历史数据，主要指输入国或地区所发生的与类似产品安全、卫生、环保有关的贸易事件，例如召回、索赔、媒体报道、政府交涉等事件。

4.1.5 法规、社会、经济等因素

主要指国家或行业的法律、规章、制度等对机电产品检验活动的要求或限制以及社会、经济等因素对机电产品检验活动的影响等。这一类因素往往在风险评价过程中起关键甚至是决定作用。

4.1.6 其他关键因素

根据进出口商品或检验活动的具体特征，还可能存在其他关键风险因素，例如贸易方式、成新度等。

4.2 风险评估

4.2.1 风险要素

风险识别并描述后，对每种风险都应按照风险要素逐一进行评估。

风险评估的内容应至少包括以下要素：

——风险严重程度，即某项风险的危害程度；

——风险出现的可能性；

——风险因素权重，即某项风险对整体风险的影响程度。

检验活动面临的风险通常不是独立存在的，而是由多个风险因素组成的复合风险。这些风险因素间的相对重要性排序，亦即权重分配，将直接影响风险评价结果的准确性。

确定权重的方法及示例参见附录A的A.2.3。

4.2.2 评估方法

4.2.2.1 总则

风险评估可以选择以下方法进行。需要注意的是，准确的评估结果并不取决于方法的选择，而是风

险的正确识别以及评估规则的正确制定和运用。

4.2.2.2 **风险矩阵法**

风险矩阵法用于将风险排列等级，可以简单、迅速、有效地确定风险的高低。这种方法趋于主观，依赖于进行风险评价的人员的主观判断。因此，这种方法应由熟知业务、经验丰富的一组人员共同使用。

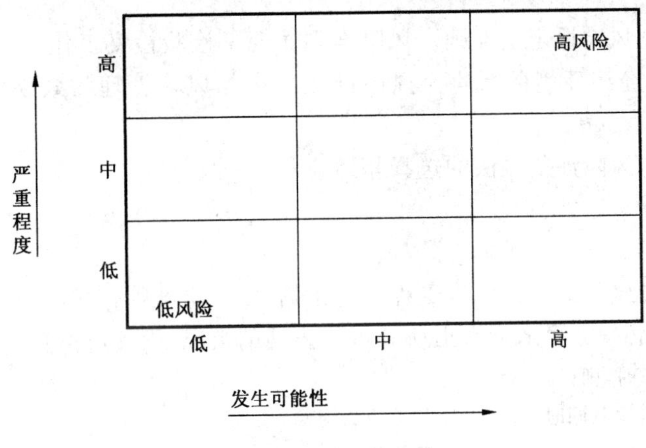

图 3 风险矩阵

4.2.2.3 **风险树法**

风险树法是将风险的各要素逐层分解并画成树状，进行多种可能性分析，最终得出风险的具体形态。这种方法可以清晰、准确地判明风险的性质。

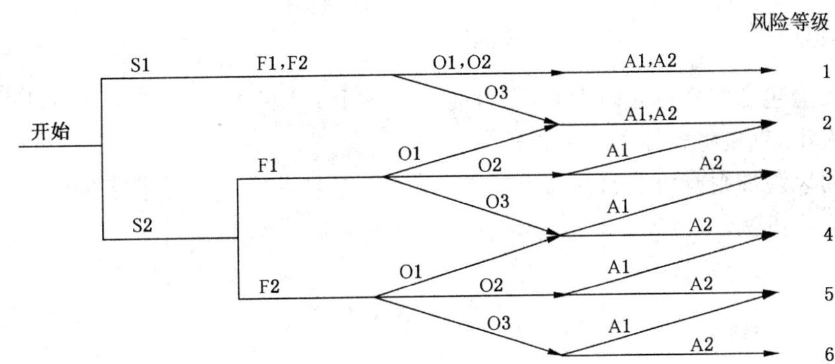

图例：

要素等级	严重程度(S)	暴露程度(F)	发生概率(O)	能否避免(A)
1	轻微	很少	极低	可能
2	严重	频繁	低	不可能
3	—	—	高	—

图 4 风险树图

4.2.2.4 **计分法**

这种方法运用 *LEC* 法分析单个风险因素，运用层次分析法确定整体风险中各风险因素的权重，可以比较系统、客观地反映风险大小，是一种半定量的评估方法。参见附录 A。

5 风险评定

5.1 风险准则的制定

5.1.1 总则

应根据实际情况确立风险评定的准则。风险准则体现了检验检疫工作的目标和意义，并受法律法规等政策因素以及社会、经济环境的影响。风险准则应根据风险管理的效果及法律法规的变化持续调整。

风险准则的制定应与风险评估方法的选择相适应。

5.1.2 定性的风险准则

用列举法制定出评价风险大小或可接受程度的依据，即风险准则，并利用这些规则进行风险等级的转移。使用这种方法时，必须穷尽地列举出所有可能出现的情况，因此虽然直观，但容易出现遗漏。

示例：——当出现因素 A 时，则风险等级为高；

——当因素 A 和因素 B 同时出现时，风险等级为极高；

——当因素 A 和因素 C 同时出现时，风险等级可降至中。

5.1.3 半定量的风险准则

将风险的大小或可接受程度以数字表示，例如高分数表示高风险，低分数表示低风险。确定一组阈值，将风险得分与阈值相比较，用于评定风险的等级。附录 A 给出了一个理论模型和示例。在实际工作中，应通过理论模型和实践验证相结合的方法，确定风险准则。

5.2 特殊风险准则

当整体风险包含多个风险因素时，有可能存在一个或几个决定性风险。一旦出现这些风险，则无论其他风险的大小，直接将整体风险定为较高级别。

半定量的风险准则有可能忽视这类风险的作用，因此应特别注意半定量的风险准则与特殊风险规则相结合的应用方法。

6 风险管理

风险评价与风险处理、风险交流和风险监测一起，构成风险管理，见图 1。风险评价的结果作为风险处理的输入，用于决定是否采取措施或采取何种措施调整风险；而风险处理的结果又通过风险交流和监测反馈成为风险评价的输入信息，以保证风险持续控制在可接受的水平。

进口旧机电设备的检验风险管理示例参见附录 B。

附　录　A
（资料性附录）
应用计分法进行风险评价的示例[1)]

A.1　风险识别

表A.1是一个出口电气产品危害因素识别表的例子。结合产品的特点，将可能存在的风险列在表格中。

表A.1　风险识别及描述表

<table>
<tr><th colspan="3">风险因素</th><th>说　明</th></tr>
<tr><td rowspan="8">产品风险</td><td rowspan="5">结构性危害</td><td>火灾</td><td>是指外壳、电源线及产品内部非金属材料发生火灾的可能性</td></tr>
<tr><td>灼伤</td><td>是指外壳、开关、手柄温度过高，甚至对人员引起灼伤的可能性</td></tr>
<tr><td>机械伤害</td><td>是指产品中的运动部件对人员造成伤害的可能性</td></tr>
<tr><td>触电</td><td>是指产品因绝缘防护或保护措施不足，对人员造成电击危险的可能性</td></tr>
<tr><td>辐射</td><td>是指X射线、γ射线、紫外线、激光、射频等电离和非电离辐射</td></tr>
<tr><td colspan="2">使用者</td><td>产品的预定使用者，包括专业人士、普通用户、儿童、残疾人士等</td></tr>
<tr><td colspan="2">使用环境</td><td>产品的预定使用环境，如室内家用、户外、工业环境、潮湿或粉尘环境等</td></tr>
<tr><td colspan="2">历史</td><td>是指对于这一类产品的经验积累，并不局限于被分析的某个产品，包括该类产品的质量状况、销售状况、售后反应、是否发生过消费者投诉、媒体报道甚至生产商或政府召回等情况</td></tr>
<tr><td rowspan="5">企业信用风险</td><td colspan="2">质量体系</td><td>包括工厂规模，对产品质量的认识和体系运行情况等</td></tr>
<tr><td colspan="2">材料</td><td>主要指采购过程控制和原料优劣</td></tr>
<tr><td colspan="2">工艺</td><td>主要指产品设计、组装和自检等关键工序的控制</td></tr>
<tr><td colspan="2">工厂信誉</td><td>包括工厂产品的一致性情况、变更申报情况、逃漏检情况、对不合格品的整改和跟进等</td></tr>
<tr><td colspan="2">历史</td><td>主要指该工厂在过往的检查或检验中是否有不合格，出口是否有退货等，不专指该类产品</td></tr>
<tr><td rowspan="2">输入国风险</td><td colspan="2">法规标准</td><td>主要指输入国家或地区的安卫环法规标准要求的松紧程度</td></tr>
<tr><td colspan="2">历史经验</td><td>主要指输入国或地区所发生的与产品安卫环有关的贸易事件，例如召回、索赔、媒体报道、政府交涉等事件</td></tr>
<tr><td colspan="3">政策因素</td><td>例如，文件规定对某产品采取型式试验模式进行检验</td></tr>
</table>

A.2　风险评估

A.2.1　单一风险因素的评估

当对象为单一风险因素时，可采用*LEC*法进行评估。

1）本附录仅作为示例，供标准使用者参考。应注意结合实际情况，具体分析风险要素、风险权重及风险等级划分。

*LEC*评价法，又称作业条件危险性评价法，多用于对企业生产条件的风险评价，是利用与风险有关的三种因素指标之积来评价系统风险的定量评价方法。这三种因素分别为：*L*，事故发生的可能性大小(Likeliness)；*E*，暴露于危险环境的频繁程度(Exposure)；*C*，事故后果的严重程度(Consequence)。$H=L\times E\times C$，是这三者的乘积，代表危害性。由于它将危害性细分为三种考量指标的乘积，因此，评价的结果更客观、更接近于实际情况。结合检验工作实际，将 *L*、*E*、*C* 的分数划分为五个等级，详见表 A.2；同时将因素 *E* 调整为受影响者受到危害的频次或范围。例如，电风扇的机械危险项下的 *E* 分值为 1，因为使用者不会经常与扇页发生接触；而一台机床的机械危险项下的 *E* 分值为 10，因为使用者会频繁在刀具附近活动。

表 A.2 *LEC* 的分数及含义

分数	*L*	*E*	*C*
10	很有可能	频繁	群死群伤或严重政治、社会、经济影响
5	可能	经常	多人或严重伤亡或一般社会、经济影响
1	可能性小，意外	不经常	一般伤亡，较小社会、经济影响
0.5	很不可能	偶然	受伤或经济影响
0.1	完全不可能	很罕见	产生不利后果，但不严重
注：考虑到危害性是三个因数的乘积，选取 0.1、0.5、1、5 和 10 五个等级代表不同的严重程度。			

下面再从表 A.1 中选取两项子风险项，对 *L*、*E*、*C* 三个指标的分数作具体分析。

示例 A.1：评价一台电暖器的火灾风险。该产品由普通用户使用，功率较大，塑料外壳，选材(外壳、电源线、控制器等)较差，有产生火灾的可能性，*L* 分值为 5；发生火灾时，使用者一般都在附近(但不一定刚好在火灾范围内)，$E=5$；如果发生火灾，会造成人员伤亡和财产损失，$C=0.5$，则：

$$H=L\times E\times C=5\times 5\times 0.5=12.5$$

示例 A.2：评价一台产品输入国历史经验风险。该国曾经召回该类产品，则可能性评为 10 分；频次评为 5 分；一旦发生召回，不仅给工厂带来经济损失，还会造成一定的政治影响，并有可能影响整体经济，评为 5 分，则：

$$H=L\times E\times C=10\times 5\times 5=250$$

A.2.2 复合风险的评估

当评估对象包含一项以上的子风险时，可以将所有子风险的各个因素逐一列出，使用 A.2.1 的 *LEC* 法分别计算。

示例 A.3：评价一台出口 DVD 产品的检验风险。工厂的质量体系和采购、工艺控制不够完善；工厂有逃漏检和产品变更不申报的不良记录，其产品曾在出口后遭退货；输入国的法规标准体系完善，并曾就 DVD 外壳发热变形的问题与我国政府交涉。对表 A.1 中的风险因素使用 *LEC* 法评估的结果如表 A.3 所示。

表 A.3 复合风险的 *LEC* 法评估示例

子风险项			危害性(*H*)	可能性(*L*)	频次(*E*)	后果(*C*)
产品风险	结构性危害	火灾	12.5	5	5	0.5
		灼伤	0.5	1	5	0.1
		机械伤害	0.05	0.1	1	0.5
		触电	0.25	1	5	0.5
		辐射	25	0.5	10	5

表 A.3（续）

子风险项		危害性(*H*)	可能性(*L*)	频次(*E*)	后果(*C*)
产品风险	使用者	100	10	10	1
	使用环境	5	0.5	10	1
	历史	250	5	10	5
企业信用	质量体系	25	5	10	0.5
	材料	50	10	10	0.5
	工艺	5	1	10	0.5
	工厂信誉	500	10	10	5
	历史	125	5	5	5
输入国	法规标准	250	5	10	5
	历史经验	250	10	5	5

A.2.3　复合风险中子风险权重的确定

A.2.3.1　总则

检验活动面临的风险通常不是独立存在的，而是由多个子风险组成的复合风险。这些子风险间的相对重要性排序，亦即权重分配，将直接影响风险评价结果的准确性。

A.2.3.2　确定权重的方法

A.2.3.2.1　主观判定法

这是最简单的权重确定方法。它是决策者及专家结合风险评价的目标，根据主观经验和对各项评价指标重要程度的认识，对各项子风险的权重进行分配。这种方法基本上是个人经验决策，往往带有片面性。

A.2.3.2.2　排序法

由专家确定子风险重要性的排序表，并对排序结果进行数理统计，计算各项子风险的权重值。

A.2.3.2.3　层次分析法(AHP)

将风险分解成多个层次，两两比较下层因素对于上层因素的相对重要性，将主观判断用数量形式表达和处理，构造判断矩阵计算出相对权重，并通过检验判断矩阵的一致性消除比较因素时存在的主观性。

使用这种方法确定的表 A.3 中各项子风险的权重值及整体风险得分如表 A.4 所示，其中整体风险通过加权求和得出，即：

$$R=\sum_{i=1}^{n}(w_i\times H_i)=\sum_{i=1}^{n}[w_i\times(L_i\times E_i\times C_i)]$$

表 A.4 加权求和法计算的整体风险

风险项			权重(w)	危害性(H)	可能性(L)	频次(E)	后果(C)
产品风险	结构性危害	火灾	0.005	12.5	5	5	0.5
		灼伤	0.003	0.5	1	5	0.1
		机械伤害	0.001	0.05	0.1	1	0.5
		触电	0.001	0.25	1	5	0.5
		辐射	0.001	25	0.5	10	5
	使用者		0.005	100	10	10	1
	使用环境		0.005	5	0.5	10	1
	历史		0.055	250	5	10	5
企业信用风险	质量体系		0.029	25	5	10	0.5
	材料		0.027	50	10	10	0.5
	工艺		0.027	5	1	10	0.5
	工厂信誉		0.120	500	10	10	5
	历史		0.163	125	5	5	5
输入国	法规标准		0.148	250	5	10	5
	历史经验		0.444	250	10	5	5
合计				245			

A.3 风险准则的确立

A.3.1 评定准则

示例 A.1 和示例 A.2 得出了不同的危害性值，H。为了评定这个值所指示的风险的严重性，或确定是否可以接受这种风险，就需要对风险值进行等级划分。不同区间的风险值代表不同等级的风险水平，需要采取不同的预防或控制措施。

对于危害性(H)的等级划分，应根据经验来确定。普遍认为，当 LEC 中有任一因数为 0.1 时，即使另外两个因数均为 10，产品也是相对安全的，所以认为 H 在 10 分及以下是低风险的；当 LEC 中有任一因数为 0.5，即使另外两个因数均为 10，危险性也是可以有条件接受的，所以认为 H 在 10～50(包含 50)之间表示存在一定的危险性，应该采取相应的措施控制风险；当一个因数为 10，另外两个因数也处于较高等级(5 分或以上)时，即危害值在 250 或以上，说明危害程度异常高，必须立即停止工厂生产或进出口，对产品采取就地封存整改甚至销毁等措施，详见表 A.5。但是这种划分标准只是经验数据作为参考，不能认为绝对普遍适用，应用时还应该根据实际情况修正。

表 A.5 风险等级划分

风险值	风险水平	风险控制措施
≤10	较低，可接受	风险在现有措施下即可得到控制
(10,50]	有条件接受的风险	通过评审决定是否需要及采取何种控制措施加强控制，可适当考虑实施成本和效益
(50,250)	不希望有的风险	降低风险是第一目标，应限期实施风险控制措施，并持续改进
≥250	不可接受的风险	直至风险降低后才能开始工作，应考虑采取应急措施。

根据表 A.5,示例 A.1 和示例 A.2 的风险水平分别为"有条件接受的风险"和"不可接受的风险"。示例 A.3 的风险水平为"不希望有的风险"。

因为这批便携式 DVD 播放机存在一定的结构缺陷,对比表 A.5,该批产品存在"不希望有的风险",应限期实施风险控制措施,并持续跟进。

A.3.2 特殊规则的采用

在计算风险值和确定风险水平的同时,还应考虑结合特殊规则,例如法规的强制规定等。

示例 A.4:评价某产品的出口检验风险。主管机关出台的文件规定,对该类产品进行"批批检验"。虽然评价出的风险水平为"较低,可接受",但对该产品的出口仍应实施"批批检验"。

附 录 B
（资料性附录）
进口旧机电设备的检验风险管理示例

B.1 进口旧机电设备风险管理流程

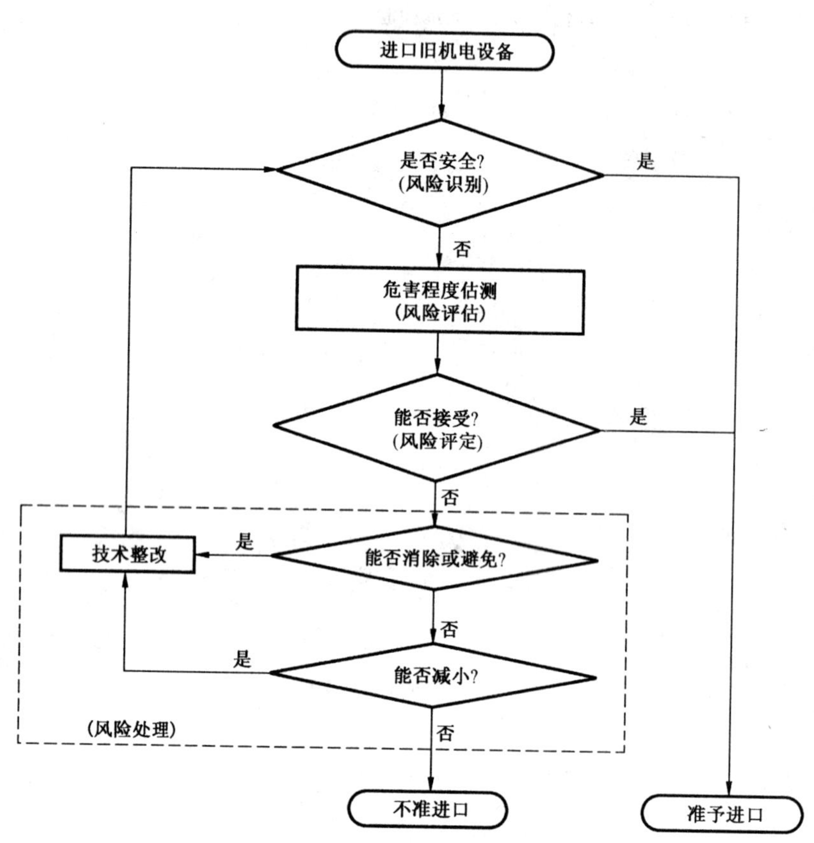

图 B.1 进口旧机电设备风险管理流程图

B.2 进口旧机电设备检验中的风险识别

B.2.1 总则

与全新机电设备相比，旧机电设备在技术先进性、设计安全合理性、部件磨损老化等方面存在着明显的缺陷。因此，对旧机电设备的检验更应注意合理有效的运用风险评价和风险管理手段，以确保安全。

以下列出了进口旧机电设备检验过程中可能存在的风险，但并非穷举。

B.2.2 旧机电设备的固有风险

旧机电设备的固有风险，主要是指该类或该台设备因其自身固有的功能和局限，而存在于安装和使用过程中的风险，主要包括：

——机械伤害，加速、减速、活动零件、旋转零件、弹性零件、接近固定部件上的运动零件、角形部件、粗糙/光滑的表面、锐边、机械活动性、稳定性等；
——电击伤害，带电部件、静电现象、短路、过载、电压、电弧、与高压带电部件无足够距离、在故障条件下变为带电零件等；
——热伤害，是指热辐射、火焰、具有高温或低温的物体或材料等造成的伤害，包括烫伤、冻伤、火灾或爆炸等；
——振动伤害，机器/部件振动、机器移动、运动部件偏离轴心、刮擦表面、不平衡的旋转部件等；
——健康伤害，如人体工效学伤害，有毒有害固体、液体、气体摄入或接触，辐射，噪声等；
——卫生环保问题，如设备夹带物造成的污染以及使用过程中的排放、泄漏、噪音污染等；
——能耗问题等。

B.2.3 贸易方面的风险

贸易方面的风险包括：
——成新度风险，是指产品的新旧程度，应综合考虑使用寿命、已使用年限及使用情况；
——产地风险，可分为发达国家、较发达国家、发展中国家和其他；
——贸易方诚信风险，贸易方包括生产商或销售商、进口商及购买方，诚信是指其申报材料、提交结果等的真实性，可通过数据库等统计方式进行量化；
——贸易方式风险，例如，一般贸易的风险远高于投资作价的风险。

B.2.4 政治、经济方面的风险

政治、经济方面的风险包括：
——恶性的行业转移；
——恶意隐瞒或虚报等。

参 考 文 献

[1] ISO/IEC 导则 73:2002 风险管理 词汇 标准用语指引
[2] ISO 14121-1:2007 机械安全 风险评价 第1部分 原则
[3] ISO 14212-2:2007 机械安全 风险评价 第2部分 实用指引和方法举例
[4] ISO/DIS 31000 风险管理 原则和实施指引

SN

中华人民共和国出入境检验检疫行业标准

SN/T 2494—2010

进出口机电产品检验技术要求标准编写基本规定

General stipulation for drafting of standards on technical requirements of electrical & mechanical products for import and export

2010-03-02 发布　　2010-09-16 实施

中华人民共和国国家质量监督检验检疫总局　发布

前　言

本标准依据 GB/T 1.1—2009《标准化工作导则　第1部分：标准的结构和编写》进行编写。

本标准由国家认证认可监督管理委员会提出并归口。

本标准起草单位：中华人民共和国福建出入境检验检疫局、中华人民共和国深圳出入境检验检疫局、中华人民共和国上海出入境检验检疫局。

本标准主要起草人：林森、刘泽华、杜飞、陈瑞辉、闫诚、费振康。

本标准为首次发布的出入境检验检疫行业标准。

引　言

进出口机电产品检验技术要求标准是进出口机电产品检验行业标准体系的重要组成部分，是检验检疫机构对进出口机电产品实施检验的重要依据。

本标准结合检验检疫工作实际，对进出口机电产品检验技术要求标准的编写建立了框架，进行了规范。

本标准属检验检疫标准体系的第二层——专业通用标准。

进出口机电产品检验技术要求标准编写基本规定

1 范围

本标准规定了进出口机电产品检验技术要求标准(以下简称“技术要求标准”)的结构和编写的基本要求。

本标准适用于技术要求标准的编写。

2 规范性引用文件

下列文件对于本文件的应用是必不可少的。凡是注日期的引用文件,仅注日期的版本适用于本文件。凡是不注日期的引用文件,其最新版本(包括所有的修改单)适用于本文件。

GB/T 1.1—2009 标准化工作导则 第1部分:标准的结构和编写

3 术语和定义

GB/T 1.1—2009 界定的以及下列术语和定义适用于本文件。

3.1

检验技术要求 technical requirements for inspection

产品所应达到的特性,这些特性可通过定性表述或量化其极限值加以规定,并可通过规定的方法证实特性的符合性。

4 基本要求

4.1 技术要求标准的编写应符合 GB/T 1.1—2009 的规定。

4.2 在进出口机电检验专业行业标准体系中,一般情况下,技术要求标准根据标准化对象(产品)所属的大类、门类,分成若干部分成族编写。

4.3 对于能单独成一类,不归属某一类的产品,可单独编写该产品的技术要求标准。

4.4 检验技术要求应不低于国家技术规范的强制性要求和我国与贸易国(地区)签订的协议规定的技术要求。尚无国家技术规范的强制性要求或协议规定的,进口产品,应不低于国家质检总局指定的国家标准、行业标准的要求;出口产品,应不低于进口(输入)国(地区)标准的要求,进口(输入)国(地区)无相应标准的,应不低于国家质检总局指定的国际标准的要求。

5 结构与格式

5.1 结构

5.1.1 层次

技术要求标准位于国家出入境检验检疫行业标准体系中进出口机电检验专业行业标准(子)体系的第二层——门类通用标准(检验检疫行业标准体系表中的第三层)和第二层——个性标准(检验检疫行业标准体系表中的第四层)。

5.1.2 部分的划分

通常在下述情况下，可在同一标准顺序号下将一项技术要求标准分成若干个单独的部分：

——对同类但不同种的机电产品，将该门类产品的检验通用技术要求作为该项标准的第1部分，该类中各种产品的检验特殊技术要求作为该项标准的其他部分。

示例1：SN ****.1 进出口家用和类似用途电器检验技术要求 第1部分：通用要求

SN ****.× 进出口家用和类似用途电器检验技术要求 第×部分：电风扇

注1：特殊要求仅适用于没有通用要求或通用要求不能覆盖该产品检验技术要求的情况。

——如果产品不同方面的特定技术要求会分别引起相关方(例如生产者、消费者、政府部门、检验认证机构、社团组织等)的关注，则这些不同方面可被编制成一项标准的若干部分，每个部分涉及对象的一个特定方面，并且能够单独使用。

示例2：SN ****.1 进出口食品加工机械检验技术要求 第1部分：电气安全要求

SN ****.2 进出口食品加工机械检验技术要求 第2部分：机械安全要求

SN ****.3 进出口食品加工机械检验技术要求 第3部分：卫生和健康要求

SN ****.4 进出口食品加工机械检验技术要求 第4部分：环境保护要求

……

——鉴于不同国家(地区)对进入其市场的机电产品有不同的技术要求，可将目标市场对同一产品不同的技术要求编制成一项标准的若干部分。

示例3：SN ****.1 进口××××检验技术要求

SN ****.2 出口※※××××检验技术要求

……

注2：本条中，“****”表示标准顺序号，“※※”表示产品进口(输入)国，“××××”表示产品名称。

5.1.3 单独标准的结构和内容

一项单独的技术要求标准按要素的性质以及它们在标准中的具体位置，可分为：资料性概述要素、规范性一般要素、规范性技术要素和资料性补充要素。各类要素在标准中的典型编排以及每个要素的表述方式如表1所示。

按要素的状态，可分为：必备要素和可选要素。一项技术要求标准不一定包括表1中的所有要素，可以包含表1之外的其他规范性要素。规范性要素的构成及其在标准中的编排顺序根据所起草的标准的具体情况而定。

表1 技术要求标准中要素的典型编排

要素类型	要素[a]的编排	要素所允许的表述形式[a]
资料性概述要素	**封面**	**文字**(*标示标准的信息*)
	目次	*文字(自动生成的内容)*
	前言	**条文** *注和示例* *脚注*
	引言	*条文* *图* *表* *注和示例* *脚注*

表 1 技术要求标准中要素的典型编排（续）

要素类型	要素[a]的编排	要素所允许的表述形式[a]
规范性一般要素	**标准名称**	**文字**
	范围	**条文** 图 表 *注和示例* *脚注*
	规范性引用文件	文件清单（规范性引用） *注和示例* *脚注*
规范性技术要素	术语和定义 符号、代号和缩略语 **技术要求** 抽样 试验方法 合格判定 分类和标记 标志、标签、说明和包装 规范性附录	**条文** 图 表 *注和示例* *脚注*
资料性补充要素	*资料性附录*	*条文* *图* *表* *注和示例* *脚注*
	参考文献	*文件清单（资料性引用或参考）* *脚注*
	索引	*文字（自动生成的内容）*
注：表中各类要素的前后顺序即其在标准中所呈现的具体位置。		
[a] 黑体表示“必备的”；正体表示“规范性的”；斜体表示“资料性的”。		

5.2 格式

技术要求标准的格式应符合 GB/T 1.1—2009，附录 H 的规定。

6 起草

6.1 资料性概述要素

6.1.1 封面

封面为必备要素，标准的封面应符合 GB/T 1.1—2009，6.1.1 的规定。

6.1.2 目次

目次为可选要素，所列内容和顺序应符合 GB/T 1.1—2009，6.1.2 的规定。

6.1.3 前言

前言为必备要素，所列内容应符合 GB/T 1.1—2009，6.1.3 的规定。

6.1.4 引言

引言为可选要素，所列内容应符合 GB/T 1.1—2009，6.1.4 的规定。

6.2 规范性一般要素

6.2.1 标准名称

6.2.1.1 标准名称的起草

名称为必备要素，应置于正文首页和标准的封面。名称应力求简练，并明确表示出标准的主题。技术要求标准的名称归类确定，通常如下：

a) “进出口×××检验技术要求　第1部分：通用要求”，适用于检验检疫行业标准体系表中的第三层——门类通用标准；

示例1：“进出口家用和类似用途电器检验技术要求　第1部分：通用要求”

示例2：“进出口成套设备检验技术要求　第1部分：通用要求”

示例3：“进出口旧机械产品检验技术要求　第1部分：通用要求”

b) “进出口×××检验技术要求　第×部分：＊＊＊”，适用于检验检疫行业标准体系表中的第四层——个性标准；

示例4：“进出口家用和类似用途电器检验技术要求　第×部分：电风扇”

c) “进出口※※※行业/工业成套设备检验技术要求　第×部分：×××”或“进出口※※※行业/工业成套设备检验技术要求　第×部分：＊＊＊”，适用于检验检疫行业标准体系表中的第四层——成套设备个性标准。由于成套设备涵盖了各行各业的众多产品，因此在第四层个性标准命名时有必要先对设备所属的行业/工业进行界定。

示例5：“进出口石油化工工业成套设备检验技术要求　第×部分：乙烯装置”

示例6：“进出口电子电工行业成套设备检验技术要求　第×部分：PCB板贴片机”

注：本条中，“※※※”代表成套设备所属的行业；“×××”代表某门类机电产品；“＊＊＊”代表某门类中的某种机电产品。

6.2.1.2 英文名称

标准封面的名称下方，应有英文名称。标准的英文名称应与中文名称相符。技术要求标准的英文采用下列用语：“Technical requirements for the inspection of import and export ……”。

6.2.2 范围

范围为必备要素，应置于标准正文的起始位置。范围应明确界定标准化对象和所涉及的各个方面，由此指明标准或其特定部分的适用界限。必要时，可指出标准不适用的界限（对象和方面）。

范围的陈述应简洁，以便能作内容提要使用。范围不应包含要求。

标准化对象的陈述应使用下列表述形式：

“本标准规定了进出口……的检验技术要求。”

“本标准适用于……。”

“本标准适用于……,也适用于……,……可参照使用。”

“本标准不适用于……。”

如果标准分部分出版,则应将上述表述中的“本标准……”改为“本部分……”。

6.2.3 规范性引用文件

规范性引用文件为可选要素,应符合 GB/T 1.1—2009,6.2.3 的规定。

6.3 规范性技术要素

6.3.1 技术要素的选择和编制原则

6.3.1.1 目的性原则

6.3.1.1.1 概述

在产品的众多特性中,规范性技术要素的确定、规定和表述取决于标准编制的目的。技术要求标准主要为检验检疫机构对进出口机电产品实施检验提供依据,因此,最重要的是对机电产品的安全、电磁兼容、卫生与健康、环境保护和资源合理利用(例如能源效率和节水)等方面以及相关的品质(性能)、数/重量和包装等特性规定技术要求。

一项技术要求标准或系列标准还可涉及或分别侧重其他目的,例如:适用性,促进相互理解和交流,认证,控制接口、互换性、兼容性或相互配合,品种控制等。

在标准中,通常不指明选择各项要求的目的(尽管在引言中可以阐述标准和某些要求的目的)。然而,最重要的是在工作的最初阶段(不迟于征求意见稿)确定这些目的,以决定标准所包含的要求。

6.3.1.1.2 强制性要求

如果产品涉及安全、电磁兼容、卫生与健康、环境保护和资源合理利用,技术要求标准应包括相应的要求,而且这些要求是强制性的;如果标准只涉及强制性要求,则该标准属于强制性标准。

适用时,这些要求应含有特性值的极限值[最大值和(或)最小值]或严格尺寸的某些特性,有时这些要求还可能包括结构细节(例如保证安全的联锁机构和防错装结构等)。在规定极限值时应尽可能降低风险因素和风险水平。

这些要求宜制定成单独的标准,或标准的单独部分,或标准中单独的章。

对应强制性要求的抽样方法和试验方法可以在技术要求标准中编制,也可以另编制成单独的推荐性标准,必要时由技术法规或强制性标准引用。

6.3.1.1.3 适用性

为保证适用性,需要规定产品的外形尺寸、机械、物理、力学、声学、热学、电磁学、化学、生物学、人类工效学等特性的技术要求。

有多种用途或在多种条件(例如不同的气候条件,不同的工作环境)下使用的产品,或供不同类型用户(例如家庭、商业、工厂)使用的产品,以及输往不同国家(地区)的产品,可以对某些特性提出不同的特性值,以及相应的等级和极限值,但必须指明特性值、等级和限值与使用条件、用户类型和适用国家(地区)的对应关系。

6.3.1.1.4 相互理解

为促进相互理解和交流,保证相关方对产品特性理解和评价的一致性,通常需要对技术要求中的术语下定义(6.3.2),对符号、代号和缩略语予以说明(6.3.3),必要时对标准中规定的每项技术要求确定抽样方法(6.3.5)、试验方法(6.3.6)和判定规则(6.3.7)。

6.3.1.1.5 **认证**

在可能涉及认证的技术要求标准中可将某些需要认证的要求(例如安全、电磁兼容、环境保护、节能节水等)与其他要求明显地分开,以便于认证。

6.3.1.1.6 **接口、互换性、兼容性或相互配合**

为保证产品的正常使用,必要时应对产品的接口、互换性(包括产品尺寸互换性和功能且换性)、兼容性或相互配合进行标准化。

6.3.1.1.7 **品种控制**

对于广泛使用的物资、材料或机械零部件、电子元器件和电线电缆等,品种控制是编制标准的重要目的。从经济、安全、环境保护和资源合理利用的角度看,对品种进行标准化是必要和合理的。

品种可包含尺寸和其他特性。在此类标准中,通常提供一系列可选择的值并规定其公差。

6.3.1.2 **性能原则**

只要可能,技术要求应以性能特性来表达,而不用设计和描述特性来表达,这种方法可以给技术发展留有最大的余地。采用性能特性表达时,应保证性能要求中不疏漏重要的特征。

对于原材料,如无法确定必要的性能特性,或确定性能特性耗时耗财费力,则可以直接指定原材料,最好再补充如下文字“……或其他已经证明性能不低于×××的原材料”。

示例:载流部件应由铜或含铜量至少58%的合金,或其他已经证明导电率和耐腐蚀性能不低于上述材料的金属制成。

标准通常不应包含生产工艺要求,而以成品试验来检验产品的性能。但对某些领域仍需要提及生产工艺(例如热轧、冷轧、热挤压),甚至还需要检验生产工艺(例如压力容器)。

6.3.1.3 **可证实性原则**

6.3.1.3.1 技术要求标准只应列入那些能够被证实的技术要求。

6.3.1.3.2 标准中的要求应使用明确的数值(带有公差、最大值或最小值)表示,或通过观察或试验能够在较短的时间内得出是否符合要求的明确的判断。规范性要求应与只供参考的选项明确区分。

6.3.1.3.3 生产者做出的保证虽然有用,但不能代替上述要求,不应作为技术要求标准的内容。

6.3.1.4 **由供方确定的数值**

由于产品的多样性和市场需求的差异性,对产品的某些性能特性值可不必作出规定(尽管这些特性对产品的性能有明显的影响)。标准中可列出全部由供方自行选择确定的特性,供方可以采用多种形式(铭牌、标签、随附文件等)声明特性值。

也可以在标准的要求中使用产品类型(例如防水型)或等级(例如宇航级),或某些描述术语(如“数字高清”、“高保真”、“超静音”等),并且可要求只在能使用标准化的试验方法证明相应要求得到满足时才能使用表示这些类型、等级的术语、图形或代码。

对于大多数复杂产品,可在标准中规定相应的试验方法,而由供方提供一份性能数据一览表。

对于安全、电磁兼容、卫生与健康、环境保护和资源合理利用等强制性要求,标准应规定其特性值,而不允许由供方确定特性值。

6.3.1.5 **避免重复**

6.3.1.5.1 有关产品的任何要求应只在一项标准中规定。

6.3.1.5.2 应尽可能将一类机电产品的技术要求标准归入同一标准顺序号的一项标准中，将该类产品的通用技术要求作为该项标准的第1部分，并分成若干个单独的部分制定不同产品的特殊要求(5.1.2)。

6.3.1.5.3 如果需要借用其他标准的某项要求，应采用引用的方式(见 GB/T 1.1—2009,8.1)，而不必重复其内容。如果为了方便使用有必要重复其他标准的某项要求，则应标明出处(有争议时，以其出处的原文为准)，同时，将原标准列入参考文献(不应作为规范性引用文件)。

6.3.2 术语和定义

术语和定义为可选要素，应符合 GB/T 1.1—2009,6.3.2 的规定。

6.3.3 符号、代号和缩略语

符号、代号和缩略语为可选要素，应符合 GB/T 1.1—2009,6.3.3 的规定。

6.3.4 技术要求

技术要求为必备要素。

它应包含下述内容：

a) 标准所覆盖的产品的相关特性要求；

b) 可量化特性所要求的极限值；

c) 针对每个要求，测定或检验特性值的试验方法。

以上内容可直接或以引用的方式给出。要求的表述应与陈述和推荐的表述有明显的区别。见 GB/T 1.1—2009,7.1.2 和附录 F。

该要素中不应包含合同要求(有关索赔、担保、费用结算等)和法律或法规的要求。

6.3.5 抽样

抽样为可选要素，一般在同类产品的检验规程类标准中规定。如该类产品无检验规程类标准，或该类产品的检验规程类标准中对抽样未作规定，或其抽样规定不适用于该产品，可对抽样的条件和方法，以及样品的处理和保存方法作出规定。

6.3.6 试验方法

6.3.6.1 试验方法为可选要素，它给出与下列程序有关的所有细节：测定特性值，检查是否符合要求，以及保证结果的再现性。适用时应指明检验的方式，如型式试验、过程检验、抽样检验或开箱检验等。

进口国(地区)的法规、标准对试验方法有不同规定时，应分别列出，供出口产品的相关方(设计者、生产者、检查者、消费者)选用。

适用时，检验或试验方法的细节可按下列顺序给出：

a) 原理；

b) 试验环境要求；

c) 试剂或材料；

d) 仪器设备或装置；

e) 试验的样品数，试样和试件的制备和保存；

f) 试样的供电、供水、供气；

g) 试验条件的设置和受测试的部位；

h) 试验程序；

i) 结果的表述，包括计算方法以及试验方法的精密度；

j) 试验报告。

6.3.6.2 试验方法可：

——作为单独的章；

——并入要素 6.3.4 中；

——作为附录(见 6.3.10)；

——作为标准的单独部分或单独的标准被引用(见 6.3.1.1.2)。

如果一个试验方法或一种试验设备可能适用于两个或两个以上类型的产品，则应为该试验方法或设备制定一项单独的标准，或标准的单独部分，以便相关标准引用该方法标准或使用该标准设备。

6.3.6.3 如果标准规定的试验方法涉及到危险物品、仪器或过程，则应加以特别说明和警示。警示用语的要求参见 ISO/IEC 指南 51。

6.3.6.4 如果各项试验的顺序和样品的选用可能会影响试验的正常进行、进度和结果，则标准还需规定各项试验的前后顺序和使用的样品。

6.3.6.5 如果一个特性存在多个适用的试验方法，原则上标准只能列入一种，如果要列出几种方法，应说明每种方法适用的条件，并指定仲裁方法。

6.3.6.6 所选试验方法的准确度应能对所要评定的特性值是否处在规定的公差范围内做出明确的判定。

6.3.7 合格判定

合格判定为可选要素。

如果在标准中指明每件产品需经过试验，则产品符合标准的陈述意味着每件产品均已经过试验并符合相应的要求。

如果在标准中指明产品的合格判定采用统计方法，则符合标准的陈述是指产品成批合格。

6.3.8 分类和标记

分类和标记为可选要素，它可为符合规定要求的产品建立一个分类、标记和(或)编码体系。为了方便起见，该要素也可并入要素 6.3.4。

6.3.9 标志、标签、说明和包装

标志、标签、说明和包装为可选要素，它规定如何标注与产品安全、卫生、健康、环保、能效、品质和正确使用相关的标志和说明，以及对产品标签和(或)包装的要求(如储运说明、危险警告、生产者名称或商标、生产日期以及标签和包装的材料等)。

所规定的标志符号应符合有关进口(输入)国标准的规定。

该要素也可并入要素 6.3.4。

6.3.10 规范性附录

规范性附录为可选要素，应符合 GB/T 1.1—2009，6.3.6 的规定。

6.4 资料性补充要素

包括资料性附录、参考文献和索引，均为可选要素，应符合 GB/T 1.1—2009，6.4 的规定。

7 要素的表述

条文及其注、示例和脚注，图，表的用法和表述形式应符合 GB/T 1.1—2009 第 7 章的规定。

8 编排格式

应符合 GB/T 1.1—2009 第 9 章的规定。

参 考 文 献

[1] GB/T 1.2—2002 标准化工作导则 第2部分:标准中规范性技术要素内容的确定方法
[2] ISO/IEC Guide 51:1999 Safety aspects—Guidelines for their inclusion in standards

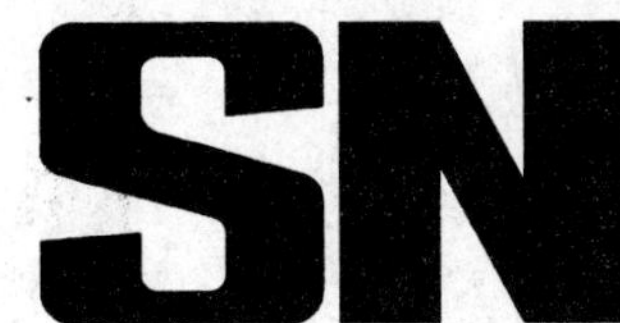

中华人民共和国出入境检验检疫行业标准

SN/T 2838.2—2011

进出口机电产品检验专业通用要求 第2部分:术语和定义

General requirements for import and export mechanical and electrical products inspection—Part 2: Terminology and definitions

2011-02-25 发布　　2011-07-01 实施

中华人民共和国国家质量监督检验检疫总局　发布

前　言

SN/T 2838《进出口机电产品检验专业通用要求》系列标准共分为3部分：

——第1部分:标准体系

——第2部分:术语和定义

——第3部分:检验抽样规则

本部分为SN/T 2838《进出口机电产品检验专业通用要求》系列标准的第2部分。

本部分由国家认证认可监督管理委员会提出并归口。

本部分起草单位:深圳出入境检验检疫局、深圳市检验检疫科学研究院。

本部分主要起草人:蔡志群、陆清、谢晋雄、刘泽华、李红星、张栋、索彦彦、卢勇、韦宇颖、洪相阳、钟敏、董夫银。

本部分为首次发布的出入境检验检疫行业标准。

引　言

出入境检验检疫行业标准体系分为四个层次：

第一层次：行业通用要求；

第二层次：专业通用要求；

第三层次：门类通用要求；

第四层次：产品个性标准。

本标准是属于出入境检验检疫行业标准体系的第二层次，是进出口机电检验专业的通用要求（系列）标准之一。

SN/T 2838的本部分规定了进出口机电产品检验的专用名词术语。与出入境检验检疫、进出口机电产品检验有关的各类标准、技术资料中使用的名词术语，应符合本部分及相关国家标准。凡上述标准中未做规定的名词术语，可在各类标准和技术文件中给予规定。

本部分共收集366个词条，其中部分取自IEC有关的出版物，其他则按照有关国家标准、行业标准和技术文件作了补充。

进出口机电产品检验专业通用要求
第2部分:术语和定义

1 范围

SN/T 2838的本部分规定了进出口机电产品检验专业的术语和定义。分类包括检验基础;标准化;电气安全检验;电磁兼容检验;机械安全检验;卫生、环保及其他检验;进出口检验监管。

本部分适用于进出口机电产品检验领域标准的制定,技术文件的编制,专业手册、教材等的编写和翻译。

2 术语和定义

2.1 检验基础类

2.1.1 一般术语

2.1.1.1

质量 quality

产品或过程与满足规定或潜在要求的能力有关的特征和特性的总和。

2.1.1.2

质量水平 quality level

与有关要求相比较,产品或服务的相对质量的量度。

例:批的不合格品率及可接收质量水平。

2.1.1.3

质量保证 quality assurance(QA)

为使人们确信产品或过程的质量满足规定要求所必需的有计划、有系统的全部活动。

2.1.1.4

质量控制 quality control(QC)

为满足规定质量要求所采取的作业技术和活动。

2.1.1.5

合格准则 acceptance criteria

对单位产品质量特性所提出的规范要求。

2.1.1.6

等级 grade

对功能相同的产品或过程,按其质量进行的分等分级的标识。

2.1.1.7

检验 inspection

为确定产品或过程是否合格,对一种或多种特性进行测定、检查、试验,并和规定要求进行比较的活动。

2.1.1.8

过程检验 process inspection

对过程或过程适当阶段的产品特性所进行的检验。

2.1.1.9

验收检验 acceptance inspection

为判断提交的产品、批或服务是否可接收所进行的检验。

2.1.1.10

逐批检验 lot-by-lot inspection

对系列批中的每一批都进行检验。

2.1.1.11

100%检验 100% inspection

对特定范围内每个产品或每项服务都进行检验。

同义词:全检 complete inspection

2.1.1.12

筛选检验 screening inspection

对有关产品或材料进行100%检验,以剔除不合格品或不合格部分。

2.1.1.13

间接检验 indirect inspection

对提交批不进行抽样检验,而通过核查供货方的检验体系和检验结果做出该批是否可接收的验收检验。

2.1.1.14

批 lot,batch

按一定条件汇集的一定数量的产品或服务。

2.1.1.15

连续批 continuing series of lots

由同一生产厂在认为相同条件下连续生产的一系列的批。

2.1.1.16

孤立批 isolated lot

脱离已生产或汇集的批系列,不属于当前检验批系列的批。

2.1.1.17

检验批 inspection lot

提交检验或验收的批。

2.1.1.18

交付批 consignment

由一套文件规定的同时交付的批。

2.1.1.19

规范 specification

一个文件,它规定产品或过程必须符合的要求。

2.1.1.20

不合格 nonconformity

产品或过程的某一特性对规范的不满足。

2.1.1.21

不合格品 nonconforming item,nonconforming unit

单位产品,它带有一个或多个不合格。

2.1.1.22

缺陷 defect

对质量特性预期使用要求的不满足。

2.1.1.23

缺陷品 defective item,defective unit

带有一个或多个缺陷的产品。

2.1.2 抽样技术

2.1.2.1

抽样检验 sampling inspection

利用所抽取的样本对产品或过程进行的检验。

2.1.2.2

不合格品率 proportion of nonconforming items,proportion of nonconforming units

批或样本中不合格品数目除以其中单位产品总数,称为批或样本不合格品率。

注:不合格品率的100倍称为不合格品百分数。

2.1.2.3

一次抽样检验 single sampling inspection

根据从批中一次抽取的样本的检验结果,决定是否接收该批。

2.1.2.4

二次抽样检验 double sampling inspection

首先从批中抽取样本量为 n_1 的第一样本,根据检验结果,或决定接收或拒收该批,或决定再抽取样本量为 n_2 的第二样本,再根据全部样本的检验结果决定接收或拒收该批。

2.1.2.5

多次抽样检验 multiple sampling inspection

抽样至多 k 次($k \geqslant 3$)。每次样本量分别为 $n_1, \cdots, n_k$,在第 i 次($1 \leqslant i \leqslant k-1$)抽取样本后,根据样本累积结果做出接收该批或拒收该批或抽取下一样本的决定。在第 k 次抽取样本后必须做出接收或拒收该批的决定。

2.1.2.6

连续抽样检验 continuous sampling inspection

对一个个产品的连续流(产品流)的抽样检验,包括:

a) 根据逐个检验产品的结果决定接收还是拒收;

b) 根据观测到的产品质量,使用100%检验或抽样检验。质量好时使用一个或多个不同的抽检比率;质量差时使用100%检验。

2.1.2.7

接收 acceptance

根据样本得出批或一定量产品或服务满足要求的结论。

2.1.2.8

拒收 non-acceptance,rejection

根据样本得出批或一定量产品或服务不满足要求的结论。

注:用于供货方交货时,指在合同条件下拒收该批。通常要规定拒收批的处理方法。

2.1.2.9

验收抽样检验 acceptance sampling inspection

根据从批中抽取的样本的检验结果,做出批能否接收的决定。

2.1.2.10

抽样(检验)方案　sampling(inspection)plan

规定样本量和有关接收准则的一个具体方案。

2.1.2.11

抽样程序　sampling procedure

a）与使用的具体抽样方案有关的抽检要求和(或)抽检规程。

b）为了解批的特性,有计划地从批中选择、抽取和制备样本的程序。

2.1.2.12

转移规则　switching rules

一个抽样计划内,根据已证实的质量水平历史,从一个抽样方案改变到另一个更严重或更宽的抽样方案的规则。

2.1.2.13

初次检验　original inspection

批的第一次检验。

2.1.2.14

再次提交批　re-submitted lot

拒收后经采取分选和返工等措施再次提交验收检验的批。

2.1.2.15

检验水平　inspection level

与批量和抽样比有关的一个事先确定的指数,用以表示一个抽样计划中的相对检验量。

2.1.2.16

正常检验　normal inspection

当认为产品质量水平与规定的可接收质量水平一致时所使用的检验。

2.1.2.17

加严检验　tightened inspection

严于正常检验的一种检验。当一定数量批的检验结果表明产品质量水平劣于规定的质量水平时,由正常检验转到此种检验。

当对一定数量批采用加严检验,结果表明产品质量水平恢复到规定质量水平时,由加严检验返回到正常检验。

2.1.2.18

放宽检验　reduced inspection

宽于正常检验的一种检验。当一定数量批的检验结果表明产品质量水平优于规定的质量水平时,由正常检验转到此种检验。

当对一定数量批采用放宽检验,结果表明产品质量降低到规定质量水平时,由放宽检验返回正常检验。

2.1.2.19

可接收质量水平　acceptable quality level(AQL)

对于连续批系列,为进行抽样检验,认为满意的过程平均的最低质量水平。

2.1.3　安全与风险

2.1.3.1

安全　safety

免除了不可接受的风险的状态。

注：改写自 GB/T 20000.1—2002 的定义 2.2.5。

2.1.3.2

风险　risk

对伤害的一种综合衡量，包括伤害发生的概率和伤害的严重程度。

2.1.3.3

伤害　harm

对物质的损伤，或对人体健康、财产或环境的损害。

2.1.3.4

危险(源)　hazard

可能导致伤害的潜在根源。

注：术语"危险(源)"可按产生伤害的来源或可预料的伤害性质来划分(例如触电危险、碾压危险、切割危险、中毒危险、着火危险、溺水危险等)。

2.1.3.5

可容许风险　tolerable risk

按当今社会价值取向在一定范围内可以接受的风险。

2.1.3.6

防护措施　protective measure

降低风险的方法。

注：防护措施包括固有的安全设计、防护装置、个体防护装备、使用和安装信息以及培训等。

2.1.3.7

残余风险　residual risk

在实施防护措施后还存在的风险。

2.1.3.8

风险分析　risk analysis

系统地运用现有的信息确定危险(源)和估价风险的过程。

2.1.3.9

风险评价　risk evaluation

根据风险分析的结果确定实现可容许风险的过程。

2.1.3.10

风险评定　risk assessment

包括风险分析和风险评价的全过程。

2.1.3.11

预期的使用　intended use

按供方提供的信息对产品、过程或服务的使用。

2.1.3.12

可合理预见的误使用　reasonably foreseeable misuse

未按供方的规定对产品、过程或服务的使用，但这种结果是由很容易预见的人为活动所引起的。

2.2　标准化类

2.2.1　标准化

2.2.1.1

标准化及其目的　standardization and its purpose

为了在一定范围内获得最佳秩序，对现实问题或潜在问题制定共同使用和重复使用的条款的活动。

注1：上述活动主要包括编制、发布和实施标准的过程。

注 2：标准化的主要作用在于为了其预期目的改进产品、过程或服务的适用性，防止贸易壁垒，并促进技术合作。

注 3：标准化的一般目的是基于它的定义。标准化可以有一个或更多特定目的，以使产品、过程或服务具有适用性。这样的目的可能包括适用性、兼容性、互换性、环境保护、产品防护等。

2.2.1.2

适用性　fitness for purpose

产品、过程或服务在具体条件下适合规定用途的能力。

2.2.1.3

兼容性　compatibility

在具体条件下，诸多产品、过程或服务一起使用，各自满足相应要求，彼此间不引起不可接受的相互干扰的适应能力。

2.2.1.4

互换性　interchangeability

某一产品、过程或服务代替另一产品、过程或服务并满足同样要求的能力。

注：功能方面的互换性称为“功能互换性”，量度方面的互换性称为“量度互换性”。

2.2.1.5

环境(的)保护　protection of environment

保护环境，使之免受由产品、过程或服务的影响和作用造成的不可接受的损害。

2.2.1.6

产品防护　product protection

保护产品，使之在使用、运输或贮存过程中免受由气候或其他不利条件造成的损害。

2.2.2　规范性文件的种类

2.2.2.1

规范性文件　normative document

为各种活动或其结果提供规则、导则或规定特性的文件。

注 1：“规范性文件”是诸如标准、技术规范、规程和法规等这类文件的通称。

注 2：“文件”可理解为记录有信息的各种媒体。

注 3：界定各种规范性文件的术语，是将文件及其内容作为单一整体来定义的。

2.2.2.2

标准　standard

为了在一定的范围内获得最佳秩序，经协商一致制定并由公认机构批准，共同使用的和重复使用的一种规范性文件。

注：标准宜以科学、技术和经验的综合成果为基础，以促进最佳的共同效益为目的。

2.2.2.2.1

国际标准　international standard

由国际标准化组织或国际标准组织通过并公开发布的标准。

2.2.2.2.2

国家标准　national standard

由国家标准机构通过并公开发布的标准。

2.2.2.2.3

地方标准　provincial standard

在国家的某个地区通过并公开发布的标准。

2.2.2.2.4

其他标准

注：标准还可在其他基础上通过，例如企业标准。这类标准在地域上可影响几个国家。

2.2.2.3

技术规范 technical specification

规定产品、过程或服务应满足的技术要求的文件。

注1：适宜时，技术规范宜指明可以判定其要求是否得到满足的程序。

注2：技术规范可以是标准、标准的一个部分或与标准无关的文件。

2.2.2.4

规程 code of practice

为设备、构件或产品的设计、制造、安装、维护或使用而推荐惯例或程序的文件。

注：规程可以是标准、标准的一个部分或与标准无关的文件。

2.2.2.5

法规 regulation

由权力机构通过的有约束力的法律性文件。

2.2.2.5.1

技术法规 technical regulation

规定技术要求的法规，它或者直接规定技术要求，或者通过引用标准、技术规范或规程来规定技术要求，或者将标准、技术规范或规程的内容纳入法规中。

注：技术法规可附带技术指导，列出为了符合法规要求可采取的某些途径，即权宜性条款。

2.2.3 标准和法规的负责机构

2.2.3.1

权力机构 authority

具有法律上的权力和权利的机构。

注：权力机构可能是区域的、国家的或地方的。

2.2.3.1.1

法规制定机构 regulatory authority

负责制定或通过法规的权力机构。

2.2.3.1.2

法规执行机构 enforcement authority

负责执行法规的权力机构。

注：法规执行机构可是也可不是法规制定机构。

2.2.4 标准的种类

注：本条给出下列术语和定义的目的既不是为了对标准进行系统的分类，也不是为了全部列出所有可能的标准类别，仅仅为了给出一些常见的标准类别。这些类别的标准相互间并不排斥，例如，一个特定的产品标准，如果规定了关于产品特性的试验方法，则也可视为试验标准。

2.2.4.1

基础标准 basic standard

具有广泛的适用范围或包括一个特定领域的通用条款的标准。

注：基础标准可直接应用，也可作为其他标准的基础。

2.2.4.2

术语标准 terminology standard

与术语有关的标准，通常带有定义，有时还附有注、图、示例等。

2.2.4.3

试验标准 testing standard

与试验方法有关的标准，有时附有与测试有关的其他条款，例如抽样、统计方法的应用、试验步骤。

2.2.4.4

产品标准 product standard

规定产品应满足的要求以确保其适用性的标准。

注1：产品标准除了包括适用性的要求外，还可直接地或通过引用间接地包括诸如术语、抽样、测试、包装和标签等方面的要求，有时还可包括工艺要求。

注2：产品标准根据其规定的是全部的还是部分的必要要求，可区分为完整的标准和非完整的标准。同理，产品标准又可区分为其他不同类别的标准，例如尺寸类标准、材料类标准和交货技术通则类标准。

2.2.4.5

过程标准 process standard

规定过程应满足的要求以确保其适用性的标准。

2.2.4.6

服务标准 service standard

规定服务应满足的要求以确保其适用性的标准。

注：服务标准可以在诸如洗衣、饭店管理、运输、汽车维护、远程通信、保险、银行、贸易等领域内编制。

2.2.5 标准的协调

注：技术法规的协调与标准的协调相似。用“技术法规”代替2.2.5.1中的“标准”，用“权力机构”代替2.2.5.1中的“标准化机构”，便可得到技术法规协调的相应的术语和定义。

2.2.5.1

协调标准 harmonized standards, equivalent standards

不同标准化机构各自针对同一标准化对象批准的具有下列特征的若干标准，按照这些标准提供的产品、过程或服务具有互换性，提供的试验结果或资料能够相互理解。

注：符合本定义的协调标准，在表述方面甚至在内容方面都可能有所不同，例如在注，在达到标准要求的指导原则，在可选项和品种规格的优选等方面都可能有所不同。

2.2.6 规范性文件的内容

2.2.6.1

条款 provision

规范性文件内容的表述方式，一般采取陈述、指示、推荐或要求的形式。

注：条款的这些形式以其所用的措辞加以区分，例如：指示用祈使句表达，推荐用助动词“宜”，要求用助动词“应”。

2.2.6.2

陈述 statement

表达信息的条款。

2.2.6.3

指示 instruction

表达应执行的行动的条款。

2.2.6.4

推荐 recommendation

表达建议或指导的条款。

2.2.6.5

要求　requirement

表达应遵守的准则的条款。

2.2.7　规范性文件的制定

2.2.7.1

有效期　period of validity

规范性文件现行有效的时期,即从负责该文件的机构决定该文件生效之日(“生效日期”)起直到它被废止或代替之日为止所经历的时间。

2.2.7.2

勘误　correction

对已出版的规范性文件文本中的印刷上、语言上和其他类似错误的更正。

注:适合时,勘误的结果可视情况发布单独的勘误页或发布规范性文件的新版本。

2.2.7.3

修正　amendment

对规范性文件内容的特定部分的修改、增加或删除。

注:修正的结果一般是发布单独的规范性文件的修正案。

2.2.7.4

修订　revision

对规范性文件的实质内容和表述做全面必要的更改。

注:修订的结果是发布规范性文件的新版本。

2.2.8　在法规中对标准的各种引用

2.2.8.1　引用的准确性

2.2.8.1.1

(对标准的)注日期引用　dated reference(to standards)

对一个或多个具体标准的一种引用方式,除非法规本身有所修订,被引用的标准随后的修订版均不适用。

注:对以这种方式引用的标准通常标出标准代号、顺序号和发布日期或版次。也可给出标准名称。

2.2.8.1.2

(对标准的)不注日期引用　undated reference(to standards)

对一个或多个具体标准的一种引用方式,不需要对法规本身进行修订,被引用的标准的最新版本适用。

注:对以这种方式引用的标准通常仅标出标准代号和顺序号。也可给出标准名称。

2.2.9　合格评定

注:本条以后的术语中,“合格”一词可用“符合”一词替换,含“合格”一词的术语可用“符合性”一词替换,例如,“合格评定”也可替换为“符合性评定”。“合格评定”一词已在其领域普遍使用并已用于一些法律性文件中,但用“符合性”一词代替“合格”(对应英文 conformity)被认为更加符合所定义事物的本意。“符合性评定”一词也已在一些具体领域(例如电子行业)使用。

2.2.9.1

合格　conformity

产品、过程或服务达到了规定的要求。

2.2.9.2

合格评定 conformity assessment

有关直接或间接地确定是否达到相应的要求的活动。

注：合格评定活动的典型示例有：抽样、测试和检验；评价、验证和合格保证(供方声明、认证)；注册、认可和批准以及它们的组合。

2.2.9.3

合格评定机构 conformity assessment body

开展合格评定的机构。

2.2.9.4

合格评定方案 conformity assessment scheme

关系到规定的产品、过程或服务的合格评定体系，该体系遵循了相同的标准和规则以及相同的程序。

2.2.9.5

第三方 third party

在有所涉及的问题上公认的独立于有关各方的个人或机构。

注：有关各方通常是供方(第一方)和需方(第二方)。

2.2.9.6

注册 registration

由机构在适当的、可公开获得的名录上发表某产品、过程或服务的有关特性或一个机构或人员的特征的程序。

2.2.9.7

认可 accreditation

由权力机构对机构或人员具备执行特定任务的能力进行正式承认的程序。

2.2.10 特性的测定

注：对产品、过程或服务特性的测定通常可以通过测试或其他方法，诸如简单的观察方式(当没有规定适用的程序时)进行，或通过文件评审或审核方法(针对质量体系)进行。

2.2.10.1

试验 test

依据规定的程序测定产品、过程或服务的一种或多种特性的技术操作。

2.2.10.2

测试 testing

进行一个或多个试验的行动。

2.2.10.3

试验方法 test method

进行试验所依据的技术程序。

2.2.10.4

试验报告 test report

表述试验结果和其他与试验有关的资料的文件。

2.2.10.5

测试实验室 testing laboratory

从事试验的实验室。

注："测试实验室"可指法律实体或技术实体，或同时指法律和技术实体。

2.2.10.6

(实验室)能力测试　(laboratory)proficiency testing

通过实验室间的对比确定实验室的测试水平。

2.2.11　合格评价

2.2.11.1

合格评价　conformity evaluation

对产品、过程或服务达到规定要求的程度所进行的系统的检查。

2.2.11.2

检验　inspection

为确定产品或过程是否合格,对一种或多种特性进行测定、检查、试验,并和规定要求进行比较的活动。

2.2.11.3

检验机构　inspection body

从事检验活动的机构。

2.2.11.4

合格测试　conformity testing

通过测试进行的合格评价。

2.2.11.5

型式测试　type testing

根据一个或多个代表生产产品的样品所进行的合格测试。

注:通常指对产品的某一特性按标准要求进行的全项目的试验。

2.2.11.6

合格监督　conformity surveillance

确定是否按规定的要求持续合格的合格评价。

2.2.12　合格保证

2.2.12.1

合格(的)保证　assurance of conformity

为了提供使人们相信产品、过程或服务满足规定要求的声明所开展的活动。

注:对产品而言,声明的形式可以是文件、标签或其他等效方式,它也可以印在有关产品的公告、产品目录、发货单或用户手册上。

2.2.12.1.1

供方声明　supplier's declaration

由供方对产品、过程或服务达到规定要求给出书面保证的程序。

注:为了避免任何混淆,不宜使用"自我认证"(self-certification)。

2.2.12.1.2

认证　certification

由第三方对产品、过程或服务达到规定要求给出书面保证的程序。

2.2.12.2

认证机构　certification body

从事认证活动的机构。

注:认证机构可以自己进行测试和检验活动,或监督由其他机构代表其进行这些活动。

2.2.12.3

(认证)许可文件　licence(for certification)

认证机构根据认证体系的规则颁发的文件,该文件授予个人或机构对其符合有关认证方案规定的产品、过程或服务使用合格证书或合格标志的权利。

2.2.12.4

(认证)获证方　licensee(for certification)

从认证机构获得许可文件的个人或机构。

2.2.12.5

合格证书　certification of conformity

根据认证体系的规则颁发的文件,该文件表明充分相信有关的产品、过程或服务符合具体的标准或其他规范性文件。

2.2.12.6

(认证)合格标志　mark of conformity(for certification)

根据认证体系的规则使用或颁发的、受到保护的标志。该标志表明充分相信有关的产品、过程或服务符合特定的标准或其他规范性文件。

2.2.13　批准和承认的协议

2.2.13.1

批准　approval

允许产品、过程或服务在声明的用途或条件下销售或使用。

2.2.13.1.1

型式批准　type approval

根据型式试验结果做出的批准。

2.3　电气安全检验类

2.3.1　基本概念

2.3.1.1

电气事故　electric accident

由电流、电磁场、雷电、静电和某些电路故障等直接或间接造成建筑设施、电气设备毁坏,人、动物伤亡,以及引起火灾和爆炸等后果的事件。

2.3.1.2

触电,电击　electric shock

电流通过人体或动物体而引起的病理、生理效应。

2.3.1.3

电磁场伤害　injury due to electromagnetic field

人体在电磁场作用下吸收能量受到的伤害。

2.3.1.4

破坏性放电,介质击穿　disruptive discharge,dielectric breakdown

固体、液体、气体介质及其组合介质在高电压作用下,介质强度丧失的现象。破坏性放电时,电极间的电压迅速下降到零或接近于零。

2.3.1.5

短路　short circuit

通过比较小的电阻或阻抗，偶然地或有意地对一个电路中在正常情况下处于不同电压下的两点或几点之间进行的连接。

2.3.1.6

绝缘故障　insulation fault

绝缘电阻的不正常下降。

2.3.1.7

接地故障　earth fault

由于导体与地连接或对地绝缘电阻变得小于规定值而引起的故障。

2.3.1.8

导电部分　conductive part

能导电，但不一定承载工作电流的部分。

2.3.1.9

带电部分　live part

正常使用时被通电的导体或导电部分，它包括中性导体，但按惯例，不包括保护中性导体（PEN导体）。

注：此术语不一定意味着触电危险。

2.3.1.10

接触电压　touch voltage

绝缘损坏时，同时可触及部分之间出现的电压。

注1：按惯例，此术语仅用在与间接接触保护有关的方面。

注2：在某些情况下，接触电压值可能受到触及这些部分的人的阻抗的明显影响。

2.3.1.11

跨步电压　step voltage

人站立在有电流流过的大地上，加于两足之间的电压。

2.3.1.12

安全特低电压　safety extra-low voltage(SELV)

用安全隔离变压器或具有独立绕组的变流器与供电干线隔离开的电路中，导体之间或任何一个导体与地之间有效值不超过50 V的交流电压。

2.3.1.13

对地电压　voltage to earth

带电体与大地之间的电位差（大地电位为零）。

2.3.1.14

对地过电压　overvoltage to earth

高于正常对地峰值电压（对应于最高系统电压），以峰值电压表示的对地电压。

2.3.1.15

触电电流　shock current

通过人体或动物体并具有可能引起病理、生理效应特征的电流。

2.3.1.16

感知（电流）阈值　threshold of perception current

在给定条件下，电流通过人体，可引起任何感觉的最小电流值。

2.3.1.17

摆脱(电流)阈值　threshold of let-go current

在给定条件下,手握着电极的人能够摆脱的最大电流值。

2.3.1.18

致颤(电流)阈值　threshold of ventricular fibrillation current

在给定条件下,引起心室纤维性颤动的最小电流值。

2.3.1.19

故障电流,事故电流　fault current

由绝缘损坏或绝缘被短接而造成的电流。

2.3.1.20

短路电流　short-circuit current

在电路中,由于故障而造成短路时所产生的过电流。

2.3.1.21

残余电流　residual current

在电气装置的一点上流经电路中全部带电导体的电流瞬时值的代数和。

2.3.1.22

安全阻抗　safety impedance

连接于带电部分和可触及的导电部分之间的阻抗,其值可在设备正常使用和可能发生故障的情况下,把电流限制在安全值以内,并在设备的整个寿命期间保持其可靠性。

2.3.2　基本要素

2.3.2.1　绝缘

2.3.2.1.1

绝缘(性能)　insulation(property)

导体绝缘后所获得的全部性能。

2.3.2.1.2

绝缘(材料)　insulation(material)

所有用于使器件绝缘的材料。

2.3.2.1.3

基本绝缘　basic insulation

带电部分上对防触电起基本保护作用的绝缘。

2.3.2.1.4

附加绝缘　supplementary insulation

为了在基本绝缘损坏的情况下防止触电而在基本绝缘之外使用的独立绝缘。

2.3.2.1.5

双重绝缘　double insulation

同时具有基本绝缘和附加绝缘的绝缘。

2.3.2.1.6

加强绝缘　reinforced insulation

相当于双重绝缘保护程度的单独绝缘结构。

2.3.2.1.7

绝缘电阻　insulation resistance

用绝缘材料隔开的两个导电体之间,在规定条件下的电阻。

2.3.2.1.8
介质强度,介电强度 dielectric strength
材料所能承受而不致遭到破坏的最高电场强度。

2.3.2.1.9
介质强度试验 dielectric test
在绝缘上施加规定的电压以检验其是否符合制造厂所规定的电路额定绝缘电压的短时试验。

2.3.2.1.10
泄漏电流 leakage current
在没有故障的情况下,流入大地或电路中外部导电部分的电流。

注:此电流可以包括有由于有意使用电容器而引起的容性分量。

2.3.2.2 间距

2.3.2.2.1
电气间隙 clearance
两导电部分间的最短直线距离。

2.3.2.2.2
保护间隙 protective gap
带电部分与地之间用以限制可能发生最大过电压的间隙。

2.3.2.2.3
爬电距离 creepage distance
在两个导电部分之间沿绝缘材料表面的最短距离。

曾称:漏电距离

2.3.2.2.4
隔离 to isolate
a) 使一个器件或电路与另外的器件或电路完全断开。
b) (用隔开的办法)提供一种规定的防护等级以隔开任何带电的电路。

2.3.2.2.5
安全距离 safe distance
为了防止人体触及或接近带电体,防止车辆或其他物体碰撞或接近带电体等造成的危险,在其间所需保持的一定空间距离。

2.3.2.3 标志

2.3.2.3.1
安全标志 safety marking
由安全色、几何图形、图形符号和文字构成的标志,用以表达特定的安全信息。

2.3.3 基本措施

2.3.3.1 安全技术措施

2.3.3.1.1
保护接地 protective earthing
把在故障情况下可能出现危险的对地电压的导电部分同大地紧密地连接起来的接地。

2.3.3.1.2
接地电阻 resistance of an earthed conductor,earthing resistance
被接地体与地下零电位面的接地极之间接地引线电阻、接地极电阻、接地极与土壤之间的过渡电阻和土壤的溢流电阻之和。

2.3.3.1.3

过(电)流保护　overcurrent protection

电流超过预定值时,使保护装置动作的一种保护方式。

2.3.3.1.4

过(电)压保护　overvoltage protection

电压超过预定值时,使电源断开或使受控设备电压降低的一种保护方式。

2.3.3.1.5

防尘　dust-protected

防止灰尘进入外壳的量达到对电气产品产生有害影响的防护。

2.3.3.1.6

防溅　protected against splashing

防止任何方向的溅水进入外壳的水量达到对电气产品产生有害影响的防护。

2.3.3.1.7

防滴　protected against dropping water

防止垂直的滴水进入外壳的水量达到对电气产品产生有害影响的防护。

2.3.3.1.8

防浸水　protected against the effects of immersion

当电气产品在规定的压力和时间下浸在水中时,能防止进入其外壳的水量达到对产品产生有害影响的防护。

2.3.3.1.9

防潜水　protected against submersion

当电气产品按制造厂规定的条件长期潜水时,不允许水进入其内部的防护。

注:对某些类型的电气产品,“防潜水”的含义是:可以允许水进入其内部,但不应达到有害程度。

2.3.3.2 保护设备和装置

2.3.3.2.1

安全电路和装置　safety circuit and device

为防止在不正常和意外运行时危及人、动物和损坏设备而设计的电路和装置。

2.3.3.2.2

0类器具　class 0 appliance

电击防护仅依赖于基本绝缘的器具。即它没有将导电性易触及部件(如有的话)连接到设施的固定布线中保护导体的措施,万一该基本绝缘失效,电击防护依赖于环境。

注:0类器具或有一个可构成部分或整体基本绝缘的绝缘材料外壳,或有一个通过适当绝缘与带电部件隔开的金属外壳。如果装有绝缘材料外壳的器具有内部部件接地的措施,则认为是Ⅰ类器具,或是0Ⅰ类器具。

2.3.3.2.3

0Ⅰ类器具　class 0Ⅰ appliance

至少整体具有基本绝缘并带有一个接地端子的器具,但其电源软线不带接地导线,插头也无接地插脚。

2.3.3.2.4

Ⅰ类器具　class Ⅰ appliance

其电击防护不仅依靠基本绝缘而且包括一个附加安全防护措施的器具。其防护措施是将易触及的导电部件连接到设施固定布线中的接地保护导体上,以使得万一基本绝缘失效,易触及的导电部件不会带电。

注：此防护措施包括电源线中的保护性导线。

2.3.3.2.5

Ⅱ类器具　class Ⅱ appliance

其电击防护不仅依靠基本绝缘，而且提供如双重绝缘或加强绝缘那样的附加安全防护措施的器具。该类器具没有保护接地或依赖安装条件的措施。

注1：该类器具可以是下述类型之一：

——具有一个耐久的并且基本连续的绝缘材料外壳的器具，除铭牌、螺钉和铆钉等小零件外，其外壳能将所有的金属部件包围起来，该外壳提供了至少相当于加强绝缘的防护措施将这些小金属零件与器具的带电部件隔离。该类型器具被称为带绝缘外壳的Ⅱ类器具。

——具有一个基本连接的金属外壳，其内各处均使用双重绝缘或加强绝缘的器具，该类型器具被称为有金属外壳的Ⅱ类器具。

——由带绝缘外壳的Ⅱ类器具和有金属外壳的Ⅱ类器具组合而成的器具。

注2：带绝缘外壳的Ⅱ类器具，其壳体可构成附加绝缘或加强绝缘的一部分或全部。

注3：如果一个各处均具有双重绝缘或加强绝缘的器具又带有接地的防护措施，则此器具被认为是Ⅰ类或0Ⅰ类器具。

2.3.3.2.6

Ⅲ类器具　class Ⅲ appliance

依靠安全特低电压的电源来提供对电机的防护，且其产生的电压不高于安全特低电压的器具。

2.3.3.2.7

按外壳防护分类

IPX0：无防护。

IPX1：防止垂直方向滴水。垂直方向滴水应无有害影响。

IPX2：防止当外壳在15°范围内倾斜时垂直方向滴水。当外壳的各垂直面在15°范围内倾斜时，垂直滴水应无有害影响。

IPX3：防淋水。各垂直面在60°范围内淋水，无有害影响。

IPX4：防溅水。向外壳各方向溅水无有害影响。

IPX5：防喷水。向外壳各方向喷水无有害影响。

IPX6：防强烈喷水。向外壳各方向强烈喷水无有害影响。

IPX7：防短时间浸水影响。浸入规定压力的水中经规定时间后外壳进水量不致达有害程度。

IPX8：防持续潜水影响。按生产厂和用户双方同意的条件(应比IPX7的条件更为严酷)持续潜水后外壳进水量不致达有害程度。

2.3.3.2.8

普通型器具　ordinary appliance

对外部液体无防护的器具(IPX0)，一般适于室内正常条件下使用。

2.3.3.2.9

防滴型器具　drip-proof appliance

在正常使用位置时，能防止垂直下落的液体进入产品内部(IPX1)的器具。

2.3.3.2.10

防溅型器具　splash-proof appliance

防止在一定角度下落的液体溅入产品内部(IPX4)的器具。

2.3.3.2.11

水密型器具　watertight appliance

具有防水外壳的器具，其外壳结构可以保证在一定条件下浸入水中而无水进入器具的内部。

2.3.3.2.12

便携式器具　portable appliance

在工作时预计会发生移动的器具或质量少于 18 kg 的非固定式器具。

2.3.3.2.13

手持式器具　hand-held appliance

在正常使用期间打算用手握持的便携式器具。

2.3.3.2.14

驻立式器具　stationary appliance

固定式器具或非便携式器具。

2.3.3.2.15

固定式器具　fixed appliance

紧固在一个支架上或固定在一个特定位置进行使用的器具。

2.3.3.2.16

嵌装式器具　built-in appliance

打算安装在橱柜内、墙中预留的壁龛内或类似位置的固定式器具。

2.3.3.2.17

过(电)流保护装置　overcurrent protective device

由于过电流而使电路中电源断开的一种装置。

2.3.3.2.18

(机械式开关装置的)脱扣器　release(of a mechanical switching device)

用来释放保持机构而使开关断开或闭合的,与机械式开关在机械上连接在一起的器件。

2.3.3.2.19

保护继电器　protective relay

可以单独组成保护装置,也可以与其他量度继电器相结合组成保护装置的一种量度继电器。保护继电器反应被保护对象的异常情况,按预定要求动作,发出警报信号或切除故障。

2.3.3.2.20

接地电路　earthed circuit

有一点或几点永久接地的导体的组合。

2.3.3.2.21

漏电断路器　residual current circuit-breaker

电路中漏电电流超过预定值时能自动动作的开关。

2.3.3.2.22

联锁机构　interlocking device

在几个开关电器或部件之间,为保证开关电器或其部件按规定的次序动作或防止误动作而设计的机械连接机构。

2.3.3.2.23

安全隔离变压器　safety isolating transformer

通过至少相当于双重绝缘或加强绝缘的绝缘使输入绕组与输出绕组在电气上分开的变压器。这种变压器是为以安全特低电压向配电电路、电器或其他设备供电而设计的。

2.3.3.2.24

断路器　circuit-breaker

能接通、承载和分断正常电路条件下的电流,也能在所规定的非正常电路条件(例如短路)下接通、承载一定时间和分断电流的机械式开关。

2.3.3.2.25

熔断器　fuse

当电流超过规定值一定时间后，以它本身产生的热量使熔体熔化而分断电路的器件。

2.3.3.2.26

避雷器　surge arrester，lightning arrester

保护电气设备免受瞬态过电压的危害，限制续流的持续时间和幅值的一种装置。

2.3.3.2.27

保护电路　protective circuit

以保护为目的的特殊电路或控制电路的一部分。

2.3.3.2.28

电源线　power supply cord

连接器具与电源的电线。

2.3.3.2.29

X型连接　type X attachment

能够容易更换电源软线的连接方法。

注：该电源软线可以是专门制备并仅能从制造商或其服务机构处得到的。专门制备的软线也可包含器具的一部分。

2.3.3.2.30

Y型连接　type Y attachment

打算由制造商、它的服务机构或类似的具有资格的人员来更换电源软线的连接方法。

2.3.3.2.31

Z型连接　type Z attachment

不打碎或不损坏器具就不能更换电源软线的连接方法。

2.3.4　安全试验方法

2.3.4.1

试指检查　test finger check

为防止手指触及到器具的带电部分及内部运动部件而引起事故，用标准试指对产品有孔洞的地方进行的接触检查。

2.3.4.2

探针检查　pin chcck

为防止工具、螺钉等细小物件掉进产品而引起短路、触电和机械事故，用测试针对产品的孔洞进行的接触检查。

2.3.4.3

起动试验　starting test

带电动机的日用器具在规定条件下考核器具起动性能的试验。

2.3.4.4

过载试验　overload test

在规定的过载条件下，考核器具的耐抗能力及过载保护器的性能等，还可以同时考核器具发热对周围环境的影响。

2.3.4.5

耐久性试验　endurance test

考核器具长期通电或连续周期地工作能否正常运行的试验。

2.3.4.6

机械稳定性试验 stability test

考核器具放置稳定性的试验，一般是使器具放置的基础平面倾斜一个角度，以观察器具是否移动和翻倒。

2.3.4.7

机械冲击试验 impact test

一般用冲击试验器或摆锤打击器具的表面，用以考核其机械强度。

2.3.4.8

非正常工作试验 abnormal operation test

模拟误操作和不小心操作以及元件损坏时的试验，例如在电机转子堵住，电容器短路、开路等情况下的试验，用以检查产品在此条件下是否会引起火灾和触电等事故。

2.3.4.9

电源线拉力试验 pull test of cord

器具电源线经一定拉力后、检查其现对位移，以考核电源线固定的牢固性。

2.3.4.10

球压试验 ball-pressure test

按标准规定的条件，用一定质量的球压试验器，在一定的温度，一定时间压入非金属或非陶瓷的表面来检验器具材料耐热性的试验。

2.3.4.11

漏电痕迹试验 tracking test

在绝缘表面上放置两电极，施加一定的电压，并在电极间滴上氯化胺溶液，人为地产生一定的电流，观察两级间有无短路或闪烁，以评价材料表面耐抗漏电的能力。

2.3.4.12

燃烧试验 burning test

在规定条件下用本生灯烧灼具有标准尺寸、水平放置的试样端部，用以确定点燃火焰的传递速度的试验。

2.3.4.13

热丝试验 glow-wire test

在规定条件下，将尖状的热丝通电热到一定温度，在一定压力下触及到试验样品，观察样品及周围部分有无点燃及着火现象的试验。

2.3.4.14

不良接触试验 bad contact test

按照连接处的工作电流和导线截面积，在连接端子处用一特殊变压器施加一定的电功率，观察金属端子周围有无因发热而导致点燃的可能的试验。

2.3.4.15

针焰试验 needle flame test

采用注射针头，通以丁烷气体、点燃后烧灼试样观察火焰离开后在规定的时间内，样品上的火焰能否熄灭以判断自灭能力的试验。

2.4 电磁兼容检验类

2.4.1 基本概念

2.4.1.1

电磁环境 electromagnetic environment

存在于给定场所的所有电磁现象的总和。

注：通常，电磁环境与时间有关，对它的描述可能需要用统计的方法。

2.4.1.2

电磁噪声 electromagnetic noise

一种明显不传送信息的时变电磁现象，它可能与有用信号叠加或组合。

2.4.1.3

无用信号 unwanted signal, undesired signal

可能损害有用信号接收的信号。

2.4.1.4

干扰信号 interfering signal

损害有用信号接收的信号。

2.4.1.5

电磁骚扰 electromagnetic disturbance

任何可能引起装置、设备或系统性能降低或者对生物或非生物产生不良影响的电磁现象。

注：电磁骚扰可能是电磁噪声、无用信号或传播媒介自身的变化。

2.4.1.6

电磁干扰 electromagnetic interference; EMI

电磁骚扰引起的设备、传输通道或系统性能的下降。

注1：术语“电磁骚扰”和“电磁干扰”分别表示“起因”和“后果”。

注2：过去“电磁骚扰”和“电磁干扰”常混用。

2.4.1.7

电磁兼容性 electromagnetic compatibility; EMC

设备或系统在其电磁环境中能正常工作且不对该环境中任何事物构成不能承受的电磁骚扰的能力。

2.4.1.8

(性能)降低 degradation(of performance)

装置、设备或系统的工作性能与正常性能的非期望偏离。

注：“降低”一词可用于暂时失效或永久失效。

2.4.1.9

(对骚扰的)抗扰度 immunity(to a disturbance)

装置、设备或系统面临电磁骚扰不降低运行性能的能力。

2.4.1.10

(电磁)敏感度 (electromagnetic)susceptibility

在有电磁骚扰的情况下，装置、设备或系统不能避免性能降低的能力。

注：敏感度高，抗扰度低。

2.4.1.11

静电放电 electrostatic discharge; FSD

具有不同静电电位的物体相互靠近或直接接触引起的电荷转移。

2.4.1.12

敏感装置 susceptible device

受电磁骚扰的影响，性能可能降低的装置、设备或系统。

2.4.2 骚扰波形

2.4.2.1

脉冲 pulse

在短时间内突变，随后又迅速返回其初始值的物理量。

2.4.2.2

连续骚扰　continuous disturbance

对某一设备的作用不能分解为一系列清晰可辨的效应的电磁骚扰。

2.4.2.3

喀呖声　click

用规定方法测量时，其持续时间不超过某一规定值的电磁骚扰。

2.4.2.4

断续骚扰　discontinuous disturbance

对某一装置或设备的作用可以被分解为一系列不同效应的电磁骚扰。

注：这个定义并不认为骚扰与它产生的效应无关。事实上，任何骚扰测量都与它对敏感装置的效应有关。

2.4.3　干扰控制

2.4.3.1

电源骚扰　mains-borne disturbance

经由供电电源线传输到装置上的电磁骚扰。

2.4.3.2

电源抗扰度　mains immunity

对电源骚扰的抗扰度。

2.4.3.3

耦合系数　coupling factor

给定电路中，电磁量(通常是电压或电流)从一个规定位置耦合到另一规定位置，目标位置与源位置相应电磁量之比即为耦合系数。

2.4.3.4

骚扰抑制　disturbance suppression

削弱或消除电磁骚扰的措施。

2.4.3.5

屏蔽　screen

用来减少场向指定区域穿透的措施。

2.4.3.6

电磁屏蔽　electromagnetic screen

用导电材料减少交变电磁场向指定区域穿透的屏蔽。

2.4.3.7

传导骚扰　conducted disturbance

通过一个或多个导体传递能量的电磁骚扰。

2.4.3.8

辐射骚扰　radiated disturbance

以电磁波的形式通过空间传播能量的电磁骚扰。

注：术语“辐射骚扰”有时也将感应现象包括在内。

2.4.4　测量

2.4.4.1

骚扰功率　disturbance power

在规定条件下测得的电磁骚扰功率。

2.4.4.2

参考阻抗　reference impedance

用来计算或测量设备所产生的电磁骚扰的、具有规定量值的阻抗。

2.4.4.3

人工电源网络　artificial mains network

串接在受试设备电源进线处的网络。它在给定频率范围内，为骚扰电压的测量提供规定的负载阻抗，并使受试设备与电源相互隔离。

注：人工电源网络又称线路阻抗稳定网络(Line Impedance Stabilization Network(LISN))。

2.4.4.4

差模电压　differential mode voltage

一组规定的带电导体中任意两根之间的电压。

注：差模电压又称对称电压(symmetrical voltage)。

2.4.4.5

共模电压　common mode voltage

每个导体与规定参考点(通常是地或机壳)之间的电压。

注：共模电压又称不对称电压(asymmetrical voltage)。

2.4.4.6

准峰值检波器　quasi-peak detector

具有规定的电气时间常数的检波器。当施加规定的重复等幅脉冲时，其输出电压是脉冲峰值的分数，并且此分数随脉冲重复率增加趋向于1。

2.4.4.7

(辐射)测试场地　(radiation)test site

在规定条件下能满足对受试装置发射的电磁场进行正确测量的场地。

2.4.4.8

吸收钳　absorbing clamp

能沿着设备或类似装置的电源线移动的测量装置，用来获取设备或装置的无线电频率的最大辐射功率。

2.4.4.9

横电磁波室　TEM cell

一个封闭系统，通常为矩形同轴线，电磁波在其中以横电磁波模式传输，从而产生供测试使用的规定的电磁场。

2.4.5　设备分类

2.4.5.1

工科医(经认可的设备)　ISM(qualifier)

按工业、科学、医疗、家用或类似用途的要求而设计，用以产生并在局部使用无线电频率能量的设备或装置。不包括用于通信领域的设备。

注1：工科医为“工业、科学、医疗”的缩写。

注2：对于某些组织来说，不包括信息技术设备。

2.4.5.2

无线电频率加热装置　radio frequency heating apparatus

利用无线电频率能量产生加热效应的工科医设备。

2.4.5.3

工科医频段　ISM frequency band

分配给工科医设备的频段。

2.4.5.4

信息技术设备　information technology equipment;ITE

用于以下目的的设备:

a) 接收来自外部源的数据(例如通过键盘或数据线输入);

b) 对接收到的数据进行某些处理(如计算、数据转换、记录、建档、分类、存贮和传送);

c) 提供数据输出(或送至另一设备或再现数据与图像)。

注:这个定义包括那些主要产生各种周期性二进制电气或电子脉冲波形,并实现数据处理功能的单元或系统:诸如文字处理、电子计算、数据转换、记录、建档、分类、存贮、恢复及传递,以及用图像再现数据等。

2.4.5.5

专用设备　professional equipment

用于贸易、专业或工业上并不打算向公众出售的设备。

注:在某些应用方面,专用设备必须由制造商来确定。

2.5　机械安全检验类

2.5.1

机械　machinery

机器　machine

由若干个零部件组合而成,其中至少有一个零件是可运动的,并且有适当的机器致动机构、控制和动力系统等。它们的组合具有一定应用目的,如物料的加工、处理、搬运或包装等。

术语“机械”和“机器”也包括为了同一个应用目的,将其安排、控制得像一台完整机器那样发挥它们功能的若干台机器的组合。

2.5.2

可靠性(机器的)　reliability(of a machine)

机器、机器的零部件或装置在规定的条件下和规定的期限内执行规定功能且不出现故障的能力。

2.5.3

可维护性(机器的)　maintainability(of a machine)

根据实际情况,采用特定的方法对机器执行所需的各种维护活动,使其实现或恢复预定使用条件下功能状态的能力。

2.5.4

易用性(机器的)　usability(of a machine)

机器所具有的,由于其特点或特征,使得机器的功能很容易理解,容易使用的能力。

2.5.5

相关危险　relevant hazard

已识别出的机器本身存在的或由机器引起的危险。

注:相关危险是 GB/T 16856 所述的过程中某一步骤的结果。

2.5.6

重大危险　significant hazard

属于相关危险,需要设计者根据风险评价采用特殊方法去消除或减小的风险。

2.5.7

危险状态　hazardous situation

指人员暴露于具有至少一种危险的环境。这类暴露可能会立即或在一定时间之后对人员产生伤害。

2.5.8

危险区　hazard zone,danger zone

使人员暴露于危险的机械内部和(或)其周围的任何空间。

2.5.9

安全防护 safeguarding

使用安全防护装置保护人员的措施。这些保护措施使人员远离那些不能合理消除的危险或者通过本质安全设计方法无法充分减小的风险。

注：GB/T 15706.2—2007 的第 5 章对安全保护措施进行了详细描述。

2.5.10

使用信息 information for use

由信息载体(如文本、文字、标记、信号、符号、图表)组成的保护措施。这些载体可以单独或组合使用,向使用者传递信息。

注：GB/T 15706.2—2007 中第 6 章对使用信息进行了详述。

2.5.11

安全防护装置 safeguard

防护装置或保护装置。

2.5.12

防护装置 guard

机器的组成部分,用于提供保护的物理屏障。

注 1：防护装置可以：

——单独使用,对于活动式防护装置,只有当其“闭合”时才有效,对于固定式防护装置,只有当其处于“锁定位置”才有效；

——与带或不带防护锁的联锁装置结合使用,在这种情况下,无论防护装置处于什么位置都能起到防护作用。

注 2：根据设计,防护装置可以称作外壳、护罩、盖、屏、门和封闭式装置。

2.5.12.1

固定式防护装置 fixed guard

以一定方式(如采用螺钉、螺帽、焊接)固定的,只能使用工具或破坏其固定方式才能打开或拆除的防护装置。

2.5.12.2

活动式防护装置 movable guard

不使用工具就能打开的防护装置。

2.5.12.3

可调式防护装置 adjustable guard

整体或者部分可调的固定式或活动式防护装置。在特定的操作期间,调整件保持固定。

2.5.12.4

联锁防护装置 interlocking guard

与联锁装置联用的防护装置,同机器控制系统一起实现以下功能：

a) 在防护装置关闭前,其“抑制”的危险的机器功能不能执行；

b) 在危险机器功能运行时,若打开防护装置,则发出停机指令；

c) 在防护装置关闭后,防护装置“抑制”的危险的机器功能可以运行,防护装置本身的关闭不会启动危险机器功能。

注：GB/T 18831 给出了详细规定。

2.5.12.5

带防护锁的联锁防护装置 interlocking guard with guard locking

与联锁装置、防护锁定装置联用的防护装置,同机器控制系统一起实现以下功能：

a) 在防护装置关闭和锁定前,其“抑制”的危险机器功能不能够执行；

b) 在防护装置“抑制”的危险机器功能所产生的风险消失之前,防护装置保持关闭和锁定状态；

c) 在防护装置关闭和锁定后，被防护装置“抑制”的危险机器功能可以运行，防护装置本身的关闭和锁定不会启动危险机器功能。

注：GB/T 18831 给出了详细的规定。

2.5.12.6

具有启动功能的联锁防护装置 interlocking guard with a start function

可控防护装置 control guard

特殊联锁防护装置，一旦其到达关闭位置，便发出触发机器危险功能的命令，无须使用离合启动控制。

注：GB/T 15706.2—2007 中 5.3.2.5 给出了关于使用条件的详细规定。

2.5.13

保护装置 protective device

防护装置以外的安全装置。

注：2.5.13.1～2.5.13.9 给出了保护装置的实例。

2.5.13.1

联锁装置 interlocking device

联锁 interlock

用于防止危险机器功能在特定条件下(通常是指只要防护装置未关闭)运行的机械、电气或者其他类型的装置。

2.5.13.2

使动装置 enabling device

与启动装置一起使用并且只有连续操动时才能使机器运行的附加手动操作装置。

注：GB 5226.1—2002 中 9.2.5.8 给出了使动装置的规定。

2.5.13.3

止-动控制装置 hold-to-run control device

只有当手动控制装置(致动机构)动作时才能触发并保持具有危险性的机器功能运行的控制装置。

2.5.13.4

双手操纵装置 two-hand control device

至少需要双手同时操作才能启动和保持危险机器功能的控制装置，并以此为该装置的操作人员提供一种保护措施。

注：GB/T 19671 给出了详细的规定。

2.5.13.5

敏感保护设备 sensitive protective equipment(SPE)

用于探测人体或人体局部，并向控制系统发出正确信号以降低被探测人员风险的设备。当人体或人体局部超出预定范围，如进入危险区(触发)，或在预定区域内检测到有人存在(现场感应)，或在以上两种情况均发生时，敏感保护设备将发出信号。

2.5.13.6

有源光-电保护装置(AOPD) active opto-electronic protective device(AOPD)

通过光-电发射和接收元件完成感应功能的装置，可探测特定区域内由于不透光物体出现引起的该装置内光线的中断。

注：GB/T 19436.2 给出了详细的规定。

2.5.13.7

机械抑制装置 mechanical restraint device

在机构中引入了能靠其自身强度防止危险运动的机械障碍(如楔、轴、撑杆、止转棒)的装置。

2.5.13.8

限制装置　limiting device

防止机器或危险机器状态超过设计限度(如空间限度、压力限度、载荷力矩限度等)的装置。

2.5.13.9

有限运动控制装置　limited movement control device

与机器控制系统一起作用的,使得单次致动只允许机器元件做有限运动的控制装置。

2.5.14

阻挡装置　impeding device

物理障碍物,如低位栅栏、栏杆。其设置不能阻碍人员进入危险区,但能通过在自由进入处设置障碍物减小进入危险区的概率。

2.5.15

安全功能　safety function

其失效后会立即造成风险增加的机器功能。

2.5.16

意外启动　unexpected start-up,unintended start-up

由如下原因引起的任何由于其不可预测性而产生危险的启动:

a) 由于控制系统的内部失效或外部因素对控制系统的影响导致的启动指令;

b) 由于对机器的启动控制器或其他零部件(如传感器或动力控制元件)的不适宜的动作所产生的启动指令;

c) 动力源中断后又恢复产生的启动;

d) 机器的零部件受到内部或外部的影响(重力、风力、内燃机的自动点火等)产生的启动。

注:在正常操作期间,自动机器的启动不是意外启动,但就操作者而言可视为不期望的启动。在这种情况下,为了防止意外事故的发生应使用安全防护措施(见 GB/T 15706.2—2007 第 5 章)。

[选自 GB/T 19670—2005《机械安全　防止意外启动》中 3.2]

2.5.17

危险失效　failure to danger

由机械或其动力供应中产生的并且会增加风险的所有故障。

2.5.18

故障　fault

产品不能完成要求的功能的状态。预防性维护或其他计划的行动或因缺乏外部资源的情况除外。

注 1:故障通常是产品自身失效引起的,但即使失效未发生,故障也可能存在。

注 2:在机械领域,英语术语“fault(故障)”通常是按照 IEV 191-05-01 给出的定义等同使用。

注 3:实际中,术语“故障(fault)”和“失效(failure)”通常作为同义词使用。

2.5.19

失效　failure

产品完成要求的功能的能力的中断。

注 1:失效后,产品处于故障状态。

注 2:“failure(失效)”与“fault(故障)”的区别在于,失效是一次事件,故障是一种状态。

注 3:这里定义的“失效”,不适用于仅由软件构成的产品。

2.5.20

共因失效　common cause failure

由单一事件引发的不同产品的失效,这些失效不互为因果。

注:共因失效不应与共模失效相混淆。

2.5.21

共模失效　common mode failure

以相同故障模式为特征的产品失效。

注：由于共模失效可能由不同原因引起，因此不应将共模失效与共因失效混淆。

2.5.22

紧急状态　emergency situation

必须立即终止或阻止的危险状态。

注：紧急状态可发生在：

——机器正常运行期间(例如由于人员的交互作用或受外界影响)；

——由于机器任何部件发生故障或失效。

2.5.23

紧急操作　emergency operation

用于终止或阻止紧急状态的所有操作和功能。

2.5.24

急停　emergency stop

该功能：

a）阻止正在发生的或降低所存在的对人员的危险、对机械或正在进行中的工作的损害；

b）由单人动作触发。

注：GB 16754 给出了详细规定。

2.6　卫生、环保及其他检验类

2.6.1　电子电气产品中有毒有害物质

2.6.1.1

有毒有害物质　hazardous substances

有关规定限制或禁止在电子电气产品中使用的物质或元素。

2.6.1.2

有毒有害物质符合性评价　hazardous substances compliance assessment

对电子电气产品中有毒有害物质含量是否符合有关规定的评价。

2.6.1.3

有毒有害物质符合性评价报告　hazardous substances compliance assessment report

评价机构对电子电气产品进行符合性评价后出具的结果报告。

2.6.1.4

有关规定　relevant regulation

限制或禁止在电子电气产品中使用有毒有害物质的法律法规。

2.6.1.5

机械拆分　mechanical disjointment

通过旋开、切割、刮削、挤压和研磨等手段，将产品或零部件拆分成检测单元。

2.6.1.6

筛选检测　screening test

对电子电气产品中有毒有害物质含量的定性或半定量测试。

2.6.1.7

确证检测　verification test

对电子电气产品中有毒有害物质含量的定量测试。

2.6.1.8

最小检测需求量　minimum quantity for chemical analysis

为了确保化学分析的质量，按照相关标准完成检测所需的最小样品量。

2.6.1.9

豁免单元　exempted unit

有关规定给予完全豁免的，无需提交化学分析的部件、元件或原材料。

2.6.1.10

材料声明　material declaration

电子电气产品(包括部件、元件、原材料)的生产商或供应商出具的关于其产品符合有关规定的自我声明。

2.6.1.11

完全豁免项目　full exempted item

列入有关规定的豁免清单，没有附带豁免限量要求的有毒有害物质项目。属于完全豁免项目的有毒有害物质无需进行含量检测。

示例：如欧盟第2002/95/EC号指令(RoHS)附录第5条对"阴级射线管、电子部件和发光管的玻璃内的铅"给予豁免。因此，阴级射线管、电子部件和发光管的玻璃材料中的铅属于"完全豁免项目"，无需进行检测。

2.6.1.12

有条件豁免项目　conditional exempted item

列入有关规定的豁免清单，但附带了豁免限量要求的有毒有害物质项目。属于有条件豁免项目的有毒有害物质仍然需要以检测等方式对该有毒有害物质含量进行确认。

示例：如欧盟第2002/95/EC号指令(RoHS指令)附录第6条规定，对于"合金中的铅，在钢基中的质量百分比不得超过0.35%，在铝基中的质量百分比不得超过0.4%，在铜基中质量百分比不得超过4%"。因此，钢基、铝基、铜基合金材料中的铅属于"有条件豁免项目"，仍然需要采取检测等方式确认其是否符合相应的豁免限量的要求。

2.6.1.13

限量　maximum concentration values(MCVs)

有关规定对除豁免清单以外的电子电气产品材料所设定的有毒有害物质的最高允许含量。

示例：如欧盟第2005/618/EC号指令规定，电子电气产品均质材料中的铅(Pb)、汞(Hg)、六价铬(Cr^{6+})、多溴联苯(PBB)、多溴二苯醚(PBDE)的含量分别不得超过1 000 mg/kg，镉(Cd)不得超过100 mg/kg。

2.6.1.14

豁免限量　exemption values

有关规定针对列入豁免清单的"有条件豁免项目"所设立的特定限值，符合该限值要求的属于豁免范围，不符合该限值要求的不属于豁免范围。

示例：同2.6.1.13示例，钢基、铝基、铜基合金材料中的铅的豁免限量以质量百分比计分别为0.35%、0.4%、4%。

2.6.1.15

检测单元　test unit

经过拆分和取样，需要最终提交化学分析的材料。根据材质的均匀性，检测单元可分为均质检测单元和非均质检测单元。

2.6.1.16

均质检测单元　homogeneous test unit

由一种或一种以上物质均匀组成，且不能再被机械拆分出不同材料的检测单元。

2.6.1.17

非均质检测单元　non-homogeneous test unit

由若干种材料不均匀组成的无需或不能进一步机械拆分的检测单元。

2.6.2 能效及等级

2.6.2.1

耗能工质 energy-consumed medium

在生产过程中所消耗的不作为原材料使用、也不进入产品，在生产或制取时需要直接消耗能源的工作物质。

2.6.2.2

能量的当量值 energy calorific value

按照物理学电热当量、热功当量、电功当量换算的各种能源所含的实际能量。按国际单位制，折算系数为1。

2.6.2.3

能源的等价值 energy equivalent value

生产单位数量的二次能源或耗能工质所消耗的各种能源折算成一次能源的能量。

2.6.2.4

用能单位 energy consumption unit

具有确定边界的耗能单位。

2.6.2.5

综合能耗 comprehensive energy consumption

用能单位在统计报告期内实际消耗的各种能源实物量，按规定的计算方法和单位分别折算后的总和。

对企业，综合能耗是指统计报告期内，主要生产系统、辅助生产系统和附属生产系统的综合能耗总和。企业中主要生产系统的能耗量应以实测为准。

2.6.2.6

单位产值综合能耗 comprehensive energy consumption for unit output value

统计报告期内，综合能耗与期内用能单位总产值或工业增加值的比值。

2.6.2.7

产品单位产量综合能耗 comprehensive energy consumption for unit output of product

统计报告期内，用能单位生产某种产品或提供某种服务的综合能耗与同期该合格产品产量（工作量、服务量）的比值。

2.6.2.8

耗电量限定值 the maximum allowable value of energy consumption

器具在稳定运行状态下运行24 h耗电量的最大允许值。

2.6.2.9

能源效率标识 energy label

能源效率标识（简称能效标识）是贴在器具上的一种信息标签，表明产品能源消耗量和能源效率等级。

2.6.2.10

能源效率指数 energy efficiency index

能源效率指数（简称能效指数）是器具耗电量实测值与耗电量限定值之比。

2.6.2.11

能源效率等级 energy efficiency grade

能源效率等级（简称能效等级）是表示器具能源效率高低差别的一种分级方法，依据器具能效指数的大小确定，分为若干个等级。

示例：电动机、显示器、复印机等能效等级分为3级，其中1级能效最高。电冰箱、洗衣机、空气调节器等能效等级分为5级，其中1级能效最高。

2.6.2.12

额定能源效率等级　rated energy efficiency grade

由生产厂家规定的器具能源效率等级。

2.6.2.13

节能评价值　the evaluating values of energy conservation

达到节能认证产品所允许的最大耗电量。

2.7　进出口检验监管类

2.7.1

机电产品　mechanical and electrical products

机电产品是指能量产生/转换/传输/测量的设备，一般包括机械设备、电气设备、交通运输工具、电子产品、电器产品、仪器仪表、金属制品等及其零部件、元器件。

2.7.2

旧机电产品　Non-new mechanical and electrical products

旧机电产品是指具有下列情形之一的机电产品：

a)　已经使用(不含使用前测试、调试的设备)，仍具备基本功能和一定使用价值的；

b)　未经使用，但超过质量保证期(非保修期)的；

c)　未经使用，但存放时间过长，部件产生明显有形损耗的；

d)　新旧部件混装的；

e)　经过翻新的。

2.7.3

出入境检验检疫行业标准体系　standard system of industry of entry-exit inspection and quarantine

适用于中国出入境检验检疫行业的标准体系。

2.7.4

机电检验专业标准体系　standard system of inspection on mechanical and electrical products

出入境检验检疫行业标准体系的组成部分，适用于中国出入境检验检疫行业机电产品检验专业的标准体系。

2.7.5

行政执法　administration execution of law

行政执法是指行政机关依据法律、法规的规定，对特定人或特定事项予以处置的具体行政行为。

2.7.6

检验检疫行政执法　administrative execution of inspection and quarantine laws

根据中国检验检疫法律制度，由国务院设立的主管部门依照法定权限和法定程序执行相关检验检疫法律的行为。

2.7.7

检验方法　means of inspection

依技术标准的要求而对商品实施具体检验的方法，如目测、测量、测试等。

2.7.8

结果判定　result determination

进出口商品检验中，对检验结果与标准要求的符合程度作出的判定。

2.7.9

合格判定　compliance determination

进出口商品检验中，对某一检验批是否符合规定要求的一种判定。

2.7.10

型式试验　type test

根据一个或多个代表生产产品的样品所进行的合格测试。

注：通常指对产品的某一特性按标准要求进行的全项目的试验。

2.7.11

周期试验　periodic test

在一定的周期内对某一产品的某一种或数种特性，按技术标准要求进行的部分项目检测试验。

2.7.12

专项检测　specific test

专门针对产品特定的项目，按技术标准要求进行的检测。

2.7.13

过程检验　process inspection

对过程或过程适当阶段的产品特性所进行的检验。

2.7.14

一致性检验　conformity inspection

对所检批的产品在原理、结构、材料、关键元器件等方面与已进行型式试验、周期试验、专项检测的产品一致性所进行的检验。

2.7.15

检查　check

对产品是否符合期望要求的一种验证，通常通过目测或测量来进行。

2.7.16

符合性评估　compliance assessment

按国家技术规范的强制性要求，通过查检技术文件和必要的抽样检验，对商品符合性作出判断和评价的活动。

2.7.17

符合性验证　compliance verification

按国家技术规范的强制性要求，查验检验证单和凭证、货物是否相符的活动。

2.7.18

检验监管模式　mode of inspection and administration

由国家检验检疫部门规定的对进出口商品进行检验、对进出口商品企业进行监督管理的方式。

注1：也称检验监管方式。

注2：检验监管可以采用不同的模式，如全数检验模式、抽样检验模式、型式试验模式、过程检验模式、符合性验证模式、符合性评估模式、登记备案模式、合格保证模式、免予检验模式等。

2.7.19

全数检验模式　mode of testing and inspection for all number

按国家技术规范的强制性要求对进出口商品实施100%检验、检查的合格评定活动。

注：适用范围：高风险的进出口商品；法律法规或有关协议规定要求全数检验的进出口商品。

2.7.20

抽样检验模式　mode of testing and inspection for sampling

按国家技术规范的强制性要求，对进出口商品逐批或抽批实施抽样、检验、检查的合格评定活动。

注：适用范围：国家规定须实施批批或抽批检验的进出口商品；对质量不够稳定的商品，诚信度较差企业生产或经销的商品，以及违反检验检疫有关规定、遭预警通报的、遭到重大索赔和退货等情况的进出口商品；废旧的进出口商品；其他需要进行抽样检验的进出口商品。

2.7.21

型式试验模式　mode of type test

按规定的周期依据国家技术规范的强制性要求进行型式试验，对产品进行抽样检验，并对企业的质量管理体系实施监督。

注：适用范围：产品批量连续生产、质量稳定；企业已经建立质量管理体系并运行有效；通过型式试验能反映产品主要质量特征的进出口商品。

2.7.22

过程检验模式　mode of process inspection

在进出口商品的生产过程中，对原材料、半成品、成品、关键工序和过程进行的合格评定活动。

注：适用范围：产品工艺成熟、质量稳定、连续生产；企业质量管理体系有效、信誉良好。

2.7.23

登记备案模式　mode of record-keeping and registration

按国家技术规范的强制性要求，对产品的质量特性项目进行专项检测，核发备案书或对生产经营企业进行登记，对产品实施抽批检验的合格评定活动。

注：适用范围：提供制造商符合性声明；通过专项检测，能反映产品主要质量特征的进出口商品。

2.7.24

符合性验证模式　mode of compliance verification

按国家技术规范的强制性要求，查验检验证单和凭证、货物是否相符，必要时，可进行抽查检验，并实施监督的合格评定活动。

注：适用范围：实施进出口许可管理的商品；强制认证目录内的商品；其他实施验证管理的商品。

2.7.25

符合性评估模式　mode of compliance assessment

按国家技术规范的强制性要求，查验技术文件和商品的符合性，进行必要的抽检和评估，并进行监督管理的合格评定活动。

注：适用范围：技术复杂商品、大型设备、成套设备、专用设备；无法在实验室进行测试或无法进行破坏性试验的商品；危险品包装鉴定；集装箱适载鉴定；其他法定鉴定。

2.7.26

合格保证模式　mode of assurance of conformity

在实施监督管理基础上，通过审核供货或收货方提供的符合性声明和必要的抽样检验，确定产品是否符合国家技术规范的强制性要求的合格评定活动。

注：适用范围：加工贸易项下的进出口商品；企业自用的进口原辅材料、配件；质量稳定，低风险的进出口商品。

2.7.27

免予检验模式　mode of exemption from inspection

对符合国家规定免验条件并经批准的免验商品所进行的合格评定活动。

注：适用范围：获得批准的免验商品。

中 文 索 引

O

P

Q

R

S

T

W

X

Y

Z

英 文 索 引

A

B

C

D

E

F

G

H

I

L

M

N

O

P

Q

R

S

T

U

V

W

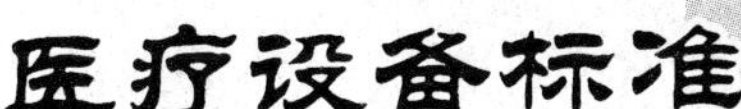

医疗设备标准

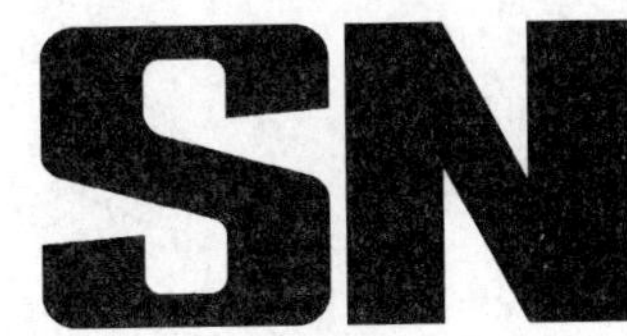

中华人民共和国出入境检验检疫行业标准

SN/T 0323.1—2007
代替 SN/T 0967—2000

进出口医疗器械检验规程 第1部分：一次性使用输液(血)器

Rules for the inspection of medical equipment for import and export—Part 1: Infusion and transfusion sets for single use

2007-12-24 发布　　2008-07-01 实施

中华人民共和国国家质量监督检验检疫总局 发布

前　言

SN/T 0323《进出口医疗器械检验规程》共分为三个部分：

——第 1 部分：一次性使用输液(血)器；

——第 2 部分：一次性使用无菌注射器；

——第 3 部分：人体血液及血液成分袋式塑料容器　传统型血袋。

本部分为 SN/T 0323 的第 1 部分。

本部分代替 SN/T 0967—2000《出口一次性使用输液、输血器检验规程》。

本部分与 SN/T 0967—2000 相比主要变化如下：

——增加了进口一次性使用输液(血)器部分；

——技术要求及检验方法中采用 ISO 8536-4：2004、ISO 1135-4：2004、ISO 594-1：1986 等国际标准；

——术语与国际标准相对应；

——修改了规程中适用范围；

——增加了对进气器件、保护套和注射件的要求；

——增加了提供检验批的灭菌过程控制确认报告和批质量记录；

——增加进口符合性评估模式；

——增加开箱检验的检验方式。

本部分附录 A 和附录 B 为资料性附录。

本部分由国家认证认可监督管理委员会提出并归口。

本部分起草单位：中华人民共和国吉林出入境检验检疫局、吉林省医疗器械检验所。

本部分主要起草人：宋永利、张景平、蔡兆宏、吴平、侯婉铃。

本部分所代替标准的历次版本发布情况为：

——SN/T 0967—2000。

进出口医疗器械检验规程
第1部分：一次性使用输液(血)器

1 范围

SN/T 0323的本部分规定了进出口一次性使用输液(血)器的抽样、检验及合格判定。

本部分适用于一次性使用、重力输液式的一次性使用输液器(以下简称"输液器")和一次性使用输血器(以下简称"输血器")。

2 规范性引用文件

下列文件中的条款通过SN/T 0323的本部分的引用而成为本部分的条款。凡是注日期的引用文件，其随后所有的修改单(不包括勘误的内容)或修订版均不适用于本部分，然而，鼓励根据本部分达成协议的各方研究是否可使用这些文件的最新版本。凡是不注日期的引用文件，其最新版本适用于本部分。

GB/T 2828.1 计数抽样检验程序 第1部分：按接收质量限(AQL)检索的逐批检验抽样计划(ISO 2859-1:1999,IDT)

GB 8368—2005 一次性使用输液器 重力输液式(ISO 8536-4:2004,MOD)

GB 8369—2005 一次性使用输血器(ISO 1135-4:2004,MOD)

GB/T 14233.1 医用输液、输血、注射器具检验方法 第1部分：化学分析方法

GB/T 14233.2 医用输液、输血、注射器具检验方法 第2部分：生物学试验方法

GB 18671—2002 一次性使用静脉输液针

SN/T 0002 进出口机电商品检验规程编写的基本规定

YY 0466 医疗器械 用于医疗器械标签、标记和提供信息的符号

3 术语和定义

GB/T 2828.1、SN/T 0002确立的以及下列术语和定义适用于SN/T 0323的本部分。

3.1

型式试验模式 made of type test

按规定的周期依据国家技术规范的强制性要求进行型式试验，按现场检验规定对产品进行逐批或抽批抽样检验，并对企业的质量管理体系实施监督的合格判定活动。

3.2

符合性评估模式 mode of compliance verification

按国家技术规范的强制性要求，通过查验技术文件和必要的逐批或抽批抽样检验，对商品的符合性做出判断和评价的活动。

3.3

查验 check

货物进口时，在入境口岸按国家有关规定对货物的相关文件、单证、技术资料和货物主要情况进行检查的活动。

3.4

检验批 inspection lot

为实施抽样检验而汇集的同一规格、型号，在相同生产条件下生产的单位产品，简称批。

4 总要求

4.1 安全技术卫生要求

应满足 GB 8368—2005、GB 8369—2005、GB 18671—2002 中的规定。适用时应考虑使用国家(地区)差异。

4.2 其他要求

适用时应符合相关国家(地区)法律法规的特殊要求。

5 检验

5.1 检验监管模式的选取

5.1.1 进口输液(血)器采用符合性评估模式。

5.1.2 出口输液(血)器采用型式试验模式。

5.2 检验方式

不同的检验监管模式所采取的检验方式如下:

——型式试验模式:型式试验+开箱检验;

——符合性评估模式:查验+抽样检验。

5.3 型式试验

5.3.1 抽样

按 GB 8368—2005 或 GB 8369—2005 中的型式试验规定从检验批中随机抽取代表性样品。

5.3.2 型式试验内容

按照 GB 8368—2005 或 GB 8369—2005 规定的全项目进行试验。提供检验批的灭菌过程控制确认报告和批质量记录复印件。适用时应考虑使用国家(地区)差异。

5.3.3 结果判定

当所有型式试验均合格,则判定型式试验合格,否则为不合格。

5.3.4 有效期

型式试验结果的有效期为 12 个月。超过有效期的应对其标识、结构、关键安全部件及材料进行确认,当产品变更或使用标准更新引起已实施型式试验的产品与标准不一致时,应重新进行型式试验。

5.4 抽样检验

抽样检验的检验项目、内容、方法、抽样数和判定见表 1。检验记录单参见附录 A 和附录 B。抽样检验结果的有效期为 12 个月。

表 1 抽样检验表

	检验项目	检验内容	检验方法	合格质量水平	抽样方案
一次性使用输液(血)器	化学要求	1. 还原物质 2. 金属离子 3. 酸碱度滴定 4. 蒸发残渣 5. 浸提液紫外吸光度 6. EO 残留量	GB/T 14233.1	全部合格	检验时若无特殊规定,每项性能检验随机抽检样本,样本量根据试验方法确定。
	生物要求	1. 热原 2. 无菌 3. 溶血 4. 毒性	GB/T 14233.2		

表 1（续）

	检验项目	检验内容	检验方法	合格质量水平	抽样方案
一次性使用输液（血）器	物理要求	1. 微粒污染	GB 8368—2005 GB 8369—2005	全部合格	检验时若无特殊规定，随机抽检 10 套样本。
		2. 输液（血液及血液成分）流速 3. 药液（血液及血液成分）过滤器 4. 泄露 5. 拉伸强度 6. 进气器件 7. 滴斗与滴管 8. 流量调节器 9. 管路 10. 瓶塞穿刺器 11. 外圆锥接头 12. 保护套 13. 注射件 14. 标志 15. 包装	GB 8368—2005 GB 8369—2005	全部合格	检验时若无特殊规定，每项性能检验各随机抽检 5 套样本。
一次性使用静脉输液针	物理要求	1. 针管刚性 2. 针管韧性 3. 针管异物 4. 抗腐蚀性 5. 连接牢固度 6. 圆锥接头密合性 7. 保护套 8. 针管长度 9. 流量 10. 针尖 11. 圆锥接头分离力 12. 色标 13. 润滑剂 14. 软管 15. 保护套	GB 18671—2002	全部合格	检验时若无特殊规定，每项性能检验各随机抽检 5 套样本。
注：以上项目如与使用国（地区）技术法规有差异，按使用国家（地区）技术法规检验。					

5.5 开箱检验

开箱检验的检验项目、内容、方法、抽样数和判定见表 2。开箱检验结果的有效期为 12 个月。

表 2 开箱检验表

检验项目	检验内容	检验方法	合格质量水平	抽样方案
物理要求	1. 保护套 2. 标志 3. 包装 4. 输液针色标	GB 8369—2005 GB 8368—2005 GB 18671—2002	全部合格	检验时若无特殊规定，每项性能检验各随机抽检 5 套样本。

5.6 查验

进口输液(血)器的查验项目如下:

——产品注册证明;
——出厂合格证;
——规格型号;
——货证是否相符;
——包装是否完好;
——外观是否损坏;
——标志是否符合 GB 8368—2005、GB 8369—2005 和 YY 0466 中的规定;
——安全卫生状况是否符合国家有关法律法规的规定。

6 合格批判定

无论采取何种检验监管模式,只有该模式中的全部检验合格,方可判定该批产品合格,否则判定该批产品不合格。

7 不合格检验批的处理

对出口输液(血)器,环氧乙烷残留量、无菌、热原不合格可退回返工,经技术处理后允许重新提交检验一次。对再提交的检验批,首先应进行热原、环氧乙烷残留量检验,合格后,再进行其他检验项目。若仍不合格,则视该检验批为不合格批,不再接受报验。

进口不合格批不允许销售、使用,出口不合格批不允许出口。

附　录　A
（资料性附录）
进出口一次性使用输液（血）器检验记录单

检验日期：　年　月　日

报验号		规格（型号）	生产批号	失效日期
检验项目			检验结果	判　　定
化学要求	1. 还原物质			
	2. 金属离子			
	3. 酸碱度滴定			
	4. 蒸发残渣			
	5. 浸提液紫外吸光度			
	6. EO 残留量			
生物要求	1. 热原			
	2. 无菌			
	3. 溶血			
	4. 毒性			
物理要求	1. 微粒污染			
	2. 输液（血液及血液成分）流速			
	3. 药液（血液及血液成分）过滤器			
	4. 泄露			
	5. 拉伸强度			
	6. 进气器件			
	7. 滴斗与滴管			
	8. 流量调节器			
	9. 管路			
	10. 瓶塞穿刺器			
	11. 外圆锥接头			
	12. 保护套			
	13. 注射件			
	14. 标志			
	15. 包装			

复核：　　　　　　　　检验：

附　录　B
（资料性附录）
进出口一次性使用输液（血）器中静脉输液针检验记录单

检验日期：　年　月　日

报验号	规格（型号）		生产批号	失效日期
检 验 项 目			检验结果	判　　定
物理要求	1. 针管刚性			
	2. 针管韧性			
	3. 针管异物			
	4. 抗腐蚀性			
	5. 连接牢固度			
	6. 圆锥接头密合性			
	7. 针尖穿刺性能			
	8. 针管长度			
	9. 流量			
	10. 针尖			
	11. 圆锥接头分离力			
	12. 色标			
	13. 润滑剂			
	14. 软管			
	15. 保护套			

复核：　　　　　　　　检验：

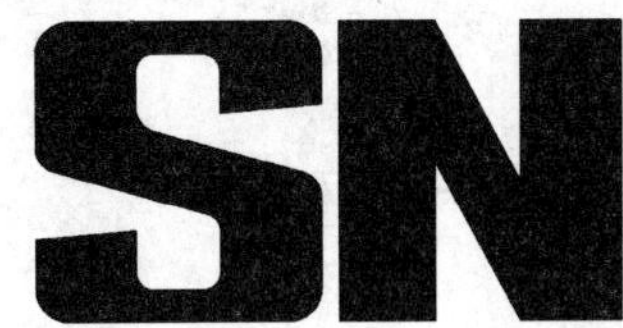

中华人民共和国出入境检验检疫行业标准

SN/T 0323.2—2007
代替 SN/T 0323—1994

进出口医疗器械检验规程 第2部分:一次性使用无菌注射器

Rules for the inspection of medical equipment for import and export—
Part 2:Sterile hypodermic syringes for single use

2007-12-24 发布　　　　2008-07-01 实施

中华人民共和国国家质量监督检验检疫总局 发布

前　言

SN/T 0323《进出口医疗器械检验规程》共分为三个部分：

——第1部分：一次性使用输液(血)器；

——第2部分：一次性使用无菌注射器；

——第3部分：人体血液及血液成分袋式塑料容器　传统型血袋。

本部分为SN/T 0323的第2部分。

本部分代替SN/T 0323—1994《进出口一次性使用无菌注射器检验规程》。

本部分与SN/T 0323—1994相比主要变化如下：

——技术要求及检验方法修改采用了ISO 7886-1:1993国际标准；

——术语与国际标准相对应；

——修改了规程的适用范围；

——增加了外套、按手间距、活塞的要求；

——增加了对注射针的要求；

——增加了提供检验批的灭菌过程控制确认报告和批质量记录；

——增加进口符合性评估模式；

——增加开箱检验的检验方式。

本部分附录A、附录B是资料性的附录。

本部分由国家认证认可监督管理委员会提出并归口。

本部分起草单位：中华人民共和国吉林出入境检验检疫局、吉林省医疗器械检验所。

本部分主要起草人：宋永利、张景平、蔡兆宏、吴平、侯婉铃。

本部分所代替标准的历次版本发布情况为：

——SN/T 0323—1994。

进出口医疗器械检验规程
第2部分:一次性使用无菌注射器

1 范围

SN/T 0323的本部分规定了进出口一次性使用无菌注射器的抽样、检验及合格判定。

本部分适用于作为人体皮下、肌肉、静脉等注射药液用的一次性使用,供抽吸液体或在注入液体后立即注射用的手动无菌注射器(以下简称"注射器")。

本部分不适用于一次性胰岛素注射器、玻璃注射器、永久带针注射器、带有动力驱动注射泵的注射器、制造厂预装药的注射器,以及与药液配套的注射器。

2 规范性引用文件

下列文件中的条款通过SN/T 0323的本部分的引用而成为本部分的条款。凡是注日期的引用文件,其随后所有的修改单(不包括勘误的内容)或修订版均不适用于本部分,然而,鼓励根据本部分达成协议的各方研究是否可使用这些文件的最新版本。凡是不注日期的引用文件,其最新版本适用于本部分。

GB/T 2828.1 计数抽样检验程序 第1部分:按接收质量限(AQL)检索的逐批检验抽样计划(ISO 2859-1:1999,IDT)

GB/T 14233.1 医用输液、输血、注射器具检验方法 第1部分:化学分析方法

GB/T 14233.2 医用输液、输血、注射器具检验方法 第2部分:生物学试验方法

GB 15810—2001 一次性使用无菌注射器(eqv ISO 7886-1:1993)

GB 15811—2001 一次性使用无菌注射针(eqv ISO 7864:1993)

SN/T 0002 进出口机电商品检验规程编写的基本规定

YY 0466 医疗器械 用于医疗器械标签、标记和提供信息的符号

3 术语和定义

GB/T 2828.1、SN/T 0002确立的以及下列术语和定义适用于SN/T 0323的本部分。

3.1

型式试验模式 made of type test

按规定的周期依据国家技术规范的强制性要求,进行型式试验,按现场检验规定对产品进行逐批或抽批抽样检验,并对企业的质量管理体系实施监督的合格判定活动。

3.2

符合性评估模式 mode of compliance verification

按国家技术规范的强制性要求,通过查验技术文件和必要的逐批或抽批抽样检验,对商品的符合性做出判断和评价的活动。

3.3

查验 check

货物进口时,在入境口岸按国家有关规定对货物的相关文件、单证、技术资料和货物主要情况进行检查的活动。

3.4

检验批 inspection lot

为实施抽样检验而汇集的同一规格、型号,在相同生产条件下生产的单位产品,简称批。

4 总要求

4.1 安全技术卫生要求

应满足 GB 15810—2001 和 GB 15811—2001 的规定,适用时应考虑使用国家(地区)差异。

4.2 其他要求

适用时应符合相关国家(地区)法律法规的特殊要求。

5 检验

5.1 检验监管模式的选取

5.1.1 进口注射器采用符合性评估模式。

5.1.2 出口注射器采用型式试验模式。

5.2 检验方式

不同的检验监管模式所采取的检验方式如下:

——型式试验模式:型式试验+开箱检验;

——符合性评估模式:查验+抽样检验。

5.3 型式试验

5.3.1 抽样

按 GB 15810—2001 中的型式试验抽样规定从检验批中随机抽取代表性样品。

5.3.2 型式试验内容

注射器按照 GB 15810—2001 规定的全项目进行试验、注射针按照 GB 15811—2001 规定的物理要求进行试验。提供检验批的灭菌过程控制确认报告和批质量记录复印件。适用时应考虑使用国家(地区)差异。

5.3.3 结果判定

当所有型式试验均合格,则判型式试验合格,否则为不合格。

5.3.4 有效期

型式试验结果的有效期为 12 个月。超过有效期的应对其标识、结构、关键安全部件及材料进行确认,当产品变更或使用标准更新引起已实施型式试验的产品与标准不一致时,应重新进行型式试验。

5.4 抽样检验

抽样检验的检验项目、内容、方法、抽样数和判定见表 1,检验记录单参见附录 A 和附录 B。抽样检验结果的有效期为 12 个月。

5.5 开箱检验

开箱检验的检验项目、内容、方法、抽样数和判定见表 2。开箱检验结果的有效期为 12 个月。

5.6 查验

进口注射器的查验项目如下:

——产品注册证明;

——出厂合格证;

——规格型号;

——货证是否相符;

——包装是否完好；

——外观是否损坏；

——标志是否符合 GB 15810—2001 和 YY 0466 的规定；

——安全卫生状况是否符合国家有关法律法规的规定。

表 1 抽样检验表

<table>
<tr><th colspan="2">检验项目</th><th>检验内容</th><th>检验方法</th><th>不合格质量水平</th><th>抽样方案</th></tr>
<tr><td rowspan="4">注射器</td><td>化学要求</td><td>1. 可萃取的金属含量
2. 酸碱度
3. 易氧化物
4. EO 残留</td><td>GB/T 14233.1</td><td rowspan="2">全部合格</td><td rowspan="2">检验时若无特殊规定，每项性能检验随机抽检样本，样本量根据试验方法确定。</td></tr>
<tr><td>生物要求</td><td>1. 热原
2. 无菌
3. 溶血
4. 急性全身毒性</td><td>GB/T 14233.2</td></tr>
<tr><td rowspan="3">物理要求</td><td>1. 锥头
2. 器身密合性
3. 容量允差</td><td>GB 15810—2001</td><td>25</td><td>8[0 1]</td></tr>
<tr><td>1. 外观
2. 标尺
3. 滑动性能
4. 外套
5. 按手间距
6. 活塞
7. 残留容量
8. 包装
9. 标志</td><td>GB 15810—2001</td><td>30</td><td>12[1 2]</td></tr>
<tr><td>注射针</td><td>1. 外观
2. 尺寸
3. 针管
4. 针座
5. 锋利度</td><td>GB 15811—2001</td><td>25</td><td>8[0 1]</td></tr>
</table>

表 2 开箱检验表

<table>
<tr><th>检验项目</th><th>检验内容</th><th>检验方法</th><th>不合格质量水平</th><th>抽样方案</th></tr>
<tr><td>注射器物理要求</td><td>1. 外观
2. 标尺
3. 包装
4. 标志</td><td>GB 15810—2001</td><td rowspan="2">25</td><td rowspan="2">8[0 1]</td></tr>
<tr><td>注射针物理要求</td><td>外观</td><td>GB 15810—2001</td></tr>
</table>

6 合格批判定

无论采取何种检验监管模式，只有该模式中的全部检验合格，方可判定该批产品合格，否则判定该批产品不合格。

7 不合格检验批的处理

对出口注射器，环氧乙烷残留量、无菌、热原不合格可退回返工，经技术处理后允许重新提交检验一次。对再提交检验批，首先应进行热原、环氧乙烷残留量检验，合格后，再进行其他检验项目。若仍不合格，则视该检验批为不合格批，不再接受报验。

进口不合格批不允许销售、使用，出口不合格批不允许出口。

附　录　A
（资料性附录）
进出口一次性使用无菌注射器检验记录单

检验日期：　年　月　日

<table>
<tr><td colspan="2">报　验　号</td><td>规格(型号)</td><td>灭菌批号</td><td colspan="2">生产批号</td></tr>
<tr><td colspan="2"></td><td></td><td></td><td colspan="2"></td></tr>
<tr><td>不合格品分类</td><td>抽样方案 n(Ac　Re)</td><td colspan="2">检 验 项 目</td><td>检验结果</td><td>判定</td></tr>
<tr><td rowspan="8">A</td><td rowspan="8">—</td><td rowspan="4">化学要求</td><td>1. 可萃取的金属含量</td><td></td><td></td></tr>
<tr><td>2. 酸碱度</td><td></td><td></td></tr>
<tr><td>3. 易氧化物</td><td></td><td></td></tr>
<tr><td>4. EO 残留量</td><td></td><td></td></tr>
<tr><td rowspan="4">生物要求</td><td>1. 热原</td><td></td><td></td></tr>
<tr><td>2. 无菌</td><td></td><td></td></tr>
<tr><td>3. 溶血</td><td></td><td></td></tr>
<tr><td>4. 急性全身毒性</td><td></td><td></td></tr>
<tr><td rowspan="3">B</td><td rowspan="3">8[0　1]</td><td rowspan="3">物理要求</td><td>1. 锥头</td><td></td><td></td></tr>
<tr><td>2. 器身密合性</td><td></td><td></td></tr>
<tr><td>3. 容量允差</td><td></td><td></td></tr>
<tr><td rowspan="9">C</td><td rowspan="9">12[1　2]</td><td rowspan="9">物理要求</td><td>1. 外观</td><td></td><td></td></tr>
<tr><td>2. 标尺</td><td></td><td></td></tr>
<tr><td>3. 滑动性能</td><td></td><td></td></tr>
<tr><td>4. 外套</td><td></td><td></td></tr>
<tr><td>5. 按手间距</td><td></td><td></td></tr>
<tr><td>6. 活塞</td><td></td><td></td></tr>
<tr><td>7. 残留容量</td><td></td><td></td></tr>
<tr><td>8. 包装</td><td></td><td></td></tr>
<tr><td>9. 标志</td><td></td><td></td></tr>
</table>

复核：　　　　　　　　检验：

附 录 B
（资料性附录）
进出口一次性使用无菌注射器中注射针检验记录单

检验日期： 年 月 日

<table>
<tr><td colspan="2">报 验 号</td><td colspan="2">规格(型号)</td><td>灭菌批号</td><td colspan="2">生产批号</td></tr>
<tr><td colspan="2"></td><td colspan="2"></td><td></td><td colspan="2"></td></tr>
<tr><td>不合格品分类</td><td>抽样方案 n(Ac Re)</td><td colspan="3">检验项目</td><td>检验结果</td><td>判 定</td></tr>
<tr><td rowspan="5">B</td><td rowspan="5">8[0 1]</td><td rowspan="5">物理要求</td><td colspan="2">1. 外观</td><td></td><td></td></tr>
<tr><td colspan="2">2. 尺寸</td><td></td><td></td></tr>
<tr><td colspan="2">3. 针管</td><td></td><td></td></tr>
<tr><td colspan="2">4. 针座</td><td></td><td></td></tr>
<tr><td colspan="2">5. 锋利度</td><td></td><td></td></tr>
</table>

复核： 检验：

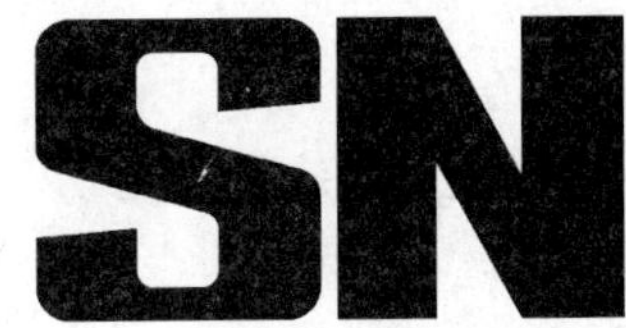

中华人民共和国出入境检验检疫行业标准

SN/T 0323.3—2007
代替 SN/T 0964—2000

进出口医疗器械检验规程 第3部分:人体血液及血液成分袋式塑料容器 传统型血袋

Rules for the inspection of medical equipment for import and export—Part 3: Plastics collapsible containers for human blood—Blood components conventional containers

2007-12-24 发布 2008-07-01 实施

中华人民共和国
国家质量监督检验检疫总局 发布

前　　言

SN/T 0323《进出口医疗器械检验规程》共分为三个部分：

——第1部分：一次性使用输液(血)器；

——第2部分：一次性使用无菌注射器；

——第3部分：人体血液及血液成分袋式塑料容器　传统型血袋。

本部分为SN/T 0323的第3部分。

本部分代替SN/T 0964—2000《进出口一次性使用塑料血袋检验规程》。

本部分与SN/T 0964—2000相比主要变化如下：

——技术要求及检验方法中采用了ISO 3826-1:2003国际标准；

——术语与国际标准相对应；

——修改了规程中适用范围；

——检验规程中产品名称由一次性使用塑料血袋更改为传统型血袋；

——在化学要求中删除了“锌”，增加了“金属、色泽、铵离子和醇溶出物”检验要求；

——在生物要求中删除了“霉菌、血液保存试验、急性全身毒性”，增加了“微生物不透过性、细胞毒性”检验和要求提供每一灭菌批的灭菌过程控制确认报告与批质量记录；

——在物理要求中删除了“采血袋密封性、转移袋气密性、耐离心性、耐温性、水蒸气透过性、标签粘连牢固度”，增加了“热稳定性、抗泄露、水蒸气透出、微粒污染”检验要求；

——增加进口符合性评估模式；

——增加开箱检验的检验方式。

本部分附录A为资料性附录。

本部分由国家认证认可监督管理委员会提出并归口。

本部分起草单位：中华人民共和国吉林出入境检验检疫局、吉林省医疗器械检验所。

本部分主要起草人：蔡兆宏、张景平、宋永利、吴平、侯婉铃、贺中慧。

本部分所代替标准的历次版本发布情况为：

——SN/T 0964—2000。

进出口医疗器械检验规程
第3部分:人体血液及血液成分袋式塑料容器 传统型血袋

1 范围

SN/T 0323的本部分规定了进出口传统型血袋的抽样、检验及合格判定。

本部分适用于密闭、无菌一连或多连传统型血袋(以下简称"血袋"),该血袋可带采血管、输血插口、采血针和转移管。根据使用要求,血袋可装入抗凝剂和(或)保养液。

2 规范性引用文件

下列文件中的条款通过SN/T 0323的本部分的引用而成为本部分的条款。凡是注日期的引用文件,其随后所有的修改单(不包括勘误的内容)或修订版均不适用于本部分,然而,鼓励根据本部分达成协议的各方研究是否可使用这些文件的最新版本。凡是不注日期的引用文件,其最新版本适用于本部分。

GB/T 2828.1 计数抽样检验程序 第1部分:按接收质量限(AQL)检索的逐批检验抽样计划(ISO 2859-1:1999,IDT)

GB 14232.1—2004 人体血液及血液成分袋式塑料容器 第1部分:传统型血袋(ISO 3826-1:2003,IDT)

SN/T 0002 进出口机电商品检验规程编写的基本规定

YY 0466 医疗器械 用于医疗器械标签、标记和提供信息的符号

中华人民共和国药典(2005版)

3 术语和定义

GB/T 2828.1、SN/T 0002确立的以及下列术语和定义适用于SN/T 0323的本部分。

3.1

型式试验模式 made of type test

按规定的周期依据国家技术规范的强制性要求,进行型式试验,按现场检验规定对产品进行逐批或抽批抽样检验,并对企业的质量管理体系实施监督的合格判定活动。

3.2

符合性评估模式 mode of compliance verification

按国家技术规范的强制性要求,通过查验技术文件和必要的逐批或抽批抽样检验,对商品的符合性做出判断和评价的活动。

3.3

查验 check

货物进口时,在入境口岸按国家有关规定对货物的相关文件、单证、技术资料和货物主要情况进行检查的活动。

3.4

检验批 inspection lot

为实施抽样检验而汇集的同一规格、型号,在相同生产条件下生产的单位产品,简称批。

4 总要求

4.1 安全技术卫生要求

应满足 GB 14232.1—2004 中的规定，适用时应考虑使用国家（地区）差异。

4.2 其他要求

适用时应符合相关国家（地区）法律法规的特殊要求。

5 检验

5.1 检验监管模式的选取

5.1.1 进口传统型血袋采用符合性评估模式。

5.1.2 出口传统型血袋采用型式试验模式。

5.2 检验方式

不同的检验监管模式所采取的检验方式如下：

——型式试验模式：型式试验＋开箱检验；

——符合性评估模式：查验＋抽样检验。

5.3 型式试验

5.3.1 抽样

按 GB 14232.1—2004 中的型式试验抽样规定从报验批中随机抽取代表性样品。

5.3.2 型式试验内容

按照 GB 14232.1—2004 中规定的全项目进行试验，适用时应考虑使用国家（地区）差异。

5.3.3 结果判定

当所有型式试验均合格，则判型式试验合格，否则为不合格。

5.3.4 有效期

型式试验结果的有效期为 12 个月。超过有效期的应对其标识、结构、关键安全部件及材料进行确认，当产品变更或使用标准更新引起已实施型式试验的产品与标准不一致时，应重新进行型式试验。

5.4 抽样检验

抽样检验的检验项目、内容、方法、抽样数和判定见表 1 检验记录单参见附录 A。抽样检验结果的有效期为 12 个月。

表 1 抽样检验表

检验项目	检验内容	检验方法	合格质量水平	抽样方案
化学要求	1. 酸碱度 2. 还原物质 3. 氯离子 4. 铵离子 5. 金属 6. 重金属 7. 蒸发残渣 8. 紫外吸收 9. 浊度 10. 色泽 11. 醇溶出物[a]	GB 14232.1—2004	全部合格	检验时若无特殊规定，每项性能检验各随机抽检 5 套样本。

表 1(续)

检验项目	检验内容	检验方法	合格质量水平	抽样方案
生物要求	1. 微生物不透过性 2. 细菌内毒素 3. 无菌 4. 溶血 5. 细胞毒性	GB 14232.1—2004	全部合格	检验时若无特殊规定,每项性能检验各随机抽检5套样本。
抗凝剂(保存液)化学分析	1. 外观 2. 酸碱度 3. 抗凝剂(保存液)含量测定	中华人民共和国药典(2005版)	全部合格	检验时若无特殊规定,每项性能检验各随机抽检5套样本。
物理要求	1. 透明度 2. 抗泄漏 3. 热稳定性 4. 水蒸气透出 5. 微粒污染 6. 色泽 7. 灭菌 8. 加压排空 9. 采集速度 10. 采血针 11. 输血插口 12. 采血管和转移管 13. 悬挂 14. 空气含量 15. 尺寸 16. 标签与包装	GB 14232.1—2004	全部合格	检验时若无特殊规定,每项性能检验各随机抽检5套样本。
注:以上项目如与使用国(地区)技术法规有差异,按使用国家(地区)技术法规检验。				
[a] 只适用于邻苯二甲酸二(2-乙基)己酯(DEHP)增塑的软PVC。				

5.5 开箱检验

开箱检验的检验项目、内容、方法、抽样数和判定见表2。开箱检验结果的有效期为12个月。

表2 开箱检验表

检验项目	检验内容	检验方法	合格质量水平	抽样方案
物理要求	1. 血样识别 2. 标签与包装	GB 14232.1—2004	全部合格	检验时若无特殊规定,每项性能检验各随机抽检5套样本。

5.6 查验

进口传统型血袋的查验项目如下:

——产品注册证明;

——出厂合格证;

——规格型号;

——货证是否相符;

——包装是否完好;

——外观是否损坏；
——标志是否符合 GB 14232.1—2004 和 YY 0466 中的规定；
——安全卫生状况是否符合国家有关法律法规的规定。

6 合格批判定

无论采取何种检验监管模式，只有该模式中的全部检验合格，方可判定该批产品合格，否则判定该批产品不合格。

7 不合格检验批的处理

进口不合格批不允许销售、使用，出口不合格批不允许出口。

附 录 A
(资料性附录)
进出口人体血液及血液成分袋式塑料容器传统型血袋检验记录单

检验日期： 年 月 日

报 验 号		规格(型号)	灭菌批号	生产批号
检验项目			检验结果	判 定
化学要求	1. 酸碱度			
	2. 还原物质			
	3. 氯离子			
	4. 铵离子			
	5. 金属			
	6. 重金属			
	7. 蒸发残渣			
	8. 紫外吸收			
	9. 浊度			
	10. 色泽			
	11. 醇溶出物[a]			
生物要求	1. 微生物不透过性			
	2. 细菌内毒素			
	3. 无菌			
	4. 溶血			
	5. 细胞毒性			
抗凝剂(保存液)化学分析	1. 外观			
	2. 酸碱度			
	3. 抗凝剂(保存液)含量			
物理要求	1. 透明度			
	2. 抗泄漏			
	3. 热稳定性			
	4. 水蒸气透出			
	5. 微粒污染			
	6. 色泽			
	7. 灭菌			
	8. 加压排空			
	9. 采集速度			
	10. 采血针			
	11. 输血插口			
	12. 采血管和转移管			
	13. 悬挂			
	14. 空气含量			
	15. 尺寸			
	16. 标签与包装			
[a] 只适用于邻苯二甲酸二(2-乙基)己酯(DEHP)增塑的软 PVC。				

复核： 检验：

前　　言

本标准是按照GB/T 1.1—1993《标准化工作导则　第1单元:标准的起草与表述规则　第1部分:标准编写的基本规定》的要求进行编写的。

本标准在制定中参照了相关标准,并结合检验工作实际,确定了抽样、检验及判定要求。

本标准由中华人民共和国国家认证认可监督管理委员会提出并归口。

本标准起草单位:中华人民共和国浙江出入境检验检疫局。

本标准主要起草人:毛援远、肖兵。

本标准系首次发布的检验检疫行业标准。

中华人民共和国出入境检验检疫行业标准

SN/T 1095—2002

进口医用内窥镜性能检验规程

Rules for the inspection of the performance of medical endoscopes for import

1 范围

本标准规定了进口医用内窥镜的抽样、性能检验及检验结果的判定。

本标准适用于进口医用内窥镜，包括软性内窥镜（上消化道镜、支气管镜、结肠镜、肾镜、血管及心内窥镜）和硬性内窥镜（膀胱镜、腹腔镜、关节镜、胸腔镜、子宫镜、脑镜、耳镜）的性能检验。

2 引用标准

下列标准所包含的条文，通过在本标准中引用而构成为本标准的条文。本标准出版时，所示版本均为有效。所有标准都会被修订，使用本标准的各方应探讨使用下列标准最新版本的可能性。

GB/T 2828—1987 逐批检查计数抽样程序及抽样表（适用于连续批的检查）

GB 9706.1—1995 医用电气设备 第一部分：安全通用要求

GB 9706.19—2000 医用电气设备 第二部分：内窥镜设备专用安全要求

GB 10036—1988 纤维上消化道镜

GB 11244—1989 医用纤维内窥镜通用技术条件

YY 0068—1992 医用硬管内窥镜通用技术条件

3 定义

本标准采用下列定义。

3.1 检验批

同一到货批相同规格型号的进口内窥镜称为一个检验批，简称批。

3.2 医用内窥镜

具有观察目的的医学仪器，有或没有镜片，伸入人体自然的或通过外科手术打开的孔道进行检查、诊断或治疗的医疗器械。

3.3 硬性内窥镜

内窥镜的插入部分不能弯曲地进入人体的自然或外科打开的孔道。

3.4 软性内窥镜

内窥镜的插入部分可弯曲地沿着人体的自然或外科打开的孔道进入。

4 抽样

4.1 抽样条件

提交抽样的检验批须经生产厂检验合格，并提供有效的质检报告。

4.2 抽样方案

中华人民共和国国家质量监督检验检疫总局 2002-03-15 批准　　2002-09-01 实施

按批进行抽样，采用GB/T 2828正常一次抽样方案，检查水平为Ⅰ。

5 检验

5.1 整机性能及安全性能检验为交收检验，交收检验每批为必检项目。

5.2 检验内容

检验包括包装、整机性能、安全性能检验及审查随机文件。

5.3 检验要求

5.3.1 箱内设备所采取的衬垫、固定方式、密封、防震、防潮措施应符合GB 11244、GB 10036、YY 0068的包装要求。

5.3.2 文件审查应符合GB 9706.1和GB 9706.19—2000中6.8要求。随机文件应审查：

a) 产品出厂合格证书或质量保证证书；

b) 安装调试、维护、使用说明书。

5.3.3 交收检验项目、方法及判别原则

硬性内窥镜性能交收检验项目及不合格分类见表1。软性内窥镜性能交收检验项目及不合格分类见表2。

5.3.4 内窥镜试验基准条件

a) 环境温度：23℃±2℃；

b) 相对湿度：45%～75%；

c) 气压：86 kPa～106 kPa。

5.4 检验结果的判定

有下列情况之一者，判为不合格：

a) 随机文件审查不符合要求的；

b) 整机性能和安全性能不符合表1或表2要求的。

表1 硬性内窥镜性能交收检验项目及不合格分类

<table>
<tr><th>序号</th><th colspan="2">检验项目</th><th>检验方法</th><th>不合格分类</th><th>检查水平</th><th>AQL值</th></tr>
<tr><td>1</td><td colspan="2">尺寸</td><td rowspan="2">按YY 0068要求</td><td rowspan="2">C</td><td rowspan="2">Ⅰ</td><td rowspan="2">15</td></tr>
<tr><td>2</td><td colspan="2">表面</td></tr>
<tr><td>3</td><td colspan="2">分辨率</td><td rowspan="3">按YY 0068要求</td><td rowspan="3">BⅠ</td><td rowspan="3">Ⅰ</td><td rowspan="3">4.0</td></tr>
<tr><td>4</td><td colspan="2">照度</td></tr>
<tr><td>5</td><td colspan="2">成像清晰度</td></tr>
<tr><td>6</td><td colspan="2">视场角</td><td rowspan="3">按YY 0068要求</td><td rowspan="3">BⅡ</td><td rowspan="3">Ⅰ</td><td rowspan="3">6.5</td></tr>
<tr><td>7</td><td colspan="2">视向角</td></tr>
<tr><td>8</td><td colspan="2">放大率</td></tr>
<tr><td>9</td><td>电气安全</td><td>电介质强度、接地电阻、漏电流、外部标记</td><td>按GB 9706.1及GB 9706.19要求</td><td>A</td><td>N=1全部项目合格</td><td>不允许</td></tr>
<tr><td colspan="7">注：N为被检样品数。</td></tr>
</table>

表 2　软性内窥镜性能交收检验项目及不合格分类

<table>
<tr><th>序号</th><th colspan="2">检验项目</th><th>检验方法</th><th>不合格分类</th><th>检查水平</th><th>AQL 值</th></tr>
<tr><td>1</td><td colspan="2">粘接、焊接</td><td rowspan="2">按 GB 11244 要求</td><td rowspan="2">A</td><td rowspan="2">I</td><td rowspan="2">4.0</td></tr>
<tr><td>2</td><td colspan="2">外表面</td></tr>
<tr><td>3</td><td>电气安全</td><td>电介质强度、接地电阻、漏电流、外部标记</td><td>按 GB 9706.1 及 GB 9706.19 要求</td><td>A</td><td>N=1 全部项目合格</td><td>不允许</td></tr>
<tr><td>4</td><td colspan="2">光学系统胶合</td><td rowspan="7">按 GB 11244 要求</td><td rowspan="7">B</td><td rowspan="7">I</td><td rowspan="7">6.5</td></tr>
<tr><td>5</td><td colspan="2">视场角</td></tr>
<tr><td>6</td><td colspan="2">分辨率</td></tr>
<tr><td>7</td><td colspan="2">照度</td></tr>
<tr><td>8</td><td colspan="2">断丝数</td></tr>
<tr><td>9</td><td colspan="2">雾层</td></tr>
<tr><td>10</td><td colspan="2">送水量</td></tr>
<tr><td>11</td><td colspan="2">光学系统清晰度</td><td rowspan="6">按 GB 11244 要求</td><td rowspan="6">C</td><td rowspan="6">I</td><td rowspan="6">10</td></tr>
<tr><td>12</td><td colspan="2">视度</td></tr>
<tr><td>13</td><td colspan="2">吸引</td></tr>
<tr><td>14</td><td colspan="2">弯角性能</td></tr>
<tr><td>15</td><td colspan="2">标记</td></tr>
<tr><td>16</td><td colspan="2">插入部分长度、直径</td></tr>
<tr><td colspan="7">注
1　纤维上消化道内窥镜的尺寸公差值按 GB 10036 规定进行。
2　光学系统胶合、断丝数、光学系统清晰度和视度要求为电子内窥镜不适用项目。
3　N 为被检样品数。</td></tr>
</table>

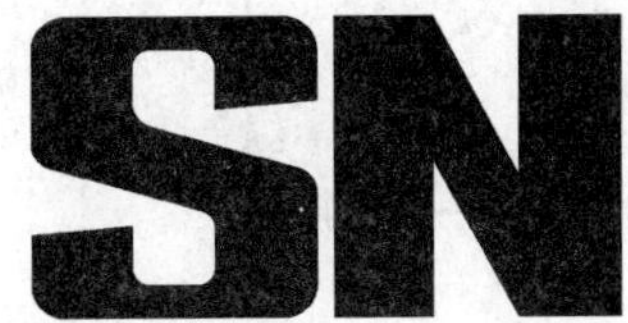

中华人民共和国出入境检验检疫行业标准

SN/T 1430.1—2004

进口医疗器械检验规程 医用超声诊断和治疗设备

Rules for the inspection of medical electrical equipment for import—Ultrasonic medical diagnostic and therapy equipment

2004-06-01 发布　　2004-12-01 实施

中华人民共和国国家质量监督检验检疫总局 发布

前　言

本标准由国家认证认可监督管理委员会提出并归口。

本标准起草单位：中华人民共和国浙江出入境检验检疫局。

本标准主要起草人：李炳强、汤卫平、钮隽、章俊欣。

本标准系首次发布的检验检疫行业标准。

进口医疗器械检验规程
医用超声诊断和治疗设备

1 范围

本标准规定了进口医用超声诊断和治疗设备的抽样、检验及检验结果的判定。

本标准适用于进口医用超声诊断和治疗设备的检验。

2 规范性引用文件

下列文件中的条款通过本标准的引用而成为本标准的条款。凡是注日期的引用文件，其随后所有的修改单(不包括勘误的内容)或修订版均不适用于本标准，然而，鼓励根据本标准达成协议的各方研究是否可使用这些文件的最新版本。凡是不注日期的引用文件，其最新版本适用于本标准。

GB/T 2828.1 计数抽样检验程序 第1部分：按接收质量限(AQL)检索的逐批检验抽样计划

GB 9706.1—1995 医用电器设备 第一部分：安全通用要求

3 术语和定义

下列术语和定义适用于本标准。

检验批 inspection batch

同一合同下相同规格型号的同一批进口医用超声诊断和治疗设备称为一个检验批，简称批。

4 检验

4.1 检验方式

交收检验分为开箱检验和整机性能、安全检验，每批必检。

4.2 抽样

4.2.1 抽样条件

提交抽样的批应经生产厂检验合格，并提供有效的质检报告。

4.2.2 抽样方案

4.2.2.1 抽样方案和检查水平

交收检验采用GB/T 2828.1正常检查一次抽样方案，检查水平为特殊检查水平S-1。

4.2.2.2 接收质量限AQL值

交收检验不合格品分为A类、B类和C类：

——A类不合格品：不允许；

——B类不合格品：AQL=1.5；

——C类不合格品：AQL=4.0。

4.2.3 抽样方法

样品从批中随机抽取。

4.3 检验方法

4.3.1 开箱检验

开箱检验项目为包装、外观、标记、随机文件和规格产地，质量要求、检验方法及不合格分类见表1。

4.3.2 整机性能、安全检验

整机性能、安全检验项目为保护接地和功能接地、连续漏电流和患者辅助电流、电介质强度和性能

配置,质量要求、检验方法及不合格分类见表1。

表1 交收检验项目及不合格分类

序号	检验项目	质量要求	检验方法	不合格分类
1	包装	外包装的种类、形式应与合同相符;运输、指示、警告标志应与合同、提单相符;外包装无明显破损或变形,无油污、水渍、破损、修补等情况	视检	C
		箱内货物的包裹、衬垫、防潮、防震、支撑、隔垫及机件固定等应满足运输要求		
2	外观	设备外壳整齐美观、表面光洁、色泽均匀,无破损、划伤、裂纹等缺陷和无使用过或经过翻新的痕迹	视检	C
		设备面板应无涂覆层脱落、锈蚀,面板上文字和标志清晰可见		
		设备电源及所附电源线、插头等应符合国内有关标准的要求		
3	标记	生产供应单位、型式标记、输入功率、电压、电流、频率等安全标志正确齐全、清晰易认且永久贴牢	视检及测试	A
		控制器件和仪表标记齐全、正确且不易擦除,导线绝缘颜色、指示灯和按钮颜色正确		
4	随机文件	设备应附包括使用说明书、技术说明书和供用户可查询的地址在内的文件,说明书内容齐全、正确	视检	A
5	规格产地	设备的规格、产地符合合同要求	视检	A
6	保护接地和功能接地	保护接地符合 GB 9706.1—1995 第18章要求	视检及测量	A
		功能接地端子不应用作保护接地		
7	连续漏电流和患者辅助电流	正常工作条件下连续漏电流和患者辅助电流的测量值不超过 GB 9706.1—1995 中表4的容许值	测量	A
8	电介质强度	设备的电源部分、信号部分、应用部分及带电部件之间按 GB 9706.1—1995 中附录E要求承受 GB 9706.1—1995 中表5规定的试验电压,保持 60 s,不应产生闪络或击穿	测量	A
9	性能配置	设备的控制和调节机构灵活、可靠,紧固部件无松动	视检及运行	B
		设备的功能、配置、附件应与合同、技术资料相符		

4.4 检验结果的判定

4.4.1 若发现有A类不合格,则判该批不合格。

4.4.2 若B类和C类不合格品分别小于或等于相应的合格判定数Ac,则判该批合格,否则为不合格。

5 不合格的处置

5.1 开箱检验不合格,出具检验证书。不合格项目不影响安装调试的,允许安装调试。

5.2 整机性能、安全检验不合格的,该批不应投入使用,并出具检验证书。

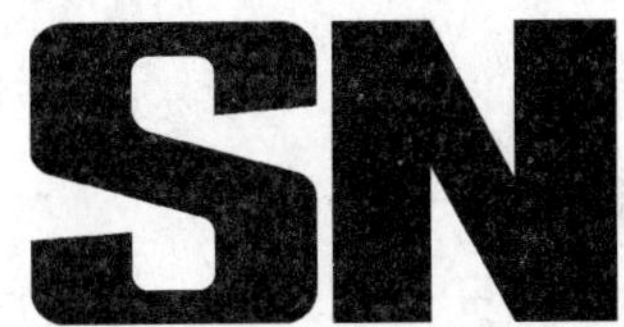

中华人民共和国出入境检验检疫行业标准

SN/T 1672.2—2005

进出口医用设备检验规程 第2部分:全身螺旋CT扫描仪

Rules for the inspection of medical equipment for import and export—Part 2: General spiral computed tomography scanner

2005-09-30 发布　　　　2006-05-01 实施

中华人民共和国国家质量监督检验检疫总局 发布

前　言

SN/T 1672《进出口医用设备检验规程》分为若干部分，其预期结构为：

——第 1 部分：通用要求；

——第 2 部分：全身螺旋 CT 扫描仪；

——第 3 部分：经颅多普勒血液分析仪；

——第 4 部分：B 型超声诊断设备。

本部分为 SN/T 1672 的第 2 部分。

本部分由国家认证认可监督管理委员会提出并归口。

本部分起草单位：中华人民共和国深圳出入境检验检疫局。

本部分主要起草人：张汉忠、钟力勤、廖薇、徐勤、蔡志群。

本部分为首次发布的出入境检验检疫行业标准。

进出口医用设备检验规程
第2部分:全身螺旋CT扫描仪

1 范围

SN/T 1672 的本部分规定了对进出口全身螺旋 CT 扫描仪的抽样、检验及合格判定。

本部分适用于由电网电源或电源设备供电的全身螺旋 CT 扫描仪的进出口检验。

2 规范性引用文件

下列文件中的条款通本 SN/T 1672 的本部分的引用而成为本部分的条款。凡是注日期的引用文件,其随后所有的修改单(不包括勘误的内容)或修订版均不适用于本部分,然而,鼓励根据本部分达成协议的各方研究是否可使用这些文件的最新版本。凡是不注日期的引用文件,其最新版本适用于本部分。

GB 4205 控制电气设备的操作件标准运动方向

GB 9706.1—1995 医用电气设备通用安全要求

GB 9706.11—1997 医用电气设备 第二部分:医用诊断 X 射线源组件和 X 射线管组件安全专用要求

GB 9706.12—1997 医用电气设备 第一部分:安全通用要求三并列标准 诊断 X 射线设备辐射防护通用要求

GB 9706.14—1997 医用电气设备 第 2 部分:X 射线设备附属设备安全专用要求

GB 9706.15—1999 医用电气设备 第 1 部分:安全通用要求 1. 并列标准:医用电气系统安全要求

GB 9706.18—2000 医用电气设备 第 2 部分:X 射线计算机体层摄影设备安全专用要求

SN/T 0002 进出口机电商品检验规程编写的基本规定

IEC 60601-1-2 医用电气设备 第 1-2 部分:通用安全要求 并行标准 电磁兼容性要求和试验(Medical Electrical Equipment—Part 1-2:General Requirements for Safety—Collateral Standard:Electromagnetic Compatibility-Requirements and Tests Second Edition)

3 术语和定义

SN/T 0002 确立的以及下列术语和定义适用于 SN/T 1672 的本部分。

3.1

模式 mode

事物或活动的标准样式。

3.2

检验监管模式 mode of inspection and administration

依据《商检法》和相关国际通用合格评定程序的要素或其组合的标准样式。

3.3

全数检验模式 mode of total inspection

按国家技术规范的强制性要求,对进出口全身螺旋 CT 扫描仪按现场检验规定逐一进行检验和检查的合格评定活动。

3.4

型式试验模式　mode of type test

按规定的周期依据国家技术规范的强制性要求进行型式试验，按现场检验规定对产品进行抽批检验，并对企业的质量管理体系实施监督的合格评定活动。

3.5

符合性验证模式　mode of compliance verification

按国家技术规范的强制性要求，查验检验单证和凭证、货物是否相符，必要时可进行抽查检验，并实施监督的合格评定活动。

4　总要求

4.1　安全要求

全身螺旋CT扫描仪的安全要求，应符合GB 9706.1—1995、GB 9706.11—1997、GB 9706.12—1997、GB 9706.14—1997、GB 9706.15—1999和GB 9706.18—2000的规定，适用时应考虑使用国家(地区)差异。

4.2　电磁兼容性要求

全身螺旋CT扫描仪的电磁兼容特性参照IEC 60601-1-2的规定，适用时应考虑使用国家(地区)差异。

4.3　其他要求

适用时，还应考虑符合政府有关技术法规对器具的环保、能效、性能等的规定。

5　检验

5.1　检验监管模式的选取

进出口全身螺旋CT扫描仪检验可视具体情况选取全数检验模式、型式试验模式、符合性验证模式中的一种。

5.2　检验方式

不同的检验监管模式下的检验方式为：

——全数检验模式：全数检验；

——型式试验模式：型式试验和开箱检验；

——符合性验证模式：证单[1)]查验和开箱检验。

5.3　型式试验

5.3.1　抽样

从定型产品中随机抽取1台样机。

5.3.2　检验内容

5.3.2.1　安全检测

按GB 9706.1—1995、GB 9706.11—1997、GB 9706.12—1997、GB 9706.14—1997、GB 9706.15—1999和GB 9706.18—2000进行全部适用项目检测，适用时应考虑使用国家(地区)差异。

5.3.2.2　电磁兼容检测

参照IEC 60601-1-2的规定进行全部适用项目检测，适用时应考虑使用国家(地区)差异。

5.3.3　结果判定

所有型式试验检测项目均合格，则判型式试验合格，否则为不合格。

---

1) 中国强制性认证证书及报告和(或)注册证书及报告。

5.3.4 不合格处置

型式试验不合格的，允许整改后复检。

5.4 全数检验

5.4.1 检验内容和要求

全数检验的项目、内容及方法要求见表1。

表1 检验项目、内容和方法

<table>
<tr><th>序号</th><th>项 目</th><th>检 验 内 容</th><th>检验方法</th><th>全数检验</th><th>开箱检验</th></tr>
<tr><td rowspan="3">1</td><td rowspan="3">标记</td><td>设备铭牌上应包括生产厂的名称、商标、设备的型号、名称、安全分类等标记及使用的网电源型式。</td><td rowspan="2">视检</td><td>√</td><td>√</td></tr>
<tr><td>其他外部标记如接地标记、生理效应、辐射防护标记、X射线管组件和源组件标记等符号应符合GB 9706.1—1995、GB 9706.11—1997、GB 9706.12—1997中6.1的要求。</td><td>√</td><td>√</td></tr>
<tr><td>所有标记应清晰、牢固。</td><td>按GB 9706.1—1995中6.1的规定</td><td>√</td><td>√</td></tr>
<tr><td>2</td><td>随机文件</td><td>使用说明书、技术说明书内容齐全、正确并符合GB 9706.1—1995、GB 9706.11—1997、GB 9706.12—1997、GB 9706.14—1997、GB 9706.15—1999和GB 9706.18—2000中6.8的要求。</td><td>视检</td><td>√</td><td>√</td></tr>
<tr><td>3</td><td>一致性检查</td><td>型号、规格、商标、结构及关键元器件应与型式试验报告中所描述的一致。</td><td>视检</td><td>√</td><td>√</td></tr>
<tr><td rowspan="5">4</td><td rowspan="5">网电源部分、元器件和布线</td><td>与供电网的分断：
a) 设备必须有一个能使所有各极同时与供电网在电气上分断的装置；
b) 分断装置(比如开关、断路器等)的动作方向必须符合GB 4205的要求。</td><td rowspan="5">视检</td><td>√</td><td></td></tr>
<tr><td>辅助网电源输出插座：
a) 辅助网电源输出插座应标明电压、频率及输出功率或电流；
b) 辅助网电源输出插座应有防误插措施。</td><td>√</td><td></td></tr>
<tr><td>电源软电线的标称横截面积应根据额定电流的值符合表2的规定。</td><td>√</td><td></td></tr>
<tr><td>电源插座应符合输入国规定。</td><td>√</td><td></td></tr>
<tr><td>外观：电源插座、电源软电线和元器件应无破损、变形等。</td><td>√</td><td>√</td></tr>
</table>

表 1(续)

序号	项　　目	检　验　内　容	检验方法	全数检验	开箱检验
5	接地电阻(Ⅰ类设备适用)	a) 不用电源软电线的设备,其保护接地端子与保护接地的所有可触及金属部件之间的阻抗≤0.1 Ω; b) 带有电源输入插口的设备,在插口中的保护接地点与保护接地的所有可触及金属部件之间的阻抗≤0.1 Ω; c) 带有不可拆卸电源软电线的设备,网电源插头中的保护接地脚与保护接地的所有可触及金属部件之间的阻抗≤0.2 Ω。	按 GB 9706.1—1995 中 18f)的规定	√	
6	连续漏电流	连续漏电流的允许值应根据设备的分类和应用部分的型式按表 3 规定。	按 GB 9706.1—1995 中 19.4 规定	√	
7	电介质强度(冷态)	a) 带电部件(设备的网电源部分)和已保护接地的可触及金属部件之间必须是基本绝缘,应能承受所加试验电压(见表 4),历时 1 min,无击穿或闪络现象; b) 带电部件(设备的网电源部分)和未保护接地外壳部件之间必须是加强绝缘或双重绝缘,应能承受所加试验电压(见表 4),历时 1 min,无击穿或闪络现象; c) 应用部分(患者电路)和带电部分之间应能承受所加试验电压(见表 4),历时 1 min,无击穿或闪络现象。	按 GB 9706.1—1995 中 20.4 规定	√	
8	高压电路的电介质强度	a) 高压发生器未与 X 射线管连接时,试验电压应为 X 射管标称电压的 1.2 倍,历时 3 min,无击穿或闪络现象; b) 高压发生器只能与被连接的 X 射线管一起试验时,试验电压应为 X 射管标称电压的 1.1 倍,历时 3 min,无击穿或闪络现象。	验证或查阅检测报告	√	
9	X 射线辐射(离子辐射)	a) 应有 X 射线辐射的紧急停止装置,用以终止加载。	目测或实际操作	√	
		b) 剂量说明和剂量信息应在使用手册中详细列出。	查阅随机文件	√	
		c) 焦点至皮肤距离应不低于 15 cm。	实际测量	√	
		d) 防过量 X 射线辐射的安全措施应符合 GB 9706.18—2000 中 29.105 的要求。	目测或实际操作	√	
		e) 可操作状态的控制和指示安全措施应符合 GB 9706.18—2000 中 29.106 的要求。	目测观测和实际操作	√	

表 1(续)

序号	项　　目	检　验　内　容	检验方法	全数检验	开箱检验
9	X射线辐射(离子辐射)	f) 辐射质量应符合 GB 9706.12—1997 和 GB 9706.18—2000 中 29.201 的要求。	按 GB 9706.12—1997 和 GB 9706.18—2000 中 29.201 的规定,验证是否符合要求。	√	
		g) 泄漏辐射应符合 GB 9706.12—1997 中 29.204 和 GB 9706.18—2000 中 29.204.2 的要求。	按 GB 9706.12—1997 中 29.204 的规定。	√	
10	其他	进口国(地区)的其他强制性规定。	按进口国(地区)规定检验。	√	
注 1:以上项目如进口国(地区)技术法规有强制性规定的,按进口国(地区)强制性规定检验。 注 2:检验或检查内容中其他未尽要求详见相关安全标准。					

表 2　标称横截面积与额定电流

设备的额定电流 I/A	标称横截面积/mm^2	设备的额定电流 I/A	标称横截面积/mm^2
I≤6	0.75	25<I≤32	4
6<I≤10	1.0	32<I≤40	6
10<I≤16	1.5	40<I≤63	10
16<I≤25	2.5		

表 3　连续漏电流允许值

电流/mA	B型	
	正常状态	单一故障状态
对地漏电流	0.5	1
外壳漏电流	0.1	0.5
患者漏电流 d.c.	0.01	0.05
a.c.	0.1	0.5
患者漏电流(信号输入或信号输出部分加网电压)	—	5

表 4　试验电压与基准电压对照表

被试绝缘	对基准电压(U)相应的试验电压(V),50/60 Hz			
	U≤50	50<U≤150	150<U≤250	250<U≤1 000
基本绝缘	500	1 000	1 500	2 *U*+1 000
辅助绝缘	500	2 000	2 500	2 *U*+2 000
加强绝缘和双重绝缘	500	3 000	4 000	2(2 *U*+1 500)

5.4.2　结果判定

所有检验项目均合格,则判全数检验合格,否则为不合格。

5.4.3　不合格处置

不合格产品经技术处理后,允许复检一次。

5.5 开箱检验

5.5.1 检验内容

开箱检验的项目、内容及方法要求见表1。

5.5.2 结果判定

所有检验项目均合格，则判开箱检验合格，否则为不合格。

5.5.3 不合格处置

不合格产品经技术处理后，允许复检一次。

6 合格批判定

无论采取何种检验监管模式，只有该模式中的全部检验内容合格，方可判该批产品合格，否则判该批产品不合格。

7 不合格批的处置

不合格的进口产品不得销售、使用；不合格的出口产品不准出口。

8 其他

出口产品的检验有效期为十二个月。

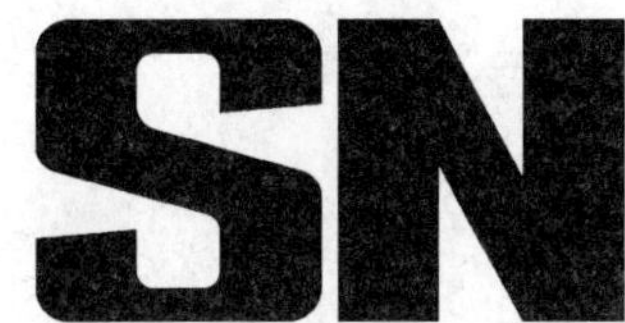

中华人民共和国出入境检验检疫行业标准

SN/T 1672.3—2005

进出口医用设备检验规程 第3部分:经颅多普勒血液分析仪

Rules for the inspection of medical equipment for import and export—Part 3: Transcranial Doppler blood flow analyzer

2005-09-30 发布　　　　2006-05-01 实施

中华人民共和国国家质量监督检验检疫总局 发布

前　言

SN/T 1672《进出口医用设备检验规程》分为若干部分，其预期结构为：

——第1部分：通用要求；

——第2部分：全身螺旋CT扫描仪；

——第3部分：经颅多普勒血液分析仪；

——第4部分：B型超声诊断设备。

本部分为SN/T 1672的第3部分。

本部分由国家认证认可监督管理委员会提出并归口。

本部分起草单位：中华人民共和国深圳出入境检验检疫局。

本部分主要起草人：廖薇、张汉忠、钟力勤、徐勤、叶炎辉。

本部分为首次发布的出入境检验检疫行业标准。

进出口医用设备检验规程
第3部分:经颅多普勒血液分析仪

1 范围

SN/T 1672的本部分规定了对进出口经颅多普勒血液分析仪的抽样、检验及合格判定。

本部分适用于由电网电源或电源设备供电的经颅多普勒血液分析仪的进出口检验。

2 规范性引用文件

下列文件中的条款通过SN/T 1672的本部分的引用而成为本部分的条款。凡是注日期的引用文件,其随后所有的修改单(不包括勘误的内容)或修订版均不适用于本部分,然而,鼓励根据本部分达成协议的各方研究是否可使用这些文件的最新版本。凡是不注日期的引用文件,其最新版本适用于本部分。

GB 4205 控制电气设备的操作件标准运动方向

GB 9706.1—1995 医用电气设备通用安全要求

GB 9706.9—1997 超声诊断和监护设备专用安全要求

GB 16846—1997 超声诊断设备声输出公布要求

SN/T 0002 进出口机电商品检验规程编写的基本规定

IEC 60601-1-2 医用电气设备 第1-2部分:通用安全要求 并行标准 电磁兼容性要求和试验(Medical Electrical Equipment—Part 1-2:General Requirements for Safety—Collateral Standard:Electromagnetic Compatibility—Requirements and Tests Second Edition)

3 术语和定义

SN/T 0002确立的以及下列术语和定义适用于SN/T 1672的本部分。

3.1

模式 mode

事物或活动的标准样式。

3.2

检验监管模式 mode of inspection and administration

依据《商检法》和相关国际通用合格评定程序的要素或其组合的标准样式。

3.3

全数检验模式 mode of total inspection

按国家技术规范的强制性要求,对进出口经颅多普勒血液分析仪按现场检验规定逐一进行检验和检查的合格评定活动。

3.4

型式试验模式 mode of type test

按规定的周期依据国家技术规范的强制性要求进行型式试验,按现场检验规定对产品进行抽批检验,并对企业的质量管理体系实施监督的合格评定活动。

3.5

符合性验证模式　mode of compliance verificatio

按国家技术规范的强制性要求，查验检验单证和凭证、货物是否相符，必要时可进行抽查检验，并实施监督的合格评定活动。

4　总要求

4.1　安全要求

经颅多普勒血液分析仪的安全要求，应符合 GB 9706.1—1995、GB 9706.9—1997 和 GB 16846—1997 的规定，适用时应考虑使用国家(地区)差异。

4.2　电磁兼容性要求

经颅多普勒血液分析仪的电磁兼容特性参照 IEC 60601-1-2 的规定，适用时应考虑使用国家(地区)差异。

4.3　其他要求

适用时，还应考虑符合政府有关技术法规对器具的环保、能效、性能等的规定。

5　检验

5.1　检验监管模式的选取

进出口经颅多普勒血液分析仪检验可视具体情况选取全数检验模式、型式试验模式、符合性验证模式中的一种。

5.2　检验方式

不同的检验监管模式下的检验方式为：

——全数检验模式：全数检验；

——型式试验模式：型式试验和开箱检验；

——符合性验证模式：证单[1]查验和开箱检验。

5.3　型式试验

5.3.1　抽样

从定型产品中随机抽取 1 台样机。

5.3.2　检验内容

5.3.2.1　安全检测

按 GB 9706.1—1995、GB 9706.9—1997、GB 16846—1997 进行全部适用项目检测，适用时应考虑使用国家(地区)差异。

5.3.2.2　电磁兼容检测

参照 IEC 60601-1-2 的规定进行全部适用项目检测，适用时应考虑使用国家(地区)差异。

5.3.3　结果判定

所有型式试验检测项目均合格，则判型式试验合格，否则为不合格。

5.3.4　不合格处置

型式试验不合格的，允许整改后复检。

5.4　全数检验

5.4.1　检验内容和要求

全数检验的项目、内容及方法要求见表 1。

---

1) 中国强制性认证证书及报告和(或)注册证书及报告。

表 1　检验项目、内容和方法

序号	项　　目	检　验　内　容	检验方法	全数检验	开箱检验
1	标记	设备铭牌上应包括生产厂的名称、商标、设备的型号、名称、安全分类等标记及使用的网电源型式。	视检	√	√
		其他外部标记如接地标记、生理效应符号等应符合 GB 9706.1—1995、GB 9706.9—1997 中 6.1 的相关要求。	视检	√	√
		所有标记应清晰、牢固。	按 GB 9706.1—1995 中 6.1 的规定	√	√
2	随机文件	使用说明书、技术说明书内容齐全、正确并符合 GB 9706.1—1995、GB 9706.9—1997 和 GB 16846—1997 的要求。	视检	√	√
3	一致性检查	型号、规格、商标、结构及关键元器件应与型式试验报告中所描述的一致。	视检	√	√
4	网电源部分、元器件和布线	与供电网的分断： a) 设备必须有一个能使所有各极同时与供电网在电气上分断的装置； b) 分断装置(比如开关、断路器等)的动作方向必须符合 GB 4205 的要求。	视检	√	
		辅助网电源输出插座： a) 辅助网电源输出插座附近应标明电压、频率及输出功率或电流； b) 辅助网电源输出插座应有防误插措施。		√	
		电源软电线的标称横截面积应根据额定电流的值符合表 2 的规定。		√	
		电源插座应符合输入国规定。		√	√
		外观：电源插座、电源软电线和元器件应无破损、变形等。		√	√
5	接地电阻(Ⅰ类设备适用)	a) 不用电源软电线的设备，其保护接地端子与保护接地的所有可触及金属部件之间的阻抗≤0.1 Ω； b) 带有电源输入插口的设备，在插口中的保护接地点与保护接地的所有可触及金属部件之间的阻抗≤0.1 Ω； c) 带有不可拆卸电源软电线的设备，网电源插头中的保护接地脚与保护接地的所有可触及金属部件之间的阻抗≤0.2 Ω。	按 GB 9706.1—1995 中 18f)的规定	√	
6	连续漏电流	连续漏电流的允许值应根据设备的分类和应用部分的型式按表 3 的规定。	按 GB 9706.1—1995 中 19.4 规定	√	

表 1(续)

序号	项　　目	检　验　内　容	检验方法	全数检验	开箱检验
7	电介质强度(冷态)	a) 带电部件(设备的网电源部分)和已保护接地的可触及金属部件之间必须是基本绝缘,应能承受所加试验电压(见表 4),历时 1 min,无击穿或闪络现象; b) 带电部件(设备的网电源部分)和未保护接地外壳部件之间必须是加强绝缘或双重绝缘,应能承受所加试验电压(见表 4),历时 1 min,无击穿或闪络现象; c) 应用部分(患者电路)和带电部分之间应能承受所加试验电压(见表 4),历时 1 min,无击穿或闪络现象。	按 GB 9706.1—1995 中 20.4 规定	√	
8	声输出公布要求	应符合 GB 16846—1997 的要求。	检查随机文件	√	
9	其他	进口国(地区)的其他强制性规定。	按进口国(地区)的规定检验	√	

注 1:以上项目如进口国(地区)技术法规有强制性规定的,按进口国(地区)强制性规定检验。
注 2:检验或检查内容中其他未尽要求详见相关安全标准。

表 2　标称横截面积与额定电流

设备的额定电流 I/A	标称横截面积/mm²	设备的额定电流 I/A	标称横截面积/mm²
I≤6	0.75	25<I≤32	4
6<I≤10	1.0	32<I≤40	6
10<I≤16	1.5	40<I≤63	10
16<I≤25	2.5		

表 3　连续漏电流允许值

电流/mA	B 型	
	正常状态	单一故障状态
对地漏电流	0.5	1
外壳漏电流	0.1	0.5
患者漏电流 d.c.	0.01	0.05
a.c.	0.1	0.5
患者漏电流(信号输入或信号输出部分加网电压)	—	5

表 4　试验电压与基准电压对照表

被试绝缘	对基准电压(U)相应的试验电压(V),50/60 Hz			
	U≤50	50<U≤150	150<U≤250	250<U≤1 000
基本绝缘	500	1 000	1 500	2 U+1 000
辅助绝缘	500	2 000	2 500	2 U+2 000
加强绝缘和双重绝缘	500	3 000	4 000	2(2 U+1 500)

5.4.2 结果判定

所有检验项目均合格，则判全数检验合格，否则为不合格。

5.4.3 不合格处置

不合格产品经技术处理后，允许复检一次。

5.5 开箱检验

5.5.1 检验内容

开箱检验的项目、内容及方法要求见表1。

5.5.2 结果判定

所有检验项目均合格，则判开箱检验合格，否则为不合格。

5.5.3 不合格处置

不合格产品经技术处理后，允许复检一次。

6 合格批判定

无论采取何种检验监管模式，只有该模式中的全部检验内容合格，方可判该批产品合格，否则判该批产品不合格。

7 不合格批的处置

不合格的进口产品不得销售、使用；不合格的出口产品不准出口。

8 其他

出口产品的检验有效期为十二个月。

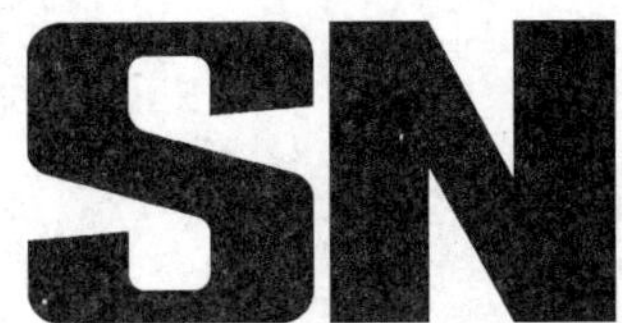

中华人民共和国出入境检验检疫行业标准

SN/T 1672.4—2005

进出口医用设备检验规程 第4部分:B型超声诊断设备

Rules for the inspection of medical equipment for import and export—Part 4: B mode ultrasonic diagnostic equipment

2005-09-30 发布　　　　2006-05-01 实施

中华人民共和国国家质量监督检验检疫总局 发布

前　　言

SN/T 1672《进出口医用设备检验规程》分为若干部分，其预期结构为：

——第 1 部分：通用要求；

——第 2 部分：全身螺旋 CT 扫描仪；

——第 3 部分：经颅多普勒血液分析仪；

——第 4 部分：B 型超声诊断设备。

本部分为 SN/T 1672 的第 4 部分。

本部分由国家认证认可监督管理委员会提出并归口。

本部分起草单位：中华人民共和国深圳出入境检验检疫局。

本部分主要起草人：钟力勤、廖薇、张汉忠、徐勤、曾繁礼。

本部分为首次发布的出入境检验检疫行业标准。

进出口医用设备检验规程
第4部分:B型超声诊断设备

1 范围

SN/T 1672的本部分规定了对进出口B型超声诊断设备的抽样、检验及合格判定。

本部分适用于由电网电源或电源设备供电的B型超声诊断设备的进出口检验。

2 规范性引用文件

下列文件中的条款通过SN/T 1672的本部分的引用而成为本部分的条款。凡是注日期的引用文件,其随后所有的修改单(不包括勘误的内容)或修订版均不适用于本部分,然而,鼓励根据本部分达成协议的各方研究是否可使用这些文件的最新版本。凡是不注日期的引用文件,其最新版本适用于本部分。

GB 4205 控制电气设备的操作件标准运动方向

GB 9706.1—1995 医用电气设备通用安全要求

GB 9706.9—1997 超声诊断和监护设备专用安全要求

GB 16846—1997 超声诊断设备声输出公布要求

SN/T 0002 进出口机电商品检验规程编写的基本规定

IEC 60601-1-2 医用电气设备 第1-2部分:通用安全要求 并行标准 电磁兼容性要求和试验(Medical Electrical Equipment—Part 1-2:General Requirements for Safety—Collateral Standard:Electromagnetic Compatibility—Requirements and Tests Second Edition)

3 术语和定义

SN/T 0002确立的以及下列术语和定义适用于SN/T 1672的本部分。

3.1

模式 mode

事物或活动的标准样式。

3.2

检验监管模式 mode of inspection and administration

依据《商检法》和相关国际通用合格评定程序的要素或其组合的标准样式。

3.3

全数检验模式 mode of total inspection

按国家技术规范的强制性要求,对进出口B型超声诊断设备按现场检验规定逐一进行检验和检查的合格评定活动。

3.4

型式试验模式 mode of type test

按规定的周期依据国家技术规范的强制性要求进行型式试验,按现场检验规定对产品进行抽批检验,并对企业的质量管理体系实施监督的合格评定活动。

3.5

符合性验证模式　mode of compliance verification

按国家技术规范的强制性要求，查验检验单证和凭证、货物是否相符，必要时可进行抽查检验，并实施监督的合格评定活动。

4　总要求

4.1　安全要求

B型超声诊断设备的安全要求，应符合GB 9706.1—1995、GB 9706.9—1997和GB 16846—1997的规定，适用时应考虑使用国家(地区)差异。

4.2　电磁兼容性要求

B型超声诊断设备的电磁兼容特性应参照IEC 60601-1-2的规定，适用时应考虑使用国家(地区)差异。

4.3　其他要求

适用时，还应考虑符合政府有关技术法规对设备的环保、能效、性能等的规定。

5　检验

5.1　检验监管模式的选取

进出口B型超声诊断设备检验可视具体情况选取全数检验模式、型式试验模式、符合性验证模式中的一种。

5.2　检验方式

不同的检验监管模式下的检验方式为：

——全数检验模式：全数检验；

——型式试验模式：型式试验和开箱检验；

——符合性验证模式：证单[1)]查验和开箱检验。

5.3　型式试验

5.3.1　抽样

从定型产品中随机抽取1台样机。

5.3.2　检验内容

5.3.2.1　安全检测

按GB 9706.1—1995、GB 9706.9—1997和GB 16846—1997进行全部适用项目检测，适用时应考虑使用国家(地区)差异。

5.3.2.2　电磁兼容检测

参照IEC 60601-1-2的规定进行全部适用项目检测，适用时应考虑使用国家(地区)差异。

5.3.3　结果判定

所有型式试验检测项目均合格，则判型式试验合格，否则为不合格。

5.3.4　不合格处置

型式试验不合格的，允许整改后复检。

5.4　全数检验

5.4.1　检验内容和要求

全数检验的项目、内容及方法要求见表1。

---

1) 中国强制性认证证书及报告和/或注册证书及报告。

表 1　检验项目、内容和方法

序号	项　　目	检　验　内　容	检验方法	全数检验	开箱检验
1	标记	设备铭牌上应包括生产厂的名称、商标、设备的型号、名称、安全分类标记及使用的网电源型式。	视检	√	√
		其他外部标记如接地标记、生理效应符号等应符合 GB 9706.1—1995、GB 9706.9—1997 中 6.1 的要求。	视检	√	√
		所有标记应清晰、牢固。	按 GB 9706.1—1995 中 6.1 的规定。	√	√
2	随机文件	使用说明书、技术说明书内容齐全、正确并符合 GB 9706.1—1995、GB 9706.9—1997 和 GB 16846—1997 的要求。	视检	√	√
3	一致性检查	型号、规格、商标、结构及关键元器件应与型式试验报告中所描述的一致。	视检	√	√
4	网电源部分、元器件和布线	与供电网的分断： a) 设备必须有一个能使所有各极同时与供电网在电气上分断的装置； b) 分断装置(比如开关、断路器等)的动作方向必须符合 GB 4205 的要求。	视检	√	
		辅助网电源输出插座： a) 辅助网电源输出插座应标明电压、频率及输出功率或电流； b) 辅助网电源输出插座应有防误插措施。		√	
		电源软电线的标称横截面积应根据额定电流的值符合表 2 的规定。		√	
		电源插座应符合输入国规定。		√	√
		外观： 电源插座、电源软电线和元器件应无破损、变形等。		√	√
5	接地电阻(Ⅰ类设备适用)	a) 不用电源软电线的设备，其保护接地端子与保护接地的所有可触及金属部件之间的阻抗≤0.1 Ω； b) 带有电源输入插口的设备，在插口中的保护接地点与保护接地的所有可触及金属部件之间的阻抗≤0.1 Ω； c) 带有不可拆卸电源软电线的设备，网电源插头中的保护接地脚与保护接地的所有可触及金属部件之间的阻抗≤0.2 Ω。	按 GB 9706.1—1995 中 18f)的规定	√	
6	连续漏电流	连续漏电流的允许值应根据设备的分类和应用部分的型式按表 3 的规定。	按 GB 9706.1—1995 中 19.4 规定	√	

表 1(续)

序号	项　目	检　验　内　容	检验方法	全数检验	开箱检验
7	电介质强度(冷态)	a) 带电部件(设备的网电源部分)和已保护接地的可触及金属部件之间必须是基本绝缘,应能承受所加试验电压(见表 4),历时1 min,无击穿或闪络现象； b) 带电部件(设备的网电源部分)和未保护接地外壳部件之间必须是加强绝缘或双重绝缘,应能承受所加试验电压(见表 4),历时1 min,无击穿或闪络现象； c) 应用部分(患者电路)和带电部分之间应能承受所加试验电压(见表 4),历时1 min,无击穿或闪络现象。	按 GB 9706.1—1995 中 20.4 规定	√	
8	声输出公布要求	应符合 GB 16846—1997 的要求。	检查随机文件	√	
9	其他	进口国(地区)的其他强制性规定。	按进口国(地区)的规定检验	√	
注 1：以上项目如进口国技术法规有强制性规定的,按进口国强制性规定检验。 注 2：检验或检查内容中其他未尽要求详见相关安全标准。					

表 2　标称横截面积与额定电流

设备的额定电流 I/A	标称横截面积/mm^2	设备的额定电流 I/A	标称横截面积/mm^2
I≤6	0.75	25<I≤32	4
6<I≤10	1.0	32<I≤40	6
10<I≤16	1.5	40<I≤63	10
16<I≤25	2.5		

表 3　连续漏电流允许值

电流/mA		B 型		BF 型		CF 型	
		正常状态	单一故障状态	正常状态	单一故障状态	正常状态	单一故障状态
对地漏电流		0.5	1	0.5	1	0.5	1
外壳漏电流		0.1	0.5	0.1	0.5	0.1	0.5
患者漏电流	d.c.	0.01	0.05	0.01	0.05	0.01	0.05
	a.c.	0.1	0.5	0.1	0.5	0.01	0.05
患者漏电流(信号输入或信号输出部分加网电压)		—	5	—	—	—	—

表 4　试验电压与基准电压对照表

被试绝缘	对基准电压(U)相应的试验电压(V),50/60 Hz			
	U≤50	50<U≤150	150<U≤250	250<U≤1 000
基本绝缘	500	1 000	1 500	2 *U*+1 000
辅助绝缘	500	2 000	2 500	2 *U*+2 000
加强绝缘和双重绝缘	500	3 000	4 000	2(2 *U*+1 500)

5.4.2 结果判定

所有检验项目均合格，则判全数检验合格，否则为不合格。

5.4.3 不合格处置

不合格产品经技术处理后，允许复检一次。

5.5 开箱检验

5.5.1 检验内容

开箱检验的项目、内容及方法要求见表1。

5.5.2 结果判定

所有检验项目均合格，则判开箱检验合格，否则为不合格。

5.5.3 不合格处置

不合格产品经技术处理后，允许复检一次。

6 合格批判定

无论采取何种检验监管模式，只有该模式中的全部检验内容合格，方可判该批产品合格，否则判该批产品不合格。

7 不合格批的处置

不合格的进口产品不得销售、使用；不合格的出口产品不准出口。

8 其他

出口产品的检验有效期为十二个月。

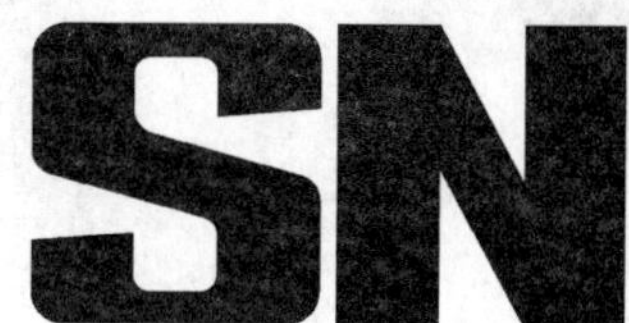

中华人民共和国出入境检验检疫行业标准

SN/T 1672.5—2006

进出口医用设备检验规程 第5部分:医用诊断X射线机

Rules for the inspection of medical electrical equiment for import and export—Part 5:Medical diagnostic X-ray equipment

2006-11-10 发布 2007-05-16 实施

中华人民共和国国家质量监督检验检疫总局 发布

前　言

SN/T 1672《进出口医用设备检验规程》共分为五个部分：

——第1部分：通用要求；

——第2部分：全身螺旋CT扫描仪；

——第3部分：经颅多普勒血液分析仪；

——第4部分：B型超声诊断设备；

——第5部分：医用诊断X射线机。

本部分为SN/T 1672《进出口医用设备检验规程》的第5部分。

本部分由国家认证认可监督管理委员会提出并归口。

本部分起草单位：中华人民共和国浙江出入境检验检疫局。

本部分主要起草人：李炳强、钮隽、汤卫平、许健、章国标、宋联强。

本部分系首次发布的出入境检验检疫行业标准。

引　言

本标准是进出口医疗器械检验的工作依据，对进出口医用设备检验起到指导和规范作用。

随着我国加入世界贸易组织（WTO）和《中华人民共和国进出口商品检验法》及其实施条例的修订，进出口商品检验工作模式发生了很大的变化。为适应形势的变化，国家检验检疫主管部门组织建立了检验检疫标准体系。

本部分属检验检疫标准体系的第四层——个性标准，针对医用诊断X射线机的特点，规定了医用诊断X射线机检验的特殊要求。

进出口医用设备检验规程
第5部分:医用诊断X射线机

1 范围

SN/T 1672的本部分规定了进出口医用诊断X射线机的抽样、检验及检验结果的判定。

本部分适用于进出口医用诊断X射线机的检验。

本部分不适用于进出口X射线计算机体层摄影设备(CT机)的检验。

2 规范性引用文件

下列文件中的条款通过SN/T 1672的本部分的引用而成为本部分的条款。凡是注日期的引用文件,其随后所有的修改单(不包括勘误的内容)或修订版均不适用于本部分,然而,鼓励根据本部分达成协议的各方研究是否可使用这些文件的最新版本。凡是不注日期的引用文件,其最新版本适用于本部分。

GB/T 2828.1 计数抽样检验程序 第1部分:按接收质量限(AQL)检索的逐批检验抽样计划

GB 9706.1—1995 医用电气设备 第一部分:安全通用要求

GB 9706.3—2000 医用电气设备 第3部分:诊断X射线发生装置的高压发生器安全专用要求

GB 9706.11—1997 医用电气设备 第二部分:医用诊断X射线源组件和X射线管组件安全专用要求

GB 9706.12—1997 医用电气设备 第一部分:安全通用要求 三、并列标准 诊断X射线设备辐射防护通用要求

GB 9706.14—1997 医用电气设备 第2部分:X射线设备附属设备安全专用要求

GB 9706.15—1999 医用电气设备 第1部分:安全通用要求 1.并列标准:医用电气系统安全要求

SN/T 0002 进出口机电商品检验规程编写的基本规定

3 术语和定义

GB 9706.1、SN/T 0002确立的以及下列术语和定义适用于SN/T 1672的本部分。

3.1

抽样检验模式 mode of sampling inspection

按国家技术规范的强制性要求,对进出口商品逐批或抽批实施抽样、检验和检查的合格评定活动。

3.2

符合性验证模式 mode of compliance verification

按国家技术规范的强制性要求,查验检验证单和凭证、货物是否相符,必要时可进行抽查检验,并实施监督的合格评定活动。

3.3

检验批 inspection lot

为实施检验而汇集的同一规格、型号、在相同生产条件下生产的单位产品,简称批。

4 总要求

医用诊断X射线机应为全新,安全要求应满足GB 9706.1、GB 9706.3、GB 9706.11、GB 9706.12、GB 9706.14和GB 9706.15的规定,适用时应考虑使用国家(地区)差异。

5 检验

5.1 检验监管模式的选取

进出口医用诊断 X 射线机检验，应根据国家相关规定，视具体情况选取抽样检验模式、符合性验证模式中的一种。

5.2 检验方式

不同的检验监管模式下的检验方式为：

——符合性验证模式：符合性验证＋开箱检验；

——抽样检验模式：逐批或抽批抽样检验。

5.3 符合性验证

5.3.1 符合性验证内容

适用时，按使用国家(地区)技术规范的强制性要求，查验检验证单和凭证、货物是否相符。

5.3.2 结果判定

如所有验证内容均真实相符，则判符合性验证合格；否则为不合格。

5.3.3 不合格处置

判为符合性验证不合格的，允许整改后重新提交验证。

5.4 开箱检验

5.4.1 抽样

根据检验批的批量大小，按照 GB/T 2828.1 中的特殊检查水平 S-1 选取相应的样本量进行抽样，样本量见表 1。如样本量大于批量，对该批进行全数检验。

表 1 样本量

批　　量	检查水平	
	S-1	S-3
2～15	2	2
16～50	2	3
51～150	3	5

5.4.2 检验内容

开箱检验的项目、内容及方法见表 2。

表 2 检验项目、内容及方法

序号	检验项目	内　　容	方法	抽样检验	开箱检验
1	电源线	电源线应无破损，插头形状、规格等应符合使用国家(地区)的要求。	视检	√	√
2	标记	外部标记应符合 GB 9706.1—1995 中 6.1 的规定，进口应采用中文标志。	视检	√	√
3	随机文件	控制器件和仪表的标记应符合 GB 9706.1—1995 中 6.3 的规定。	视检	√	√
		导线绝缘的颜色应符合 GB 9706.1—1995 中 6.5 的规定。			
		指示灯和按钮颜色应符合 GB 9706.1—1995 中 6.7 的规定。			
		进口产品应加贴有中国强制认证 CCC 标志。			
		随机文件应符合 GB 9706.1—1995、GB 9706.3—2000、GB 9706.11—1997、GB 9706.12—1997、GB 9706.14—1997 五个标准中的 6.8 和 GB 9706.15—1999 中 6.8.201 的规定，进口应提供中文版本。			

表 2(续)

序号	检验项目	内容	方法	抽样检验	开箱检验
4	保护接地和功能接地	保护接地阻抗应符合 GB 9706.1—1995 中 18 f)的要求。	GB 9706.1—1995 中 18 f)	√	
5	漏电流和患者辅助电流	功能接地端子不应用作保护接地,保护接地牢固可靠,标识清晰。	视检	√	√
		正常工作条件下对地漏电流、外壳漏电流、患者漏电流和患者辅助电流应符合 GB 9706.1—1995 中 19.3 规定的容许值。	GB 9706.1—1995 中 19.4	√	
6	电介质强度	设备的电源部分、信号部分、应用部分及带电部件之间电介质强度应符合 GB 9706.1—1995 中 20.3 的要求;高压电路绝缘的电介质强度应符合 GB 9706.3—2000 中 20.3 的要求。	GB 9706.1—1995 和 GB 9706.3—2000 中 20.4	√	
7	泄漏辐射	X 射线管组件和 X 射线源组件在加载状态下的泄漏辐射应符合 GB 9706.12—1997 中 29.204.3 的要求。	GB 9706.12—1997 中 29.204.3	√	
8	功能配置	设备的控制和调节机构灵活、可靠,紧固部件无松动。	视检及运行	√	√
9	一致性检查	设备的功能、配置、附件应与合同、技术资料相符。	视检	√	√
		产品的规格、型号、结构、生产厂及关键件应与型式试验报告中描述一致,并符合合同要求。			

5.4.3 **结果判定**

开箱检验的所有检验项目均合格,则判开箱检验合格;否则为不合格。

5.4.4 **不合格处置**

进出口医用诊断 X 射线机判为开箱检验不合格的,在法律法规允许的前提下,经技术处理后允许重新提交检验一次。

5.5 抽样检验

5.5.1 抽样

5.5.1.1 **抽样条件**

提交的检验批应提供合格有效的型式试验报告或符合技术法规的证明文件,上述报告或文件应覆盖抽样检验产品,内容应包含但不限于 GB 9706.1、GB 9706.3、GB 9706.11、GB 9706.12、GB 9706.14 和 GB 9706.15 的全部适用项目。适用时应考虑使用国家(地区)差异。

5.5.1.2 **抽样样本**

根据检验批的批量大小,按照 GB/T 2828.1 中的特殊检查水平 S-3 选取相应的样本量进行抽样,样本量见表 1。如样本量大于批量,对该批进行全数检验。

5.5.2 **检验内容**

抽样检验的项目、内容及方法见表 2。

5.5.3 **结果判定**

抽样检验所有检验项目均合格,则判抽样检验合格,否则为不合格。

5.5.4 **不合格处置**

进出口医用诊断 X 射线机判为抽样检验不合格的,在法律法规允许的前提下,经技术处理后允许重新提交检验一次。

6 合格批判定及检验有效期

无论采取何种检验监管模式，只有该模式中实施的全部检验合格，方可判定该批产品合格，否则判定该批产品不合格。

合格批的检验有效期为12个月。

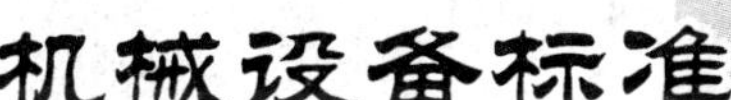

机械设备标准

（一）通 用 要 求

中华人民共和国进出口商品检验行业标准

出口木工机械检验规程

SN/T 0243—93

Rules for the inspection of woodworking machinery for export

1 主题内容与适用范围

本标准规定了出口木工机械的抽样、检验和检验结果的判定规则。

本标准适应于木工机械的出口检验。

2 引用标准

GB 191 包装储运图示标志

GB 2828 逐批检查计数抽样程序及抽样表(适用于连续批的检查)

GB 10961 木工机床操作指示形象化符号

GB 12448 木工机床型号编制方法

GB 12557 木工机床结构安全通则

GB/T 13306 标牌

ZB J50 012 出口机床涂漆技术条件

ZB J50 013 机床防锈技术条件

ZB J50 017 出口机床包装技术条件

ZB J65 015 木工机床噪声声压级测量方法

ZB/T J50 018 出口机床包装箱

ZB/T J50 019 出口机床用中小木箱

ZB/T J50 020 出口机床包装箱箱面标志刷制规定

JB 2731 木工机床通用技术条件

JB 4171 木工机床精度检验通则

JB 5720 木工机床电气设备通用技术条件

JB/GQ·F 4001 木工机床产品质量通用分等

各类木工机床产品质量分等标准

各类木工机床参数标准

各类木工机床制造与验收技术条件

各类木工机床结构安全标准

注：上述标准由新标准代替时，应按新标准执行。

3 术语

3.1 检验批

为实施抽样检验而汇集的同一规格、型号、在相同生产条件下生产的单位产品，称为检验批，简称批。

中华人民共和国国家进出口商品检验局1993-08-01批准　　1994-05-01实施

3.2 单位产品

为实施抽样检查的需要而划分的基本单位，称为单位产品。

3.3 不合格

单位产品的质量特性不符合规定，称为不合格。按对产品质量特性影响的严重程度将不合格分为：A类不合格，B类不合格，C类不合格。

3.4 不合格品

有一个或一个以上不合格的单位产品，称为不合格品。按不合格类型分为：A类不合格品，B类不合格品，C类不合格品。

3.5 代表性样本

为实现计数抽样检查，在一个检验批中，随机抽取的产品。

注：本标准采用的其他符号和术语，除另有说明外，均以GB 2828的规定为准。

4 抽样

4.1 抽样条件

在厂检合格的情况下，代表性样本一般应从包装入库的成品中抽取。也可从待包装入库的成品中抽取。

4.2 抽样方案

4.2.1 采用GB 2828一次正常抽样方案。B类不合格和C类不合格的检查水平和合格质量水平AQL值见表1。

表 1

不合格类别	检查水平	AQL值
B	S-2	6.5
C	S-2	40

对于B类不合格，AQL值是指每百单位产品不合格品数；对于C类不合格，AQL值是指每百单位产品不合格数，与此相应，在实施抽样检查时，对B类不合格，抽样方案中的A_c和R_e按台（不合格品数）计；对于C类不合格，A_c和R_e按项（不合格数）计。

4.2.2 B类检查和C类检查的样本大小由GB 2828按表1规定的检查水平和AQL值确定。A类检查采用与B类检查相同的样本大小。

4.2.3 检查的严格度，按GB 2828中4.6条确定。

4.3 抽样方法

从一个检验批产品中，随机抽取代表性样本。

5 检验

5.1 检测器具

检验用的所有检测器具应经检定并在有效期内。

5.2 检验项目与内容

5.2.1 检验包括九个检验项目：包装、外观、一般要求、精度、工作性能、可靠性与稳定性、安全卫生、配套性和寿命。

5.2.2 具体检验内容见附录A（补充件）。

5.2.3 检验项目和内容，可根据生产厂产品质量稳定情况，从5.2.1条规定的检验项目与内容中，抽检其中的部分项目。

6 检验结果的判定

6.1 在提交检验批中，只要发现一个A类不合格，则判定该批为不合格。

6.2 对B类和C类不合格的判定，根据表1的规定，按GB 2828中的第4.11条判定。

7 不合格的处置

7.1 合格批中检验时发现的不合格品，生产厂应予以修复或调换成合格品。

7.2 对不合格批，生产厂经返工整理，自验合格后，允许再申请检验一次。

7.3 再次检验时，可重新抽取代表性样本进行全项检验，也可重新抽取代表性样本只对上一次不合格项目单独检验，并对其相关项目也进行检验，而其他项目可仍用原检验结论。

附 录 A
检验内容、不合格分类及技术要求
（补充件）

表 A1

项目	序号	检验内容	不合格分类	技术要求（有关标准）
包装	1	包装箱外部尺寸应符合有关规定	C	1. GB 191 2. ZB J50 017 3. ZB/T J50 018 4. ZB/T J50 019 5. ZB/T J50 020 6. 包装图纸
	2	包装箱箱面标志及文字计量单位应正确、齐全、工整、清晰、耐久	C	
	3	包装箱底座和框架应牢固可靠，侧、端壁合缝处不应有明显离缝、钢钉不得中途弯曲或钉尖露出外面	B	
	4	机床必须紧固在包装箱底座上，附件箱应固定在主机箱内，机床上移动部件必须加以固定	B	
	5	机床和部件在箱内应加防护罩。随机技术文件应用塑料袋封装	C	
	6	包装箱内应整洁	C	
外观	1	机床外观表面，不应有图纸未规定的凸起、凹陷、粗糙不平和其他损伤	C	1. GB 10961 2. GB/T 13306 3. ZB J50 012 4. JB 2731 5. JB/GQ・F4001
	2	外露焊缝应修整平直均匀，机床外露面不应有磕碰、锈蚀，螺钉、销子端部不得有损伤	C	
	3	铸件不应有裂纹，铸件的导轨面、重要结合面和加工后的外露表面不应有砂眼、气孔、缩松孔	B	
	4	机床零部件结合面边缘不应有明显的错位。错边量及缝隙值应符合有关规定	C	
	5	埋头螺钉、固定销、螺栓尾端、外露轴端应符合有关规定	C	
	6	零件刻度部分的刻线、数字和标记应准确、清晰	C	
	7	镀铬件、发蓝件色调应一致，防护层不得有褪色、脱落现象	C	
	8	机床外表面各部分涂漆颜色应美观，色调应和谐。机床内腔涂漆颜色要浅，油箱及电气箱内壁应采用浅色	C	
	9	漆层牢固，外观平整，涂漆表面光泽度应符合有关规定，不该喷涂部位应擦洗干净，接缝分明、不同颜色不相互沾染	C	
	10	电气、液压、润滑、冷却等管道的外露部分应排列整齐、软管不应产生扭曲、折叠与断裂现象	C	

续表 A1

项目	序号	检验内容	不合格分类	技术要求（有关标准）
外观	11	铭牌和各种标牌(如润滑等标牌)固定位置要正确、平整牢固、其尺寸、格式和内容应符合有关规定	C	1. GB 10961 2. GB/T 13306 3. ZB J50 012 4. JB 2731 5. JB/GQ・F4001
精度	1	精度检验分几何精度和工作精度。不同机床的精度要达到相应产品质量分等标准的一等品要求	B	1. JB 4171 2. 相应机床精度标准 3. 相应机床参数标准 4. 相应机床制造与验收技术条件 5. 相应机床产品质量分等
工作性能	1	机床工作机构的平稳性与准确性	B	1. JB 2731、 2. JB/GQ・F4001、 3. 相应机床产品质量分等 4. 相应机床制造与验收技术条件
	2	主运动和进给运动的起动、停止、制动及自动动作的灵活性	B	
	3	变速转换机构动作的准确性	B	
	4	有刻度装置的手轮反向空程量应符合有关规定	C	
	5	手动操作或脚踏操作机构动作必须灵活、可靠，其操作力应符合有关规定	B	
	6	机床的负荷试验应符合有关规定	B	
可靠性与稳定性	1	机床各运动机构的可靠性与稳定性	B	1. JB 2731 2. JB/GQ. F4001 3. 相应机床产品质量分等
	2	机床操作机构的可靠性	B	
	3	机床调整机构的可靠性	B	
	4	安全防护和保险装置的可靠性	A	
安全卫生	1	机床结构安全应符合有关规定	A	1. GB 12557 2. ZB J65 015 3. JB 5720 4. JB/GQ・F4001 5. 相应机床结构安全标准
	2	耐压试验应符合有关规定	A	
	3	绝缘试验应符合有关规定	A	
	4	保护电路的连续性应符合有关规定	A	
	5	电击的防护应符合有关规定	A	
	6	机床的空运转噪声应符合有关规定	B	

续表 A1

项目	序号	检验内容	不合格分 类	技术要求（有关标准）
一般要求	1	机床型号应符合有关规定；基本参数和技术条件应符合相应的标准	C	1. GB 12448、 2. ZB J50 013、 3. JB 2731、 4. JB 5720、 5. JB/GQ·F4001、 6. 相应机床制造与验收技术条件
	2	机床的空运转试验应符合有关规定	B	
	3	机床的润滑、液压、气动、冷却系统和其他部分，均不应有三漏现象，油水不得进入电气系统	B	
	4	金属轮缘和操纵手柄应抛光，并镀上防锈层	C	
	5	随机技术文件应符合有关规定	C	
配套性	1	保证机床基本性能的附件和工具，安装调整用的附件和拆装用的特殊工具应配齐，附件和工具一般应标有相应的标记或规格	C	1. JB/GQ·F4001 2. 相应机床产品质量分等标准
	2	机床的附件、工具应保证连接部位的互换性和使用性能，保证主机达到一等品要求	C	
	3	与机床连接运转的随机附件，应在该机床上试运转，其相互关系应符合设计要求，并能保证主机达到一等品水平	C	
寿命	1	机床的重要导轨副应采取耐磨措施（如：耐磨铸铁、表面淬硬处理、镶钢导轨等）并按相应技术要求进行检验	B	1. JB/GQ·F4001 2. JB 2731
	2	锯机的锯轮、机床的主轴等主要部件也应采取措施提高寿命	B	
	3	机床导轨等容易被尘屑侵蚀的部位应设有防护装置	C	

附加说明：

本标准由中华人民共和国国家进出口商品检验局提出。

本标准由中华人民共和国山东进出口商品检验局、福建进出口商品检验局负责起草。

本标准主要起草人于波、曲人光、林梅芳。

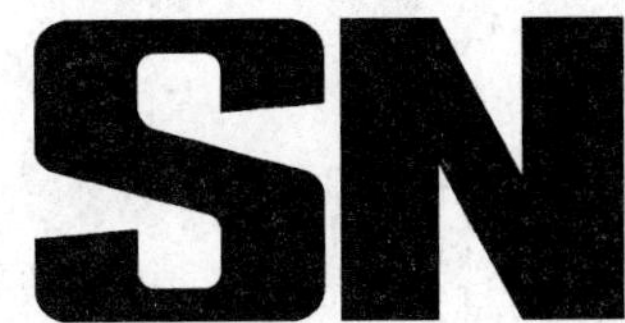

中华人民共和国出入境检验检疫行业标准

SN/T 0248.1—2007
代替 SN/T 0248.1—2003,SN/T 0248.2—1993

进出口自行车及其零件检验规程 第1部分:通用要求

Rules for the inspection of bicycle and parts of bicycle for import and export—Part 1:General requirements

2007-12-24 发布　　　　2008-07-01 实施

中华人民共和国
国家质量监督检验检疫总局　发布

前　言

SN/T 0248《进出口自行车及其零件检验规程》由若干部分组成，其预期结构为：

——第1部分：通用要求；

——第2部分：电动自行车；

……

本部分为SN/T 0248的第1部分。

本部分代替SN/T 0248.1—2003《进出口公路自行车安全检验规程》和SN/T 0248.2—1993《出口自行车零件检验规程》。有关电动自行车、山地自行车、竞赛用自行车等的特殊要求将另行制定。

本部分与SN/T 0248.1—2003和SN/T 0248.2—1993相比主要变化如下：

——修改了适用范围，补充了自行车零件的内容；

——对自行车产品的分类作了规定，对抽样方案进行了调整；

——增补了检验模式和检验方式的选用规则；

——明确了周期检验与新产品鉴定试验的关系，即凭“新产品鉴定试验”合格报告可豁免由设计因素决定的相关项目；

——考虑到目前自行车产品检验监管工作的实际操作情况，对检验结果的处置进行了修改。

本部分的附录A和附录B为规范性附录，附录C为资料性附录。

本部分由国家认证认可监督管理委员会提出并归口。

本部分起草单位：中华人民共和国宁波出入境检验检疫局、中华人民共和国厦门出入境检验检疫局、中华人民共和国河北出入境检验检疫局。

本标准主要起草人：陆士益、韩振国、孙威明、顾明凯、苏志坚、赵领祥。

本部分所代替标准的历次版本发布情况为：

——SN/T 0248.1—1993、SN/T 0248.1—2003；

——SN/T 0248.2—1993。

进出口自行车及其零件检验规程
第1部分:通用要求

1 范围

SN/T 0248 的本部分规定了进出口自行车及其零件的抽样、检验、检验结果判定、检验后的处置和检验有效期。

本部分适用于进出口公路自行车及34种自行车零件的检验。

2 规范性引用文件

下列文件中的条款通过 SN/T 0248 的本部分的引用而成为本部分的条款,凡是注日期的引用文件,其随后所有的修改单(不包括勘误的内容)或修订版均不适用于本部分。然而,鼓励根据本部分达成协议的各方研究是否可使用这些文件的最新版本。凡是不注日期的引用文件,其最新版本适用于本部分。

GB/T 2828.1—2003 计数抽样检验程序 第1部分:按接收质量限(AQL)检索的逐批检验抽样计划(ISO 2859-1:1999,IDT)

GB 3565—2005 自行车安全要求(ISO 4210:1996,IDT)

GB/T 4857.3 包装 运输包装件 静载荷堆码试验方法(eqv ISO 2234)

GB/T 4857.5 包装 运输包装件 跌落试验方法

GB 12742 自行车检测设备和器具技术条件

QB/T 1217—1991 自行车电镀技术条件

QB/T 1218—1991 自行车油漆技术条件

QB/T 1219—1991 自行车表面氧化处理技术条件

QB/T 1251.1 自行车 包装

QB/T 1715—1993 自行车 车把

QB/T 1716—1993 自行车 链条

QB/T 1717—1993 自行车 鞍座

QB/T 1718—1993 自行车 普通前后闸

QB/T 1719—1993 自行车 钳形闸

QB/T 1720—1993 自行车 涨闸

QB/T 1721—1993 自行车 链罩

QB/T 1722—1993 自行车 泥板

QB/T 1723—1993 自行车 车铃

QB 1724—1993 自行车 保险叉

QB 1802—1993 自行车 轮辋

QB 1880—1993 自行车 车架

QB 1881—1993 自行车 前叉

QB/T 1882—1993 自行车 前叉合件

QB/T 1883—1993 自行车 普通前轴和后轴

QB/T 1884—1993 自行车 中轴

QB/T 1885—1993 自行车 链轮和曲柄

QB/T 1886—1993　自行车　脚蹬
QB/T 1887—1993　自行车　飞轮
QB/T 1888—1993　自行车　辐条和条母
QB/T 1889—1993　自行车　前触闸
QB/T 1890—1993　自行车　脚闸
QB/T 1891—1993　自行车　抱闸
QB 1892—1993　自行车　衣架
QB/T 1893—1993　自行车　支架
QB/T 1894—1993　自行车　钢球
QB/T 1895—1995　自行车　拨链器
QB/T 2177—1995　自行车　飞轮后轴
QB/T 2178—1995　自行车　内变速后轴
QB/T 2179—1995　自行车　快卸前轴和后轴
QB/T 2180—1995　自行车　组合鞍管
QB/T 2181—1995　自行车　磨电灯
QB/T 2182—1995　自行车　随车打气筒
QB/T 2191—1995　自行车　反射器
SN/T 0002　进出口机电商品检验规程编写的基本规定

3　术语和定义

GB/T 2828.1、GB 3565 和 SN/T 0002 确立的以及下列术语和定义适用于 SN/T 0248 的本部分。

3.1

公路自行车　bicycles for use on public roads

仅可在公路上骑行的自行车，其鞍座高度可调整到 635 mm 或更高。

3.2

产品类别　sorts of products

产品类别是同种产品由于用途的不同而形成的。自行车产品一般分为公路自行车、特种自行车、电动自行车、儿童自行车和自行车零件五大类。

3.3

产品系列　seris of products

产品系列是同类产品由于设计、结构的原因，造成功能的不同而形成的。如公路自行车可分为普通型、载重型、轻便型、运动型等系列。

3.4

产品型号　types of products

产品型号是同系列产品由于尺寸、工艺、材料、配套件的不同而形成的。产品型号是在产品认证和型式试验时，为了有效地区分产品，控制同类产品质量，而对产品所作的一种区分。

3.5

检验批　inspection lot

检验批是为实施抽样检验而汇集的，同类别、同系列、同型号在基本相同的生产条件下生产的单位产品，简称批。

3.6

抽样检验模式　mode of sampling inspection

按国家技术规范的强制性要求，对进出口商品逐批或抽批实施抽样、检验和检查的合格评定活动。

3.7

型式试验模式 mode of type test

按规定的周期依据国家技术规范的强制性要求进行型式试验，按现场检验规定对产品进行抽批检验，并对企业的质量管理体系实施监督的合格评定活动。

4 总要求

自行车产品检验应按照本系列规程的通用要求和对应的特殊要求部分进行。

4.1 自行车的安全要求

公路自行车的安全要求应满足GB 3565—2005的规定(见附录A)，适用时应考虑使用国家(地区)的差异。

4.2 自行车零件的品质要求

自行车零件的品质应该符合附录B所列各种零件对应的标准，零件索引目录表参见附录C。适用时应考虑使用国家(地区)的差异。

4.3 其他要求

适用时，还应符合使用国家(地区)有关技术法规对自行车及自行车零件的环保等规定。

5 检验

5.1 检验模式的选取

进出口公路自行车及其零件的检验监管模式，应根据国家相关规定，视具体情况选取型式试验模式、抽样检验模式中的一种。

5.2 检验方式

不同的检验监管模式下的检验方式为：

——型式试验模式：型式试验和抽批抽样检验；

——抽样检验模式：逐批抽样检验或抽批抽样检验。

5.3 型式试验

5.3.1 型式试验的分类

型式试验分为新产品鉴定试验和周期检验。

5.3.2 抽样

自行车产品型式试验每次应抽取同系列同型号的产品作为样本。

公路自行车抽样数量为4辆。

自行车零件抽样数量按表1。

表1 自行车零件型式试验抽样数量

零件序号	零件名称	抽样数量/件
1	车把	6
2	链条	4
3	鞍座	4
4	普通前后闸	4
5	钳形闸	4
6	涨闸	4
7	链罩	4
8	泥板	4

表 1(续)

零件序号	零件名称	抽样数量/件
9	车铃	4
10	保险叉	4
11	轮辋	4
12	车架	4
13	前叉	4
14	前叉合件	6
15	普通前轴和后轴	4
16	中轴	4
17	链轮和曲柄	4
18	脚蹬	4
19	飞轮	单级:4
		多级:4
20	辐条和条母	8
21	前触闸	4
22	脚闸	4
23	抱闸	4
24	衣架	4
25	支架	4
26	钢球	8
27	拨链器	4
28	飞轮后轴	4
29	内变速后轴	4
30	快卸前轴和后轴	4
31	鞍管	普通:4
		组合:4
32	磨电灯	8
33	随车打气筒	4
34	反射器	4

5.3.3 检验内容和要求

型式试验所用的试验设备和器具均应符合 GB/T 12742 的规定。

5.3.3.1 新产品鉴定试验

新产品及产品的设计、结构、材料、工艺、关键配套件的供应方有较大变动时,应按不同型号、不同规格,通过新产品鉴定试验。

公路自行车新产品鉴定试验的检验项目、技术要求按附录 A 中表 A.1,检验方法按附录 A 中表 A.2。

自行车零件新产品鉴定试验的检验项目、技术要求按附录 B 中表 B.1,检验方法按附录 B 中表 B.2。

5.3.3.2 周期检验

进出口自行车产品生产稳定情况下，周期检验每年不少于一次。停产半年以上恢复生产时，应进行周期检验。

公路自行车周期检验的检验项目、技术要求按附录A中表A.1，检验方法按附录A中表A.2。

自行车零件周期检验的检验项目、技术要求按附录B中表B.1，检验方法按附录B中表B.2。

5.3.4 结果判定

如所有检测项目均合格，则判型式试验合格，否则为不合格。

5.3.5 不合格处置

判为型式试验不合格的，允许整改后重新提交检测。

5.3.6 有效期

合格的型式试验有效期为12个月。

5.4 抽样检验

5.4.1 抽样

自行车的抽样数量为5，当抽取的检验批批量小于5时，样本数即为批量。

自行车零件的抽样，应将同型号产品作为检查批，按GB/T 2828.1—2003标准正常一次抽样方案，S-1检查水平。

5.4.2 检验内容和要求

抽样检验所用的试验设备和器具均应符合GB/T 12742的规定。

公路自行车抽样检验的检验项目和不合格分类按附录A中表A.1，技术要求按附录A中表A.3，检验方法按附录A中表A.2。

自行车零件抽样检验的检验项目和不合格分类按附录B中表B.1，技术要求按附录B中表B.3，检验方法按附录B中表B.2。

5.4.3 结果判定

自行车如果检验样本中发现不合格项目，即判定该批产品抽样检验不合格。

自行车零件，按GB/T 2828.1—2003标准，根据产品的不合格分类和接受质量限(AQL)确定判定数组。A类不合格的AQL值定为2.5；B类不合格的AQL值定为4.0；C类不合格的AQL值定为6.5。

6 合格批判定

无论采取何种检验监管模式，只有该模式中的全部检验合格，方可判定该批产品合格，否则判定该批产品不合格。

7 不合格批的处置

出口检验不合格的检验批不准出口，进口检验不合格的检验批不准销售、使用。

8 其他

合格检验批的有效期为12个月。

附　录　A
（规范性附录）
公路自行车检验要求和检验方法

表 A.1　公路自行车检验项目、技术要求和不合格分类

序号	检验项目	检验技术要求	检验方式		
			型式试验		抽样检验
			新产品鉴定试验	周期检验	不合格分类
1	锐边	按 GB 3565—2005 的 4.1 条执行	√	√	A
2	突出物	按 GB 3565—2005 的 4.2 条执行	√	√	B
3	制动系统	按 GB 3565—2005 的 5.1 条执行	√	√	B
4	闸把位置	按 GB 3565—2005 的 5.2.1 条执行	√	√	
5	握闸尺寸	按 GB 3565—2005 的 5.2.2 条执行	√	√	
6	车闸部件的安装	按 GB 3565—2005 的 5.2.3 条执行	√	√	
7	闸皮组装	按 GB 3565—2005 的 5.2.4 条执行	√	√	B
8	车闸的调整	按 GB 3565—2005 的 5.2.5 条执行	√	√	B
9	脚闸	按 GB 3565—2005 的 5.3 条执行	√	√	
10	制动系统的强度	按 GB 3565—2005 的 5.4 条执行	√	√	
11	制动性能	按 GB 3565—2005 的 5.5 条执行	√	√	
12	把横管	按 GB 3565—2005 的 6.1 条执行	√	√	C
13	把套拉脱力	按 GB 3565—2005 的 6.1 条执行	√	√	
14	把立管安全标记	按 GB 3565—2005 的 6.2 条执行	√	√	C
15	把立管的把芯丝杆	按 GB 3565—2005 的 6.3 条执行	√	√	
16	车把的稳定性	按 GB 3565—2005 的 6.4 条执行	√	√	C
17	车把部件的强度	按 GB 3565—2005 的 6.5 条执行	√	√	
18	把横管和把立管组合件的疲劳试验	按 GB 3565—2005 的 6.6 条执行	√		
19	车架/前叉组合件落重试验	按 GB 3565—2005 的 7.1 条执行	√	√	
20	车架/前叉组合件落下试验	按 GB 3565—2005 的 7.2 条执行	√	√	
21	前叉定位装置	按 GB 3565—2005 的 8.1 条执行	√		C
22	前叉疲劳试验	按 GB 3565—2005 的 8.2 条执行	√		
23	车轮径向圆跳动公差	按 GB 3565—2005 的 9.1.1 条执行	√	√	
24	车轮端面圆跳动公差	按 GB 3565—2005 的 9.1.2 条执行	√	√	
25	车轮间隙	按 GB 3565—2005 的 9.2 条执行	√	√	C
26	车轮静负荷试验	按 GB 3565—2005 的 9.3 条执行	√	√	
27	车轮夹持力	按 GB 3565—2005 的 9.4 条执行	√	√	
28	快卸轴机构	按 GB 3565—2005 的 9.5 条执行	√	√	B
29	轮辋、外胎和内胎	按 GB 3565—2005 的 10 条执行	√	√	C
30	脚蹬的脚踩面	按 GB 3565—2005 的 11.1 条执行	√	√	C
31	脚蹬间隙	按 GB 3565—2005 的 11.2 条执行	√	√	B

表 A.1(续)

序号	检验项目	检验技术要求	检验方式		
			型式试验		抽样检验
			新产品鉴定试验	周期检验	不合格分类
32	驱动系统静负荷试验	按 GB 3565—2005 的 11.3 条执行	√	√	
33	脚蹬曲柄动态耐久性试验	按 GB 3565—2005 的 11.4 条执行	√		
34	曲柄组合件疲劳试验	按 GB 3565—2005 的 11.5 条执行	√		
35	鞍座限制尺寸	按 GB 3565—2005 的 12.1 条执行	√	√	C
36	鞍管安全标记	按 GB 3565—2005 的 12.2 条执行	√	√	B
37	鞍座和鞍管静负荷试验	按 GB 3565—2005 的 12.3 和 12.4 条执行	√	√	
38	鞍座强度	按 GB 3565—2005 的 12.5 条执行	√	√	
39	鞍管的疲劳试验	按 GB 3565—2005 的 12.6 条执行	√		
40	链条灵活性	按 GB 3565—2005 的 13 条执行	√	√	C
41	链条拉断力	按 QB/T 1716—1993 的 4.2 条执行	√	√	
42	链罩	按 GB 3565—2005 的 14 条执行	√	√	B
43	辐条挡盘	按 GB 3565—2005 的 15 条执行	√	√	B
44	照明	按 GB 3565—2005 的 16 条执行	√	√	C
45	反射器的光学性能	按 QB/T 2191—1995 的 5.3 条执行	√		
46	反射器的安装要求	按 GB 3565—2005 的 17 条执行	√	√	B
47	鸣号装置	按 GB 3565—2005 的 18 条执行	√	√	B
48	说明书	按 GB 3565—2005 的 19 条执行	√	√	C
49	标记(车身号)	按 GB 3565—2005 的 20 条执行	√	√	C
50	道路试验	按 GB 3565—2005 的 21 条执行	√	√	
51	包装	按 QB/T 1251.1 条执行	√		B
总计			51	45	25

注 1:"√",表示该类检验方式选择对应的检验项目,空白表示不进行该项目的检验。

注 2:在"抽样检验"一栏中,标有"A"、"B"、"C"的,表示需要进行该项目检验,空白表示不进行该项目检验。

表 A.2 公路自行车检验方法

序号	检验项目	检验方法
1	锐边	用手触摸样车前后泥板两端、链罩及叉肩盖边缘等不能有锐利的快口。 衣架、车闸弹簧尾端等不能有剪切产生的锐利毛刺,钢绳尾端不应散股。
2	突出物	用突出物测试圆柱棒,在样车的前叉、车架两侧做紧贴滑动,凡能与圆棒中间 75 mm 部分触及之处均应进行突出物判断。 检查车架上管上,在鞍座和鞍座前 300 mm 之间是否有突出物,检查前后轴辊,曲柄销钉,钳形闸穿心螺钉的外露部分长度。
3	制动系统	检查是否有制动系统分装于前后轮;操作各车闸,检查其灵活性。
4	闸把位置	手握闸把做刹车状,观察是否右闸把制动前闸、左闸把制动后闸。
5	握闸尺寸	按照 GB 3565—2005 的 5.2.2 条执行。

表 A.2(续)

序号	检验项目	检验方法
6	车闸部件的安装	按照 GB 3565—2005 的 5.2.3 条执行。
7	闸皮组装	检查闸皮是否牢靠地安装在背板或闸盒上。 进行闸皮试验:在平整的水泥地面上画一条直线,并截取 75 mm 线段,做好标记,调整车闸紧固部件及制动系统使闸皮制刹面与轮辋间距不大于 2 mm,在距闸把尾端 25 mm 处安装限位器,确保在试验过程中一直保持 180 N 握闸力。 鞍座上骑坐体重为 70 kg 的骑行者或放置等同重量的重物,使自行车和骑行者的组合质量为 100 kg(1±1%),将负重状态的样车垂直于地面,在标记处分别向前、后推动五次,每次推动距离不小于 75 mm,检查闸皮组合件是否损坏。 若闸皮组合件没有损坏,继续项目 10 制动系统强度和项目 11 制动性能检测。
8	车闸的调整	检查车闸各部件能否有效地操纵,调整至有效操纵部位时,检查闸皮除受闸表面外是否与其他零件相碰。 装杆闸的自行车转动把横管 60°时闸皮与轮辋是否相碰。 将把横管回复到正中位置时,检查闸杆是否弯曲和扭转。
9	脚闸	按照 GB 3565—2005 的 5.3 条执行。
10	手闸强度	按照 GB 3565—2005 的 23.1 条执行。
	脚闸强度	按照 GB 3565—2005 的 23.2 条执行。
11	制动性能	按照 GB 3565—2005 的 24 条执行。
12	把横管	用卷尺测量把横管总宽度。 按最小插入深度紧固车把,将鞍座面平行地面且处于最低安装位置,用直尺量出车把上端面及鞍座面与地面间的垂直距离,两值之差即为车把鞍座面间的距离。
13	把套拉脱力	按照 GB 3565—2005 的 6.1 条执行。
14	把立管安全标记	检查把立管是否有明显的不损伤其强度的永久性插入标记。 用游标卡尺测量插入深度标记至把立管末端及至切槽底部尺寸,测量把立管半径。
15	把立管的把芯丝杆	按照 GB 3565—2005 的 6.3 条执行。
16	车把稳定性	在平整的水泥地面上画一条直线和与之相交为 60°的直线,样车沿中心直线垂直于地面,前轮和地面接触点和三条直线的交点重合,在左右两侧各不小于 60°范围内转动车把,使前轮分别和左右两条直线重合。
17	车把强度(把立管力矩)	按照 GB 3565—2005 的 26.1.1 条执行。
	(把立管静负荷)	按照 GB 3565—2005 的 26.1.2 条执行。
	(把横管和把立管的力矩)	按照 GB 3565—2005 的 26.2 条执行。
	(把立管和前叉立管的力矩)	按照 GB 3565—2005 的 26.3 条执行。
18	把横管和把立管组合件的疲劳试验	按照 GB 3565—2005 的 26.4 条执行。
19	车架/前叉组合件落重试验	按照 GB 3565—2005 的 27.1 条执行。
20	车架/前叉组合件落下试验	按照 GB 3565—2005 的 27.2 条执行。
21	前叉定位位置	样车倒置于地面,松开前轴两端螺母,使前轴与前叉腿槽口顶部充分就位,检查前轮是否在前叉中央。

表 A.2(续)

序号	检验项目	检验方法
22	前叉疲劳试验	按照 GB 3565—2005 的 27.3 条执行。
23	径向圆跳动公差	按照 GB 3565—2005 的 9.1.1 条执行。
24	轴向圆跳动公差	按照 GB 3565—2005 的 9.1.2 条执行。
25	车轮间隙	用 2 mm 塞尺分别测量前轮与前叉,后轮与车架平、立叉之间的间隙。
26	车轮静负荷	按照 GB 3565—2005 的 9.3 条执行。
27	车轮夹持力	按照 GB 3565—2005 的 9.4 条执行。
28	快卸轴机构	快卸轴机构应该是可调的,将板杆扳到锁紧位置时,机构应在前后叉接片上。 观察快卸机构的外形和标记是否能清楚表明机构是处于松脱还是夹紧位置。 如果是用板杆调节的,先将快卸轴机构松脱,在板杆末端借助推拉力计往锁紧方向施加一个力,使板杆紧紧咬压在前后叉接片上。记录这一力值。 将快卸轴机构锁紧,在板杆末端借助推拉力计往松动方向施加一个力,使快卸轴机构完全松脱,并记录力值。 调整测力计在板杆的末端往锁紧方向匀速加力至 250 N,保持 15 s,检查快卸轴是否出现断裂或永久变形等情况。
29	轮辋、内胎与外胎	观察外胎侧面是否有清晰可见的工厂推荐最大充气压力标值。将前、后轮胎按最大推荐压力 110%充气,经 5 min 后观察外胎是否仍能完整地包含在轮辋上。
30	脚蹬脚踩面	检查左、右脚蹬的脚踩面,安装是否可靠,相对于脚蹬部件是否有移动或转动现象;判断脚蹬设计时是否考虑到用足尖套或鞋子夹持装置,若是,检查足尖套或鞋子夹持装置是否安装牢固。 未采用足尖套的脚蹬,上下是否都有脚踩面;若只有一个脚蹬面时,检查能否自动地翻转在骑行者脚下。
31	脚蹬间隙(地面)	在水平地面画一条直线,将样车垂直于地面放置在直线上。 在样车的一侧,正对中轴轴心部位放置 25°专用角度块。 将脚蹬脚踩面与地面平行,处于最低位置,检查是否与专用角度块相碰。 装有避震弹簧的样车,测量时在鞍座上施加 85 kg 的负荷使弹簧处于压缩状态。
	脚蹬间隙(足趾)	样车直立地面分别使曲柄脚蹬水平前置。 用钢直尺分别测量从两脚蹬中心线的中点到前轮胎或前泥板旋转弧线的最近距离。 自行车的前叉设计得可装泥板的,其足趾间隙应以装上泥板后的情况进行测量。
32	驱动系统静负荷试验	按照 GB 3565—2005 的 29.1 条执行。
33	脚蹬曲柄动态耐久性试验	按照 GB 3565—2005 的 29.2 条执行。
34	曲柄组合件疲劳试验	按照 GB 3565—2005 的 29.3 条执行。
35	鞍座限制尺寸	确定鞍管轴线与鞍座面的交点,做出标记。 用钢直尺自标记处测量座架及其他鞍座附件高出鞍面的高度。
36	鞍管安全标记	检查鞍管是否有明显的、不损伤强度的永久性插入深度标记。 用游标卡尺测量从鞍管底部至标记间的长度及鞍管直径。
37	鞍座和鞍管静负荷试验	按照 GB 3565—2005 的 30.1 条执行。
38	鞍座强度	按照 GB 3565—2005 的 30.2 条执行。
39	鞍管的疲劳试验	按照 GB 3565—2005 的 30.3 条执行。

表 A.2(续)

序号	检验项目	检验方法
40	链条灵活性	调整驱动系统，使中轴档及后轮轴档、链条等松紧适宜，曲柄安装牢固。 将样车后轮固定在专用支承架上，以大约 30 r/min 的速度，正转曲柄六周，检查是否运转灵活。 变速车在各级速比分别检测。
41	链条拉断力	按照 QB/T 1716—1993 的 5.2 条执行。
42	链罩	检查自行车是否装有防护链罩；用钢直尺测量防护链罩是否至少从链条和链轮的啮合点之前 25 mm 处装起。 用钢直尺测量变速车盘式护链罩外径和链轮齿顶圆直径。 脚蹬上装有固定的脚夹持装置的，应有前拨链导板和防护装置的组合件：检查该组合件是否遮住链条和外链轮的上啮合部分的外侧面，其范围是否符合要求。
43	辐条挡盘	检查自行车是否装有多速飞轮；若有则检查是否装有辐条挡盘，能否避免链条拨链或损坏时阻碍车轮的转动。
44	照明系统	标准对于装前灯、后灯或全套照明系统不作强制性规定。如果安装的话，则应符合我国公安部的有关法规。
45	反射器光学性能	按照 QB/T 2191—1995 的 6.1 条执行。
46	反射器安装要求	取样车，检查反射器的颜色是否符合要求：前白色(透明)，后红色，侧黄色或白色(透明)，脚蹬反射器为黄色。
47	鸣号装置	取样车，检查是否装有车铃或其他(适用的)鸣号装置。
48	说明书	检查自行车是否有说明书，说明书的内容是否与样车相符，是否包含技术要求规定的各项内容，判断这些内容应能否确保在使用过程中的安全。
49	标记	按要求分别检查是否有明显耐久标记。
50	道路试验	按照 GB 3565—2005 的第 31 章执行。
51	包装	1. 材料试验：纸箱预处理需在温度 20℃±2℃，相对湿度 60%～70%的室内放置 24 h，然后移入温度 38℃±2℃，相对湿度 80%～90%的室内放置 24 h 后进行测试。 2. 包装箱强度试验：堆码试验按 GB/T 4857.3 进行，在包装箱上施加相当于毛重 10 倍的负荷，经 24 h 卸荷，包装箱不得有破损及棱部开裂现象。垂直冲击跌落试验按 GB/T 4857.5 进行，40 kg 以下包装纸箱升起 800 mm，90 kg 以下纸箱及木箱升起 500 mm 高度自由跌落，应无明显破损及开裂现象(箱内零件不得漏出)。
注：此表对抽样检验项目的检验方法进行了具体表述，其他项目采用索引的方式。		

表 A.3 公路自行车抽样检验技术要求

序号	抽样检验项目	技术要求	对应标准条款
1	锐边	在正常的骑行、搬运和维修时，凡骑行者的手、腿等可能触及之处，都不应有外露的锐边。	GB 3565—2005 的 4.1 条
2	突出物	1. 经组装后，凡长度大于 8 mm 的刚性外露突出物，其尾端均应倒圆，倒圆半径不应小于 6.3 mm，这类突出物的大端尺寸应大于 12.7 mm，小端尺寸应大于 3.2 mm。 2. 自行车车架的上管上面，自鞍座至鞍座前 300 mm 处不应有任何突出物，但直径不大于 6.4 mm 的控制钢绳套管和由厚度不大于 4.8 mm 的材料制作的套管夹则允许附在上管上。 3. 自行车车架上允许附有起保护作用的泡沫塑料缓冲垫，但将它除去之后仍应符合有关突出物的要求。螺钉的外露突出部分，应限制在螺母旋紧之后小于螺钉的大径尺寸。	GB 3565—2005 的 4.2 条

表 A.3(续)

序号	抽样检验项目	技术要求	对应标准条款
3	制动系统	每辆自行车应装有两个制动系统,一个制动前轮,一个制动后轮。制动系统应操纵灵活,并能满足制动性能的要求。	GB 3565—2005 的 5.1 条
7	闸皮组装	闸皮应牢固地安装在背板或闸盒上,将自行车按实际使用状态(鞍座负重,握闸制动)向前向后推动五次,每次不小于 75 mm,闸皮组合件不应损坏。在做完试验以后,制动系统应能满足强度试验和制动性能的要求。	GB 3565—2005 的 5.2.4 条
8	车闸的调整	车闸应能调整到有效的操纵位置,除了受闸表面外不能与其他面相碰。安装杆闸的自行车,当车把转角定在 60°时,闸皮不能与车轮的轮辋相碰;在车把回复到正中位置时,闸杆应该既无弯曲,也无扭转。	GB 3565—2005 的 5.2.5 条
12	把横管	把横管的总宽度应在 350 mm～700 mm 之间,按制造厂的说明书安装时,处于最高位置时的把套上端面与处于最低位置时的鞍座面之间的垂直距离不应大于 400 mm。	GB 3565—2005 的 6.1 条
14	把立管安全标记	把立管上应有一个永久性标记,清楚地表示把立管插入前叉立管的最少深度,或者用一个可靠的永久性装置来保证其最少插入深度。插入标记或插入深度从把立管末端量起不应小于管径的 2.5 倍,且在标记下面至少应有一个管径长度的管子材料没有切槽。插入标记不应损伤把立管的强度。	GB 3565—2005 的 6.2 条
16	车把的稳定性	1. 车把经正确调整后,应在正前方位置的左右两侧各不小于 60°的范围内转向灵活,轴承处不应出现紧点,僵呆或松弛现象。 2. 当骑行者坐在鞍座上,双手握住车把把套,并使鞍座和骑行者尽量往后靠时,自行车和骑行者的总重量至少应有 25% 压在前轮上。	GB 3565—2005 的 6.4 条
21	前叉定位装置	前叉安装前轴处的槽口或其他的前轴定位装置,应是:当前轴或轴挡紧贴在槽口的顶部时,前轮应位于前叉的中央。	GB 3565—2005 的 8.1 条
25	车轮间隙	车轮部件经装车校正后,其轮胎对于车架和前叉上之任何附件之间的间隙不应小于 2 mm。	GB 3565—2005 的 9.2 条
28	快卸轴机构	快卸轴机构应该可调,其外形和标记能清楚表明机构处于松脱还是夹紧位置,将扳杆扳到锁紧位置时,机构应在前后叉片上。	GB 3565—2005 的 9.5 条
29	轮辋、外胎和内胎	1. 制造厂推荐的最大充气压力应标铸在外胎的侧面,使外胎装上车轮后易于被看到。 2. 外胎和内胎应与轮辋相匹配。将轮胎充气到最大充气压力的 110%,经过 5 min 后,外胎仍应完整地包合在轮辋上。	GB 3565—2005 的第 10 章
30	脚蹬的脚踩面	脚蹬的脚踩面应安装牢靠,在脚蹬部件中应无转动或移动。 对不用足尖套的脚蹬和可选用足尖套的脚蹬,都应: a) 在脚蹬的上表面和下表面都有脚踩面; b) 有一个认定的脚踩面,能自动地翻转在骑行者的脚下。 专用于足尖套或鞋子夹持装置设计的脚蹬,则应安装固定的足尖套或鞋子夹持装置。	GB 3565—2005 的 11.1 条

表 A.3(续)

序号	抽样检验项目	技术要求	对应标准条款
31	脚蹬间隙	1. 地面距离：自行车在无负载状况下，将一只脚蹬处于其最低位置且使脚踩面与地面平行，如果只有一个脚踩面的话，该脚踩面要朝上，自行车应能由垂直位置向一侧倾斜25°而脚蹬上的任何零部件不触及地面。装有避震弹簧的自行车，在检测时应使避震弹簧处于压缩状态，就好象有一个体重85 kg的骑行者坐在上面一样。 2. 足趾间隙：不装有脚固定装置(如：足尖套)的自行车，其脚蹬到前轮胎或前泥板(在它们转到任意角度时)之间的间隙不应小于89 mm。其测量方法是从任意一脚蹬的中心线向前平行于自行车的纵轴线，量到前轮胎或前泥板扫出的弧线的最短距离。 自行车的前叉设计得可装前泥板的，其足趾间隙应以装上适配的前泥板后再行测量。	GB 3565—2005 的11.2条
35	鞍座限制尺寸	鞍座、鞍座支架或鞍座其他附件的任何部分，从鞍座面与鞍管轴线的交点量起，都不应高于鞍座面125 mm。	GB 3565—2005 的12.1条
36	鞍管安全标记	鞍管上应有一个永久性的标记，它清楚地表示鞍管插入车架的最少深度。该标记从鞍管的(全直径处)底部量起不应低于鞍管直径的2倍高度，且标记不应损伤鞍管的强度。	GB 3565—2005 的12.2条
40	链条灵活性	作动力传递用之链条，应在链轮和飞轮上运转灵活。	GB 3565—2005 的第13章
42	链罩	自行车应装有下列之一种防护装置： a) 盘链罩：外径比链轮齿顶圆直径大10 mm以上； b) 防护装置：至少从链条和链轮的啮合点之前25 mm处遮起； c) 对脚蹬上装有固定的足夹紧装置者，安装符合由前拨链导板和防护罩连成一体的防护装置，至少应罩住链条和外链轮的上啮合部分的外表面，从链齿刚进入链条两外片的一点沿链条向后至少25 mm处起。	GB 3565—2005 的第14章
43	辐条挡盘	装有后变速飞片的自行车，应装一个辐条挡盘，借以避免由于链条被不适当的拨链或损坏导致链条阻碍车轮的旋转或使突然停车。	GB 3565—2005 的第15章
44	照明	1. 本部分对装前灯、后灯或全套照明系统不作强制性规定。如果安装的话，则应符合我国公安部的有关法规。 2. 安装电线时，应避免与运动部件或锐边相碰，以防磨破。电线的所有接头在任意方向上都应能承受10 N的拉脱力。	GB 3565—2005 的第16章
46	反射器安装要求	1. 前反射器：应该装有，且为白色(透明)，广角型。 2. 后反射器：应该装有，且为红色，如果不装后灯，应是广角型。 3. 侧反射器：应该装有，且为黄色或白色(透明)，应为同一颜色。 4. 脚蹬反射器：每只脚蹬前、后面都应装有，且为黄色。	GB 3565—2005 的第17章

表 A.3(续)

序号	抽样检验项目	技术要求	对应标准条款
47	鸣号装置	自行车应装有车铃或其他适用的鸣号装置,并应符合QB/T 1723—1993的要求。	GB 3565—2005 的第 18 章
48	说明书	内容应包括:骑行前的准备;推荐旋紧力矩;讲述各相应部件的装配和调整、维护、润滑及维修、使用;骑车安全须知。	GB 3565—2005 的第 19 章
49	标记(车身号)	凡经检验符合本国际标准者,即可在每辆自行车上明显、耐久地标上: a) 国家标准编号,即 GB 3565—2005; b) 制造厂或销售商的名称或商标; c) 车架编号。	GB 3565—2005 的第 20 章
50	包装	包装方式、箱面标志符合合同要求,自行车各部件应放稳、卡紧装在包装箱内,各部件需做好必要的防护和内包装后,方可进行外包装。	QB/T 1251.1
注:此表所列的序号与表 A.1 和表 A.2 的序号一致,以便对应查找。			

附　录　B
（规范性附录）
自行车零件检验要求和检验方法

表 B.1　自行车零件检验项目、技术要求和不合格分类

零件序号	零件名称及参照标准	项目序号	检验项目	检验技术要求	检验方式		
					型式试验		抽样检验
					新产品鉴定试验	周期检验	不合格分类
1	车把 QB/T 1715—1993	1	把立管外径	5.1.1.1	√	√	C
		2	安全标记	5.2	√	√	B
		3	车把静负荷能力	5.3.1	√	√	
		4	把立管力矩试验	5.3.2	√	√	
		5	把立管静负荷能力	5.3.3	√	√	
		6	把横管和把立管力矩	5.3.4	√	√	
		7	把立管前叉立管力矩	5.3.5	√	√	
		8	车把振动试验	5.3.6	√	√	
		9	把芯丝杆断裂力矩	5.3.7	√	√	
		10	把套对把横管拉脱力	5.3.8	√	√	
		11	车把疲劳试验	GB 3565—2005 的 6.6 条	√	√	
		12	电镀件外观	5.4.1	√	√	C
		13	漆膜外观	5.5.1	√	√	C
		14	外观要求	5.6	√	√	C
2	链条 QB/T 1716—1993	1	拉断力	4.2	√	√	
		2	灵活性	4.3	√	√	C
		3	弯曲度	4.4	√	√	C
		4	零件硬度	4.5	√	√	
		5	外观质量	4.6	√	√	C
3	鞍座 QB/T 1717—1993	1	疲劳性能	4.1	√	√	
		2	固定性能	4.2	√	√	
		3	耐寒性能	4.3	√	√	
		4	立簧压缩性能	4.4	√	√	
		5	拉簧压缩性能	4.5	√	√	
		6	电镀件外观质量	4.6	√	√	C
		7	油漆质量	4.7	√	√	C
		8	鞍座外观质量	4.8	√	√	C

表 B.1(续)

零件序号	零件名称及参照标准	项目序号	检验项目	检验技术要求	检验方式		
					型式试验		抽样检验
					新产品鉴定试验	周期检验	不合格分类
4	普通前后闸 QB/T 1718—1993	1	制动系统灵敏性能	4.1	√	√	A
		2	制动性能	4.2	√	√	
		3	闸皮与闸盒组合强度	4.3	√	√	
		4	拉杆拉管拉断力	4.4	√	√	
		5	电镀件外观质量	4.5.1	√	√	C
		6	油漆质量	4.6.1	√	√	C
5	钳形闸 QB/T 1719—1993	1	制动系统灵敏性能	4.1	√	√	A
		2	制动系统强度	4.2	√	√	
		3	制动性能	4.3	√	√	
		4	闸皮与闸盒组合强度	4.4	√	√	
		5	钢绳与钢绳接头拉断力	4.5	√	√	
		6	钢绳与钢绳接头疲劳强度	4.6	√	√	
		7	电镀件外观质量	4.7.1	√	√	C
		8	油漆质量	4.8.1	√	√	C
6	涨闸 QB/T 1720—1993	1	制动性能	4.8.1	√	√	
		2	灵敏度	4.2	√	√	A
		3	耐磨性能	4.5	√	√	
		4	钢绳与钢绳接头疲劳强度	4.6	√	√	
		5	短拉杆、前、后拉管组合件拉断力	4.7	√	√	
		6	钢绳与钢绳接头拉断力	4.8	√	√	
		7	轴碗韧性	4.9	√	√	
		8	电镀件外观质量	4.10	√	√	C
		9	表面氧化处理外观	4.11	√	√	C
		10	其他外观	4.12	√	√	C
7	链罩 QB/T 1721—1993	1	外观	4.1	√	√	C
		2	链罩铆焊牢固性	4.2	√	√	
		3	漆膜外观	4.3.1	√	√	C
		4	镀铬件外观	4.4.3	√	√	C
8	泥板 QB/T 1722—1993	1	油漆泥板外观	4.1.1	√	√	C
		2	不锈钢泥板外观	4.1.2	√	√	C
9	车铃 QB/T 1723—1993	1	车铃外观	4.1	√	√	C
		2	声压级	4.5	√	√	
		3	耐久性	4.6	√	√	

表 B.1(续)

<table>
<tr><th rowspan="3">零件序号</th><th rowspan="3">零件名称及参照标准</th><th rowspan="3">项目序号</th><th rowspan="3">检验项目</th><th rowspan="3">检验技术要求</th><th colspan="3">检验方式</th></tr>
<tr><th colspan="2">型式试验</th><th>抽样检验</th></tr>
<tr><th>新产品鉴定试验</th><th>周期检验</th><th>不合格分类</th></tr>
<tr><td rowspan="3">10</td><td rowspan="3">保险叉
QB 1724—1993</td><td>1</td><td>强度</td><td>4.2</td><td>√</td><td>√</td><td></td></tr>
<tr><td>2</td><td>电镀外观</td><td>4.3</td><td>√</td><td>√</td><td>C</td></tr>
<tr><td>3</td><td>油漆外观</td><td>4.4</td><td>√</td><td>√</td><td>C</td></tr>
<tr><td rowspan="3">11</td><td rowspan="3">轮辋
QB 1802—1993</td><td>1</td><td>轮辋外观</td><td>5.2</td><td>√</td><td>√</td><td>C</td></tr>
<tr><td>2</td><td>轮辋电镀件外观</td><td>5.3</td><td>√</td><td>√</td><td>C</td></tr>
<tr><td>3</td><td>强度</td><td>5.5</td><td>√</td><td>√</td><td></td></tr>
<tr><td rowspan="7">12</td><td rowspan="7">车架
QB 1880—1993</td><td>1</td><td>鞍管安全标记</td><td>5.2</td><td>√</td><td>√</td><td>B</td></tr>
<tr><td>2</td><td>平立叉侧向静载荷</td><td>5.4.1</td><td>√</td><td>√</td><td></td></tr>
<tr><td>3</td><td>车架振动</td><td>5.4.2</td><td>√</td><td>√</td><td></td></tr>
<tr><td>4</td><td>车架落重冲击强度</td><td>5.4.3</td><td>√</td><td>√</td><td></td></tr>
<tr><td>5</td><td>鞍管的夹紧强度</td><td>5.4.4</td><td>√</td><td>√</td><td></td></tr>
<tr><td>6</td><td>漆膜外观</td><td>5.5.1</td><td>√</td><td>√</td><td>C</td></tr>
<tr><td>7</td><td>外观</td><td>5.7</td><td>√</td><td>√</td><td>C</td></tr>
<tr><td rowspan="8">13</td><td rowspan="8">前叉
QB 1881—1993</td><td>1</td><td>前叉能量吸收</td><td>4.2.1</td><td>√</td><td>√</td><td></td></tr>
<tr><td>2</td><td>前叉振动</td><td>4.2.2</td><td>√</td><td>√</td><td></td></tr>
<tr><td>3</td><td>车架/前叉组合件落重</td><td>4.2.3</td><td>√</td><td>√</td><td></td></tr>
<tr><td>4</td><td>车架/前叉组合件落下</td><td>4.2.4</td><td>√</td><td>√</td><td></td></tr>
<tr><td>5</td><td>前叉疲劳</td><td>GB 3565—2005 的 8.2 条</td><td>√</td><td>√</td><td></td></tr>
<tr><td>6</td><td>漆膜外观</td><td>4.3.1</td><td>√</td><td>√</td><td>C</td></tr>
<tr><td>7</td><td>电镀外观</td><td>4.4.1</td><td>√</td><td>√</td><td>C</td></tr>
<tr><td>8</td><td>其他外观要求</td><td>4.5</td><td>√</td><td>√</td><td>C</td></tr>
<tr><td rowspan="4">14</td><td rowspan="4">前叉合件
QB/T 1882—1993</td><td>1</td><td>电镀件质量</td><td>4.7</td><td>√</td><td>√</td><td>C</td></tr>
<tr><td>2</td><td>表面氧化处理件外观</td><td>4.8</td><td>√</td><td>√</td><td>C</td></tr>
<tr><td>3</td><td>硬度</td><td>4.9</td><td>√</td><td>√</td><td></td></tr>
<tr><td>4</td><td>韧性试验</td><td>4.10</td><td>√</td><td>√</td><td></td></tr>
<tr><td rowspan="7">15</td><td rowspan="7">普通前轴和后轴
QB/T 1883—1993</td><td>1</td><td>前轴灵敏度</td><td>4.1</td><td>√</td><td>√</td><td></td></tr>
<tr><td>2</td><td>后轴灵敏度</td><td>4.2</td><td>√</td><td>√</td><td></td></tr>
<tr><td>3</td><td>前轴耐磨性能</td><td>4.5</td><td>√</td><td>√</td><td></td></tr>
<tr><td>4</td><td>后轴耐磨性能</td><td>4.6</td><td>√</td><td>√</td><td></td></tr>
<tr><td>5</td><td>热处理件韧性</td><td>4.7</td><td>√</td><td>√</td><td></td></tr>
<tr><td>6</td><td>电镀件外观质量</td><td>4.8</td><td>√</td><td>√</td><td>C</td></tr>
<tr><td>7</td><td>表面氧化处理件外观</td><td>4.9</td><td>√</td><td>√</td><td>C</td></tr>
</table>

表 B.1(续)

零件序号	零件名称及参照标准	项目序号	检验项目	检验技术要求	检验方式		
					型式试验		抽样检验
					新产品鉴定试验	周期检验	不合格分类
16	中轴 QB/T 1884—1993	1	中轴灵敏度	4.2	√	√	
		2	中轴棍强度	4.6	√	√	
		3	中轴棍、挡、碗耐磨	4.7	√	√	
		4	中轴碗韧性试验	4.8	√	√	
		5	电镀件外观质量	4.9	√	√	C
		6	表面氧化处理件外观	4.10	√	√	C
17	链轮和曲柄 QB/T 1885—1993	1	链轮、曲柄和曲柄销强度	4.4	√	√	
		2	曲柄组合件的疲劳试验	GB 3565—2005 的 11.5 条	√	√	
		3	电镀件外观质量	4.6	√	√	C
18	脚蹬 QB/T 1886—1993	1	灵活性	5.1.1	√	√	B
		2	脚蹬静负荷	5.2.1	√	√	
		3	动态性能	5.2.2	√	√	
		4	脚蹬轴冲击强度	5.2.3	√	√	
		5	外观	5.3	√	√	C
19	飞轮 QB/T 1887—1993	1	灵活性	4.1	√	√	B
		2	单级飞轮硬度要求	4.3.1	√	√	
		3	多级飞轮硬度要求	4.3.2	√	√	
		4	飞轮强度	4.4	√	√	
		5	丝挡与芯子旋紧力矩	4.5	√	√	
		6	飞轮链齿与链条的配合	4.7	√	√	B
		7	外观	4.9	√	√	C
20	辐条和条母 QB/T 1888—1993	1	破坏拉力	4.2	√	√	
		2	辐条反复弯曲次数	4.3	√	√	
		3	互换性	4.5	√	√	
		4	配合性	4.6	√	√	C
		5	外观质量	4.7	√	√	C
21	前触闸 QB/T 1889—1993	1	制动系统灵敏性	4.1	√	√	A
		2	制动系统强度	4.2	√	√	
		3	静制动性能	4.3	√	√	
		4	闸皮组合强度	4.4	√	√	
		5	电镀件外观质量	4.5	√	√	C

表 B.1(续)

零件序号	零件名称及参照标准	项目序号	检验项目	检验技术要求	检验方式		
					型式试验		抽样检验
					新产品鉴定试验	周期检验	不合格分类
22	脚闸 QB/T 1890—1993	1	灵敏度试验	6.1	√	√	A
		2	制动角度和释放性能	6.3	√	√	
		3	直线性试验	6.4	√	√	
		4	制动性能试验	6.5	√	√	
		5	耐磨试验	6.6	√	√	
		6	驱动系统强度试验	6.7	√	√	
		7	制动系统强度试验	6.8	√	√	
		8	电镀件外观质量	6.9	√	√	C
		9	氧化处理件外观质量	6.10	√	√	C
23	抱闸 QB/T 1891—1993	1	制动系统灵敏性试验	4.1	√	√	A
		2	制动性能	4.2	√	√	
		3	制动系统传递机构零件的拉断力	4.5	√	√	
		4	制动系统传递机构锁紧性能	4.6	√	√	
		5	线式抱闸钢绳接头组合件疲劳试验	4.7	√	√	
		6	闸带强度	4.8	√	√	
		7	电镀件外观质量	4.9.1	√	√	C
		8	油漆件外观	4.10.1	√	√	C
24	衣架 QB 1892—1993	1	外观	4.1	√	√	C
		2	衣架夹紧力	4.2	√	√	
		3	衣架静负荷能力	4.4	√	√	
25	支架 QB/T 1893—1993	1	外观	4.1	√	√	C
		2	支架锁紧力	4.2	√	√	
		3	单支架、中支架、侧支架强度	4.3	√	√	
		4	双支架静负荷能力	4.4	√	√	
		5	支架撑杆灵活性灵活性	4.5	√	√	B
26	钢球 QB/T 1894—1993	1	钢球的硬度	5.3	√	√	
		2	钢球的压碎负荷	5.4	√	√	
		3	外观	5.5	√	√	C

表 B.1(续)

零件序号	零件名称及参照标准	项目序号	检验项目	检验技术要求	检验方式		
					型式试验		抽样检验
					新产品鉴定试验	周期检验	不合格分类
27	拨链器 QB/T 1895—1995	1	结构要求	5.1	√	√	B
		2	钢绳与钢绳接头拉断力	5.4	√	√	
		3	钢绳与钢绳套受力时的伸长量	5.5	√	√	
		4	疲劳强度	5.7	√	√	
		5	外观要求	5.10	√	√	C
28	飞轮后轴 QB/T 2177—1995	1	花盘与轴管间的结合强度	5.1.1	√	√	
		2	飞轮强度	5.1.2	√	√	
		3	硬度	5.2	√	√	
		4	灵活性	5.3	√	√	
		5	灵敏度	5.4	√	√	
		6	耐磨性能	5.8	√	√	
		7	轴碗韧性	5.9	√	√	
		8	外观	5.12	√	√	C
29	内变速后轴 QB/T 2178—1995	1	换挡正确性	4.1	√	√	
		2	转动灵活性	4.2	√	√	B
		3	灵敏度	4.3	√	√	B
		4	耐磨性能	4.5	√	√	
		5	钢绳与钢绳接头拉脱力	4.6	√	√	
		6	强度	4.7	√	√	
		7	轴壳和左棘轮组合强度	4.8	√	√	
		8	硬度	4.9	√	√	
		9	外观质量	4.12	√	√	C
30	快卸前轴和后轴 QB/T 2179—1995	1	松紧标记	4.1	√	√	C
		2	前轴灵敏度	4.2	√	√	
		3	后轴灵敏度	4.3	√	√	
		4	前轴耐磨性能	4.6	√	√	
		5	后轴耐磨性能	4.7	√	√	
		6	热处理件韧性	4.8	√	√	
		7	电镀件外观质量	4.9.1	√	√	C
		8	氧化处理件外观质量	4.10.1	√	√	C
		9	快卸前轴和后轴夹持力	4.11	√	√	
		10	快卸机构的强度	4.12	√	√	
		11	快卸机构的自锁力	4.13	√	√	B

表 B.1(续)

零件序号	零件名称及参照标准	项目序号	检验项目	检验技术要求	检验方式		
					型式试验		抽样检验
					新产品鉴定试验	周期检验	不合格分类
31	鞍管 QB/T 2180	1 *	安全标记	GB 3565—2005 的 12.2 条	√	√	B
		2 *	疲劳性能	GB 3565—2005 的 12.6 条(等同于 4.1)	√	√	
		3	强度性能	4.2	√	√	
		4	鞍杆与弯头组合强度	4.3	√	√	
		5 *	抗弯强度	4.4	√	√	
		6 *	表面氧化处理件质量	4.5	√	√	C
		7 *	外观质量	4.6	√	√	C
32	磨电灯 QB/T 2181—1995	1	磨电机输出电压特性	5.1	√	√	
		2	磨电机输出电压稳定性	5.2	√	√	
		3	磨电机连续运转性能	5.3	√	√	
		4	前灯的发光强度	5.4	√	√	
		5	抗冲击性能	5.5	√	√	
		6	抗振性能	5.6	√	√	
		7	耐温性能	5.7	√	√	
		8	抗湿性能	5.8	√	√	
		9	电镀件外观质量	5.9	√	√	C
		10	其他外观要求	5.10	√	√	C
33	随车打气筒 QB/T 2182—1995	1	打气筒工作气压	4.1	√	√	C
		2	连接部位密封性能	4.2	√	√	
		3	拉管弯曲强度	4.3	√	√	
		4	筒身与筒盖螺蚊连接强度	4.4	√	√	
		5	漆膜外观	4.5.1	√	√	C
		6	电镀外观	4.6.1	√	√	C
		7	其他外观要求	4.7	√	√	C
34	反射器 QB/T 2191—1995	1	结构要求	5.1	√	√	B
		2	外观要求	5.2	√	√	C
		3	光学要求	5.3	√	√	
		4	色度要求	5.4	√	√	
		5	耐热性能	5.5.1	√	√	
		6	耐冲击性能	5.5.2	√	√	
		7	抗湿(密封)性能	5.5.3	√	√	

表 B.1(续)

零件序号	零件名称及参照标准	项目序号	检验项目	检验技术要求	检验方式		
					型式试验		抽样检验
					新产品鉴定试验	周期检验	不合格分类
34	反射器 QB/T 2191—1995	8	安装牢固性	5.5.5	√	√	B
		9	耐寒性能	5.5.6	√	√	
		10	抗振性能	5.5.7	√	√	
		11	抗燃油性能	5.5.8	√	√	
		12	抗润滑油性能	5.5.9	√	√	

注 1：“√”，表示该类检验方式选择对应的检验项目，空白表示不进行该项目的检验。

注 2：在“抽样检验”一栏中，标有“A”、“B”、“C”的，表示需要进行该项目检验，空白表示不进行该项目检验。

注 3：在“鞍管”一栏中，组合鞍管进行全部项目检验，普通鞍管只对注“＊”的项目进行检验。

表 B.2 自行车零件检验方法

零件名称及参照标准	序号	检验项目	检验方法
1. 车把 QB/T 1715—1993	1	把立管外径	把立管外径为 ϕ22 mm±0.08 mm，用量程为 0 mm～125 mm 最小刻度为 0.02 mm 的游标卡尺测量把立管外径。
	2	安全标记	1. 检查把立管是否有一个永久性标记，或一个可靠的永久性装置来保证其最少插入深度。 2. 用量程为 0 mm～125 mm 最小刻度为 0.02 mm 的游标卡尺测量插入深度，插入深度应不小于管径的 2.5 倍，插入深度是指插入标记到把立管末端的距离。 3. 检查标记下面是否至少有一个管径长度的管子材料没有切槽。 4. 检查插入标记是否清楚，插入标记是否影响了把立管的强度。
	3	车把静负荷能力	按 QB/T 1715—1993 的 6.3.1 条。
	4	把立管力矩	按 QB/T 1715—1993 的 6.3.2 条。
	5	把立管静负荷能力	按 QB/T 1715—1993 的 6.3.3 条。
	6	把横管和把立管力矩	按 QB/T 1715—1993 的 6.3.4 条。
	7	把立管和前叉立管力矩	按 QB/T 1715—1993 的 6.3.5 条。
	8	车把振动试验	按 QB/T 1715—1993 的 6.3.6 条。
	9	把芯丝杆断裂力矩	按 QB/T 1715—1993 的 6.3.7 条。
	10	把套对把横管的拉脱力	按 QB/T 1715—1993 的 6.3.8 条。
	11	车把疲劳	应符合 GB 3565—2005 的 6.6 条的规定。
	12	电镀件外观	检查固定式车把的把身和闸把，组合式车把的把横管和把立管身电镀件是否符合表 B.4 中“镀铬一类件”的规定，其余电镀件是否符合“镀铬三类件”的规定。
	13	漆膜外观	检查漆膜外观质量是否符合表 B.5 中“一类件”的规定。
	14	外观要求	检查车把各外露部位是否有锐边及明显的划伤、碰伤、压痕等缺陷。 检查商标印戳和安全标记是否清晰完整。

表 B.2(续)

<table>
<tr><th>零件名称及
参照标准</th><th>序
号</th><th>检验项目</th><th colspan="5">检验方法</th></tr>
<tr><td rowspan="7">2. 链条
QB/T 1716—1993</td><td>1</td><td>拉断力</td><td colspan="5">按 QB/T 1716—1993 的 5.2 条。</td></tr>
<tr><td>2</td><td>灵活性</td><td colspan="5">将链条在链条灵活性检具上用手拉动,整根链条能否通过。</td></tr>
<tr><td rowspan="3">3</td><td rowspan="3">弯曲度</td><td colspan="5">将链条折起来,放在平板上,用钢直尺测量平板端面到外片的距离(H)。100 节链条的弯曲度如下:</td></tr>
<tr><td>链条代号</td><td colspan="2">1/2×1/8</td><td>1/2×3/32</td><td>5/8×3/16</td></tr>
<tr><td>弯曲度(H)</td><td>≤70</td><td>≥55</td><td>≥67</td><td>≤76</td></tr>
<tr><td>4</td><td>零件硬度</td><td colspan="5">按 QB/T 1716—1993 的 5.5 条。</td></tr>
<tr><td>5</td><td>外观质量</td><td colspan="5">检查者在距离链条试件 300 mm 处以 45 度的视角,检查链条是否有缺件,零件是否有缺少的材料,链片表面是否有碰伤、裂纹和锈蚀等现象。</td></tr>
<tr><td rowspan="8">3. 鞍座
QB/T 1717—1993</td><td>1</td><td>疲劳性能</td><td colspan="5">按 QB/T 1717—1993 的 5.1 条。</td></tr>
<tr><td>2</td><td>固定性能</td><td colspan="5">按 QB/T 1717—1993 的 5.2 条。</td></tr>
<tr><td>3</td><td>耐寒性能</td><td colspan="5">按 QB/T 1717—1993 的 5.3 条。</td></tr>
<tr><td>4</td><td>立簧压缩性能</td><td colspan="5">按 QB/T 1717—1993 的 5.4 条。</td></tr>
<tr><td>5</td><td>拉簧压缩性能</td><td colspan="5">按 QB/T 1717—1993 的 5.5 条。</td></tr>
<tr><td>6</td><td>电镀件外观质量</td><td colspan="5">检查鞍座是否符合表 B.4 中“镀铬三类件”的规定。</td></tr>
<tr><td>7</td><td>漆膜外观质量</td><td colspan="5">检查漆膜外观质量是否符合表 B.5 中“二类件”的规定。</td></tr>
<tr><td>8</td><td>鞍座外观质量</td><td colspan="5">1. 检查鞍座装配是否牢固,有无松动现象。
2. 检查鞍座外形是否有明显的歪斜现象。
3. 检查鞍面有无裂口、明显伤痕、皱裥及色差等缺陷。
4. 检查鞍面上的铆钉是否平整光滑。</td></tr>
<tr><td rowspan="6">4. 普通前后闸
QB/T 1718—1993</td><td>1</td><td>制动系统灵敏性能</td><td colspan="5">将前后闸装在样车上,调整到有效的操纵部位后,在离闸把末端 25 mm 处,垂直施加 44.5 N 的捏刹力后观察检查,重复 5 次。</td></tr>
<tr><td>2</td><td>制动性能</td><td colspan="5">按 QB/T 1718—1993 的 5.2 条。</td></tr>
<tr><td>3</td><td>闸皮与闸盒组合强度</td><td colspan="5">按 QB/T 1718—1993 的 5.3 条。</td></tr>
<tr><td>4</td><td>拉杆拉管组合件拉断力</td><td colspan="5">按 QB/T 1718—1993 的 5.4 条。</td></tr>
<tr><td>5</td><td>电镀件外观质量</td><td colspan="5">1. 镀铬件:前闸叉为二类件,其余为三类件。
2. 镀锌件:左右前闸板,左右后闸板,左右闸皮盒为一类件,其余为二类件。
3. 检查电镀件外观是否符合表 B.4 的规定。</td></tr>
<tr><td>6</td><td>油漆外观质量</td><td colspan="5">检查外观漆膜是否符合表 B.5 中“三类件”的规定。</td></tr>
<tr><td rowspan="4">5. 钳形闸
QB/T 1719—1993</td><td>1</td><td>制动系统灵敏性能</td><td colspan="5">将钳型闸装在样车上,调整到有效的操纵部位后,在离闸把末端 25 mm 处,垂直施加 44.5 N 的捏刹力后观察检查,重复 5 次。</td></tr>
<tr><td>2</td><td>制动系统强度</td><td colspan="5">按 QB/T 1719—1993 的 5.2 条。</td></tr>
<tr><td>3</td><td>制动性能</td><td colspan="5">按 QB/T 1719—1993 的 5.3 条。</td></tr>
<tr><td>4</td><td>闸皮与闸皮盒的组合强度</td><td colspan="5">按 QB/T 1719—1993 的 5.4 条。</td></tr>
</table>

表 B.2(续)

零件名称及参照标准	序号	检验项目	检验方法
5. 钳形闸 QB/T 1719—1993	5	钢绳与钢绳接头拉断力	按 QB/T 1719—1993 的 5.5 条。
	6	钢绳与钢绳接头疲劳强度	按 QB/T 1719—1993 的 5.6 条。
	7	电镀件外观	1. 镀铬件:前后闸把为一类件,左右闸叉、闸臂为二类件,其余为三类件。 2. 镀锌件:均为二类件。 3. 检查电镀件外观是否符合表 B.4 的规定。
	8	油漆外观质量	检查漆膜外观是否符合表 B.5 中“三类件”的规定。
6. 涨闸 QB/T 1720—1993	1	制动性能	1. 将支板、涨闸皮等零件拆除,把试件清洗擦干,然后进行组装。 2. 在窜动量调整架上,调整轴棍两端的窜动量使之在 0.08 mm~0.10 mm。 3. 安装到专用试验架上,在轴壳上装上标准摆锤,从水平位置自由下落,计算次数。
	2	灵敏度	按 QB/T 1720—1993 的 5.2 条。
	3	耐磨性能	按 QB/T 1720—1993 的 5.5 条。
	4	钢绳与钢绳接头疲劳强度	按 QB/T 1720—1993 的 5.6 条。
	5	拉杆拉管组合件拉断力	按 QB/T 1720—1993 的 5.7 条。
	6	钢绳与钢绳接头拉断力	按 QB/T 1720—1993 的 5.8 条。
	7	轴碗韧性	按 QB/T 1720—1993 的 5.9 条。
	8	电镀件外观质量	1. 镀铬件:前后闸把为一类件,前后轴壳为二类件,其余为三类件。 2. 镀锌件:均为二类件。 3. 检查电镀件外观是否符合表 B.4 的规定。
	9	表面氧化处理外观	用棉纱擦去表面的油污,用两个 40 W 的日光灯照明,目测检验,试件放在日光灯垂直向下 1 m 的地方,观察者在距离试件 60 cm,用 45°的视角观察试件,零件表面的氧化膜色泽是否基本均匀,是否有明显的花斑、锈斑或附看沉淀物。
	10	其他外观	检查试件的商标标记是否清晰完整,零件不得有残缺,产品表面是否有明显的裂纹和明显的碰伤。
7. 链罩 QB/T 1721—1993	1	链罩外观	目测检查链罩边缘不得有毛刺,锐边不得外露,表面应平整,形状端正,不得有裂纹及其他明显缺陷,正视面不得有明显的皱折现象。
	2	链罩铆焊牢固性	链罩铆焊部位应牢固,在铆焊部位施加 196 N 的力,经 30 s 后不得有脱落现象。
	3	漆膜外观	全链罩:检查漆膜外观是否符合表 B.5 中“一类件”的规定。 其他链罩:检查漆膜外观是否符合表 B.5 中“二类件”的规定。
	4	镀铬件外观	检查链罩是否符合表 B.4 中“镀铬二类件”的规定。

表 B.2(续)

零件名称及参照标准	序号	检验项目	检验方法
8. 泥板 QB/T 1722—1993	1	油漆泥板外观	1. 检查截面形状是否对称,外表面有无明显皱折和歪扭现象,表面有无锐边和毛刺。 2. 检查漆膜的色泽是否均匀,是否光滑平整,有无龟裂和漏漆的现象发生,正视面有无明显的流疤、集结的沙粒、皱皮、漏漆等缺陷。 3. 检查划线和贴花是否端正、清晰。
	2	不锈钢泥板外观	1. 检查截面形状是否对称,外表面不得有明显皱折和歪扭现象。 2. 检查泥板的锐边不得外露,泥板两边应该卷边或涂塑。
9. 车铃 QB/T 1723—1993	1	外观	检查铃盖镀铬层色泽是否均匀、光亮。是否有汽泡、剥离、烧黑、露底、露黄及明显的毛刺、花斑、针孔、麻点等缺陷。
	2	声压级	按 QB/T 1723—1993 的 5.5 条。
	3	耐久性试验	按 QB/T 1723—1993 的 5.6 条。
10. 保险叉 QB 1724—1993	1	弹簧强度试验	按 QB 1724—1993 的 5.2 条。
	2	电镀件外观质量	1. 镀铬件:检查是否符合表 B.4 中"镀铬二类件"的规定。 2. 镀锌件:检查是否符合表 B.4 中"镀锌一类件"的规定。
	3	漆膜外观	检查外观漆膜是否符合表 B.5 中"二类件"的规定。
11. 轮辋 QB 1802—1993	1	轮辋外观	检查轮辋轮廓是否平滑,与轮胎接触的部位不得有锐边和明显毛刺。
	2	轮辋电镀后外观	检查轮辋电镀后,是否符合表 B.4 中"一类件"的规定。
	3	轮辋强度	按 QB 1802—1993 的 6.8 条。
12. 车架 QB 1880—1993	1	鞍管安全标记	1. 检查鞍管是否有一个永久性的标记,用量程为 0 mm～125 mm 最小刻度为 0.02 mm 的游标卡尺测量插入深度,插入深度应不小于管径周长的二分之一,插入深度是指插入标记到鞍管末端的距离。 2. 检查插入标记是否清楚,插入标记是否影响了鞍管的强度。
	2	车架平、立叉侧向静载荷能力	按 QB 1880—1993 的 6.4.1 条。
	3	车架振动	按 QB 1880—1993 的 6.4.2 条。
	4	车架落重冲击强度	按 QB 1880—1993 的 6.4.3 条。
	5	鞍管的夹紧强度	按 QB 1880—1993 的 6.4.4 条。
	6	漆膜外观	检查漆膜外观是否符合表 B.5 中"一类件"的规定。
	7	外观	1. 检查车架各部位不得有锐边、毛刺。 2. 检查车架外表面不得有明显的划伤、碰伤、压痕等现象。 3. 检查车架的贴花是否表面平整,不得有明显的皱花、错花、大面积的坏花、歪花、气泡等现象。 4. 检查车架的商标安装是否牢固、端正。 5. 车架的硬印号码是否清晰。
13. 前叉 QB 1881—1993	1	前叉能量吸收	按 QB 1881—1993 的 5.2.1 条。
	2	前叉振动	按 QB 1881—1993 的 5.2.2 条。

表 B.2(续)

零件名称及参照标准	序号	检验项目	检验方法
13. 前叉 QB 1881—1993	3	车架/前叉组合件落重	按 QB 1881—1993 的 5.2.3 条。
	4	车架/前叉组合件落下	按 QB 1881—1993 的 5.2.4 条。
	5	漆膜外观	检查车架前面和上面 270°范围内,平、立叉的外侧面,外观漆膜是否符合表 B.5 中"一类件"的规定。
	6	电镀外观	其中前叉腿为一类件,前叉罩,前叉碗为二类件,其他为三类件。检查是否符合表 B.4 中的规定。
	7	其他外观要求	1. 检查前叉表面是否有明显的划伤、碰伤、压遍等缺陷。 2. 检查划线是否清楚,不得有明显的断线、歪线等缺陷。 3. 检查前叉贴花是否有明显的缺损、皱折等缺陷。
14. 前叉合件 QB/T 1882—1993	1	电镀件质量	1. 灯架、锁母为二类镀铬件,上碗、下碗、上挡为三类镀铬件。 2. 检查是否符合表 B.4 中的规定。
	2	表面氧化处理件外观	外观按照三类件的要求检查,用棉纱擦去表面的油污,用两个 40 W 的日光灯照明,目测检验,试件放在日光灯垂直向下 1 m 的地方,观察者在距离试件 60 cm,用 45°的视角观察试件,零件表面的氧化膜色泽是否基本均匀,是否有明显的花斑、锈斑或附着沉淀物。
	3	硬度	按 QB/T 1882—1993 的 5.9 条。
	4	韧性试验	按 QB/T 1882—1993 的 5.10 条。
15. 普通前轴和后轴 QB/T 1883—1993	1	前轴灵敏度	按 QB/T 1883—1993 的 5.1 条。
	2	后轴灵敏度	按 QB/T 1883—1993 的 5.2 条。
	3	前轴耐磨性能	按 QB/T 1883—1993 的 5.5 条。
	4	后轴耐磨性能	按 QB/T 1883—1993 的 5.6 条。
	5	热处理件韧性	按 QB/T 1883—1993 的 5.7 条。
	6	电镀件外观质量	检查是否符合表 B.4 中"镀铬二类件"的规定。
	7	表面氧化处理件外观	外观按照一类件的要求检查,用棉纱擦去表面的油污,用两个 40 W 的日光灯照明,目测检验,试件放在日光灯垂直向下 1 m 的地方,观察者在距离试件 60 cm,用 45°的视角观察试件,零件表面的氧化膜色泽是否基本均匀,是否有明显的花斑、锈斑或附着沉淀物。
16. 中轴 QB/T 1884—1993	1	中轴灵敏度	按 QB/T 1884—1993 的 5.2 条。
	2	中轴棍强度	按 QB/T 1884—1993 的 5.6 条。
	3	中轴棍、挡、碗耐磨试验	按 QB/T 1884—1993 的 5.7 条。
	4	中轴碗韧性试验	按 QB/T 1884—1993 的 5.8 条。
	5	电镀件外观质量	1. 中轴棍、碗、锁母为三类镀铬件;二类镀锌件。 2. 检查电镀件外观是否符合表 B.4 的规定。
	6	表面氧化处理件外观	外观按照一类件的要求检查,用棉纱擦去表面的油污,用两个 40 W 的日光灯照明,目测检验,试件放在日光灯垂直向下 1 m 的地方,观察者在距离试件 60 cm,用 45°的视角观察试件,零件表面的氧化膜色泽是否基本均匀,是否有明显的花斑、锈斑或附着沉淀物。

表 B.2(续)

零件名称及参照标准	序号	检验项目	检验方法
17. 链轮和曲柄 QB/T 1885—1993	1	链轮、曲柄和曲柄销强度	按 QB/T 1885—1993 的 5.4 条。
	2	电镀件外观质量	曲柄为一类镀铬件;链轮、链罩为二类镀铬件;曲柄销为三类镀铬件。检查是否符合表 B.4 中的规定。
18. 脚蹬 QB/T 1886—1993	1	灵活性	检查脚蹬各部位连接是否牢固,不得松动,回转部位应灵活无卡住现象。
	2	脚蹬静负荷	按 QB/T 1886—1993 的 6.2.1 条。
	3	动态性能	按 QB/T 1886—1993 的 6.2.2 条。
	4	脚蹬轴冲击强度	按 QB/T 1886—1993 的 6.2.3 条。
	5	外观	1. 检查脚蹬各部位不得有明显的锐角、毛刺和飞边等缺陷。 2. 如果有商标和图案的脚蹬,商标图案和文字是否清晰可辨。 3. 装有脚蹬反射器的脚蹬,反射器整体是否已经充分地凹进脚蹬边缘或者框架里。 4. 电镀件外观质量,镀铬为三类件,镀锌为二类件。检查是否符合表 B.4 中的规定。 5. 脚蹬表面氧化处理件按三类件的要求检查,用棉纱擦去表面的油污,用两个 40 W 的日光灯照明,目测检验,试件放在日光灯垂直向下 1 m 的地方,观察者在距离试件 60 cm,用 45°的视角观察试件,零件表面的氧化膜色泽是否基本均匀,是否有明显的花斑、锈斑或附着沉淀物。
19. 飞轮 QB/T 1887—1993	1	灵活性	用食指和中指支撑芯子内孔,单级飞轮以 60 r/min~90 r/min、多级飞轮以 90 r/min~120 r/min 的转速用手指转动飞轮外套或链轮,不应有卡住现象。
	2	单级飞轮硬度要求	按 QB/T 1887—1993 的 5.3 条。
	3	多级飞轮硬度要求	按 QB/T 1887—1993 的 5.3 条。
	4	飞轮强度	按 QB/T 1887—1993 的 5.4 条。
	5	丝挡与芯子旋紧力矩	按 QB/T 1887—1993 的 5.5 条。
	6	飞轮链齿与链条的配合	用节距为 12.7 mm 的自行车链条包络整个飞轮外套或链轮,是否啮和正确,不应有顶齿和卡住现象。
	7	外观	1. 检查各部位,不应有裂纹和明显的毛刺等缺陷。 2. 商标图案和文字是否清晰可见。
20. 辐条和条母 QB/T 1888—1993	1	破坏拉力	按 QB/T 1888—1993 的 5.2 条。
	2	辐条反复弯曲次数	按 QB/T 1888—1993 的 5.3 条。
	3	互换性	按 QB/T 1888—1993 的 5.4 条。
	4	配合性	任取辐条和条母各一件,用手旋使它们的螺纹互相配合,在不用任何工具的条件下,条母应旋于辐条的螺蚊上。

表 B.2(续)

零件名称及参照标准	序号	检验项目	检验方法
20. 辐条和条母 QB/T 1888—1993	5	外观质量	1. 检查镀铬件色泽至少要半光亮,是否有气泡、剥离、烧黑、露底、露黄等缺陷。 2. 检查镀锌件主要检查镀后如经钝化处理,表面色泽是否均匀,是否有起泡、明显的条纹、毛刺等缺陷,如果用彩色钝化处理的,检查表面色泽是否均匀,是否有起泡、毛刺等缺陷。 3. 不锈钢辐条表面不得有起泡、毛刺等缺陷。
21. 前触闸 QB/T 1889—1993	1	制动系统灵敏性	将前触闸装在样车上,调整到正常状态,在距闸把末端 25 mm 处,垂直施加 44.5 N 的捏刹力后,闸皮与轮胎相互接触,去除此力,闸簧应能使闸把迅速复位,重复 5 次观察检查。
	2	制动系统强度	按 GB 3565—2005 的 23.1 条。
	3	静制动性能	按 QB/T 1889—1993 的 5.3 条。
	4	闸皮组合强度	按 QB/T 1889—1993 的 5.4 条。
	5	电镀件外观质量	1. 镀铬件:闸把为一类件,其余为二类件。 2. 镀锌件:紧固件一类镀锌件。检查是否符合表 B.4 中的规定。
22. 脚闸 QB/T 1890—1993	1	灵敏度试验	1. 测试前拆除刹车涨套、鼓动机组合件、五柱碗、滚柱、左挡内防尘盖、链轮、防尘盖、左旋锁母,然后将剩余件重新装配。 2. 将脚闸固定在窜动量调整架上,调整轴棍两端的窜动量,使之在 0.08 mm~0.10 mm。 3. 安装到专用试验架上,在轴壳上装上标准摆锤,从水平位置自由下落,计算次数。
	2	制动角度和释放性能	按 QB/T 1890—1993 的 6.3 条。
	3	直线性试验	按 QB/T 1890—1993 的 6.4 条。
	4	制动性能试验	按 QB/T 1890—1993 的 6.5 条。
	5	耐磨试验	按 QB/T 1890—1993 的 6.6 条。
	6	驱动系统强度试验	按 QB/T 1890—1993 的 6.7 条。
	7	制动系统强度试验	按 QB/T 1890—1993 的 6.8 条。
	8	电镀件外观质量	1. 镀铬件,脚闸身为二类件,脚闸支板为三类件。 2. 检查是否符合表 B.4 中的规定。
	9	氧化处理件外观质量	用棉纱擦去表面的油污,用两个 40 W 的日光灯照明,目测检验,试件放在日光灯垂直向下 1 m 的地方,观察者在距离试件 60 cm,用 45°的视角观察试件,零件表面的氧化膜色泽是否基本均匀,是否有明显的花斑、锈斑或附着沉淀物。
23. 抱闸 QB/T 1891—1993	1	制动系统灵敏性试验	将抱闸装在样车上,调整到正常状态,在距闸把末端 25 mm 处,垂直施加 44.5 N 的握闸力后,闸皮与闸盘外圆相互接触,去除此力,闸带组合件迅速复位,重复试验五次,观察试验结果。
	2	制动性能	按 QB/T 1891—1993 的 5.2 条。
	3	制动系统传递机构零件的拉断力	按 QB/T 1891—1993 的 5.5 条。

表 B.2(续)

零件名称及参照标准	序号	检验项目	检验方法
23. 抱闸 QB/T 1891—1993	4	制动系统传递机构锁紧性能	按 QB/T 1891—1993 的 5.6 条。
	5	线式抱闸钢绳接头组合件疲劳试验	按 QB/T 1891—1993 的 5.7 条。
	6	闸带强度	按 QB/T 1891—1993 的 5.8 条。
	7	电镀件外观质量	1. 镀铬件:闸把为一类件,闸盒为二类件。 2. 镀锌件:均为二类件。 3. 检查是否符合表 B.4 中的规定。
	8	油漆件外观	检查漆膜外观质量是否符合表 B.5 中"二类件"的规定。
24. 衣架 QB 1892—1993	1	外观	1. 对各类衣架在检查前首先去除表面油污,油漆衣架正视面漆膜不应有严重的龟裂、皱皮、漏漆等缺陷。 2. 电镀衣架是否有气泡、剥离、烧黑、露底、露黄及明显的毛刺、花斑、针孔、麻点等缺陷。 3. 管形衣架检查焊缝是否都放在内侧,弯曲处不得有明显的缺陷,管子压遍处开焊长度不得超过水孔。检查横撑前后是否平行,铆合是否牢固,不应有歪斜的现象产生。 4. 型钢衣架检查铆合或焊接是否牢固,不应有歪斜的现象产生。
	2	衣架夹紧力	按 QB 1892—1993 的 5.2 条。
	3	衣架静负荷能力	按 QB 1892—1993 的 5.4 条。
25. 支架 QB/T 1893—1993	1	外观	1. 对各类支架在检查前首先去除表面油污,目测检查。 2. 对于油漆支架正视面漆膜不应有严重的龟裂、皱皮、漏漆及明显的流疤等缺陷产生。 3. 对于电镀支架检查镀层表面是否有气泡、剥离、露黄及明显的划伤等缺陷产生。 4. 检查支架零件铆合是否牢固,铆钉件不得有明显的偏歪现象,冲压件不得有严重的毛刺产生。
	2	支架锁紧力	按 QB/T 1893—1993 的 5.2 条。
	3	单支架、中支架、侧支架强度	按 QB/T 1893—1993 的 5.3 条。
	4	双支架静负荷能力	按 QB/T 1893—1993 的 5.4 条。
	5	支架撑杆灵活性	按 QB/T 1893—1993 的 5.5 条。
26. 钢球 QB/T 1894—1993	1	钢球的硬度	按 QB/T 1894—1993 的 5.3 条。
	2	钢球的压碎负荷	按 QB/T 1894—1993 的 5.4 条。
	3	钢球的外观	钢球的外观应光洁,在日光灯下检查是否有裂纹和锈蚀产生。
27. 拨链器 QB/T 1895—1995	1	结构要求	1. 用手拨动有关零件绕各支点转动至最大工作位置,然后慢慢退回,用手感和目测检查各部位工作情况。 2. 将拨链器按使用状态装于样车上,操纵扳手,使前、后拨链器至最大工作行程,往复 10 次。 3. 检查拨链器连接是否牢靠,弹簧复位是否迅速有无卡住现象,钢绳端部应进行防松散处理。

表 B.2(续)

零件名称及参照标准	序号	检验项目	检验方法
27. 拨链器 QB/T 1895—1995	2	钢绳与钢绳接头拉断力	按 QB/T 1895—1993 的 5.4 条。
	3	钢绳与钢绳套受力时伸长量	按 QB/T 1895—1993 的 5.5 条。
	4	疲劳强度	按 QB/T 1895—1993 的 5.7 条。
	5	外观要求	1. 检查组装好后的零部件,是否有绣斑、裂纹、严重伤痕。 2. 检查零部件各部位是否存在有锐边、毛刺、飞边等缺陷。 3. 检查商标印记是否清晰、位置是否端正、无色斑和其他明显缺陷。
28. 飞轮后轴 QB/T 2177—1995	1	花盘与轴管的结合强度	按 QB/T 2177—1999 的 6.1.1 条。
	2	飞轮强度	按 QB/T 2177—1995 的 6.1.2 条。
	3	硬度	按 QB/T 2177—1995 的 6.2 条。
	4	灵活性	按 QB/T 2177—1995 的 6.3 条。
	5	灵敏度试验	按 QB/T 2177—1995 的 6.4 条。
	6	链轮链齿与链条配合	按 QB/T 2177—1995 的 6.5 条。
	7	耐磨性能	按 QB/T 2177—1995 的 6.8 条。
	8	轴碗韧性	按 QB/T 2177—1995 的 6.9 条。
	9	外观	1. 检查飞轮后轴的各部位是否存在有锐角、飞边、毛刺裂纹等缺陷。 2. 检查商标标记是否清晰完整。
29. 内变速后轴 QB/T 2178—1995	1	换挡正确性	1. 将调整好的内三速后轴的轴棍固定在试验架上。 2. 分别在飞轮、轴壳上用记号笔划线对齐。 3. 分别在三挡变速位置上用手缓缓转动飞轮,观察记号线的相对位置情况。 4. 检查变速位置是否清晰,中间不得有空档。
	2	转动灵活性	用适当方法夹持棍,分别在三档位置上,顺时针转动轴壳、逆时针转动飞轮进行检查,检查飞轮应灵活无卡住。
	3	灵敏度	按 QB/T 2178—1995 的 5.3 条。
	4	耐磨性能	按 QB/T 2178—1995 的 5.5 条。
	5	钢绳与钢绳接头拉脱力	按 QB/T 2178—1995 的 5.6 条。
	6	强度	按 QB/T 2178—1995 的 5.7 条。
	7	轴壳和左棘轮组合强度	按 QB/T 2178—1995 的 5.8 条。
	8	硬度	按 QB/T 2178—1995 的 5.9 条。
	9	外观质量	1. 检查电镀件的外露部分色泽是否均匀、光亮。是否有气泡、剥离、烧黑、露底、露黄及明显的毛刺、花斑、针孔、麻点等缺陷。 2. 商标图案和文字是否清晰可见。

表 B.2(续)

零件名称及参照标准	序号	检验项目	检验方法
30. 快卸前轴和后轴 QB/T 2179—1995	1	松紧标记	目测检查扳杆的松紧标记
	2	前轴灵敏度	按 QB/T 2179—1995 的 5.2 条。
	3	后轴灵敏度	按 QB/T 2179—1995 的 5.3 条。
	4	前轴耐磨性能	按 QB/T 2179—1995 的 5.6 条。
	5	后轴耐磨性能	按 QB/T 2179—1995 的 5.7 条。
	6	热处理件韧性	按 QB/T 2179—1995 的 5.8 条。
	7	电镀件外观质量	检查是否符合表 B.4 中"镀铬二类件"的规定。
	8	氧化处理件外观质量	按照一类件的要求检查,用棉纱擦去表面的油污,用两个 40 W 的日光灯照明,目测检验,试件放在日光灯垂直向下 1 m 的地方,观察者在距离试件 60 cm,用 45°的视角观察试件,零件表面的氧化膜色泽是否基本均匀,是否有明显的花斑、锈斑或附着沉淀物。
	9	快卸前轴和后轴夹持力	按 QB/T 2179—1995 的 5.11 条。
	10	快卸机构的强度	按 QB/T 2179—1995 的 5.12 条。
	11	快卸机构的自锁力	锁紧后,在距扳杆末端 5 mm 处沿松动方向施加 50 N 的力,扳杆不得转动。
31. 鞍管 QB/T 2180—1995	1*	安全标记	1. 检查鞍管管是否有一个永久性的标记,或用一个可靠的永久性装置来保证其最少插入深度(见 GB 3565—2005)。 2. 用量程为 0 mm～125 mm 最小刻度为 0.02 mm 的游标卡尺测量插入深度,插入深度应不小于管径的 2 倍,插入深度是指插入标记到鞍管末端的距离。 3. 检查插入标记是否清楚,插入标记是否影响了鞍管的强度。
	2*	疲劳性能	按 QB/T 2180—1995 的 5.1 条。
	3	强度性能	按 QB/T 2180—1995 的 5.2 条。
	4	鞍杆与弯头组合强度	按 QB/T 2180—1995 的 5.3 条。
	5*	抗弯强度	按 QB/T 2180—1995 的 5.4 条。
	6*	表面氧化处理件质量	检查是否有陈化、烧损、粉化、剥落、露底、后斑效应及明显碰伤等缺陷。
	7*	外观质量	1. 检查电镀外观是否符合表 B.4 中"三类件"的规定。 2. 检查各部件是否有裂纹、明显伤痕等缺陷。
32. 磨电灯 QB/T 2181—1995	1	磨电机输出电压特性	按 QB/T 2181—1995 的 6.1 条。
	2	磨电机输出电压稳定性	按 QB/T 2181—1995 的 6.2 条。
	3	磨电机连续运转性能	按 QB/T 2181—1995 的 6.3 条。
	4	前灯的发光强度	按 QB/T 2181—1995 的 6.4 条。
	5	抗冲击性能	按 QB/T 2181—1995 的 6.5 条。
	6	抗振性能	按 QB/T 2181—1995 的 6.6 条。
	7	耐温性能	按 QB/T 2181—1995 的 6.7 条。

表 B.2(续)

零件名称及参照标准	序号	检验项目	检验方法
32. 磨电灯 QB/T 2181—1995	8	抗湿性能	按 QB/T 2181—1995 的 6.8 条。
	9	电镀外观	检查是否符合表 B.4 中"一类件"的规定。
	10	其他外观要求	检查磨电灯外露表面是否平整光滑,有无毛刺、毛边及明显伤痕等缺陷。
33. 随车打气筒 QB/T 2182—1995	1	打气筒工作气压	按 QB/T 2182—1995 的 5.1 条。
	2	连接部位密封性能	按 QB/T 2182—1995 的 5.2 条。
	3	拉管弯曲强度	按 QB/T 2182—1995 的 5.3 条。
	4	筒身与筒盖螺蚊连接强度	按 QB/T 2182—1995 的 5.4 条。
	5	漆膜外观	检查打气筒油漆件是否符合表 B.5 中"二类件"的规定。
	6	电镀外观	检查镀锌件是否符合表 B.4 中"二类件"的规定。
	7	其他外观要求	1. 打气筒组装后,检查使用者的手、腿等可能触及之处,是否有外露的锐边和毛刺等缺陷。 2. 检查贴花是否粘贴平整、牢固。
34. 反射器 QB/T 2191—1995	1	结构要求	1. 检查前后反射器安装在自行车上时,其反射镜的参考轴线应保持水平,并与车架的中心面平行。其上、下、左、右的角度偏差应不大于 15°。 2. 检查侧反射器的参考轴线应与车架中心面垂直,侧反射器的安装位置应在距离轮胎外径 10 cm 的环形区域之内。 3. 反射器与自行车的装配应有一个良好的定位机构,保证反射器按设计方向安装在自行车上。 4. 检查反射镜面积是否符合规定 a) 前、后、侧反射器的反射镜的有效反射面积应大于 10 cm^2。 b) 脚蹬反射器的反射镜的有效反射面积应大于 5 cm^2。
	2	外观要求	1. 检查反射器的轮廓是否清晰、丰满,色泽均匀,是否有错边、冷痕、划伤等缺陷。 2. 检查反射器的各部分是否有锋利的突端、毛刺等缺陷。 3. 检查反射镜是否有气泡、皱纹、偏斜及其他影响反射性能的缺陷。 4. 检查反射器的塑料电镀件表面是否有露底、剥落、裂纹及其他明显缺陷。 5. 检查商标及标记类是否有打印不良、偏斜、断线等缺陷。
	3	光学要求	按 QB/T 2191—1995 的 6.1 条。
	4	色度要求	按 QB/T 2191—1995 的 6.2 条。
	5	耐热性能	按 QB/T 2191—1995 的 6.3.1 条。
	6	耐冲击性能	按 QB/T 2191—1995 的 6.3.2 条。
	7	抗湿(密封)性能	按 QB/T 2191—1995 的 6.3.3 条。

表 B.2(续)

零件名称及参照标准	序号	检验项目	检验方法
34. 反射器 QB/T 2191—1995	8	安装牢固性	将试件按使用状态安装在一个刚性的装置上，任选三个最容易发生偏移的方向或薄弱点，先后施加 90 N 的力，经 30 s 后，试件应无损坏现象，其反射光轴线的弹性偏移量应不大于 15°，永久偏移量不大于 5°(注：脚蹬反射器和侧反射器无此要求)。
	9	耐寒性能	按 QB/T 2191—1995 的 6.3.6 条。
	10	抗振性能	按 QB/T 2191—1995 的 6.3.7 条。
	11	抗燃油性能	按 QB/T 2191—1995 的 6.3.8 条。
	12	抗润滑油性能	按 QB/T 2191—1995 的 6.3.9 条。
注 1：此表对抽样检验项目的检验方法进行了表述，其他项目采用索引的方式。 注 2：在“鞍管”一栏中，组合鞍管进行全部项目检验，普通鞍管只对打“*”的项目进行检验。			

表 B.3 自行车零件抽样检验技术要求

零件类别及标准号	序号	抽样检验项目	技术要求
1. 车把 QB/T 1715	1	把立管外径	5.1.1.1 把立管外径要求 ϕ22 mm±0.08 mm。
	2	安全标记	5.2 把立管上应有一个永久性时安全标记。清楚地表示把立管插入前叉立管的最小深度。插入标记或插入深度从把立管末端量起应不小于管径的 2.5 倍，且在标记下面至少应有一个管径强度的管子材料没有切槽。插入标记不应损伤把立管的强度。安全线长度应不小于把立管外圆周长的二分之一。
	12	电镀件外观	5.4 固定式车把的车把身和闸把，组合式车把的把横管和把立管身电镀件应符合表 B.4 中“镀铬一类件”的规定，其余电镀件应符合“镀铬三类件”的规定。
	13	漆膜外观	5.5.1 漆膜外观质量应符合表 B.5 中“油漆一类件”的规定。
	14	外观要求	5.6.1 车把各外露部位不得有锐边及明显的划伤、碰伤、压痕等缺陷。 5.6.2 商标印戳和安全标记应清晰完整。
2. 链条 QB/T 1716	2	灵活性	4.3 在专用工具上通过应灵活，无卡住现象(不包括接头)。
	3	弯曲度	4.4 普通链条 100 节弯曲值小于 70 mm，用于变速车的要求大于 55 mm。
	5	外观质量	4.6 链条不准有缺件，零件不得有缺材，链片表面不应有碰伤。
3. 鞍座 QB/T 1717	6	电镀件外观	4.6 应符合表 B.4 三类件的规定。
	7	油漆质量	4.7.1 油漆外观应符合表 B.5 二类件的规定。
	8	鞍座外观质量	4.8.1 鞍座装配应牢固，无松动现象。 4.8.2 鞍座外形不能有明显的歪斜现象。 4.8.3 鞍面无裂口、明显伤痕、皱裥及色差等缺陷。 4.8.4 鞍面上的铆钉应平整光滑。

表 B.3(续)

零件类别及标准号	序号	抽样检验项目	技术要求
4. 普通前后闸 QB/T 1718	1	制动系统灵敏性能	4.1 在样车的左右闸把上分别施加 44.5 N 的捏刹力,闸皮均能与轮辋触及,除去此力后,闸皮能迅速复位。
	5	电镀件外观	4.5 镀铬件:前闸叉为二类件,其余为三类件。 镀锌件:左右前闸板,左右后闸板,左右闸皮盒为一类件,其余为二类件。 4.5.1 电镀件外观应符合表 B.4 的规定。
	6	油漆质量	4.6.1 油漆外观应符合表 B.5 三类件的规定。
5. 钳形闸 QB/T 1719	1	制动系统灵敏性能	4.1 在样车的左右闸把上分别施加 44.5 N 的捏刹力,闸皮均能与轮辋触及,除去此力后,闸皮能迅速复位。
	7	电镀件外观质量	4.7 镀铬件:前后闸把为一类件,左右闸叉、左右闸臂为二类件,其余为三类件。 镀锌件:均为二类件。 4.7.1 电镀件外观应符合表 B.4 的规定。
	8	油漆质量	4.8.1 油漆外观应符合表 B.5 三类件的规定。
6. 涨闸 QB/T 1720	2	灵敏度	4.2 用专用摆锤测量,涨闸前后轴的摆动次数不少于 75 次。
	8	电镀件外观	4.10 镀铬件:前后闸把为一类件,前后轴壳为二类件,其余为三类件。 镀锌件:均为二类件。 4.10.1 电镀件外观应符合表 B.4 的规定。
	9	表面氧化处理外观	4.11 色泽基本均匀,不得有明显的花斑、锈斑或附着沉淀物。
	10	其他外观	4.12 商标标记应清晰完整,零件不得有残缺,产品表面不得有裂缝及明显的碰伤。
7. 链罩 QB/T 1721	1	外观	4.1 链罩边缘不得有毛刺,锐边不得外露,表面应平整,形状端正,不得有裂缝及其他明显缺陷,正视面不得有明显的皱折现象。
	3	漆膜外观	4.3.1 全链罩应符合表 B.5 一类件的规定;四分之一链罩、半链罩、盘链罩应符合表 B.5 二类件的规定。
	4	镀铬件外观	4.4.3 镀铬件外观质量应符合表 B.4 二类件的规定。
8. 泥板 QB/T 1722	1	油漆泥板外观	4.1.1.1 截面形状对称,外表面不得有明显皱折和歪扭,表面不得有锐边和毛刺。 4.1.1.2 薄膜色泽均匀,光滑平整,不允许有龟裂和漏漆,正视面不允许有明显的流疤、集结的砂粒、皱皮等缺陷。 4.1.1.3 划线和贴花应端正、清晰。
	2	不锈钢泥板外观	4.2.1.1 截面形状对称,外表面不得有明显皱折和歪扭现象。 4.2.1.2 锐边不得外露,泥板两端应卷边或涂塑。
9. 车铃 QB/T 1723	1	车铃外观	4.1 铃盖镀铬层色泽应光亮,外露部分不得有烧黑、露底、露黄、鼓泡、剥落及明显的毛刺、花斑、针孔等缺陷。
10. 保险叉 QB 1724	2	电镀外观	4.3.1.1 镀铬:应符合表 B.4 二类件的规定。 4.3.1.2 镀锌:应符合表 B.4 一类件的规定。
	3	油漆外观	4.4.1 油漆外观应符合表 B.5 二类件的规定。

表 B.3(续)

零件类别及标准号	序号	抽样检验项目	技术要求
11. 轮辋 QB 1802	1	轮辋外观	5.2 轮辋轮廓应平滑,与轮胎接触的部位不得有锐边和明显毛刺。
	2	轮辋电镀件外观	5.3 轮辋电镀后,应符合表 B.4 一类件的规定。
12. 车架 QB 1880	1	鞍管安全标记	5.2 鞍管上应有一个永久性的标记,它清楚地表示鞍管插入车架的最少深度。该标记从鞍管的(全直径处)底部量起不应低于鞍管直径的两倍高度,且标记不应损伤鞍管的强度。
	6	漆膜外观	5.5.1 漆膜外观质量应符合表 B.4 一类件的规定。
	7	外观	5.7.1 车架各部位不得有锐边、毛刺。 5.7.2 车架外表面不得有明显的划伤、碰伤、压瘪等现象。 5.7.3 车架贴花表面应平整,不得有明显皱花、错花、大面积坏花、歪花、散花、气泡等现象。 5.7.4 商标的安装应牢固,端正。 5.7.5 车架的硬印号码和鞍管的安全线应清晰。
13. 前叉 QB 1881	5	漆膜外观	4.3.1 应符合表 B.5 一类件的规定。
	6	电镀外观	4.4.1 应符合表 B.4 的规定。其中前叉腿为一类件;前叉肩罩、前叉侧碗为二类件;其他为三类件。
	7	其他外观要求	4.5.1 前叉表面不得有明显的划伤、碰伤、压扁等缺陷。 4.5.2 划线应清楚、均匀、整齐,不得有明显的断线、歪线等缺陷。 4.5.3 贴花应端正,不得有明显的缺损、皱折等缺陷。
14. 前叉合件 QB/T 1882	1	电镀件质量	4.7 电镀件外观应符合表 B.4 的规定。 灯架、锁母为二类镀铬件,上碗、下碗、上挡为三类镀铬件。
	2	氧化件外观	4.8 色泽基本均匀,不得有明显的花斑、锈斑或附着沉淀物。
15. 普通前轴和后轴 QB/T 1883	6	电镀件外观	4.8.1 电镀件外观应符合表 B.4“镀铬二类件”的规定。
	7	表面氧化处理件外观	4.9.1 色泽基本均匀,不得有明显的花斑、锈斑或附着沉淀物。
16. 中轴 QB/T 1884	5	电镀件外观	4.9.1 电镀件外观应符合表 B.4 的规定。 中轴棍、碗、锁母为三类镀铬件;二类镀锌件。
	6	表面氧化处理件外观	4.10.1 色泽基本均匀,不得有明显的花斑、锈斑或附着沉淀物。
17. 链轮和曲柄 QB/T 1885	2	电镀件外观	4.6 电镀件外观应符合表 B.4 的规定。 曲柄为镀铬一类件;链轮、链轮罩为镀铬二类件;曲柄销为镀铬三类件。
18. 脚蹬 QB/T 1886	1	灵活性	5.1.1 脚蹬各连接部位应牢固,不得松动,回转部位应灵活无卡住现象。
	5	外观	5.3.1 各部位不得有明显的锐角、毛刺和飞边等缺陷。 5.3.2 有商标图案文字的脚蹬,商标图案和文字应清晰可辨。 5.3.3 装有反射器的脚蹬,反射器都应充分地凹进在脚蹬边缘里面或反射器框架内,以免在脚蹬边沿与其他平面接触时碰到反射镜面。 5.3.4 电镀件外观应符合表 B.4 中镀铬三类件、镀锌二类件的规定。 5.3.5 表面氧化处理,要求色泽基本均匀,不得有明显的花斑、锈斑或附着沉淀物。

表 B.3(续)

零件类别及标准号	序号	抽样检验项目	技术要求
19. 飞轮 QB/T 1887	1	灵活性	4.1 飞轮倒转应灵活无卡住现象。
	6	飞轮链齿与链条的配合	4.7 飞轮链齿应与自行车链条正确啮合,不应有顶齿和卡住现象。
	7	外观	4.9.1 各部位不应有裂纹及明显的毛刺等缺陷。 4.9.2 商标图案和文字应清晰可辨。
20. 辐条和条母 QB/T 1888	4	配合性	4.6 条母螺纹应与螺纹考核合格的辐条配合良好。
	5	外观质量	4.7.1 镀铬辐条外观色泽应半光亮,不得有起泡、剥离、烧黑、露底、露黄等缺陷。 4.7.2 镀锌辐条表面镀后如经白色纯化处理,表面应色泽均匀,不得有起泡、明显的条纹、毛刺等缺陷;如果用彩色钝化处理,不得有起泡、毛刺等缺陷。 4.7.3 不锈钢辐条表面不得有锈点、裂纹和其他明显缺陷。
21. 前触闸 QB/T 1889	1	制动系统灵敏性	4.1 前触闸的操作机构应轻便灵活,闸簧应能使闸把迅速复位,不得有卡住现象。
	5	电镀件外观	4.5 镀铬件:闸把为一类件,其余为二类件。 镀锌件:紧固件为一类件。 4.5.1 电镀件外观应符合表 B.4 的规定。
22. 脚闸 QB/T 1890	1	灵敏度	5.1 用标准摆锤测量,摆动次数不少于 50 次。
	8	电镀件外观	5.9 镀铬件:脚闸身为二类件,脚闸支板为三类件。 5.9.1 外观质量应符合表 B.4 的规定。
	9	氧化处理件外观质量	5.10.1 色泽基本均匀,不得有明显的花斑、锈斑或附着沉淀物。
23. 抱闸 QB/T 1891	1	制动系统灵敏性试验	4.1 在样车的后闸把上施加 44.5 N 的捏刹力,闸皮能与闸盘触及,除去此力后,闸皮能迅速复位。
	7	电镀件外观	4.9 镀铬件:闸把为一类件;闸盒为二类件。 镀锌件:闸盘及其他零件为二类件。 4.9.1 电镀件外观应符合表 B.4 的规定。
	8	油漆件外观	4.10.1 漆膜件外观应符合表 B.5 二类件的规定。
24. 衣架 QB 1892	1	外观	4.1.1 油漆衣架正视面漆膜不应有严重的龟裂、皱皮、漏漆及明显的流疤等缺陷。 4.1.2 电镀衣架镀层表面不应有起泡、剥离、露黄及明显划伤和毛刺等缺陷。 4.1.3 管形衣架焊缝应放在内侧,弯曲处不得有明显缺陷,管子压扁处开焊长度不得超过水孔。横撑前后平行,铆合牢固,不应有歪斜等现象。 4.1.4 型钢衣架铆合或焊接应牢固,不应有歪斜现象。

表 B.3(续)

零件类别及标准号	序号	抽样检验项目	技术要求
25. 支架 QB/T 1893	1	外观	4.1.1 油漆支架的正视面不应有严重的龟裂、皱皮、漏漆及明显的流疤等缺陷。 4.1.2 电镀支架镀层表面不应有起泡、剥离、露黄及明显划伤等缺陷。 4.1.3 支架零件应铆合牢固,铆钉不得有明显的歪斜现象,冲压件不得有严重的毛刺。 4.1.4 双支架应左右对称。
	5	支架撑杆灵活性	4.5 带锁片的支架撑杆脱开锁片后,在撑杆上:载重型、普通型双支架施加不大于 98 N 的力;轻便型双支架、单支架、侧支架施加不大于 49 N 的力,撑杆应能转动。
26. 钢球 QB/T 1894	3	外观	钢球的表面应光洁,一般在日光灯下目视检查不允许有裂纹和锈蚀。
27. 拨链器 QB/T 1895	1	结构要求	5.1 拨链器经组合后,连接应牢靠;弹簧复位迅速无卡滞现象;扳手应有充分的操作强度,拨链器钢绳端部应进行防松散处理。
	5	外观要求	5.10.1 零部件组装后不得有锈斑、裂缝、严重伤痕及其他明显缺陷。 5.10.2 各部位不得有锐棱、毛刺、飞边等。 5.10.3 商标印记清晰、位置端正,无色斑及其他明显缺陷。
28. 飞轮后轴 QB/T 2177	8	外观	5.12.1 飞轮后轴的各部位不得有锐角、飞边、毛刺、裂纹。 5.12.2 商标标记应清晰完整。
29. 内变速后轴 QB/T 2178	2	转动灵活性	4.2 在三档变速位置上,顺时针转动轴壳,逆时针转动飞轮均应灵活无卡住现象。
	3	灵敏度	4.3 用标准摆锤测量,摆动次数不少于 75 次。
	9	外观质量	4.12.1 电镀件外露部分色泽应均匀、光亮,不得有起泡、剥离、浇黑、露底、露黄及明显毛刺。 4.12.2 商标图案和文字清晰可见。
30. 快卸前轴和后轴 QB/T 2179	1	松紧标记	4.1 快卸轴机构的标记应能清晰地表明机构是处于松脱还是锁紧位置。
	7	电镀件外观	4.9 前轴和后轴的轴身为二类镀铬件。 4.9.1 电镀件的外观质量按表 B.4 的规定。
	8	氧化处理件外观质量	4.10 色泽基本均匀,不得有明显的花斑、锈斑或附着沉淀物。
	11	快卸机构的自锁力	4.13 快卸前、后轴在处于锁紧状态时,沿松动方向转动扳杆,所需的力不应小于 50 N。
31. 鞍管 QB/T 2180	1*	安全标记	GB 3565—2005/12.2 鞍管上应有一个永久性的标记,它能清楚地表示鞍管插入车架地最少深度。该标记从鞍管地(全直径处)底部量起不应低于鞍管直径的 2 倍高度,且标记不应损伤鞍管的强度。
	6*	表面氧化处理质量	4.5 铝合金表面氧化处理质量应符合 QB/T 2184 三类件的规定:不得有陈化、烧损、粉化、剥落、露底、后斑效应及明显的碰伤等缺陷。
	7*	外观质量	4.6.1 电镀件外观质量应符合表 B.4 三类件的规定。 4.6.2 各部件无裂纹、明显伤痕等缺陷。

表 B.3(续)

零件类别及标准号	序号	抽样检验项目	技术要求
32. 磨电灯 QB/T 2181	9	电镀件外观	5.9.1 电镀外观应符合表 B.4 一类件的规定。
	10	其他外观要求	5.10 磨电灯外露表面应平整光滑,无毛刺、毛边及明显伤痕等缺陷。
33. 随车打气筒 QB/T 2182	1	打气筒工作气压	4.1 打气筒工作气压应不小于 0.295 MPa。
	5	漆膜外观	4.5.1 打气筒油漆件应符合表 B.5 二类件的规定。
	6	电镀外观	4.6.1 镀锌件应符合表 B.4 二类件的规定。
	7	其他外观要求	4.7.1 打气筒组装后,凡使用者的手、腿等可能触及之处,均不应有外露的锐边和毛刺等缺陷。 4.7.2 贴花应粘贴平整、牢固。
34. 反射器 QB/T 2191	1	结构要求	5.1.1 前后反射器安装在自行车上时,其反射镜的参考轴线应保持水平,并与车架的中心面平行。其上、下、左、右的角度偏差应不大于 15°。 5.1.2 侧反射器的参考轴线应与车架中心面垂直,侧反射器的安装位置应在距离轮胎外径 10 cm 的环形区域之内。 5.1.3 反射器与自行车的装配应有一个良好的定位机构,保证反射器按设计方向安装在自行车上。 5.1.4 反射镜面积的规定 a) 前、后、侧反射器的反射镜的有效反射面积应大于 10 cm^2; b) 脚蹬反射器的反射镜的有效反射面积应大于 5 cm^2。
	2	外观要求	5.2 a) 反射器的轮廓应清晰、丰满,色泽应均匀,不得有错边、冷痕、划伤等缺陷; b) 反射器的各部分不得有锋利的突端、毛刺等缺陷; c) 反射镜不得有气泡、皱纹、偏斜及其他影响反射性能的缺陷; d) 反射器的塑料电镀件表面不得有露底、剥落、裂纹及其他明显缺陷; e) 商标及标记类不得有打印不良、偏斜、断线等缺陷。
	8	安装牢固性	5.5.5 按 6.3.5 条试验方法试验时,反射器应能承受 90 N 的力,30 s 后,不应有损坏现象,其反射光轴线的弹性偏移量应不人于 15°,永久偏移量不大于 5°(注:脚蹬反射器和侧反射器无此要求)。

注 1: 此表所列的序号与表 C.1 和表 C.2 的序号一致,以便对应查找。
注 2: 在“鞍管”一栏中,组合鞍管进行全部项目检验,普通鞍管只对打“ * ”的项目进行检验。

表 B.4 电镀外观要求

镀种	类别	外 观 要 求
镀铬件	一类件	色泽应均匀、光亮,不得有起泡、剥离、烧黑、露底、露黄及明显的毛刺、花斑、针孔、麻点等缺陷。
	二类件	
	三类件	色泽应半光亮,不得有起泡、剥离、烧黑、露黄等缺陷。
	四类件	不得有起泡、剥离、烧黑、露底、露黄等缺陷。

表 B.4(续)

镀种	类别	外观要求
镀锌件	一类件	镀后如经白色钝化处理,表面应色泽均匀,不得有起泡、明显的条纹、毛刺等缺陷。
	二类件	如果用彩色钝化处理,不得有起泡、毛刺等缺陷。
注:本表引自 QB/T 1217—1991 中的表 2。		

B.1 油漆件表面外观应色泽均匀,光滑平整,根据零部件的主次,将外观要求分为三类,如表 B.5。

表 B.5 漆膜外观要求

零部件类别	外观要求
一类件	正视面不允许有龟裂和明显的流疤、集结的砂粒、皱皮、漏漆等缺陷。
二类件	正视面不允许有龟裂和严重的流疤、皱皮、漏漆等缺陷。
三类件	不允许有漏漆和龟裂现象。
注:本表引自 QB/T 1218—1991 中的 3.1 条"漆膜外观"。	

B.2 装饰和贴花端正、清晰。

附　录　C
（资料性附录）
零件索引目录

表 C.1　零件索引目录表

序号	名称	技术要求页码	检验方法页码
1	车把	32	21
2	链条	32	22
3	鞍座	32	22
4	普通前后闸	33	22
5	钳形闸	33	22
6	涨闸	33	23
7	链罩	33	23
8	泥板	33	24
9	车铃	33	24
10	保险叉	33	24
11	轮辋	34	24
12	车架	34	24
13	前叉	34	24
14	前叉合件	34	25
15	普通前轴和后轴	34	25
16	中轴	34	25
17	链轮和曲柄	34	26
18	脚蹬	34	26
19	飞轮	35	26
20	辐条和条母	35	26
21	前触闸	35	27
22	脚闸	35	27
23	抱闸	35	27
24	衣架	35	28
25	支架	36	28
26	钢球	36	28
27	拨链器	36	28
28	飞轮后轴	36	29
29	内变速后轴	36	29
30	快卸前轴和后轴	36	30
31	鞍管	36	30
32	磨电灯	37	30
33	随车打气筒	37	31
34	反射器	37	31

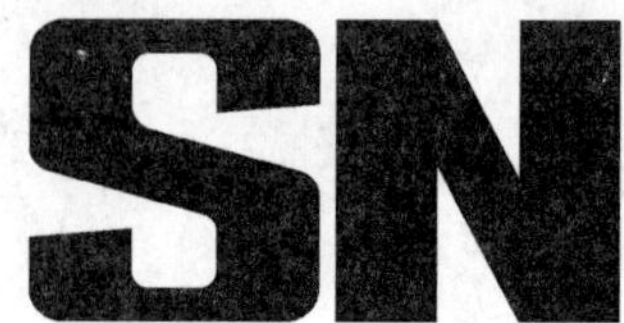

中华人民共和国出入境检验检疫行业标准

SN/T 0813.1—2006

进出口锻压机械检验规程 第1部分:通用要求

Rules for the inspection of metalforming machine for import and export—Part 1:General requirements

2006-08-28 发布　　2007-03-01 实施

中华人民共和国国家质量监督检验检疫总局 发布

前　言

SN/T 0813《进出口锻压机械检验规程》由若干部分组成，其预期结构为：

——第1部分：通用要求；

——第2部分：板料折弯机。

本部分为SN/T 0813的第1部分。

本部分由国家认证认可监督管理委员会提出并归口。

本部分起草单位：湖北出入境检验检疫局。

本部分主要起草人：王俭、胡正群、王鹏。

本部分为首次发布的出入境检验检疫行业标准。

引　　言

《进出口锻压机械检验规程》是进出口锻压机械检验的工作依据，对进出口锻压机械检验起到指导和规范作用。

随着我国加入世界贸易组织（WTO）和《商检法》的修订，进出口商品检验工作模式发生了很大的变化，为适应形势和变化，国家检验检疫主管部门组织建立了检验检疫标准体系。

本部分属检验检疫标准体系的第三层——门类通用，为进出口锻压机械检验通用要求。

进出口锻压机械检验规程
第1部分:通用要求

1 范围

本部分适用于各类锻压机械(以下简称“机器”)的进出口检验。锻压机械分为以下几类:机械压力机、液压机、自动锻压机、锤、锻机、剪切机、弯曲校正机和其他。各类锻压机械若有涉及安全、卫生、环保、健康和品质的特殊要求,特殊要求部分补充编制相应的检验规程。

本部分规定了进出口锻压机械的抽样、检验及合格判定。

2 规范性引用文件

下列文件中的条款通过SN/T 0813的本部分的引用而成为本部分的条款。凡是注日期的引用文件,其随后所有的修改单(不包括勘误的内容)或修订版均不适用于本部分,然而,鼓励根据本部分达成协议的各方研究是否可使用这些文件的最新版本。凡是不注日期的引用文件,其最新版本适用于本部分。

GB/T 191 包装储运图示标志(GB/T 191—2000,eqv ISO 780:1997)

GB 5226.1—2002 机械安全 机械电气设备 第1部分:通用技术条件(IEC 60204-1:2000,IDT)

GB/T 10923 锻压机械 精度检验通则

GB 17120—1997 锻压机械 安全技术条件

GB 18209.1 机械安全指示、标志和操作 第1部分:关于视觉、听觉和触觉信号的要求

GB 18209.2 机械安全指示、标志和操作 第2部分:标志要求

JB/T 1829—1997 锻压机械 通用技术条件

JB/T 3623 锻压机械 噪声测量方法

SN/T 0002—2004 进出口机电商品检验规程编写的基本规定

3 术语和定义

SN/T 0002—2004确立的以及下列术语和定义适用于本部分。

3.1

检验监管模式 mode of inspection and administration

由国家检验检疫部门规定的对进出口商品进行检验,对进出口商品企业进行监督管理的方式。

3.2

检验方式 mode of inspection

对进出口商品进行检验的不同方式,如全数检验、抽样检验、型式试验等。

3.3

抽样检验模式 mode of sampling inspection

按国家技术规范的强制性要求,对进出口商品逐批或抽批实施抽样、检验和检查的合格评定活动。

3.4

型式试验模式 mode of type test

按规定的周期依据国家技术规范的强制性要求进行型式试验,按现场检验规定对产品进行抽批检

验,并对企业的质量管理体系实施监督的合格评定活动。

3.5

符合性评估模式　mode of compliance verification

按国家技术规范的强制性要求,通过查验技术文件和必要的抽样检验,对商品的符合性做出判断和评价的活动。

3.6

检验批　inspection lot

为实施检验而汇集的同一规格、型号、在相同生产条件下生产的单位产品,简称批。

4　总要求

4.1　安全要求

机器的通用安全要求,应满足 GB 17120—1997 的规定,适用时应考虑相关国家(地区)差异。

4.2　其他要求

机器的功能、性能、精度应符合制造国或使用国相关标准的规定。适用时,还应考虑符合国家有关技术法规对机器的环保、能效、性能等的规定。

5　检验

5.1　检验监管模式的选取

进出口机器的检验,根据国家相关规定,视具体情况选取型式试验模式、符合性评估模式、抽样检验模式、全数检验模式中的一种检验监管模式。

5.2　检验方式

在不同的检验监管模式下所对应的检验方式为:

——抽样检验模式:抽批抽样检验;

——型式试验模式:型式试验和抽批抽样检验;

——符合性评估模式:技术文件核查和抽批抽样检验;

——全数检验模式:全数检验。

5.3　型式试验

5.3.1　抽样

从定型产品中随机抽取代表性样品 1 台。

5.3.2　检验内容和要求

5.3.2.1　安全检测

机器的通用安全要求,应满足 GB 17120—1997、GB 5226.1—2002、GB 18209.1 和 GB 18209.2 的全部适用要求,适用时应考虑国家(地区)差异。

5.3.2.2　功能、性能、精度检测

按 JB/T 1829—1997 和具体产品标准规定的功能、性能、精度的要求检测,或按制造国、使用国(地区)指定的标准进行全部适用项目检测。

5.3.3　结果判定

所有检测项目均合格,则判型式试验合格,否则为不合格。

5.3.4　有效期

当产品结构、材料、工艺有较大改变可能影响产品性能或所用标准更新引起已实施型式试验的产品与标准不一致时须重新进行型式试验。

5.4 技术文件核查

5.4.1 检验内容和要求

核查实物与技术文件的符合性。

5.4.2 结果判定

实物与技术文件一致，则判技术文件核查为合格，否则为不合格。

5.5 抽样检验

5.5.1 抽样

每批按10%进行抽样，不足10台抽1台。

5.5.2 检验内容和要求

按表1中的检验内容和方法进行检验。

表1 检验项目、要求、检验方法

<table>
<tr><th>序号</th><th>检验项目</th><th>检验内容和要求</th><th>检验方法</th></tr>
<tr><td rowspan="12">1</td><td rowspan="12">安全环保</td><td>机器结构应符合GB 17120—1997中4.2的要求。</td><td rowspan="8">视检</td></tr>
<tr><td>安全防护装置及安全标志应符合GB 17120—1997中4.4、4.5、4.6、5.1、10.6.2、13、14、18的要求。</td></tr>
<tr><td>电击防护应符合GB 5226.1—2002中第6章的要求。</td></tr>
<tr><td>紧急停止应符合GB 5226.1—2002中9.2.5.4.2的要求。</td></tr>
<tr><td>按钮颜色应符合GB 5226.1—2002中表2的要求。</td></tr>
<tr><td>指示灯和显示器的颜色应符合GB 5226.1—2002中表3的要求。</td></tr>
<tr><td>急停器件的位置应符合GB 5226.1—2002中10.7.1的要求。</td></tr>
<tr><td>警告标志应符合GB 5226.1—2002中17.1、17.2的要求。</td></tr>
<tr><td>保护接地电路的连续性应符合GB 5226.1—2002中19.2的要求。</td><td>按GB 5226.1—2002中19.2检测</td></tr>
<tr><td>绝缘电阻检验应符合GB 5226.1—2002中19.3的要求。</td><td>按GB 5226.1—2002中19.3检测</td></tr>
<tr><td>耐压试验应符合GB 5226.1—2002中19.4的要求。</td><td>按GB 5226.1—2002中19.4检测</td></tr>
<tr><td>噪声声压级符合JB/T 1829—1997中4.9的要求。</td><td>按JB 3623中方法检测</td></tr>
<tr><td rowspan="6">2</td><td rowspan="6">结构与性能</td><td>空运转试验符合JB/T 1829—1997中4.7的要求和具体产品标准规定。</td><td>按JB/T 1829—1997中4.7的要求检验</td></tr>
<tr><td>负荷试验应符合JB/T 1829—1997中4.14的要求和具体产品标准规定。</td><td>按JB/T 1829—1997中4.14规定的方法检验</td></tr>
<tr><td>液压、气动、冷却、润滑系统工作应正常、平稳，均不得漏油、漏水、漏气。冷却液不得混入液压系统和润滑系统。</td><td rowspan="3">在空运转试验情况下视检</td></tr>
<tr><td>各种操纵手柄、按钮所起的作用应正确、应与操作说明书中规定的一致；各个机构、装置的动作应灵活、可靠。</td></tr>
<tr><td>加工装配质量应符合JB/T 1829—1997中3.5的要求。</td></tr>
<tr><td>参数、结构、运动方式、控制形式应与合同、随机技术文件规定的一致。</td><td>通电检查</td></tr>
</table>

表 1(续)

序号	检验项目	检验内容和要求	检验方法
3	精度	几何精度应符合技术文件要求。	按随机技术文件和GB/T 10923规定的方法
		工作精度应符合技术文件要求。	
4	铭牌	铭牌和各种标牌应清晰、耐久,并应固定在明显位置,固定应正确、平整、牢固、不歪斜。铭牌和指示安全、操纵、润滑等的标牌内容应正确,应与操作说明书规定的相一致。	视检
5	涂漆	机器的非机械加工的金属外表面应涂漆,或采用规定的其他方法进行防护。不同颜色的油漆分界线应清晰,可拆卸的装配结合面的接缝处,在涂漆后应切开,切开时不应扯破边缘。	视检
6	外观	机器的外露表面不应有图样未规定的凸起、凹陷和粗糙不平及其他损伤。机器的防护罩应平整、匀称,不应翘曲、凹陷。机器的外露加工表面,不应有磕碰、划伤和锈蚀。外露的焊缝要平直、均匀。 机器的外露接合面的边缘要整齐、均匀,不应有明显的错位,其错位和不匀称量,不应超过按 JB/T 1829—1997 中 3.9.4 表 4 的规定。	视检
7	附件	随机备件、附件必须能互换,配套件应符合产品说明书和装箱单的规定;防锈、涂封、包扎应良好,不应存在锈蚀。	核查
8	随机技术文件	随机技术文件应齐全、完整、正确、统一和清晰,装订包装良好。	核查
9	包装	箱面图示标志应符合 GB/T 191 的规定。	视检
		包装箱应结构合理、牢固、完好、外表平整、防潮、防震,并适合长途运输和多次装卸要求;包装箱的支撑、加固应得当。箱体不应有破损、变形、重钉、松钉、受潮、受渍、发霉现象,各合缝处应严密。	视检
		包装箱应有防雨、防潮措施。	
		箱内货物的固定、防潮措施应良好。	
注 1:在合同或随机技术文件中应该规定而没有规定具体技术指标的项目或内容(安全环保项目除外)可不检验。 注 2:以上项目如与使用国家(地区)技术法规有差异,按使用国家(地区)技术法规检验。			

5.5.3 结果判定

所有检验项目均合格,则判抽样检验为合格,否则为不合格。

5.6 全数检验

5.6.1 检验内容和要求

全数检验的项目、内容要求及方法要求详见表 1。

5.6.2 结果判定

所有检验内容均合格,则判全数检验为合格,否则为不合格。

6 合格批的判定

无论采取何种检验监管模式,只有该模式中的全部检验合格,方可判定该批产品合格,否则判定该批产品不合格。

7 不合格批的处置

对不合格批的机器不得销售、使用或出口。

8 其他

本标准规定出口机器的检验有效期为1年。超过1年的库存产品，出口前应该进行开箱查验，检查内外包装、油封是否完好、产品有否生锈。超过2年的库存产品应重新全面检验。

（二）特 殊 要 求

中华人民共和国进出口商品检验行业标准

出口机械回转工作台检验规程

SN 0035—92

Rule for inspection of mechanical rotary tables for export

1 主题内容与适用范围

本标准规定了出口机械回转工作台的检验项目,技术要求、抽样方案和判定规则。

本标准适用于出口机械回转工作台的检验,若合同有规定,按合同检验;合同规定或规定不明确,按本标准检验。

2 引用标准

GB 6085 回转工作台 参数

GB 6086 回转工作台 精度

GB 2828 逐批检查计数抽样程序及抽样表(适用于连续批的检查)

JB 4370.1~4370.2 立卧回转工作台参数、精度

JB 4372.1~4372.2 可倾回转工作台参数、精度

JB 3207 机床附件产品 包装通用技术条件

JB 2670 金属切削机床 精度检验通则

3 检验的分类

3.1 出厂检验

提交出口的产品,在出厂前,由产地商检机构对规定的质量指标、数量和包装所进行的出口检验,并签发检验合格鉴定单、检验证书、放行单或不合格通知单。

3.2 型式检验

定期对出口产品进行全面的质量检验,以考核其生产过程中的质量稳定性。

3.3 口岸查验

经出厂检验合格的产品,在装运出口前,由口岸商检机构进行放行前的检验。经口岸查验合格的,凭产地商检机构签发的检验合格鉴定单换发放行单或检验证书,经查验不合格的不准放行出口。

4 检验依据

4.1 合同中对产品质量、包装和验收办法有明确规定的,依据合同。但对国内现行标准有规定的,而合同中又没有明确规定的项目,按国内现行标准检验。

4.2 合同中对产品的质量、包装和验收办法没有明确规定的,其检验依据如下。

4.2.1 产品质量特性依据下列标准

GB 6085~6086,JB 4370.1~4370.2,JB 4372.1~4372.2 及有关规定。

4.2.2 产品的包装检验

依据 JB 3207。

中华人民共和国国家进出口商品检验局 1992-09-01 批准　　1993-01-01 实施

4.2.3 产品的验收办法

4.2.3.1 抽样检验方案依据本标准。

4.2.3.2 检验方法

依据GB 6086,JB 4370.2,JB 4372.2,JB 2670。

5 出厂检验抽样方案

5.1 出厂检验项目

a. 参数;

b. 精度;

c. 外观;

d. 包装。

5.2 不合格的分类

分为B类不合格品(或B类不合格)、C类不合格品(或C类不合格),共二类四种。详见附录A(补充件)至附录E(补充件)。

5.3 合格质量水平,AQL值的确定

5.3.1 以每百单位产品不合格品数判定时,其AQL值按表1。

表1

检验项	不合格品类别	
	B类	C类
精度	1.5	2.5
外观	4	6.5
包装	4	6.5
参数	2.5	

注:表内精度一项不适用于按国内现行标准的检验。

5.3.2 在精度检验中,以每百单位产品不合格数按有关规定进行判定时,其AQL值按表2。

表2

产品类型	不合格类别	
	B类	C类
回转工作台	40	65
立卧回转工作台	100	150
可倾回转工作台	100	150

注:此表仅限于按国内现行标准检验。

5.4 检查水平的确定

采用一般检查水平Ⅰ。

5.5 检查批的形成

提交出口的,一定数量的单位产品组成检查批。同一检查批,必须由相同的结构和规格,相同材料和工艺,并在同一周期内制造的单位产品组成。

5.6 检查严格度的规定

5.6.1 检查开始

5.6.1.1 对已获得部优奖以上的产品，在其有效期内，经商检机构同意，从放宽检查开始。

5.6.1.2 除5.6.1.1条外，均从正常检查开始。

5.6.2 转移规则

5.6.2.1 经型式检验合格的产品，按GB 2828中第4.6.3条执行。

5.6.2.2 经型式检验不合格的产品，通过再次型式检验合格，其首批出厂检验，开始采用加严抽样方案，随后执行GB 2828中第4.6.3条。

5.6.3 检查暂停和恢复

按GB 2828中第4.6.4条执行。

5.7 抽样方案类型的选择

可按GB 2828一次、二次或五次抽样方案类型。

5.8 样本的抽取

原则上采用单纯随机抽样法，也可以采用系统随机抽样法或分层随机抽样法。样本应在批形成过程中或形成之后抽取。

5.9 检查结果的判断

5.9.1 不合格品的计算

5.9.1.1 B类不合格品：具有一个或一个以上B类不合格，也可能还有C类不合格的单位产品为B类不合格品。

5.9.1.2 C类不合格品：具有一个或一个以上C类不合格，但不包括B类不合格的单位产品为C类不合格品。

5.9.2 合格项与不合格项的判断

根据样本检查结果，首先按照参数、精度、外观和包装四项分别统计B类不合格品数(或B类不合格数)、C类不合格品数(或C类不合格数)，然后按GB 2828中规定的一次、二次和五次抽样方案判定程序逐项分别判断。若样本中，B类不合格品数(或B类不合格数)、C类不合格品数(或C类不合格数)分别小于或等于相应的合格判定数A_c，则判断该项合格，若等于或大于不合格判定数R_e，则判定该项不合格。

5.9.3 合格批与不合格批的判断

合格批必须是5.1条所列四个检验项目全部合格，否则为不合格批。

5.10 合格批与不合格批的处置

5.10.1 经检验判为合格的批，若样本中有B类不合格品，或C类不合格品，应予剔除、替换或修复成合格品。

5.10.2 经检验判为不合格的批，商检机构出具不合格通知单。生产厂必须将不合格批全数进行返工整理、调试，剔除不合格品后，重新提交检验，商检机构原则上按本标准重新检验一次。若仍不合格，该批产品则不得再次提交检验。

6 型式检验

6.1 型式检验周期的规定

在正常情况下，型式检验周期原则上规定为12个月，也可以根据出厂检验的情况不定期进行型式检验，但周期最长不得超过12个月。

6.2 当出口产品的材料、工艺、设备等生产条件和技术指标有重大变动和改进时，对首批出口产品，在进行出厂检验的同时，需进行型式检验。

6.3 型式检验方案

型式检验方案由产地商检机构确定并组织实施，也可以和行业检查结合起来进行。

6.4 型式检验的判定

按确定的检验方案，做出型式检验合格或不合格的判定，也可以参照在规定的周期内行业检查结果，做出型式检验合格或不合格的判定。

7 口岸查验

7.1 口岸商检机构，凭产地商检机构签发的检验合格鉴定单接受放行查验。凡未经产地商检机构检验合格的产品，口岸商检机构原则上不予受理口岸查验，特殊情况应与产地商检机构联系。但必须按本标准进行检验合格的产品，方能查验放行。

7.2 签证有效期

产地商检机构签发的检验合格鉴定单，自签发之日起，有效期为12个月。

7.3 由产地发往口岸的产品，在签证有效期内一般只查包装和数量。如遇包装受潮、霉变、损坏等情况，有可能对质量产生影响，可酌情开箱抽验，查验合格后放行。

7.4 超过签证有效期的处置

7.4.1 出口装运时，超过签证有效期3个月以内的，可酌情开箱抽验，合格后放行。

7.4.2 出口装运时，已超过签证有效期3个月以上的，必须按本标准重新进行出厂检验。

7.5 口岸查验要严格审查有关单证，保证货证相符，货证不符的不予查验放行。在口岸进行质量检验时，不允许将不同型号、不同规格、不同签证周期和不同厂家生产的产品混批检验。

附 录 A
回转工作台精度检验项目和不合格分类表
（补充件）

序 号	检 测 项 目	类 别	质 量 指 标
1	工作台中心锥孔轴线的径向跳动	B	GB 6086
2	工作台一转的总分度误差	B	同上
3	工作台的端面跳动(包括轴向窜动)	C	同上
4	台面对支承底面的平行度	C	同上
5	工作台面的直线度	C	同上

附 录 B
立卧工作台精度检验项目和不合格分类表
（补充件）

序 号	检 测 项 目	类 别	质 量 指 标
1	工作台面的端面跳动	B	JB 4370.2
2	工作台锥孔轴线的径向跳动	B	同上
3	主轴轴线对底平面的平行度	B	同上
4	工作台的总分度误差	B	同上
5	主轴轴线对定位键侧面平行度	C	同上
6	工作台和尾座顶尖连线与底平面的平行度	C	同上
7	工作台和尾座顶尖连线与基准 T 型槽的平行度	C	同上
8	工作台面与支承底面的平行度	C	同上
9	工作台面的直线度	C	同上

附 录 C
可倾工作台精度检验项目和不合格分类表
（补充件）

序 号	检 测 项 目	类 别	质 量 指 标
1	工作台面的端面跳动	B	JB 4372.2
2	工作台锥孔轴线的径向跳动	B	同上
3	倾斜刻度误差	B	同上
4	工作台的总分度误差	B	同上
5	倾斜轴轴线对定位键侧面基准的垂直度	C	同上
6	工作台和尾座顶尖连线对底面的平行度	C	同上
7	工作台和尾座顶尖连线与基准T型槽的平行度	C	同上
8	工作台面与支承底面的平行度	C	同上
9	工作台面的直线度	C	同上

附 录 D
回转、立卧、可倾工作台外观检验项目和不合格分类表
（补充件）

序 号	检 测 项 目	类 别	质 量 指 标
1	表面加工质量	B	外观表面不应有图样未规定的凸起、凹陷、粗糙不平、磕碰、锈蚀和其他损伤
2	刻度部位质量	B	刻度部分的刻线、数字和标记应准确、均匀、清晰
3	涂漆表面质量	B	漆膜不允许有流挂、起泡、发白、失光及明显桔皮等
4	涂漆层光泽	B	按有关规定
5	按装接合要求	C	按有关规定
6	螺钉（或螺栓）的按装要求	C	埋头螺钉不应突出零件表面，其头部与沉孔之间不应有明显的偏心，尾部突出值约等于倒棱值
7	外露轴端要求	C	应突出包容件的端面，突出值约等于倒棱值
8	标牌内容、位置及外观	C	标牌内容应符合有关规定，位置应正确，外观清晰、耐久，平整牢固
9	镀铬或发蓝件外观要求	C	外观色调应一致，防护层不得脱落、褪色等
10	部件结合面的漆层要求	C	结合面之漆层，必须界线分明，边角线条清楚、整齐，不同颜色的漆层不得相互沾染

附 录 E
回转、立卧、可倾工作台包装检验项目和不合格分类表
(补充件)

序号	检测项目	类别	质量指标
1	包装箱规格尺寸	B	应符合图纸和有关规定
2	箱面标记号码、计量单位和商检批号等要求	B	应正确齐全,工整,清晰耐久
3	包装箱用木材	B	用材不得有贯通裂纹、活节及腐朽等
4	防雨防潮措施	B	应符合 JB 3207—83 有关规定
5	产品及随机附件、工具等在箱内的固定	B	重心应靠中、靠下,应垫稳紧固,不允许在运输中发生窜动或移动
6	装箱要求	B	箱内附件、工具和技术文件应与装箱单相符合
7	箱面加工质量	C	箱面应光滑平坦无污染,箱板结合面不得脱胶和明显的弯曲变形
8	箱面涂漆要求	C	涂漆应光亮,无污染,漆层要均匀一致
9	随机技术文件	C	应用塑料袋包装放在箱内适当位置
10	清洁卫生	C	箱内应清洁、无脏物和有关技术文件未规定的其他物品
11	钉箱要求	C	不得有钉头、钉尖露出或中途弯曲等现象
12	包装箱的紧固	C	按有关规定

附加说明:
本标准由中华人民共和国国家进出口商品检验局提出。
本标准由中华人民共和国烟台进出口商品检验局起草。
本标准主要起草人周洪儒、王兆永、佟晓健。

中华人民共和国进出口商品检验行业标准

出口机械分度头检验规程

SN 0036—92

Rule for inspection of mechanical dividing heads for export

1 主题内容与适用范围

本标准规定了出口机械分度头(不包括等分分度头)的检验项目、技术要求、抽样方案和判定规则。

本标准适用于出口机械分度头的检验。若合同有规定,按合同检验;合同未规定或规定不明确,按本标准检验。

2 引用标准

GB 2553 分度头参数

GB 2554 机械分度头精度

GB 2828 逐批检查计数抽样程序及抽样表(适用于连续批的检查)

JB 2670 金属切削机床 精度检验通则

JB 3207 机床附件产品 包装通用技术条件

3 检验的分类

3.1 出厂检验

提交出口的产品,在出厂前,由产地商检机构对规定的质量指标、数量和包装所进行的出口检验,并签发检验合格鉴定单、检验证书、放行单或不合格通知单。

3.2 型式检验

定期对出口产品进行全面的质量检验,以考核其生产过程中质量稳定性。

3.3 口岸查验

经出厂检验合格的产品,在装运出口前,由口岸商检机构进行放行前的检验。

4 检验依据

4.1 合同中对产品质量、包装和验收办法有明确规定的,依据合同。但对国内现行标准有规定的,而合同中又没有明确规定的项目,按国内现行标准检验。

4.2 合同中对产品的质量、包装和验收办法没有明确规定的,其检验依据如下。

4.2.1 产品质量特性

依据 GB 2553,GB 2554 及有关规定。

4.2.2 产品的包装检验

依据 JB 3207。

4.2.3 产品的验收办法

4.2.3.1 抽样检验方案依据本标准。

4.2.3.2 检验方法

中华人民共和国国家进出口商品检验局1992-09-01批准 1993-01-01实施

依据 GB 2554,JB 2670。

5 出厂检验抽样方案

5.1 出厂检验项目

a. 参数;

b. 精度;

c. 外观;

d. 包装。

5.2 不合格的分类

分为B类不合格品(或B类不合格)、C类不合格品(或C类不合格),共二类四种。详见附录A(补充件)至附录C(补充件)。

5.3 合格质量水平,AQL值的确定

5.3.1 以每百单位产品不合格品数进行判定时,其AQL值按下表。

检验项	不合格品类别	
	B类	C类
精度	1.5	2.5
外观	4	6.5
包装	4	6.5
参数	2.5	

注:表内精度一项不适用于按国内现行标准的检验。

5.3.2 在精度检验中,以每百单位产品不合格数按有关规定进行判定时,B类不合格的AQL值为100;C类不合格的AQL值为150。

注:此数据仅限于按国内现行标准检验。

5.4 检查水平的确定。

采用一般检查水平Ⅰ。

5.5 检查批的形成

提交出口的,一定数量的单位产品组成检查批。同一检查批,必须由相同的结构和规格,相同材料和工艺,并在同一周期内制造的单位产品组成。

5.6 检查严格度的规定

5.6.1 检查的开始

5.6.1.1 对已获得部优以上奖的产品,在其有效期内,经商检机构同意,从放宽检查开始。

5.6.1.2 除5.6.1.1条外,均从正常检查开始。

5.6.2 转移规则

5.6.2.1 经型式检验合格的产品,按GB 2828中第4.6.3条执行。

5.6.2.2 经型式检验不合格的产品,通过再次型式检验合格,其首批出厂检验,开始采用加严抽样方案,随后执行GB 2828中第4.6.3条。

5.6.3 检查的暂停和恢复

按GB 2828中第4.6.4条执行。

5.7 抽样方案类型的选择

按GB 2828一次抽样方案类型。

5.8 样本的抽取

原则上采用单纯随机抽样法，也可以采用系统随机抽样法或分层随机抽样法。样本应在批形成过程中或形成之后抽取。

5.9 检查结果的判断

5.9.1 不合格品的计算

5.9.1.1 B类不合格品：具有一个或一个以上B类不合格，也可能还有C类不合格的单位产品为B类不合格品。

5.9.1.2 C类不合格品：具有一个或一个以上C类不合格，但不包括B类不合格的单位产品为C类不合格品。

5.9.2 合格项与不合格项的判断

根据样本检验结果，首先按照参数、精度、外观和包装四项分别统计B类不合格品数(或B类不合格数)、C类不合格品数(或C类不合格数)，然后按GB 2828中规定的一次、二次和五次抽样方案判定程序逐项分别判断。若样本中，B类不合格品数(或B类不合格数)、C类不合格品数(或C类不合格数)分别小于或等于相应的合格判定数 A_c，则判断该项合格，若等于或大于不合格判定数 R_e，则判定该项不合格。

5.9.3 合格批与不合格批的判断

合格批必须是5.1条所列四个检验项目全部合格，否则为不合格批。

5.10 合格批与不合格批的处置

5.10.1 经检验判为合格的批，若样本中有B类不合格品，或C类不合格品，应予剔除、替换或修复成合格品。

5.10.2 经检验判为不合格的批，商检机构出具“不合格通知单”。生产厂必须将不合格批全数进行返工整理、调试，剔除不合格品后，重新提交检验，商检机构原则上按本标准重新检验一次。仍不合格，该批产品则不得再次提交检验。

6 型式检验抽样方案

6.1 型式检验周期的规定

在正常情况下，型式检验周期原则上规定为12个月，也可以根据出厂检验的情况不定期进行型式检验，但周期最长不得超过12个月。

6.2 当出口产品的材料、工艺、设备等生产条件和技术指标有重大变动和改进时。首批出口产品，在进行出厂检验的同时，需进行型式检验。

6.3 型式检验方案

型式检验方案由产地商检机构确定并组织实施，也可以和行业检查结合起来进行。

6.4 型式检验的判定

按确定的检验方案，做出型式检验合格或不合格的判定，也可以参照在规定的周期内行业检查结果，做出型式检验合格或不合格的判定。

7 口岸查验

7.1 口岸商检机构，凭产地商检机构签发的检验合格鉴定单接受放行查验。凡未经产地商检机构检验合格的产品，口岸商检机构原则上不予受理口岸查验，特殊情况应与产地商检机构联系。但必须按本标准进行检验合格的产品，方能查验放行。

7.2 签证有效期

产地商检机构签发的检验合格鉴定单，自签发之日起，有效期为12个月。

7.3 由产地发往口岸的产品，在签证有效期内一般只查包装和数量。如遇包装受潮、霉变、损坏等情况，有可能对质量产生影响，可酌情开箱抽验，查验合格后放行。

7.4 超过签证有效期的处置

7.4.1 出口装运时，超过签证有效期3个月以内的，可酌情开箱抽验，合格后放行。

7.4.2 出口装运时，已超过签证有效期3个月以上的，必须按本标准重新进行出厂检验。

7.5 口岸查验要严格审查有关单证，保证货证相符，货证不符的不予查验放行。在口岸进行质量检验时，不允许将不同型号、不同规格、不同签证周期和不同厂家生产的产品混批检验。

附 录 A
机械分度头精度检验项目和不合格分类表
（补充件）

序 号	检 测 项 目	类 别	质 量 指 标
1	主轴锥孔轴线的径向跳动	B	GB 2554
2	顶尖的径向跳动	B	同上
3	主轴定心轴径的径向跳动	B	同上
4	主轴轴肩支承面的端面跳动(包括轴向窜动)	B	同上
5	分度精度(包括单个分度误差和任意 1/4 圆周上的累积误差)	B	同上
6	主轴轴线对支承底面的垂直度	C	同上
7	主轴轴线与支承底面的平行度	C	同上
8	定位键与主轴线的平行度	C	同上
9	分度头和尾座顶尖连线对支承底面的平行度	C	同上
10	分度头和尾座顶尖连线对基准 T 型槽的平行度	C	同上

附 录 B
机械分度头外观检验项目和不合格分类表
（补充件）

序 号	检 测 项 目	类 别	质 量 指 标
1	表面加工质量	B	外观表面不应有图样未规定的凸起、凹陷、粗糙不平、磕碰、锈蚀和其他损伤
2	刻度部位质量	B	刻度部分的刻线、数字和标记应准确、均匀、清晰
3	涂漆表面质量	B	漆膜不允许有流挂、起泡、发白、失光及明显桔皮等
4	涂漆层光泽	B	按有关规定
5	按装接合要求	C	按有关规定
6	螺钉(或螺栓)的安装要求	C	埋头螺钉不应突出零件表面，其头部与沉孔之间不应有明显的偏心，尾部突出值约等于倒棱值
7	外露轴端要求	C	应突出包容件的端面，突出值约等于倒棱值
8	标牌内容、位置及外观	C	标牌内容应符合有关规定，位置应正确，外观清晰、耐久，平整牢固
9	镀铬或发兰件外观要求	C	外观色调一致，防护层不得脱落、褪色等
10	部件结合面的漆层要求	C	结合面之漆层，必须界线分明，边角线条清楚、整齐，不同颜色的漆层不得相互沾染

附 录 C
机械分度头包装检验项目和不合格分类表
(补充件)

序 号	检 测 项 目	类 别	质 量 指 标
1	包装箱规格尺寸	B	应符合图纸和有关规定
2	箱面标记号码、计量单位和商检批号等要求	B	应正确齐全,工整,清晰耐久
3	包装箱用木材	B	用材不得有贯通裂纹、活节及腐朽等
4	防雨防潮措施	B	应符合 JB 3207—83 有关规定
5	产品及随机附件、工具等在箱内的固定	B	重心应靠中、靠下,应垫稳紧固,不允许在运输中发生窜动或移动
6	装箱要求	B	箱内附件、工具和技术文件应与装箱单相符合
7	箱面加工质量	C	箱面应光滑平坦无污染,箱板结合面不得脱胶和明显的弯曲变形
8	箱面涂漆要求	C	涂漆应光亮,无污染,漆层要均匀一致
9	随机技术文件	C	应用塑料袋包装放在箱内适当位置
10	清洁卫生	C	箱内应清洁、无脏物和有关技术文件未规定的其他物品
11	钉箱要求	C	不得有钉头、钉尖露出或中途弯曲等现象
12	包装箱的紧固	C	按有关规定

附加说明:

本标准由中华人民共和国国家进出口商品检验局提出。

本标准由中华人民共和国烟台进出口商品检验局起草。

本标准主要起草人王兆永、周洪儒、佟晓健。

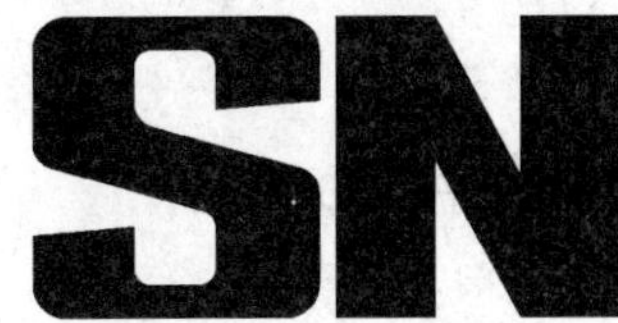

中华人民共和国出入境检验检疫行业标准

SN/T 0248.2—2010

进出口自行车及其零件检验规程 第2部分:避震器

Rules for the inspection of bicycle and parts of bicycle for import and export—Part 2:Suspension

2010-11-01 发布 2011-05-01 实施

中华人民共和国国家质量监督检验检疫总局 发布

前　言

SN/T 0248《进出口自行车及其零件检验规程》分为三部分：

——第1部分：通用要求；

——第2部分：避震器；

——第3部分：进出口非公路自行车安全检验规程。

本部分为SN/T 0248的第2部分。

本部分按照GB/T 1.1—2009给出的规则起草。

本部分由国家认证认可监督管理委员会提出并归口。

本部分起草单位：中华人民共和国深圳出入境检验检疫局。

本部分主要起草人：吴透明、江帆、戴维盛、邓银舟、顾浩飞。

进出口自行车及其零件检验规程 第2部分：避震器

1 范围

SN/T 0248的本部分规定了进出口自行车避震器安全检验的要求、检验方法、抽样、检验结果判定、检验后的处置和检验有效期。

本部分适用于进出口自行车避震器的安全要求检验。

2 规范性引用文件

下列文件对于本文件的应用是必不可少的。凡是注日期的引用文件，仅注日期的版本适用于本文件。凡是不注日期的引用文件，其最新版本（包括所有的修改单）适用于本文件。

GB/T 2828.1 计数抽样检验程序 第1部分：按接收质量限（AQL）检索的逐批检验抽样计划

GB/T 2829 周期检验计数抽样程序及表（适用于对过程稳定性的检验）

GB 3565—2005 自行车安全要求

GB/T 12742 自行车检测设备和器具技术条件

3 术语和定义

下列术语和定义适用于本文件。

3.1

自行车避震器 suspension of bicycle

安装在自行车车架上，起缓冲避震作用的装置。

3.2

疲劳安全项目 fatigue safety item

被检验部件在持续交变力的作用下，抵抗变形或破坏的能力的项目，这类项目衡量对应部件的相关寿命。

3.3

强度安全项目 strength safety item

被检验部件在瞬间冲击力或恒定静负荷作用下，抵抗变形或破坏的能力的项目。

3.4

其他安全项目 other safety item

由于装配、尺寸、精度、标记等所致的安全项目。

3.5

产品类别 types of products

同种产品由于原理的不同而形成的分类。自行车避震器一般分为：弹簧式、液压式、气压式、液气混合式、阻力胶（优力胶）式等。

3.6

产品系列 series of products

同类别产品由于设计、结构的不同，造成主要技术特性的不同而形成的分类。

3.7

产品型号　types of products

同系列产品由于尺寸、工艺、配套件的不同而形成的。产品型号是在产品认证和型式试验时，为了有效地区分产品，控制同类产品质量，而对产品所作的一种区分。

3.8

检验批　inspection lot

为实施抽查检验而汇集的，同类别、同系列、同型号的在基本相同的生产条件下生产的单位产品，简称批。

3.9

型式试验　type tests

针对由于原理、设计、结构、材料、工艺、配套件等固定因素所致的产品安全性能项目，用于全面考核周期内稳定的生产条件下，生产满足安全要求性能产品的能力所进行的试验。

3.10

抽查检验　random inspection

随机抽取检验批所进行的交收检验。

4　安全检验项目及技术要求

4.1　疲劳安全项目

耐压缩疲劳性能：按 7.1 规定的方法试验，被试件应无断裂或肉眼能见之裂纹或漏液现象或失去弹性而失效。

注：在本部分中所有裂纹的检测，推荐采用 ISO 3452 中规定的标准的裂纹检验方法。

4.2　强度安全项目

4.2.1　抗芯轴拉脱性能

按 7.2 规定的方法试验，被试件应无拉脱破坏或漏液现象。仅适合于不含塑胶零配件的产品。

4.2.2　抗压缩冲击性能

按 7.2 规定的方法试验，被试件应无断裂、肉眼能见之裂纹、漏液或芯轴触底现象或失去弹性而失效。仅适合于不含塑胶零配件的产品。

注：在本部分中所有裂纹的检测，推荐采用 ISO 3452 中规定的标准的裂纹检验方法。

4.2.3　耐低温性能

按 7.3 方法进行试验，被试件应无断裂、拉脱破坏、肉眼能见之裂纹、漏液或芯轴触底现象或失去弹性而失效。仅适合于含塑胶零配件的产品。

4.3　其他安全项目

4.3.1　压缩行程

按 7.4 规定的方法试验，被试件的最大压缩行程不小于其标称压缩行程(TRAVEL 值)。

4.3.2　弹性系数 K 值

按 7.4 规定的方法试验，被试件的弹性系数 K 值，相对其标称值，允许误差为±8%。

4.3.3 外观

在正常的使用、搬运、安装和维修时，身体可能触及之处，都不应有毛刺、外露的锐边；突出物应符合GB 3565—2005的4.2的要求。

4.3.4 安全标记

应在产品显著位置标明本产品的弹性系数 K 值、压缩行程等主要性能参数以及必要的安全操作标记。

4.3.5 说明书

产品应附说明书，说明书内至少应有安装孔距C-C、相关操作说明及其安装、使用安全注意事项。

5 抽样

5.1 抽样条件

5.1.1 型式试验的抽样条件

型式试验样本可在检验批的形成过程中或形成之后抽取，但样本应能代表本周期内产品的制造技术和质量水平。

5.1.2 抽查检验的抽样条件

抽查检验样本应在检验批形成之后抽取。

5.2 抽样方案

5.2.1 型式试验的抽样方案

型式试验应按GB/T 2829规定执行。每次应抽取同系列同型号的产品4件作为样本进行型式试验；所有各项目均按GB/T 2829的一次抽样方案、判别水平Ⅱ执行；样本数、RQL值、判定数组见表1。

表1 型式试验抽样方案

项目序号	项目类别	检验项目	技术要求及检验方法	样本数	RQL	判定数组	
						Ac	Re
1	疲劳安全项目	耐压缩疲劳性能	4.1.1/7.1	2	65	0	1
2	强度安全项目	抗芯轴拉脱性能 （仅适合不含塑胶零配件的产品）	4.2.1/7.2	2	65	0	1
3		抗压缩冲击性能 （仅适合不含塑胶零配件的产品）	4.2.2/7.2	2	65	0	1
4		耐低温性能 （仅适合含塑胶零配件的产品）	4.2.3/7.3	2	65	0	1
5	其他安全项目	压缩行程	4.3.1/7.4	4	40	0	1
6		弹性系数 K 值	4.3.2/7.4	4	40	0	1
7		外观	4.3.3/目测	4	40	0	1

表 1（续）

项目序号	项目类别	检验项目	技术要求及检验方法	样本数	RQL	判定数组	
						Ac	Re
8	其他安全项目	安全标记	4.3.4/目测	4	40	0	1
9		说明书	4.3.5/目测	4	40	0	1
注：样品分配方案：完成其他安全项目后分 2 组，分别进行疲劳安全项目和强度安全项目检验。							

5.2.2 抽查检验的抽样

应将同型号产品作为检查批，按 GB/T 2828.1 标准正常检验一次抽样方案，S-1 检验水平。

6 检验

6.1 检验的分类

检验分为型式试验和抽查检验。

6.2 型式试验

6.2.1 进出口自行车避震器有下列情况时，应进行型式试验：

a) 新产品及产品的设计、结构、材料、工艺、关键配套件生产厂有较大变动时，应按不同型号、不同规格，通过新产品型式试验；

b) 产品停产半年以上恢复生产时；

c) 生产稳定情况下，每年至少一次。

6.2.2 型式试验的检验项目、技术要求及检验方法、样本数、不合格质量水平 RQL 值、判定数组见表 1。

6.3 抽查检验

6.3.1 抽查检验前，企业应提供有效的型式试验报告，以便进行产品一致性检查。

6.3.2 抽查检验的检验项目、技术要求及检验方法、抽样方案、检查水平、接收质量限 AQL 见表 2。

表 2 抽查检验抽样方案

序号	检验项目	技术要求及检验方法	抽样方案	检查水平	接收质量限 AQL
1	压缩行程	4.3.1/7.4	正常、一次	S-1	2.5
2	弹性系数 K 值	4.3.2/7.4	正常、一次	S-1	2.5
3	外观	4.3.3/目测	正常、一次	S-1	4.0
4	安全标记	4.3.4/目测	正常、一次	S-1	2.5
5	说明书	4.3.5/目测	正常、一次	S-1	4.0
注：本表抽样方案、检查水平、接收质量限 AQL 均按 GB/T 2828.1 执行。					

7 检验方法

7.1 疲劳试验

7.1.1 安装

所用试验设备和器具均应符合 GB/T 12742 的规定。

按图1所示，受试件应被正确安装于如下疲劳试验装置上。

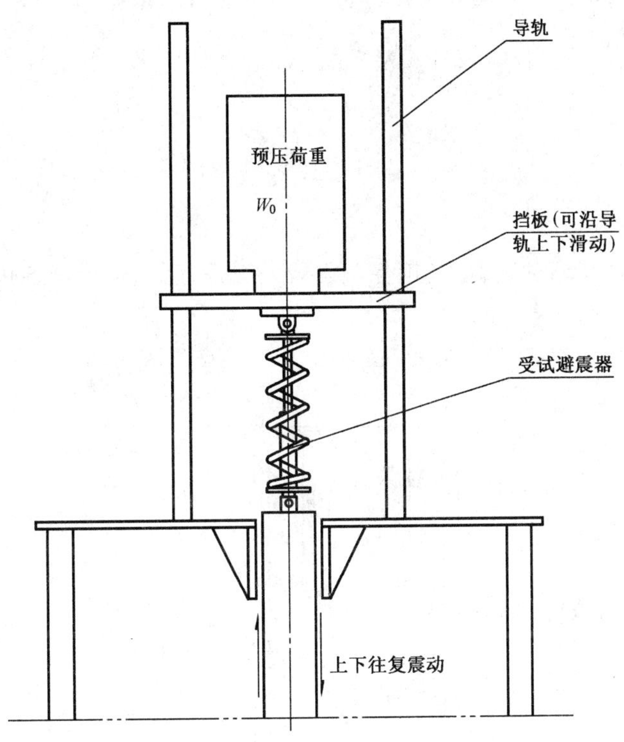

图1 疲劳试验

7.1.2 加预压负荷

将预压负荷 W_0 加于垂直安装的受试避震器上端，如图1所示，重物重心应在避震器的中心轴线上。预压负荷 W_0 按式(1)计算：

$$W_0 = K \times 30\% \times St \div 9.8 \qquad (1)$$

式中：

W_0——预压负荷总质量(包括挡板等压在受试样品上质量)，单位为千克(kg)；

K——被试避震器的标称弹性系数，单位为牛每毫米(N/mm)；

St——被试避震器的标称压缩行程，单位为毫米(mm)。

7.1.3 疲劳振动

7.1.3.1 振幅 $2a$ 按式(2)计算：

$$2a = 0.4 \times St \qquad (2)$$

式中：

St——被试避震器的标称压缩行程，单位为毫米(mm)；

a——半振幅，单位为毫米(mm)。

7.1.3.2 频率 n 按式(3)计算：

$$n = \sqrt{1\ 375/St}$$

$$或\ n = \sqrt{\frac{1\ 375}{St}} \qquad (3)$$

式中：

n——振动频率，单位为赫兹(Hz)；

St ——被试避震器的标称压缩行程,单位为毫米(mm);

按式(3)计算得出的振动频率 n,换算为每分钟次数,四舍五入取整。

7.1.3.3 振动次数为 150 000。

本试验在常温下进行。

7.2 冲击试验

7.2.1 安装

将被试样品安装于图 2 所示的装置中,确保避震器处于垂直状态;拧紧连接螺栓,并确保螺栓连接处能自如转动。

所用试验设备和器具均应符合 GB/T 12742 规定。

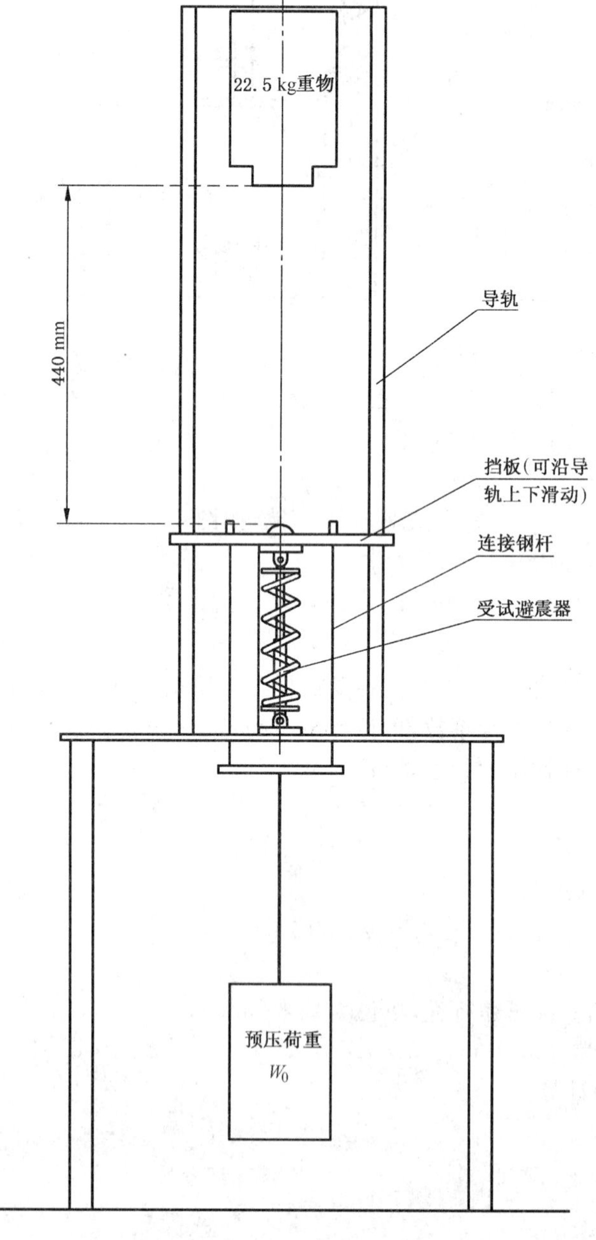

图 2 冲击试验

7.2.2 加预压负荷

在可以沿滑行导轨上下平行移动的上横梁两侧平衡加负荷，使被试件处于预压状态；预压负荷总质量 W_0 通过式(1)计算求得。

7.2.3 冲击

将质量为22.5 kg的重锤，从离上横梁上受冲击点的顶面高度为440 mm的高处(上梁的顶面至重锤的底面高度)自由落下；重锤位于避震器垂直安装位置的正上方，重锤中心位于避震器两连接孔中心连线上。

应重复冲击两次。本试验在常温下进行。

7.3 低温冲击试验

将被试件在−20 ℃±2 ℃环境下放置30 min后，立即按7.2进行冲击试验。

所用试验设备和器具应符合GB/T 12742规定。

7.4 压缩行程/弹性系数试验

如图3所示，通过被试避震器的连接孔将被试避震器安装于试验台上，拧紧连接螺栓，避震器处于垂直、自由状态。按图示箭头方向匀速施压，施压速度为5 mm/min～10 mm/min；观察被试件压缩过程的力值-位移曲线，直到力值-位移曲线突然并陡，即停止施压。

所用试验设备和器具应符合GB/T 12742规定。

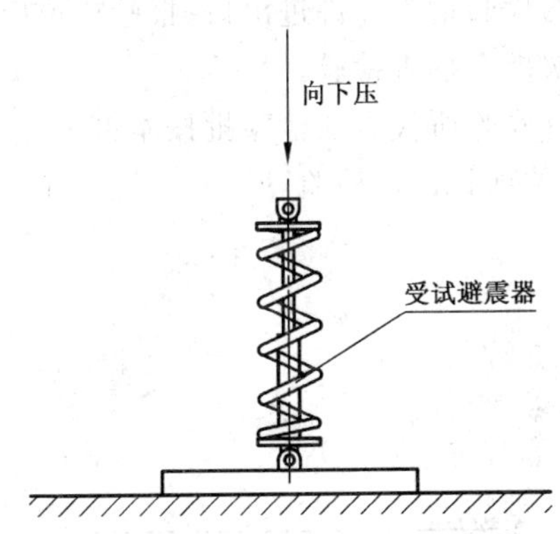

图3 压缩行程/弹性系数试验

最大压缩行程：根据得出的力值-位移图，找出拐点(突然并陡点)，拐点的位移就是避震器的最大压缩行程。可直接从力值-位移图上量出。

避震器的弹性系数，按式(4)计算：

$$K=(F_2-F_1)/(L_2-L_1) \qquad \cdots\cdots(4)$$

式中：

K ——弹性系数，单位为牛每毫米(N/mm)；

F_1——30%标称行程时的压力，单位为牛(N)(从力值-位移图量出)；

F_2——70%标称行程时的压力，单位为牛(N)(从力值-位移图量出)；

L_1——30%的标称行程位移，单位为厘米(mm)(直接计算出)；

L_2——70%的标称行程位移，单位为厘米(mm)(直接计算出)。

被测避震器的标称行程，由生产商提供。

8 检验结果的判定

8.1 型式试验的合格判定

当型式试验的检验项目全部合格时，判该次型式试验合格；当型式试验的检验项目有一项或一项以上不合格时，判该次型式试验不合格。

8.2 抽查检验的合格判定

当抽查检验的检验项目全部合格时，判该次抽查检验合格；当抽查检验的检验项目有一项或一项以上不合格时，判该次抽查检验不合格。

9 检验不合格的处置

9.1 型式试验不合格的处置

如果型式试验不合格，该型式试验所代表的产品应暂停抽查检验，由检验机构签发不合格通知书，限期整改。经整改后重新申请型式试验。重新进行型式试验时，可仅对不合格项目及整改过程中可能受到影响的相关项目进行试验。

9.2 抽查检验不合格的处置

如果抽查检验不合格，所代表的检验批不允许进出口；报验单位应对该次抽查检验所代表的所有检验批全检并整改，整改合格后可再次提交抽查检验。

再次抽查检验时，应对该次抽查检验所代表的检验批按本部分进行检验；再次检验时，可仅对不合格项目和整改过程中可能受到损害的项目进行检验。

10 检验有效期

检验合格有效期为1年。

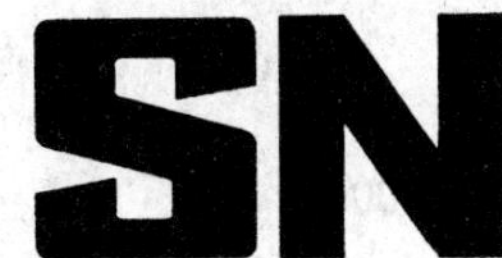

中华人民共和国出入境检验检疫行业标准

SN/T 0248.3—2003

进出口非公路自行车安全检验规程

Rules for the safety requirements inspection of off-road bicycles for import and export

2003-03-17 发布　　　　2003-09-01 实施

中华人民共和国国家质量监督检验检疫总局 发布

前　言

根据出入境检验检疫工作的特点，参考 QB 2176—1995《非公路自行车 安全要求》、ISO 4210:1996《自行车 安全要求》及 GB 3565—1993《自行车　安全要求》等，制定本标准。

本标准由国家认证认可监督管理委员会提出并归口。

本标准起草单位：中华人民共和国深圳出入境检验检疫局、中华人民共和国昆山出入境检验检疫局负责起草。

本标准主要起草人：吴透明、张学峰、保利平、骆海青、佟常飞、马忠启。

本标准系首次发布的检验检疫行业标准。

进出口非公路自行车安全检验规程

1 范围

本标准规定了进出口非公路自行车安全检验的抽样、检验、检验方法和检验结果判定以及检验后的处置和检验有效期。

本标准适用于非公路自行车的安全要求检验。

2 规范性引用文件

下列文件中的条款通过本标准的引用而成为本标准的条款。凡是注日期的引用文件，其随后所有的修改单(不包括勘误的内容)或修订版均不适用于本标准，然而，鼓励根据本标准达成协议的各方研究是否可使用这些文件的最新版本。凡是不注日期的引用文件，其最新版本适用于本标准。

GB/T 2828—1987 逐批检查计数抽样程序及抽样表(适用于连续批的检查)

GB/T 2829—1987 周期检查计数抽样程序及抽样表(适用于生产过程稳定性的检查)

GB 3565—1993 自行车 安全要求

GB/T 3579—2002 自行车链条 技术条件和试验方法

GB/T 12742—1991 自行车检测设备和器具技术条件

QB/T 1251.1—1991 自行车 包装

QB 2176—1995 非公路自行车 安全要求

QB 2191—1995 自行车 反射器

JIS D 9301:1996 一般用自行车

3 术语和定义

下列术语和定义适用于本标准。

3.1

非公路自行车 off-road bicycle

可在公路上骑行外，还可在砾石、丘陵地带等范围广泛的地形内骑行的，其鞍座可调整到不低于635 mm 的高度，具有两个车轮的自行车。

3.2

检验批 inspection lot

为实施抽查检验而汇集的、同合同、同类型在基本相同的生产条件下生产的单位产品称为检验批，简称批。

3.3

疲劳安全项目 fatigue safety item

以检验部件在持续交变力的作用下，抵抗变形或破坏的能力的项目，这类项目衡量对应部件的相关寿命。

3.4

强度安全项目 strength safety item

以检验部件在瞬间冲击力或恒定静负荷作用下，抵抗变形或破坏的能力的项目。

3.5

其他安全项目　other safety item

由于装配、尺寸、精度、标记等所致的安全项目。

3.6

抽查检验　random inspection

随机抽取检验批所进行的交收检验。

4　抽样

4.1　抽样条件

4.1.1　型式试验的抽样条件

型式试验样本的抽取可在批的形成中或形成之后，但要保证所抽取的样本能代表本周期的制造技术水平。

4.1.2　抽查检验的抽样条件

抽查检验样本的抽取应在检验批形成之后。

4.2　抽样方案

4.2.1　型式试验抽样方案

型式试验应按 GB/T 2829—1987 规定执行，其抽样方案、判别水平、样本数、RQL 值、判定数组见表 1。

表 1　型式试验抽样方案

项目类别	抽样方案	判别水平	样本数	RQL 值	判定数组
疲劳安全项目	一次	Ⅱ	2	65	0、1
强度安全项目	一次	Ⅱ	2	65	0、1
其他安全项目	一次	Ⅱ	4	40	0、1

4.2.2　抽查检验抽样方案

进行抽查检验时，对被抽取的检验批，应按 GB/T 2828—1987 的规定执行，其抽样方案、检查水平、样本数、合格质量水平(AQL 值)、判定数组见表 2。

表 2　抽查检验抽样方案

项目类别	抽样方案	检查水平	样本数	AQL 值	判定数组
强度安全项目	正常、一次	S-1	≤5	2.5	0、1
其他安全项目	正常、一次	S-2	≤8	1.5	0、1
注：强度安全项目，当抽取的检验批批量小于 5 时，样本数即为批量，其余情况样本数均为 5；其他安全项目，当抽取的检验批批量小于 8 时，样本数即为批量，其余情况样本数均为 8。					

5　检验

5.1　检验的分类

检验分为型式试验和抽查检验。

5.2　型式试验

5.2.1　型式试验的分类

型式试验又分为产品鉴定和周期检验。

5.2.2　产品鉴定

5.2.2.1　新品种及产品的设计、结构、材料、工艺、配套件生产厂有较大变动时，应按不同型号、不同规格通过产品鉴定。

5.2.2.2　产品鉴定的检验项目、检验依据见表 3。

表 3 检验项目、检验依据及检验方式

序号	检验项目		检验依据	检验方式		
				型式试验		抽查检验
				产品鉴定	周期检验	
1	锐边		GB 3565—1993 中 4.1	√		√
2	突出物		GB 3565—1993 中 4.2	√		√
3	制动系统		QB 2176—1995 中 5.1	√		√
4	手闸	钢绳拉伸强度 *	QB 2176—1995 中 5.2.1.1	√	√	
5		钢绳与钢绳上接头疲劳强度 * *	QB 2176—1995 中 5.2.1.2	√		
6		闸把位置	GB 3565—1993 中 5.2.1	√		√
7		握闸尺寸	GB 3565—1993 中 5.2.2	√	√	
8		车闸部件的安装	GB 3565—1993 中 5.2.3	√		√
9		闸皮组装 *	GB 3565—1993 中 5.2.4	√	√	
10		车闸的调整	GB 3565—1993 中 5.2.5	√		√
11	安全夹		QB 2176—1995 中 5.3	√		√
12	制动系统的强度 *		GB 3565—1993 中 5.4	√	√	
13	制动性能 *		QB 2176—1995 中 5.5	√	√	
14	把横管	尺寸	GB 3565—1993 中 6.1	√		√
15		把套拉脱力 *	GB 3565—1993 中 6.1	√	√	√
16	把立管安全标记		GB 3565—1993 中 6.2	√		√
17	把立管的把芯丝杆 *		QB 2176—1995 中 6.3	√	√	
18	车把的稳定性		GB 3565—1993 中 6.4	√	√	
19	车把部件强度	把立管力矩 *	QB 2176—1995 中 6.5.1	√	√	
		把立管和前叉立管的力矩 *	QB 2176—1995 中 6.5.2	√	√	
		把立管弯曲 *	GB 3565—1993 中 6.4	√	√	
		把横管和把立管的力矩 *	GB 3565—1993 中 6.4	√	√	
20	车把的振动 * *		QB 2176—1995 中 6.6	√		
21	把横管和把立管组合件的疲劳试验 * *		GB 3565—1993 中 6.6	√		
22	车架/前叉组合件	重物落下试验 *	QB 2176—1995 中 7.1	√	√	
23		落下试验 *	QB 2176—1995 中 7.2	√	√	
24	车架的振动 * *		QB 2176—1995 中 7.3	√	√	
25	前叉	定位装置	QB 2176—1995 中 8.1	√		√
26		吸能试验 *	QB 2176—1995 中 8.2	√	√	
27		疲劳试验 * *	GB 3565—1993 中 8.2	√		
28	车轮转动精度	径向圆跳动公差	QB 2176—1995 中 9.1.1	√	√	
29		端面圆跳动公差	QB 2176—1995 中 9.1.2	√	√	
30	车轮间隙		QB 2176—1995 中 9.2	√		√

表 3（续）

<table>
<tr><th rowspan="3">序号</th><th rowspan="3" colspan="2">检验项目</th><th rowspan="3">检验依据</th><th colspan="3">检验方式</th></tr>
<tr><th colspan="2">型式试验</th><th rowspan="2">抽查检验</th></tr>
<tr><th>产品鉴定</th><th>周期检验</th></tr>
<tr><td>31</td><td colspan="2">车轮静负荷试验 *</td><td>QB 2176—1995 中 9.3</td><td>√</td><td>√</td><td></td></tr>
<tr><td>32</td><td rowspan="3">车轮夹持力</td><td>紧固扭矩 *</td><td>QB 2176—1995 中 9.4</td><td>√</td><td></td><td>√</td></tr>
<tr><td>33</td><td>前轮夹持力 *</td><td>QB 2176—1995 中 9.4.1</td><td>√</td><td>√</td><td></td></tr>
<tr><td>34</td><td>后轮夹持力 *</td><td>QB 2176—1995 中 9.4.2</td><td>√</td><td>√</td><td></td></tr>
<tr><td rowspan="4">35</td><td rowspan="4">快卸轴机构</td><td>松紧标记</td><td>QB 2176—1995 中 9.5.1</td><td>√</td><td></td><td>√</td></tr>
<tr><td>锁紧力 *</td><td>QB 2176—1995 中 9.5.2</td><td>√</td><td>√</td><td></td></tr>
<tr><td>强度 *</td><td>QB 2176—1995 中 9.5.3</td><td>√</td><td>√</td><td></td></tr>
<tr><td>自锁力 *</td><td>QB 2176—1995 中 9.5.4</td><td>√</td><td>√</td><td></td></tr>
<tr><td>36</td><td colspan="2">轮辋、外胎和内胎</td><td>GB 3565—1993 中 10</td><td>√</td><td></td><td>√</td></tr>
<tr><td>37</td><td colspan="2">脚蹬的脚踩面</td><td>GB 3565—1993 中 11.1</td><td>√</td><td></td><td>√</td></tr>
<tr><td>38</td><td colspan="2">脚蹬间隙</td><td>GB 3565—1993 中 11.2</td><td>√</td><td></td><td>√</td></tr>
<tr><td>39</td><td colspan="2">驱动系统静负荷实验 *</td><td>GB 3565—1993 中 11.3</td><td>√</td><td>√</td><td></td></tr>
<tr><td>40</td><td colspan="2">脚蹬动态耐久性试验 * *</td><td>GB 3565—1993 中 11.4</td><td>√</td><td></td><td></td></tr>
<tr><td>41</td><td colspan="2">曲柄组合件的疲劳试验 * *</td><td>QB 2176—1995 中 11.5</td><td>√</td><td></td><td></td></tr>
<tr><td>42</td><td colspan="2">鞍座限制尺寸</td><td>GB 3565—1993 中 12.1</td><td>√</td><td></td><td>√</td></tr>
<tr><td>43</td><td colspan="2">鞍管安全标记</td><td>GB 3565—1993 中 12.2</td><td>√</td><td></td><td>√</td></tr>
<tr><td>44</td><td colspan="2">鞍座和鞍管静负荷试验 *</td><td>GB 3565—1993 中 12.3、12.4</td><td>√</td><td>√</td><td></td></tr>
<tr><td>45</td><td colspan="2">鞍座强度 *</td><td>GB 3565—1993 中 12.5</td><td>√</td><td>√</td><td></td></tr>
<tr><td>46</td><td colspan="2">鞍管的疲劳试验 * *</td><td>QB 2176—1995 中 12.5</td><td>√</td><td></td><td></td></tr>
<tr><td>47</td><td colspan="2">链条拉断力 *</td><td>应大于 9 000 N</td><td>√</td><td>√</td><td></td></tr>
<tr><td>48</td><td colspan="2">链条灵活性</td><td>GB 3565—1993 中第 13 章</td><td>√</td><td></td><td>√</td></tr>
<tr><td>49</td><td colspan="2">链罩</td><td>QB 2176—1995 中 14</td><td>√</td><td></td><td>√</td></tr>
<tr><td>50</td><td colspan="2">幅条挡盘</td><td>GB 3565—1993 中第 15 章</td><td>√</td><td></td><td>√</td></tr>
<tr><td>51</td><td colspan="2">照明</td><td>GB 3565—1993 中 16.2</td><td>√</td><td>√</td><td>√</td></tr>
<tr><td>52</td><td colspan="2">反射器的光学要求</td><td>QB 2191—1995 中 5.3 的 1 级标准(表 2)</td><td>√</td><td>√</td><td></td></tr>
<tr><td>53</td><td colspan="2">反射器的安装要求</td><td>GB 3565—1993 中第 17 章</td><td>√</td><td></td><td>√</td></tr>
<tr><td>54</td><td colspan="2">说明书</td><td>GB 3565—1993 中第 19 章</td><td>√</td><td></td><td>√</td></tr>
<tr><td>55</td><td colspan="2">标记</td><td>GB 3565—1993 中第 20 章 C)</td><td>√</td><td></td><td>√</td></tr>
<tr><td>56</td><td colspan="2">道路试验或整车振动、滑行试验 *</td><td>GB 3565—1993 中第 21 章或 JIS D 9301:1996 中 5.14(1)及(2)</td><td>√</td><td>√</td><td></td></tr>
<tr><td>57</td><td colspan="2">包装</td><td>QB/T 1251.1</td><td>√</td><td></td><td>√</td></tr>
<tr><td colspan="7">注 1：带“* *”者，为疲劳安全项目；带“*”者，为强度安全项目；其余项目为其他安全项目。
注 2：“√”，表示对应的检验方式选择的检验项目。</td></tr>
</table>

5.2.3 **周期检验**

5.2.3.1 进出口非公路自行车有下列情况之一时，应进行周期检验：

a) 产品停产半年以上恢复生产时；

b) 生产稳定情况下，每年至少一次。

5.2.3.2 周期检验的检验项目、检验依据见表3。

5.3 **抽查检验**

5.3.1 抽查检验前，生产企业应提供有效的型式试验报告，并提交厂检合格单。

5.3.2 抽查检验的检验项目、检验依据见表3。抽查检验的技术要求见表4。

表4 抽查检验项目和技术要求

序号	检查项目	技术要求
1	锐边	锐边应符合GB 3565—1993中4.1的要求：在正常的骑行、搬运和维修时，凡骑行者的手、腿等可能触及之处，都不应有外露的锐边
2	突出物	组装后的任何突出物应符合GB 3565—1993中4.2的要求
3	制动系统	应符合QB 2176—1995中5.1的要求。非公路自行车应装有制动系统。只有一个制动闸时，应装在后轮上；有两个独立的制动闸时，则一个装在前轮上，另一个装在后轮上
4	手闸	闸把位置：应符合GB 3565—1993中5.2.1的要求。应按自行车销售地所在国家的立法、习惯和实际使用状况而定。在我国是前闸把在右、后闸把在左
5	手闸	车闸部件的安装：应符合GB 3565—1993中5.2.3的要求。车闸部件紧固螺钉应有合适的锁紧装置；装车时，紧绳螺钉不应割坏钢绳的丝股；钢绳尾端应加有能承受20 N拉脱力的尾套
6	手闸	车闸的调整：应符合GB 3565—1993中5.2.5的要求。车闸应能调整到有效的操纵部位；闸皮经正确调整后除受闸表面外不能与其他部位相碰。安装杆闸的自行车，当车把转角定在60°时，闸皮不能与车轮的轮辋相碰；在车把回复到正中位置时，闸杆应该既无弯曲、也无扭转
7	安全夹	应符合QB 2176—1995中5.3的要求。前车闸如果是悬臂钳形闸，必须安装安全夹。但用拉杆代替吊绳的则不受此规定
8	把横管	尺寸：应符合GB 3565—1993中6.1的要求。把横管总宽度应在350 mm～700 mm之间。处于最高位置时的把套上端面和处于最低位置时的鞍座面之间的垂直距离不应超过400 mm
9	把横管	把套拉脱力：应符合GB 3565—1993中6.1的要求。把横管末端应装有把套或把盖，其应能承受70 N的拉脱力
10	把立管安全标记	应符合GB 3565—1993中6.2的要求。在把立管末端应有一个不损伤其强度的永久性插入深度标记。插入标记或插入深度从把立管末端起应不小于管径的2.5倍
11	前叉	定位装置：应符合QB 2176—1995中8.1的要求。前叉安装前轴处的槽口或其他的前轴定位装置必须是：当前轴或轴挡紧贴在槽口的顶部时，前轮应位于前叉的中央
12	车轮间隙	应符合QB 2176—1995中9.2的要求。非公路自行车经校正后，其轮胎对于车架、前叉或其他固定部位的各部(车闸不作为固定部件)之间的间隙应不小于3 mm
13	紧固扭矩	应符合QB 2176—1995中9.4的要求。车轮应以有效的锁紧位置予以固紧，其固紧扭矩应不小于30 N·m
14	快卸轴机构	松紧标记：应符合QB 2176—1995中9.5.1的要求。快卸轴机构的标记应能清晰地表明机构是处于松脱还是锁紧位置
15	轮辋、外胎和内胎	充气压力：应符合GB 3565—1993中10.1的要求。制造厂推荐的最大充气压力应标铸在外胎的侧面，使外胎装上车轮后易于被看到
		配合性：应符合GB 3565—1993中10.2的要求。外胎和内胎应与轮辋相匹配，将轮胎充气到最大充气压力的110%，经5min后，外胎仍应完整地包合在轮辋上

表 4（续）

序号	检查项目	技 术 要 求
16	脚蹬的脚踩面	应符合 GB 3565—1993 中 11.1 中的要求
17	脚蹬间隙	地面距离:应符合 GB 3565—1993 中 11.2.1 的要求。自行车在无负载状况下,将一只脚蹬处于最低位置,且脚踩面与地面平行,向一侧倾斜 25°时,脚蹬任何零部件不能触及地面。装有避震弹簧的自行车测量时应加 85kg 的负荷,使避震弹簧处于压缩状态
		足趾间隙:应符合 GB 3565—1993 中 11.2.2 的要求。不装有脚固定装置(如足尖套)的自行车,其脚蹬到前轮胎或前泥板旋转弧线之间的间隙不应小于 89 mm
18	鞍座限制尺寸	应符合 GB 3565—1993 中 12.1 的要求。鞍座、鞍座支架或鞍座其他附件的任何部分,从鞍座面与鞍管轴线的交点量起,都不应高于鞍座面 125 mm
19	鞍管安全标记	应符合 GB 3565—1993 中 12.2 的要求。鞍管上应有一个永久性的标记,它清楚地表示鞍管插入车架的最少深度。该标记从鞍管的(全直径处)低部量起不应低于鞍管直径的两倍高度,且标记不应损伤鞍管的强度
20	链条灵活性	应符合 GB 3565—1993 中第 13 章的要求。作动力传递用之链条,应在链条和飞轮上运转灵活
21	链罩	应符合 QB 2176—1995 中的第 14 章的要求
22	幅条挡盘	应符合 GB 3565—1993 中第 15 章的要求。装有变速飞轮的自行车,应装一个辐条挡盘,借以避免由于链条被不适当的拨链或损坏导致链条阻碍车轮的旋转或使突然停车
23	照明	电线装置:应符合 GB 3565—1993 中 16.2 的要求。安装电线时,应避免与运动部件或锐边相碰,以防磨破。电线的所有接头在任意方向上都应能承受 10 N 的拉脱力
24	反射器的安装要求	应符合 GB 3565—1993 中第 17 章的要求: 1) 后反射器安装要求:安装后灯的自行车还应加装一个后反广角射器或一般的反射器,不装后灯的自行车则应装一个广角反射器,后反射器应为红色。 2) 侧反射器安装要求:自行车应装有两个侧反射器,每一个在两侧都能看到,反射器可取下列任意一种:a)装在自行车前半部和后半部的广角反射器,其中至少有一个是装在车轮的辐条上。对有些自行车在后轮上除了车架和泥板支棍以外,还装有其他部件者,则转动的反射器应装在前轮上;或者 b)在每一个车轮的两侧,离轮胎外径 10 cm 之内,都装有连续的环形反射材料。 两个侧反射器应为同一颜色,或白色(透明),或黄色。 3) 前反射器:自行车应装有一个前广角反射器,颜色为白色(透明)。 4) 脚蹬反射器:每一个脚蹬的前、后表面都应装有反射器,脚蹬反射器应充分地凹进在脚蹬的边缘里面或反射器框架内,以免在脚蹬的边沿与其他平面接触时碰到反射器的镜面。脚蹬反射器应为黄色
25	说明书	应符合 GB 3565—1993 中第 19 章的要求。自行车必须附有说明书,对自行车的调试、安装、使用、维护、保养等说明内容应齐全
26	标记	应在自行车上明显耐久地标明车架编号
27	包装	应符合 QB/T 1251.1—1991 中 3.1.2.2 及第 4 章的要求

6 检验方法

表 3 所列各检验项目的检验方法见表 5。本章所用的试验设备和器具均应符合 GB/T 12742—1991 的规定。

表 5 检验方法

序号	检查项目	检验方法
1	锐边	用手触摸前后泥板两端、链罩及叉肩盖边缘等，不能有锐利的边缘；衣架、车闸弹簧尾端等不能有锐利毛刺，钢绳尾端不应散股
2	突出物	1) 用长 250 mm、直径 83 mm 的突出物测试圆柱棒，使其中间 75 mm 长的一段圆弧面沿自行车两侧面和人体可能触及的表面滑动，所触及的突出物和螺钉外露突出部件应符合 GB 3565—1993 中 4.2 的要求； 2) 使用钢直尺，检查上管在鞍座前 300 mm 范围内应无突出物。若有钢绳套管夹其尺寸应符合 GB 3565—1993 中 4.2 的要求
3	制动系统	检查是否有制动系统分装于前、后轮。若只有一个制动闸时是否安装在后轮上
4	手闸	钢绳拉伸强度：将钢绳与钢绳接头组合件装夹在试验机上，测试其拉断力
5		钢绳与钢绳上接头疲劳强度试验：按 QB 2176—1995 中第 18 章规定的方法试验
6		闸把位置：手握闸把做刹车状，目测检查前闸和后闸闸把的定位情况
7		握闸尺寸：在闸把上分别做出测量标记；用卡尺分别测量 AB 和 BC 区间闸把外表面至车把、把套或其他防护物外表面的最大握闸尺寸 d；如果是可调式闸把是否能调到合格范围内
8		车闸部件的安装：检查车闸紧固在车架、前叉或车把上的螺钉是否有合适的锁紧装置，如锁紧垫圈、锁紧螺母或加固螺母等；检查钢绳丝股是否被紧绳螺钉割断；检查钢绳尾端是否作防止丝股松散的处置，若装有钢绳尾套，用测力计沿拆卸方向施加 20 N 拉脱力
9		闸皮组装：按 GB 3565—1993 中第 22 章规定的方法试验
10		车闸的调整：目测检查车闸各部件，能否置于有效的操纵部位；车闸调整至有效操纵部位时，检查闸皮除了受闸表面外是否与其他东西相碰；安装杆闸的自行车，当车把转角定在 60°时，闸皮不能与车轮的轮辋相碰，在车把回复到正中位置时，闸杆应该既无弯曲，也无扭转
11	安全夹	目测检查前车闸的型式，对于装有带吊绳的悬臂式钳形闸，则检查其是否安装有安全夹
12	制动系统的强度	按 GB 3565—1993 中 23.1 规定的方法试验
13	制动性能	按 GB 3565—1993 中第 24 章规定的方法试验
14	把横管	尺寸：用钢直尺测量把横管总宽度(包括把套)；车把在最小插入深度标记处并且鞍座处于最低安装位置时，用钢直尺量出车把(包括把套)上端面与鞍座面间的垂直距离
15		把套拉脱力：用测力计沿把横管尾端方向无冲击的拉动把套或把盖，拉至标准规定的力值时检查把套或把盖有无发生整体移动
16	把立管安全标记	检查把立管是否有明显的不损伤其强度的永久性插入深度标记；分别测量插入深度标记至把立管末端及至切槽底部尺寸
17	把立管的把芯丝杆	将把立管插入专用夹具于安全标记处并固定，用扭力扳手对丝杆施加 27 N·m的力矩，拆下把芯丝杆进行目测检查
18	车把的稳定性	1) 在正前方位置左右两侧各不小于 60°范围内转动车把，检查轴承处有没有出现紧点、僵呆或松弛现象； 2) 骑行者骑在鞍座上，双手握住车把把套并尽量往后靠，称出前轮负荷数值，计算其所占自行车和骑行者总重量的比例

表 5（续）

序号	检查项目		检 验 方 法
19	车把部件强度	把立管力矩	按 QB 2176—1995 中 22.1 规定的方法试验
		把立管和前叉立管的力矩	按 QB 2176—1995 中 22.2 规定的方法试验
		把立管弯曲	按 GB 3565—1993 中 26.1.2 规定的方法试验
		把横管和把立管的力矩	按 GB 3565—1993 中 26.2 规定的方法试验
20	车把的振动		按 QB 2176—1995 中 22.3 规定的方法试验
21	把横管和把立管组合件的疲劳试验		按 GB 3565—1993 中 26.4 规定的方法试验
22	车架/前叉组合件	重物落下试验	按 QB 2176—1995 中 23.1 规定的方法试验
23		落下试验	按 QB 2176—1995 中 23.2 规定的方法试验
24	车架的振动		按 QB 2176—1995 中 23.3 规定的方法试验
25	前叉	定位装置	将自行车倒置于地面，松开前轴两端螺母，使前轴与前叉腿挡口顶部充分就位，转动前轮一周，目测检查
26		吸能试验	按 QB 2176—1995 中第 24 章规定的方法试验
27		疲劳试验	按 GB 3565—1993 中 27.3 规定的方法试验
28	车轮转动精度		调整前、后轮轴档松紧适宜，无轴向窜动，使车轮转动灵活。将前（或后）轮分别固定在校正架上，置百分表于轮辋一侧，转动轮辋一周，测量其径向、端面圆跳动量
29			
30	车轮间隙		用塞尺分别测量前轮与前叉，后轮与车架平、立叉（及任何附件）之间的间隙
31	车轮静负荷试验		按 QB 2176—1995 第 25 章规定的方法试验
32	车轮夹持力	紧固扭矩	车轮紧固在车架和前叉上，并按制造厂推荐的方法经调整后： 1)用扭力扳手测试车轮螺母的紧固扭矩； 2) 分别沿前轮和后轮拆卸方向，对前后轴两侧对称地施加标准规定的力，为时 30 s，检查前轴和前叉、后轴和车架之间有无位移
33		前轮夹持力	
34		后轮夹持力	
35	快卸轴机构		松紧标记：检查快卸轴机构的标记是否能清晰地表明机构处于松脱还是锁紧位置
			锁紧力：如果机构可用扳杆调节，则用测力计测量在离扳杆末端 5 mm 处对调节好的扳杆扳紧所需的锁紧力，并检查快卸机构的变形情况
			强度：如果机构可用扳杆调节，用测力计在离扳杆末端 5 mm 处施加标准规定的锁紧力，检查机构有无断裂或变形情况
			自锁力：快卸轴机构处于锁紧位置时，用测力计测量在离扳杆末端 5 mm 处沿松动方向转动扳杆所需的松脱力
36	轮辋、外胎和内胎		充气压力：检查外胎侧面是否标铸有清晰可见的制造厂推荐的最大充气压力标值
			配合性：将轮胎充气到制造厂推荐的最大充气压力标值的 110%，经 5 min后检查外胎是否仍能完整地包合在轮辋上

表 5（续）

序号	检查项目	检 验 方 法
37	脚蹬脚踩面	1）检查左、右脚蹬的脚踩面，安装是否可靠，相对于脚蹬部件是否有松动现象，脚蹬绕脚蹬轴是否回转自如； 2）检查未采用足尖套的脚蹬或可选用足尖套的脚蹬，上、下表面是否都有脚踩面；脚蹬若只有一个认定的脚踩面时，能否自动地翻转在骑行者脚下； 3）检查对安装足尖套的脚蹬，是否采用固定的足尖套或鞋子夹持装置
38	脚蹬间隙	地面距离：将自行车两侧脚蹬分别处于蹬踏最低位置且使脚踩面与地面平行（如果只有一个脚踩面，该脚踩面要朝上），用角度仪将自行车由垂直位置分别向两侧倾斜 25°，检查脚蹬上的零部件有否戳及地面；装有避震弹簧的样车，测量时在鞍座上施加标准规定的负荷使弹簧处于压缩状态，再按上述方法进行检测
		足趾间隙：将自行车直立地面，并分别使曲柄脚蹬水平前置。用钢直尺分别测量从两脚蹬中心线的中点到前泥板或前轮胎旋转弧线的最近距离
39	驱动系统静负荷试验	按 GB 3565—1993 中 29.1 规定的方法试验
40	脚蹬动态耐久性试验	按 GB 3565—1993 中 29.2 规定的方法试验
41	曲柄组合件的疲劳试验	按 GB 3565—1993 中 29.3 规定的方法试验
42	鞍座限制尺寸	确定自行车鞍管轴线与鞍座面的交点，作出标记。用钢直尺自标记处测量鞍座支架及其他鞍座附件高出鞍座面的高度
43	鞍管安全标记	检查自行车鞍管是否有明显的、不损伤强度的永久性插入深度标记。用游标卡尺测量从鞍管底部至标记间的长度
44	鞍座和鞍管静负荷试验	按 GB 3565—1993 中 30.1 规定的方法试验
45	鞍座强度	按 GB 3565—1993 中 30.2 规定的方法试验
46	鞍管的疲劳试验	按 GB 3565—1993 中 30.3 规定的方法试验
47	链条拉断力	按 GB/T 3579—1993 中 4.3 规定的方法试验
48	链条灵活性	将自行车后轮离地，正反方向分别转动曲柄数转，检查链条是否松紧适宜、运转灵活
49	链罩	检查自行车是否装有防护链罩，并用钢直尺测量尺寸是否符合标准要求
50	辐条挡盘	检查装有变速飞轮的自行车是否装有一个辐条挡盘
51	照明	装有照明装置的自行车，检查电线的安装是否与运动部件相碰，并用测力计对接线柱上的电线取任意方向施 10 N 的拉脱力
52	反射器的光学要求	按 QB 2191—1995 中 6.1 规定的方法试验
53	反射器的安装要求	检查前、后、侧、脚蹬反射器的安装情况是否符合 GB 3565—1993 中第 17 章的要求
54	说明书	检查说明书是否符合 GB 3565—1993 中第 19 章中所要求包含的内容
55	标记	检查自行车上是否明显耐久地标明车架编号
56	道路试验或整车振动、滑行试验	按 GB 3565—1993 第 31 章或 JIS D 9301:1996 中 7.10 及 7.11 规定的方法试验
57	包装	检查标志是否符合 QB/T 1251.1—1991 中 3.1.2.2，并查验包装合格证书验证其符合性

7 检验结果的判定

根据表3规定的检验项目、检验依据,型式试验按表1规定的抽样方案,抽查检验按表2规定的抽样方案,只有当各对应检验项目均判为合格时,才允许判型式试验或抽查检验合格。

8 检验后的处置

8.1 型式试验后的处置

8.1.1 型式试验合格后的处置

本周期的型式试验合格后,该型式试验所代表的产品可提交抽查检验。

8.1.2 型式试验不合格的处置

若本周期的型式试验不合格,该型式试验所代表的产品应暂停提交抽查检验,直到经整改消除不合格原因后重新提交型式试验合格。

重新提交型式试验时,可仅对不合格项目及整改过程中可能受到损害的项目进行型式试验。

8.2 抽查检验后的处置

8.2.1 抽查检验合格后的处置

抽查检验均合格,所代表的检验批可进出口。

8.2.2 抽查检验不合格的处置

抽查检验不合格,所代表的检验批不允许进出口;报验单位应对该次抽查检验所代表的所有检验批全检并整改,整改合格后可再次提交抽查检验。

再次抽查检验时,应对该次抽查检验所代表的所有检验批按本规程的表2、表3、表4及表5进行检验;再次检验时,可仅对不合格项目和整改过程中可能受到损害的项目进行检验。再次检验合格的检验批可进出口;再次检验不合格的检验批不允许进出口,且不允许再申报进出口检验。

9 检验有效期

检验合格有效期为一年。

中华人民共和国进出口商品检验行业标准

出口汽车起重机和轮胎起重机检验规程

SN/T 0250—93

Rules for the inspection of truck crane and mobile crane for export

1 主题内容与适用范围

本标准规定了出口汽车起重机和轮胎起重机(以下简称出口起重机)产品抽样、检验和检验结果的判定规则。

本标准适用于出口起重机(包括进口部件组装的出口起重机)的检验。

2 引用标准

GB 520 轮胎外观质量

GB 2828 逐批检查计数抽样程序及抽样表(适用于连续批的检查)

GB 6068.1 汽车起重机和轮胎起重机试验规范 一般要求

GB 6068.2 汽车起重机和轮胎起重机试验规范 合格试验

GB 7258 机动车运行安全技术要求.

GB/T 12534 汽车道路试验方法通则

JB 2261 汽车、拖拉机用电气设备基本技术条件

JB 2299 矿山、工程、起重运输机械产品涂漆颜色和安全标志

JB 3691 工程机械 行驶速度测定

JB 3774.1 工程机械 噪声限值

JB 3774.2 工程机械 噪声测量方法

JB 4030.1 汽车起重机和轮胎起重机试验规范 作业可靠性试验

JB 4030.2 汽车起重机和轮胎起重机试验规范 行驶可靠性试验

JB 4030.3 汽车起重机和轮胎起重机试验规范 液压系统试验

JB 4031 汽车起重机和轮胎起重机 标牌

JB/SQ1 汽车起重机和轮胎起重机 产品质量分等

JB/T 1375 汽车起重机和轮胎起重机 分类

JB/T 5946 工程机械 涂装通用技术条件

ZB E39 001 汽车起重机和轮胎起重机 液压油固体颗粒污染测量方法

ZB J80 002 汽车起重机和轮胎起重机 安全规程

ZB J80 003 汽车起重机和轮胎起重机 技术要求

ZB T40 001 出口汽车检验规程

ZB T40 002 进口汽车检验规程

3 术语

检验批:为实施抽样检验而汇集的同一规格、型号、在相同生产条件下生产的单位产品,称为检验

中华人民共和国国家进出口商品检验局1993-08-01批准 1994-05-01实施

批，简称：批。

4 抽样

4.1 抽样条件

在厂检合格的情况下，样机从成品库（场）随机抽取。

4.2 抽样方案

4.2.1 采用GB 2828中一次抽样方案，检查水平为特殊检查水平S-4。

4.2.2 按检验项目不合格对产品质量特性的影响程度，分为A类不合格、B类不合格和C类不合格。各类不合格的合格质量水平(AQL值)规定如下：

A类不合格 AQL=6.5

B类不合格 AQL=25

C类不合格 AQL=40

5 检验

5.1 检验条件

5.1.1 生产企业必须提供有效期内的整机作业可靠性试验报告。

5.1.2 检验期间除按规定需要对出口起重机进行常规的保养和调整外，不得再作调整、修理和更换。

5.1.3 各项试验的条件、方法和规范应符合GB 6063、JB 4030标准有关规定，以及本标准规定。

5.1.4 各种参数的测量精度应符合ZB J80 003标准有关规定。

5.1.5 通用汽车底盘组装的出口起重机，其底盘的检验可参照ZB T40 001标准有关规定；进口底盘组装的出口起重机，其底盘的检验可参照ZB T40 002标准有关规定。

5.2 检验项目

检验项目及不合格分类见附录A(补充件)。

5.3 检验分类

根据检验项目分为逐台检验和抽样检验。

5.3.1 逐台检验时，必须逐台按附录A中第1.1、1.2和2.3项检验。

5.3.2 抽样检验时，样机按附录A中第1.3、2.1、2.2、9.1、9.3和9.4项以及第3、4、5、6、7、8、10和11项检验。

5.3.3 当检验批的批量(N)大于等于5台时，样机还须按附录A中第9.2项检验。

5.3.4 作业可靠性试验视产品的质量和国外信息反馈情况，按附录A中第12项抽查，或参加生产企业的整机质量抽查、行业评比试验。

5.4 检验方法

见附录A。

5.5 检验结果的判定

5.5.1 各项检验结果的判定：按附录A规定。

5.5.2 检验批的判定：当检验批中各类不合格数均小于等于A_c数时，则判该批合格；否则，判该批不合格。

5.5.3 当B类不合格的不合格数小于该类A_c数时，允许将其差值增加计入C类不合格的A_c数中。

6 不合格的处置

6.1 逐台检验发现的不合格项，允许返工消除。

6.2 合格批中检出的不合格项，应返工至合格。

6.3 不合格的检验批，经返工整理、厂检合格后，允许再申请检验一次。

附 录 A
出口起重机检验项目和不合格分类表
（补充件）

表 A1

项 号	检验项目	技术要求	检验方法	不合格分类	备 注
1	一般检查				
1.1	标记	按 GB 7258 第 1.1 条规定	目测		允许逐台消除不合格
1.2	参数标牌	按 JB 4031 规定	目测		允许逐台消除不合格
1.3	技术文件及随机附件	完整、齐全	开箱检点	C	
2	外观检查				
2.1	整机外观	整洁、无表面缺陷	目测	C	
2.2	油漆				
2.2.1	涂漆颜色	按 JB 2299 规定	目测	C	
2.2.2	油漆表面和涂层质量	按 JB/T 5946 规定	按 JB/T 5946 第 8、9 章规定	C	
2.3	轮胎				
2.3.1	型号规格	符合要求	目测		允许逐台消除不合格
2.3.2	外观质量	按 GB 520 规定	目测		允许逐台消除不合格
3	装配调整检查				
3.1	整机完整性	按 ZB J80 003 规定，不准错装、漏装	按总装图对照检查	C	
3.2	两室（驾驶室、操纵室）门和窗	开关方便自如、锁扣灵活可靠	检查	C	
3.3	两室内各装置、管路和线路	整齐牢固，正确可靠	检查和试验	C	
3.4	各液压缸、泵、马达、阀和管路	按 ZB J80 003 规定	检查和试验	C	
3.5	电气装置	按 ZB J80 003、JB 2261规定，装置完善、安装牢固、工作可靠	检查和试验	C	

续表 A1

项　号	检验项目	技术要求	检验方法	不合格分类	备　注
4	基本性能检查				
4.1	基本参数	按 JB/T 1375 规定	测量	C	
4.2	作业参数	按 GB 6068.2 规定，起升速度、回转速度、变幅时间、吊臂伸缩时间和收(放)支腿时间应符合设计规定值	按 GB 6068.2 第 3.1 条规定	C	
4.3	起重性能系数 K	按 JB/SQ 1 第 2.1.3 款规定	测量	C	
5	空载试验检查	起升、回转、变幅、伸缩运行应平滑稳定，无明显冲击、抖动；运行机构制动应平稳、可靠	按 JB/SQ 1 附录 B 中 B2 规定	B	
6	密封性能检查				
6.1	关键部位密封性	各密封面、管接头处凡固定结合面应不渗，相对运动面应不滴	按 JB/SQ 1 第 4.10.1 款规定，目测	B	
6.2	非关键部位密封性	各密封面、管接头处凡固定结合面应不渗，相对运动面应不滴	按 JB/SQ 1 第 4.10.1 款规定，目测	C	
6.3	变幅缸和垂直支腿缸回缩量	≤2 mm	按 JB/SQ 1 第 4.10.2 款规定	B	
7	作业性能检查	按 GB 6068.2 第 4、5 章规定			
7.1	机构和结构件	无严重损坏或永久性变形	按 JB/SQ 1 附录 B 中 B3 和 B4 规定	A	
7.2	载荷空中提升	卷筒应无连续反向动作	按 JB/SQ 1 附录 B 中 B3 和 B4 规定	B	
7.3	起升机构制动性能	有效，平稳可靠	按 JB/SQ 1 附录 B 中 B3 和 B4 规定	A	
8	支腿抬腿量限值检查				
8.1	动载荷	≤10 mm	按 JB/SQ 1 第 4.9 条规定	C	
8.2	静载荷	≤50 mm	按 JB/SQ 1 第 4.9 条规定	C	

续表 A1

项 号	检验项目	技术要求	检验方法	不合格分类	备 注
9	行驶性能检查				
9.1	行驶速度	符合设计规定值	按 JB 3691 规定	C	
9.2	行驶性能	正常、无故障	路试，按 GB/T 12534 JB/SQ 1 规定	B	
9.3	轮胎起重机制动距离	按 JB/SQ 1 第 2.2.2 款规定	路试	A	
9.4	轮胎起重机吊重行驶性能	按 JB 4030.3 第 2.2.4 款规定	现场试验三次	B	
10	安全性能及安全保护装置检查				
10.1	行驶安全性能（ZB T40 001 第 4.6.2 款）	按 GB 7258 规定	按 GB 7258 规定	A	汽车起重机制动距离，按照 JB/SQ 1 第 2.2.2 款中表 2 规定
10.2	作业安全保护装置	按 ZB J80 002、ZB J80 003 规定			
10.2.1	安全保护装置	设置完善、工作正常	目测	B	
10.2.2	综合误差	≤8%	测量	B	
10.3	作业状态噪声	机外噪声≤L_W(A)－2 dB(A)；操纵室内噪声≤88 dB(A)	按 JB 3774、JB/SQ 1 附录 A 规定	C	
11	液压油固体颗粒污染等级检查	不超过 19/16	按 ZB E39 001 规定	B	抽一台检查
12	作业可靠性检查	作业率(*A*)和故障次数应符合 JB/SQ 1 规定	按 JB 4030.1 规定		审查、单独考核

附加说明：

本标准由中华人民共和国国家进出口商品检验局提出。

本标准由中华人民共和国江苏进出口商品检验局负责起草。

本标准主要起草人刘永国。

中华人民共和国进出口商品检验行业标准

出口拖拉机检验规程

SN/T 0261—93

Rules for the inspection of tractors for export

1 主题内容与适用范围

本标准规定了出口手扶拖拉机和农业轮式拖拉机的抽样、检验及检验结果的判定。

本标准适用于出口手扶拖拉机和标定功率不大于75 kW的农用轮式拖拉机的检验,也适用于运输型拖拉机的检验。

2 引用标准

GB 191 包装储运图示标志
GB 2828 逐批检查计数抽样程序及抽样表(适用于连续批的检查)
GB 3871 拖拉机试验方法
GB 6229 手扶拖拉机试验方法
GB 7258 机动车运行安全技术条件
GB/T 13384 出口机械、电工、仪器仪表产品包装通用技术条件
JB/NQ 37.1 拖拉机产品质量分等 手扶拖拉机质量等级
JB/NQ 37.2 拖拉机产品质量分等 农业轮式拖拉机质量等级
JB/NQ 37.3 拖拉机产品质量分等 试验方法
JB/NQ 51.1 中小功率柴油机产品质量分等 质量指标
JB/NQ 51.2 中小功率柴油机产品质量分等 试验方法
NJ 80 拖拉机基本技术条件
NJ 215 手扶拖拉机 基本技术条件
NJ 388 小型轮式拖拉机基本技术条件
NJ/NQ 206 小型拖拉机变型运输机通用技术条件

3 术语

3.1 检查批

为实施抽样检验而汇集的同一规格、型号、在同一生产条件下生产的单位产品,称为检查批,简称批。

3.2 不合格

单位产品的质量特性不符合规定,称为不合格。按质量特性不符合的严重程度将不合格分为:A类不合格、B类不合格、C类不合格和D类不合格。

4 抽样

4.1 抽样条件

提交抽样的检验批须经厂检合格。

中华人民共和国国家进出口商品检验局1993-11-05批准 1994-05-01实施

4.2 抽样方案

采用 GB 2828 中规定的正常一次检查抽样方案。手扶拖拉机的检查水平、不合格分类按表 1 规定；轮式拖拉机的检查水平、不合格分类按表 2 规定。各类不合格的合格质量水平 AQL 值规定如下(AQL 指每百单位产品不合格数)：

手扶拖拉机	A 类不合格 AQL=6.5	B 类不合格 AQL=25
	C 类不合格 AQL=25	D 类不合格 AQL=40
轮式拖拉机	A 类不合格 AQL=6.5	B 类不合格 AQL=25
	C 类不合格 AQL=40	D 类不合格 AQL=65

4.3 抽样方法

样品应在检查批中随机抽取。当按规定的检查水平抽取的样本大小不相等时，先抽取最大样本，然后从最大样本中抽取较大样本。

4.4 检查的严格度

检查的严格度执行 GB 2828 的转移规则。

表 1 手扶拖拉机

序号	检验项目		技术要求	检验方法	不合格分类	检查水平	检验形式
1	铭牌标志检查		按合同	目测	D	S-3	逐批检验
2	油漆、外观		按附录 A3	目测	D		
3	整机完整性		不准错漏装	按总装图及合同对照检查	B		
			随机工具、备附件齐全	按出厂技术文件清点	D		
4	安全防护检查		按 JB/NQ 37.1 中 5.5	目测对照检查	A		
5	重要部位螺栓紧固		按附录 A A4	按附录 A A4.3	B		
6	起动性能		按附录 A A1	按附录 A A1	B		
7	驱动轮摆动		按附录 A A5.2	目测	D		
8	油门操纵机构		按附录 A A6.2	目测	C		
9	仪表、电器系统		按附录 A A7	目测	C		
10	转向系统	转向离合器	可靠离、合	感观	A		
		最小转向圆半径	按技术文件要求规定	按 GB 6229 中 5.4	D		
11	制动停车坡度角		20°	JB/NQ 37.3 中 6.17	A		
12	密封性能		不得出现漏油、漏水、漏气现象	按 JB/NQ 37.3 中 6.20	B		
13	变速箱、离合器检查		换档可靠，无异常响声	感观	A		
14	窜机油检查		不得出现窜机油现象	按 JB/NQ 37.3 中 6.9	D		

续表 1

序号	检验项目		技术要求	检验方法	不合格分类	检查水平	检验形式
15	传动系统清洁度		按 JB/NQ 37.1 中 5.12	按 JB/NQ 37.3 中 6.1	B	S-1	抽验
16	工作装置检查		按 JB/NQ 37.1 中 5.15	按 JB/NQ 37.3 中 6.5	A		
17	动力性能	动力输出轴最大功率(或发动机标定功率)	按 JB/NQ 37.1 中 5.1 (或 JB/NQ 51.1)	按 GB 6229.4 (或 JB/NQ 51.2)	A		
		动力输出轴最大功率(或发动机标定功率)上限			C		
		动力输出轴变负荷燃油消耗率(或发动机变负荷燃油消耗率)			B		
		动力输出轴最大扭矩矩点转速与动力输出轴最大功率转速之比			C		
		扭矩储备率			B		
		排气烟度	按 JB/NQ 37.1 中 5.8	按 JB/NQ 37.3 中 6.1	D		
18	动态环境噪音		按 JB/NQ 37.1 中 5.6.1	按 GB 6229	C		

表 2 轮式拖拉机

序号	检验项目		技术要求	检验方法	不合格分类	检查水平	检验形式
1	铭牌标志检查		按合同	目测	D	S-3	逐批检验
2	油漆、外观		按附录 A A3	目测	D		
3	整机完整性		不准错漏装	按总装图及合同对照检查	B		
			随机工具、备附件齐全	按出厂技术文件清点	D		
4	安全警示装置及外露旋转件防护检查		按 JB/NQ 37.2 中 5.8	目测对照	A		
5	灯具、气、液制动装置检查						
6	重要部位螺栓紧固		按附录 A A4	按附录 A A4.3	B		
7	起动性能		按附录 A A1	按附录 A A1	B		
8	前轮前束		按附录 A A5.1	按附录 A A5.1	D		
9	操纵力		按 JB/NQ 37.2 中 5.20	按 GB 3871 规定	B		
10	调速器操纵机构		按附录 A A6.1	目测	C		
11	仪表、电器系统		按附录 A A7	目测	C		
12	转向系统	方向盘自由行程	不大于 30°	用转向角力仪测量	D		
		最小转向圆半径	按技术文件要求规定	按 GB 3871 中 6.4	D		
13	液压悬挂性能	最大提升力	按 JB/NQ 37.2 中 5.5	按 JB/NQ 37.3 中 6.16	B		
		提升时间			B		
		30 min 沉降值			C		
14	制动性能	冷态制动平均减速	按 JB/NQ 37.2 中 5.6	按 JB/NQ 37.3 中 6.18	A		
		左右轮拖带印痕差					
		制动停车坡度角	20°	JB/NQ 37.3 中 6.17			
15	密封性能		不得出现漏油、漏水、漏气现象	按 JB/NQ 37.3 中 6.20	B		
16	变速箱、离合器检查		换档可靠，无异常响声	感观	A		
17	窜机油检查		不得出现窜机油现象	按 JB/NQ 37.3 中 6.9	D		

续表 2

<table>
<tr><th>序号</th><th colspan="2">检验项目</th><th>技术要求</th><th>检验方法</th><th>不合格分类</th><th>检查水平</th><th>检验形式</th></tr>
<tr><td>18</td><td colspan="2">传动系统清洁度
液压系统清洁度</td><td>按 JB/NQ 37.2 中 5.13</td><td>按 JB/NQ 37.3 中 6.1</td><td>B</td><td rowspan="9">S-1</td><td rowspan="9">抽检</td></tr>
<tr><td>19</td><td colspan="2">悬挂装置及工作装置检查</td><td>按 JB/NQ 37.2 中 5.18</td><td>按 JB/NQ 37.3 中 6.5</td><td>A</td></tr>
<tr><td rowspan="6">20</td><td rowspan="6">动力性能</td><td>动力输出轴最大功率(或发动机标定功率)</td><td rowspan="5">按 JB/NQ 37.2 中 5.1
(或 JB/NQ 51.1)</td><td rowspan="5">按 GB 3871 中 4
(或 JB/NQ 51.2)</td><td>A</td></tr>
<tr><td>动力输出轴最大功率(或发动机标定功率)上限</td><td>C</td></tr>
<tr><td>动力输出轴变负荷燃油消耗率(或发动机变负荷燃油消耗率)</td><td>B</td></tr>
<tr><td>动力输出轴最大扭矩点转速与动力输出轴最大功率转速之比</td><td>C</td></tr>
<tr><td>扭矩储备率</td><td>B</td></tr>
<tr><td>排气烟度</td><td>按 JB/NQ 37.2 中 5.2</td><td>按 JB/NQ 37.3 中 6.13</td><td>B</td></tr>
<tr><td>21</td><td colspan="2">动态环境噪音</td><td>按 JB/NQ 37.2 中 5.9.1</td><td>按 GB 3871</td><td>C</td></tr>
</table>

5 检验

5.1 检验条件

检验使用的仪器、仪表、工具及试验场地应符合有关标准的规定。

5.2 检验分类

检验分为逐批检验、抽验及型式试验。

5.3 检验项目、技术要求及检验方法

5.3.1 逐批检验的检验项目、技术要求及检验方法根据产品类别分别见表 1(手扶拖拉机)、表 2(轮式拖拉机)。

5.3.2 抽验的检验项目、技术要求及检验方法根据产品类别分别见表 1(手扶拖拉机)、表 2(轮式拖拉机)。

有下列情况之一时，除表 1、表 2 规定的逐批检验项目外，视情况还须进行表中全部或部分抽验项目的检验：

a. 首批出口或长期不出口后又再次出口的；

b. 结构、材料、工艺或主要配套件变更，可能影响产品质量的；

c. 质量不稳定，逐批检验时出现批不合格的。

5.3.3 型式试验项目包括：

a. 高温性能；

b. 牵引性能；

c. 耳旁噪声；

d. 结构比质量；

e. 颠簸试验；

f. 防泥水试验；

g. 驾驶室安全防护试验；

h. 可靠性试验；

i. 生产厂应提供有关专业检测机构出具的在有效期内的试验报告。

5.3.4 包装及储运条件等方面的检验按以下要求执行。

5.3.4.1 拖拉机在装箱前应按有关规定进行防锈、油封处理。

5.3.4.2 包装箱、包装储运指示标应符合 GB/T 13384、GB 191 要求，并按合同规定刷制唛头、品名、规格、数(重)量、箱号、商检批号等。

5.3.4.3 裸装、半裸装拖拉机除按有关规定对拖拉机的传动部分、动力部分、外露非油漆金属表面及备件、附件、随机工具进行防锈、油封处理外，还应在发运前做好下列工作：

a. 放尽冷却水和燃油，盖住(或包住)向上开口的排气管；

b. 检查并调整轮胎气压至装运值，轮胎内不得有液体；

c. 规定铅封处应加上铅封；

d. 如结构可能液压油泵等附件应置于分离状态；

e. 蓄电池应是未灌电解液的干态；

f. 唛头、标记应加在拖拉机外表的明显处。

5.4 检验结果的判定

5.4.1 分别对 A 类不合格、B 类不合格、C 类不合格、D 类不合格作出合格与否的评定，只有当各类组均评为合格时，检查批才判为合格。

5.4.2 在检验过程中，不得出现附录 B 中规定的故障，否则，检查批作不合格处理。

6 不合格的处置

6.1 检验合格批中发现的不合格品应返工整理至合格。

6.2 凡判为不合格的批，经返工整理后，允许再申请检验一次。

附 录 A
拖拉机质量检查细则
（补充件）

A1 起动试验

A1.1 手摇起动

环境温度不低于 0℃时，应能直接起动；环境温度低于 0℃时，允许采用其他辅助方法起动。

A1.2 电起动、汽油机起动

标定功率为 15～30 kW 的拖拉机，环境温度不低于－5℃时，应能直接起动；环境温度低于－5℃时，允许采用其他辅助方法起动。

标定功率为 15～75 kW 的拖拉机，环境温度不低于－10℃时，应能直接起动；环境温度低于－10℃时，允许采用其他方法起动。

A1.3 起动试验应重复三次，每次应在 30 s 内顺利起动；试验间隔时间不少于 2 min。

A2 磨合

A2.1 出厂磨合试验或路试按技术条件要求进行。

A2.2 动力输出试验磨合总时间按 GB 6229、GB 3871 规定。

A3 油漆、外观

A3.1 拖拉机主要覆盖件外漆膜应结合牢固、光滑平整、色泽均匀，不得有漏喷、混喷、露底、起皮和流挂现象，其他外露油漆件也不应有严重类似缺陷。

A3.2 电镀件、表面氧化处理件不允许漏镀、起泡、粗糙、变色或生锈等现象。

A3.3 钣金件应平整、圆滑、无皱褶，点焊缝或其他焊缝应均匀平整，不应有浃渣、气孔、烧穿及深度大于 1 mm 的咬肉现象。

A3.4 铸锻件外露表面不允许有严重粘砂、多肉、缺肉、砂眼、气孔、飞边、毛刺等缺陷。

A4 重要部位紧固

A4.1 前后轮外部、转向臂、转向拉杆、前桥、离合器、变速箱、后轴半轴壳等部位联接螺栓的拧紧力矩不得低于工艺文件及有关技术条件的规定。

A4.2 紧固检查应用扭力扳手或等效方法按拧紧方向进行。

A5 前轮前束、驱动轮摆动

A5.1 轮式拖拉机的前轮前束应符合技术文件规定。

A5.2 手扶拖拉机驱动轮旋转时，不得有明显摆动。

A6 调速器或油门操纵机构

拖拉机的调速器或油门操纵机构应能保证发动机在全程调速范围内稳定运转并能使发动机直接或通过熄火装置停转。

A7 仪表、电器

A7.1 拖拉机的机油压力表（或油压指示装置）、温度表、水温表、电流表等，在检测过程中不得出现异常现象。

A7.2 拖拉机的电器设备、仪表开关、信号装置及灯具应工作可靠功能齐全。前置灯的发光强度及光轴投向偏差应符合 GB 7258 规定。

附 录 B
拖拉机故障
（补充件）

B1 通用部分要求按表 B1 的规定。

表 B1

序　号	名　称	故障模式	情况说明
1	机体、机架、行走装置	断裂、脱开	
2	机体内部零件	损坏或失效	
3	机体外部重要零、部件	损坏或失效	
4	机体外部重要紧固件	损坏或失效	
5	零件接合面	严重三漏	拆检换件才能排除
6	警示牌或铅封	脱落	
7	表面漆膜	大块剥落	

B2 整机性能部分按表 B2 的规定。

表 B2

序　号	名　称	故障模式	情况说明
1	起动性能	不能起动	
2	动力性能	标定功率比名义值低 10%	试验后测试
3	经济性能	燃油消耗率比相应质量等级规定的值高 10%	试验后测试
4	操纵性能	失去转向或制动系的操纵	
5	操纵性能	液压转向失效	
6	制动性能	失去制动能力	
7	液压悬挂性能	不能提升	
8	液压悬挂性能	静沉降值为提升行程	沉到底

B3 发动机部分按表 B3 的规定。

表 B3

序　号	名　称	故障模式	情况说明
1	发动机	捣缸、冲缸、飞轮炸裂	
2	发动机	抱缸、抱轴、拉缸	
3	发动机	转速失控	
4	发动机	转速不稳，无低怠速	
5	发动机	窜机油严重	排气口流挂

续表 B3

序　号	名　　称	故障模式	情况说明
6	喷油泵、喷油器、水泵、增压器、滤清器、散热器、风扇、发电机、起动机等重要部件	损坏	
7	缸体、缸盖、油底壳、齿轮室、飞轮壳等外部重要零件	损坏	
8	金属油管、油管接头	损坏	

B4 传动系部分按表 B4 的规定。

表 B4

序　号	名　　称	故障模式	情况说明
1	变速箱、后桥	重要零件损坏	
2	变速箱、后桥	油温超过 30℃	
3	离合器	分离不开或严重打滑	
4	变速箱	脱档或乱档	
5	离合器壳、变速箱体、半轴壳体、最终传动箱体等外部重要零件	裂纹或损坏	
6	变速杆、传动皮带、传动链条、箱孔盖板、防护罩、衬套等零件	损坏	

B5 行走转向制动系部分按表 B5 的规定。

表 B5

序　号	名　　称	故障模式	情况说明
1	车轮、轮轴、机架、悬架、转向系和制动系的传力零件、手扶拖拉机扶手架等外部重要零部件	损坏或裂纹	
2	挂车制动操纵、停车制动操纵	失效	
3	挂车制动操纵、停车制动操纵	失灵	
4	导向轮、驱动轮	严重摆动	
5	轮胎与轮辋	滑转	
6	回位弹簧、止推片等外部零件	损坏	

B6 液压悬挂和牵引部分按表 B6 的规定。

表 B6

序　号	名　　称	故障模式	情况说明
1	液压悬挂系	耕深控制失效	
2	液压悬挂系	耕深控制失灵	
3	液压悬挂系	运输位置锁定失效	
4	液压悬挂系	提升抖动严重	

续表 B6

序　号	名　称	故 障 模 式	情 况 说 明
5	液压油罩、分配器、悬挂杆架、液压输出阀、牵引装置、提升轴、提升臂、提升器壳体等外部重要零部件	损坏或失效	
6	快换接头、滤清器、限位链锁销、油管、操纵手柄等外部零部件	损坏	

B7 其他部分按表 B7 的规定。

表 B7

序　号	名　称	故 障 模 式	情 况 说 明
1	驾驶室或安全架	容身区被侵入	
2	驾驶室或安全架的骨架及支架	裂纹或开焊	
3	蓄电池、组合仪表、驾驶座、机罩、后挡泥板等外部重要零部件	损坏	
4	手油门	停不住	
5	熄火机构、减压机构	失效	

附加说明：

本标准由中华人民共和国国家进出口商品检验局提出。

本标准由中华人民共和国江苏进出口商品检验局负责起草。

本标准主要起草人龚志祥。

中华人民共和国进出口商品检验行业标准

出口微型(12 kW及以下)水力发电设备检验规程

SN/T 0298—93

Rules for the inspection of micor hydro generator equipments (12 kW and below the 12 kW) for export

1 主题内容与适用范围

本标准规定了出口微型12 kW及以下水力发电设备的抽样、检验和检验结果的判定。

本标准适用于输出功率12 kW及以下,由水轮机、发电机、控制器(非机械调速式)组成的交流微型水力发电设备的出口检验。控制器为机械调速式的可参照执行。

2 引用标准

GB 755 旋转电机 基本技术要求

GB 2828 逐批检查计数抽样程序及抽样表(适用于连续批的检查)

GB 4793 电子测量仪器安全要求

GB/T 13384 机电产品包装通用技术条件

JB 626 水轮机基本技术条件

3 术语

3.1 检验批

为实施抽样检验汇集的数量不超过25台,在同一工艺水平、同一个生产周期内制造的同一规格型号的单位产品。

3.2 单位产品

由水轮机、发电机和控制器组成的一套水力发电设备。

4 抽样

4.1 抽样条件

对被抽样的检验批,出口生产厂应提供有效的产品型式试验报告和厂检合格单。

4.2 抽样方案

4.2.1 采用GB 2828规定的正常检查一次抽样方案。

4.2.2 检查水平为特殊检查水平S—4。

4.2.3 按单位产品的质量特性不符合规定的技术要求程度,将不合格分为A类、B类、C类、D类不合格。

4.2.4 合格质量水平AQL值规定为:

A类:不允许存在;

B类:4.0;

中华人民共和国国家进出口商品检验局1993-12-28批准　　1994-05-01实施

C 类:10;

D 类:25。

4.3 抽样方法

样本应在检验批中,随机抽取。当按规定的检查水平抽取的样本大小不相等时,先抽取最大样本,然后从最大样本中抽取较大样本。

4.4 检查的严格度

检查的严格度按 GB 2828 规定的转移规则。

5 检验

5.1 检验分类

分为交收试验和型式试验。交收试验为必检项目,型式试验为选择项目。符合下列情况时应进行型式试验项目:

a. 首批出口或超过六个月以上不出口后又再次出口的;

b. 结构、材料、工艺或主要配套件变更,可能影响产品质量特性;

c. 质量不稳定,在交收试验时出现批不合格的。

5.2 检验项目见表 1。

5.3 检验方法见表 1。

表 1

序号	检验项目	检验内容和要求	检验依据	检验方法	不合格分类	备注
1	包装检查	使用性能适合长途陆、海运输	GB/T 13384	目测	B	
		唛头标记等				
		随机附件备件及技术资料等			D	
2	外观检查	铸件及机壳等无破损和裂纹,不得有夹渣,气孔等缺陷	产品技术要求	目测	C	交收检验
		表面油漆平整均匀,无明显气泡流出、推漆、脱漆、露底和明显色差等			D	
		紧固件应装配牢固,用镀锌、镀铬等防锈材料制成			B	
		应采取防锈保护措施			C	
		转轮叶片应光滑,叶片型线,进出口角,出水边开口偏差应符合要求		目测及用检具	D	
		导叶的安装角度,开度曲面应正确				
		主轴径向跳动,连接部件端面不凸起	产品技术要求	量具	B	
		出线端,接地部件及其标记正确,三相四线输出相线和空线标志及选用正确	GB 755、GB 4793 产品技术要求	目测	A	
		铭牌标记内容等	JB 626 产品技术要求	目测	B	

续表 1

序号	检验项目	检验内容和要求	检验依据	检验方法	不合格分类	备注
3	安全性能检查	发电机、控制器及电阻平衡器的各独立电气回路(不包括电子线路)对机壳及其相互绝缘电阻测定	GB 755 GB 4793	发电设备在冷态和热平衡后采用绝缘耐压测试仪	A	交收检验
		发电机、控制器及电阻平衡器的各独立电气回路(不包括电子线路)对机壳及其相互绝缘介电强度试验				
4	主要部件性能检查	转轮探伤检查	JB 626	检测或审查有关检验报告	A	
		转轮静平衡检查	JB 626		B	
		转轮材料性能检查				
		蜗壳材料性能检查				
		蜗壳水压试验				
		引水部件水压试验				
		主轴材料性能检查				
5	电气性能检查	在设计水头和额定转速下发电设备的输出功率,电压和频率达到标称值	按 JB/T 5587 产品技术要求进行	在真机水力发电试验台上进行	B	交收检验
		发电设备稳态电压调整率为$^{+8}_{-10}$%				型式检验
		发电设备稳态频率调整率为±4%				
		发电机效率				
		在设计水头和额定转速下、在额定功率时,发电设备效率达到保证值				
		发电设备噪声≤85 dB				
		发电机温升	GB 755	注 1)		交收检验
		飞逸性能检查	JB 626	目测		
		发电设备短路特性检查	GB 755	GB 755	A	

注:1) 用温度计法测量发电机定子铁芯或其他部件。

5.4 检验结果的判定

若在检验批中发现一个 A 类不合格时,则判定该批为不合格批。

对 B 类、C 类、D 类不合格分别统计判定,当 B 类、C 类、D 类不合格数不大于合格判定数时,则判定该批为合格批。

6 不合格的处置

6.1 检验合格批中,对发现的不合格品返工整理合格或更换成合格品。

6.2 凡判定为不合格的批,经返工整理后,允许再申请检验一次。

附加说明：
本标准由中华人民共和国国家进出口商品检验局提出。
本标准由中华人民共和国江苏进出口商品检验局负责起草。
本标准主要起草人刘红斌、唐晨。

中华人民共和国进出口商品检验行业标准

出口牛头刨床检验规程

SN/T 0359—95

Rules for the inspection of shaping machine for export

1 主题内容与适用范围

本标准规定了出口牛头刨床的抽样、检验和检验结果的判定。

本标准适用于出口牛头刨床的检验。

2 引用标准

GB 5226 机床电气设备 通用技术条件

GB 9061 金属切削机床 通用技术条件

GB/T 13264 不合格品率的小批计数抽样检验程序及抽样表

GB/T 14302 牛头刨床精度

JB 4139 金属切削机床及机床附件 安全防护技术条件

ZB J50 004 金属切削机床 噪声声压级的测定

ZB J50 012 出口机床涂漆 技术条件

ZB J50 013 机床防锈 技术条件

ZB J50 014 机床包装 技术条件

ZB J50 016 金属切削机床液压系统 通用技术条件

3 术语

3.1 检验批

在同一生产条件下同一生产周期生产的同型号、同规格而汇集提交检验的单位产品。

4 抽样

4.1 抽样条件

在厂检合格的情况下，代表性样本一般应从包装入库的成品中抽取，也可从待包装入库的成品中抽取。

4.2 抽样方案

4.2.1 抽样方案采用 GB/T 13264 中规定的一次正常抽样方案。方案的内容见表 1。

中华人民共和国国家进出口商品检验局 1995-04-17 批准 1995-10-01 实施

表 1 抽样方案

提交批量 （N）	不合格名称	合格质量水平 （AQL）	样本大小 （n）	判定值 （A_c,R_e）
10～40 台	A 类不合格	2.5%	2	$A_c=0$ $R_e=1$
	B 类不合格	27%	2	$A_c=1$ $R_e=2$
	C 类不合格	44%	3	$A_c=2$ $R_e=3$

当提交批量 3～9 台时，样本大小、合格质量水平和判定值的选择均与表 1 中的规定相同。

4.2.2 检验项目的不合格按其对产品质量特性的影响程度分的 A 类、B 类和 C 类三类不合格（详见表 2）。

表 2 检验项目、不合格分类、技术要求及检验方法

检验项目	检验内容	技术要求	检验方法	不合格分类
	1. 机床各部位的外观质量	按 GB 9061 第 5 条规定	目测、量具	C
	2. 机床表面涂漆	按 ZB J50 012 规定	目检、仪器	C
	3. 几何精度	按 GB/T 14302 规定	量具	A
	4. 工作精度	按 GB/T 14302 规定	量具 （不定期抽检）	A
	5. 空运转试验	按 GB 9061 第 6.6 条规定	目检，仪表	B
	6. 动作试验	按 GB 9061 第 6.6.3 条规定	感观检查，拉力计	B
	7. 电气系统	按 GB 5226 规定	目检	B
	8. 液压系统	按 ZB J50 016 规定	目检	B
	9. 润滑系统	按 GB 9061 第 3.3.6 条规定	目检	B
	10. 绝缘试验	按 GB 5226 第 13.1 条规定	仪表	A
	11. 耐压试验	按 GB 5226 第 13.3 条规定	仪表	A
	12. 接地装置及接地电阻	按 GB 5226 第 13.3 条规定	仪表	A
	13. 安全防护	按 JB 4139 规定	目检	A
	14. 噪声	按 GB 9061 第 3.8.2 条规定	按 ZB J50 004 规定	B
	15. 机床及随机备附件和专用工具的数量和规格	按装箱单、技术文件或合同	目检	C
	16. 防锈处理	按 ZB J50 013 规定	目检	C
	17. 包装	按 ZB J50 014 规定	目检	C

4.3 抽样方法

样品应在检验批中随机抽取。先抽取最大样本，然后从最大样本中抽取较小样本。

5 检验

5.1 检验项目、不合格分类、技术要求及检验方法按表2规定。

5.2 检验条件应符合GB 9061第6.2条的规定。检验用计量器具应符合计量管理的有关规定。

5.3 检验结果的判定

按4.2条表1中列出的合格判定值，对检验结果进行判定。若各类不合格数均不大于A_c值时，则该检验批判为合格。

6 不合格批的处理

6.1 对检验不合格的检验批，经返工修整后，允许再申请一次检验。

6.2 对检验合格的检验批，应将样品中存在的不合格项清除后，方可出口。

附加说明：

本标准由中华人民共和国国家进出口商品检验局提出。

本标准由中华人民共和国山东进出口商品检验局负责起草。

本标准主要起草人许健。

前　　言

本标准是根据标准化工作导则 GB/T 1.1—1993 中标准编写的基本规定的要求进行编写的。

中小型水力发电设备系机电一体化成套设备，是我国重要的出口商品，在国际市场有一定的竞争力。国内现有的水轮机、水轮发电机、调速器（包括油压装置）及励磁装置的单机制造验收标准较齐全，但没有适用于上述单机多种组合的检验和检验结果判定的标准。因此在制定本标准时，主要突出了三个方面的内容：一是成套性，检验是成套设备的检验；二是适用性，适用上述单项设备多种组合的检验；三是层次性，成套设备、单机设备和零部件检验相结合。本标准参照 GB 7894—87、GB/T 15468—1995、JB/T 56182—1994、JB/T 56183—1994 等现行标准，规定了出口中小型水力发电设备的抽样、检验和检验结果判定。

本标准的附录 A、附录 B、附录 C 都是标准的附录。

本标准由中华人民共和国国家进出口商品检验局提出并归口。

本标准由中华人民共和国浙江进出口商品检验局负责起草。

本标准主要起草人：龚达、周群、卢振球。

本标准系首次发布的行业标准。

中华人民共和国进出口商品检验行业标准

出口中小型水力发电设备检验规程

SN/T 0722—1997

Rules for the inspection of hydro generator equipments for export

1 范围

本标准规定了出口中小型水力发电设备的抽样、检验和检验结果的判定。

本标准适用于输出功率12kW～10MW由水轮机、水轮发电机和与其配套的调速器(包括油压装置)及励磁装置组成的水力发电设备的出口检验。也适用于其中若干单项设备的出口检验。

2 引用标准

下列标准所包含的条文,通过在本标准中引用而构成为本标准的条文。本标准出版时,所示版本均为有效。所有标准都会被修订,使用本标准的各方应探讨使用下列标准最新版本的可能性。

GB 755—87 旋转电机 基本技术条件

GB 1029—93 三相同步电机试验方法

GB 3797—89 电控设备 第二部分 装有电子器件的电控设备

GB 4720—84 电控设备 第一部分:低压电器电控设备

GB 7894—87 水轮发电机基本技术条件

GB 9652—88 水轮机调速器与油压装置技术条件

GB 10068.1～10068.2—88 旋转电机振动测定方法及限值

GB 10069.1～10069.3—88 旋转电机噪声测定方法及限值

GB 10585—89 中小型同步发电机励磁系统基本技术要求

GB 10969—89 中小型水轮机通流部件技术条件

GB/T 13384—92 机电产品包装通用技术条件

GB 14711—93 中小型旋转电机安全通用要求

GB/T 15468—1995 水轮机基本技术条件

JB 3190—82 中型水轮机进水阀门基本技术条件

JB 3373—83 大型高压交流电机定子绝缘耐压试验规范

JB 4159—85 热带电工产品通用技术条件

JB/T 56181—94 中小型水轮机调速器与油压装置产品质量分等

JB/T 56182—94 中小型水轮机产品质量分等

JB/T 56183—94 中小型水轮发电机产品质量分等

JB/T 56184—94 中小型水轮发电机励磁装置产品质量分等

3 定义

本标准采用下列定义。

中华人民共和国国家进出口商品检验局1997-12-22批准 1998-05-01实施

3.1 检验批

为实施抽样检验汇集的同一规格或同一规格、型号，在相同生产条件下生产的单位产品称为检验批，简称批。

3.2 单位产品

为实施抽样检验的需要而划分的基本单位。单位产品可以是水轮机、水轮发电机、调速器及油压装置、励磁装置中若干单台设备组成的一套发电设备，也可以是其中的一台设备。

4 抽样

4.1 抽样条件

提交抽样的检验批须经生产厂检验合格。生产厂应提供有效的型式试验报告。

4.2 抽样方案见表1。

表1 抽样方案

套(台)

批量范围	抽取样本数	批量范围	抽取样本数
3以下	逐一检验	6～10	3
3～5	2	10以上	5

4.3 抽样方法

从检验批中按单位产品随机抽取样本。

5 检验

5.1 检验分类

检验分为型式检验和交收检验。

5.1.1 型式检验

审核生产厂提交的有效的型式试验报告。

5.1.2 交收检验

交收检验分为必检项和抽查项。

5.2 检验项目

5.2.1 型式试验项目见附录A(标准的附录)。

5.2.2 交收检验项目1)

——水轮发电机性能检验项目见附录A表A1；

——调速器及油压装置性能检验项目见附录A表A2；

——励磁装置性能检验项目见附录A表A3；

——水轮机制造质量检验项目见附录B(标准的附录)表B1、表B1.1～1.3；

注：当混流式、轴流式水轮机检验项目项次合格率低于90%时，允许进行解体检验。

——外观、包装等检验项目见附录C(标准的附录)。

5.3 检验方法

检验方法见附录A、附录B、附录C。

注

1 当水轮发电机为立式发电机或生产厂不能进行发电机性能检验时，则按JB/T 56183检验发电机的制造质量。

2 当混流式、轴流式水轮机检验项目项次合格率低于90%时，允许进行解体检验。

1) 当水轮发电机为立式或生产厂不能进行发电机性能检验时，则按JB/T 56183检验发电机的制造质量项目

5.4 项次不合格率的计算方法[1)]

$$项次不合格率=(1-\frac{被检项目合格项次之和}{被检项目计算项数之和})\times 100\%$$

$$合格项次=\frac{实际合格项数}{实际检验项数}\times 计算项数$$

注：计算项数是对单位产品中有多个同种部件或同一零部件有多个同类项目时给出的一个限制范围。

5.5 检验结果的判定

在检验批中发现有下列情况之一的，则判该批为不合格：

——性能检验项目有不合格的；

——制造质量检验项目不合格率大于10%或其中关键项目有不合格的。

6 不合格的处置

判为不合格的批，经返工整理后，允许再次提交检验。

1）该计算方法仅适用于制造质量检验项目不合格率的计算。

附 录 A
（标准的附录）

表 A1 水轮发电机性能检验项目和检验方法

序号	检验项目	检验标准	检验方法	检验分类
1	介电强度(定子、转子)	GB 7894	GB 1029	交 收
2	冷态直流电阻	按技术要求	GB 1029	交 收
3	绝缘电阻(包括定、转子)	GB 7894	GB 1029	交 收
4	空载特性	按技术要求	GB 1029	交 收
5	短路特性	按技术要求	GB 1029	交 收
6	匝间绝缘介电强度	GB 755	GB 1029	交 收
7	相序检查	GB 1971	相序仪	交 收
8	接地标志和接地装置	GB 14711	游标卡尺、目测	交 收
9	轴承最高温度	GB 7894	GB 1029	交 收
10	振动 n_N≤500r/min： ≤100 >100～250 >250～375 >375～500 n_N≥600r/min	振值(mm) <0.12 <0.10 <0.09 <0.07 振值(mm/s) <2.8(R 级)	GB 10068.1	交 收
11	超速试验(飞逸转速下 2min)	无有害变形	GB 1029	交 收
12	短时过电流(1.5 倍额定电流)	GB 755	GB 1029	型 式
13	电压波形正弦畸变率(%) P_N≥300kVA P_N<300kVA	 <4.5 <8.0	GB 1029	型 式
14	噪声 dB(A)	GB 10069.3	GB 10069.1 GB 10069.2	型 式
15	定、转子温升	按 GB 7894 要求，3K 以上裕度	GB 1029	型 式
16	效率	容差不超过标准 50%	GB 1029	型 式
17	电话谐波因素(%) 300～1 000kVA >1 000～5 000kVA >5 000kVA	 ≤4.5 ≤2.8 ≤1.3	GB 1029	型 式

表 A2 调速器及油压装置性能检验项目和检验方法

序号	检验项目	检验标准				检验方法	检验分类
			中型电调	中小型机调	特小型机调		
1	绝缘电阻		≥5MΩ			GB 9652	交收
2	绝缘强度试验		GB 9652			GB 9652	交收
3	调速器转速死区测定,% ≤		0.05	0.10	0.15	GB 9652	交收
4	飞摆放大系数偏差测定 % ≤			3	3	GB 9652	交收
5	飞摆的超速试验			不得出现变形和裂纹等	不得出现变形和裂纹等	GB 9652	交收
6	主接力器的相对位移的测定 % ≤		0.6			在调速器输入信号恒定和在正常工作油压条件下,按GB 9652	交收
7	油泵输油量及试运行检查	输油量不小于设计值,螺杆无明显压痕,且衬套完好				GB 9652	交收
8	安全阀动作值	当油压高于工作油压上限2%以上时应开始排油,12%以前应全部开启				GB 9652	交收
9	油压装置密封性检查	压降不大于3%				GB 9652	交收
10	缓冲时间常数偏差测定 % ≤		±5	±12	压力罐式±12 通流式±20	GB 9652	交收
11	缓冲器位置偏差测定,% ≤			0.04	压力罐式0.05 通流式0.08	GB 9652	交收
12	时间漂移试验,% ≤		0.1			GB 9652	交收
13	温度漂移试验,% ≤		0.014			GB 9652	交收
14	电压漂移试验,% ≤		0.05			GB 9652	交收
15	比例增益		0.5～20			GB 9652	交收
16	积分增益,1/s		0.05～10			GB 9652	交收
17	微分增益,s		0～5			GB 9652	交收

表 A2(完)

序号	检验项目	检验标准				检验方法	检验分类
			中型电调	中小型机调	特小型机调		
18	调速器与油压装置总的漏油量测定		GB 9652	GB 9652	GB 9652	GB 9652	交收
19	接力器不动时间的测定 s＜		0.2	0.3		GB 9652	型式
20	调速系统自身稳定性检查		应能稳定			GB 9652	型式
21	速动时间常数的测定		符合技术要求			GB 9652	型式
22	接力器反应时间常数的测定					GB 9652	型式
23	接力器关闭与开启时间范围的测定					GB 9652	型式

表 A3 励磁装置性能检验项目和检验方法

序号	检验项目	检验标准	检验方法	检验分类
1	耐电压试验	GB 10585	按技术规范	交收
2	操作、保护和控制回路动作试验	有规定动作	目测	交收
3	励磁系统开环试验	按技术要求	目测	交收
4	接地端子	GB 10585	GB 10585	交收
5	自动电压整定范围	70%～110%	维持额定转速，励磁调节器自动，测定发电机空载时的定子电压整定范围	交收
6	手动电压整定范围	40%～130%	维持额定转速，励磁调节器手动，测定发电机空载时的定子电压整定范围	交收
7	稳态电压调整率	≤±1.5%	调差退出，维持额定转速，励磁调节器自动，发电机从满载($P_N \cdot \cos\phi_N$)到空载变化时，按$(U_O-U_L)/U_N\times100\%$公式计算	型式
8	调差率	半导体≥±10%可调 电磁型≥±5%可调	调差投入，维持额定转速，励磁调节器自动，发电机无功负载($\cos\phi<0.3$)从I_N到空载变化时，按$(U_O-U_Q)/U_N\times100\%$公式计算	型式
9	频率特性	半导型$U_N\leqslant\pm0.5\%U_N$ 电磁型$\leqslant\pm2\%U_N$	励磁调节器自动，发电机在空载额定电压和额定转速的初始状态下运行，频率在$\pm5\%f_N$范围内每变化$1\%f_N$时的发电机定子电压变化率	型式
10	电压响应比	≥2/s	励磁调速器自动运行，测定强励初始0.5s内的励磁电压平均增长率，按$\Delta U_f/0.5U_{fN}$公式计算	型式
11	顶值电压倍数	$\geqslant1.6U_{fN}$	自并励磁按$80\%U_N$考核，其他励磁方式按U_N考核	型式
12	噪声	≤80dB(A声功率级)	在柜前离前门1m，离地面高1m处，用声功率计检测	型式

注：在生产厂内试验时，主要回路参数应与实际使用相当。

附　录　B
（标准的附录）

表 B1　水轮机制造质量检验项目和检验方法

序号	部件名称	检验项目	检验标准				计算项数	检验方法	备注
			尺寸精度	粗糙度 mm 不大于	形位公差 不大于	其他			
1	蜗壳	(1)蜗壳的水压试验 (2)进口直径偏差	 ±1% ±10mm (D_1<1 000mm)				1 1	JB/T 56182	抽查
2	导水机构装配	(1)导叶与顶盖，底环间的总端面间隙	见表 B1.1				4	JB/T 56182	抽查
		(2)导叶全关时的立面间隙	见表 B1.2				4		
		(3)导叶最大开口的偏差值	±2%				4		
		(4)设计行程时，导叶开口的平均偏差	*±1.5%				1		
3	主轴	(1)轴承段直径	滑动轴承:h8 滚动轴承，按图纸要求	*0.8	径向圆跳动6级		3	JB/T 56182	抽查
		(2)与轴承密封配合直径	按图纸要求	1.6			2		
		(3)发电机端法兰止口直径	H7	1.6	径向圆跳动6级		3		
		(4)转轮端法兰凸肩直径	配合间隙 δ=|h7|+0.01	1.6	径向圆跳动6级		3		
		(5)发电机端法兰端面		1.6	*端面圆跳动6级不允许凸起，局部凹下不大于0.03mm		2		
		(6)转轮端法兰面		1.6			2 2×2		
		(7)法兰外径找正段		1.6	径向圆跳动6级				
		(8)键槽宽度	N9	3.2	对称度9级		3		
		(9)与转轮配合圆柱轴颈	h6	1.6		*接触面不低于75%	2	（用环规检查）	
		(10)与转轮配合圆锥面		1.6			2		
		(11)与飞轮配合圆柱轴颈	h6	1.6			2		

表 B1(续)

序号	部件名称	检验项目	检验标准 尺寸精度	粗糙度 mm 不大于	形位公差 不大于	其他	计算项数	检验方法	备注
3	主轴	(12)与联轴器(或皮带轮)配合圆柱轴颈或圆锥面	h6	1.6		* 接触面不低于 75%	2	JB/T 56182	抽查
		(13)推力盘推力面		* 0.8	端面圆跳动 6 级	硬度按图纸要求	3		
4	飞轮	(1)与主轴配合圆柱孔直径	H7	1.6			2	JB/T 56182 (用塞规检验)	抽查
		(2)与主轴配合圆锥面		1.6		* 接触面不低于 75%	2		
		(3)键槽宽度	Js9	3.2	对称度 9 级		3		
		(4)静平衡试验				按技术要求	1		
5	混流式转轮	(1)与主轴配合止口直径	H7	1.6	径向圆跳动 6 级		3	JB/T 56182	抽查
		(2)与主轴配合法兰平面		1.6	* 端面圆跳动 6 级不允许凸起,局部凹下不大于 0.03mm		2		
		(3)与主轴配合圆锥面		1.6		* 接触面不低于 75%	2	(用塞规检验)	
		(4)键槽宽度	Js9	3.2	对称度 9 级		3		
		(5)上止漏环直径	与固定止漏环配合间隙见表 B1.3	3.2	与法兰止口同轴度 7 级		3		
		(6)下止漏环直径	与固定止漏环配合间隙见表 B1.3	3.2	与法兰止口同轴度 7 级		3		
		(7)叶片出水边单个开口偏差	+5% −3% 如偏差小于±1.5mm 时,取±1.5mm				4		
		(8)叶片正面型线的偏差	* ±0.1%D_1				4		
		(9)叶片出水边平均开口偏差	* +3% −1% 如偏差小于±1mm 时,取±1mm				1		
		(10)叶片进口节距 P_1 的允许偏差	±0.4%D_1				4		
		(11)叶片进口型线允许偏差	±0.1%D_1				4		
		(12)叶片头部形状允许偏差	±0.1%D_1				4		

表 B1(续)

序号	部件名称	检验项目	检验标准：尺寸精度	检验标准：粗糙度 mm 不大于	检验标准：形位公差 不大于	检验标准：其他	计算项数	检验方法	备注
5	混流式转轮	(13)叶片出口边缘厚度δ允许偏差	+0.5mm −20%δ				4	JB/T 56182	抽查
		(14)叶片出口型线允许偏差	±0.1%D_1				4		
		(15)叶片过流表面波浪度	2/100.1/100 (易气蚀部位)			按技术要求	4		
		(16)静平衡试验				按技术要求	1		
		(17)叶片表面粗糙度		3.2(中高水头) 6.2(低水头)			4		
6	轴流转桨式转轮装配	(1)叶片全开位置时与转轮体的间隙				按技术要求	4	JB/T 56182	抽查
		(2)叶片全开、全关位置的安放角偏差	±0.25°				4		
		(3)叶片密封漏油试验				*按技术要求	1		
		(4)静平衡试验				按技术要求	1		
7	轴流式转轮叶片	(1)法兰与密封配合段直径	f9	0.8			4	JB/T 56182	抽查
		(2)法兰与枢轴配合尺寸	H7	1.6			4		
		(3)枢轴与轴套配合段直径	f8	0.8			4		
		(4)叶片表面粗糙度		6.3			4		
		(5)枢轴与转臂配合直径	g6	1.6			4		
		(6)叶片正面型线偏差	±0.1%D_1				2		
8	转轮体	(1)与主轴联接止口直径	H7	1.6	径向圆跳动6级		3	JB/T 56182	抽查
		(2)与主轴联接处法兰平面		1.6	*端面圆跳动6级不允许凸起,局部凹下不大于0.03mm		2		
		(3)与各枢轴轴套配合孔径	H7	3.2	同轴度7级		6		
		(4)与叶片密封配合孔直径	H9	1.6			4		
		(5)内腔清洁度				按技术要求	1		

表 B1(续)

序号	部件名称	检验项目	检验标准：尺寸精度	检验标准：粗糙度 mm 不大于	检验标准：形位公差 不大于	检验标准：其他	计算项数	检验方法	备注
9	轴流定浆式转轮(整铸或铸焊)	(1)与主轴把合法兰平面		1.6	* 端面圆跳动 6 级不允许凸起,局部凹下不大于 0.03mm		2	JB/T 56182	抽查
		(2)与主轴配合锥面				* 接触面不低于 75%	2	(用塞规检查)	
		(3)静平衡试验				按技术要求			
		(4)叶片正面型线偏差	* $\pm 1\% D_1$				4		
10	水斗式水轮机总装配	(1)射流中心线与转轮节圆的位置偏差	$\pm 0.2\% D_1$				1	JB/T 56182	抽查
		(2)喷嘴射流中心线与水斗分水刃平面的位置偏差	$\pm 0.5\% W$ 如小于±1mm 时,取±1mm				1		
		(3)控制机构的最大死行程	($\leqslant 0.3\% S$[1])				1		
11	水斗式转轮	(1)水斗分水刃轴向位置偏差	$\pm 0.25\% W$				5	JB/T 56182	抽查
		(2)在节圆上水斗节距的允许偏差	±1.5%				5		
		(3)水斗节圆直径 D_1 偏差	±0.2%				5		
		(4)水斗背面外侧型线	不允许出现正偏差				5		
		(5)与主轴配合止口直径	H7	1.6	* 径向圆跳动 6 级		3		
		(6)与主轴配合圆柱孔直径	H7	1.6			2		
		(7)转轮键槽尺寸	Js9	3.2	对称度 9 级		3		
		(8)与主轴配合锥面		1.6		* 接触面不小于 75%	2	(用塞规检查)	
		(9)静平衡试验				按技术要求	1		
		(10)与主轴配合法兰平面		1.6	* 端面圆跳动 6 级不允许凸起,局部凹下不大于 0.03mm				

1) S—— 主接力器全行程。

表 B1(续)

<table>
<tr><td rowspan="3">序号</td><td rowspan="3">部件名称</td><td rowspan="3">检验项目</td><td colspan="4">检 验 标 准</td><td rowspan="3">计算项数</td><td rowspan="3">检验方法</td><td rowspan="3">备注</td></tr>
<tr><td rowspan="2">尺 寸 精 度</td><td>粗糙度 mm</td><td>形位公差</td><td rowspan="2">其 他</td></tr>
<tr><td>不大于</td><td>不大于</td></tr>
<tr><td>11</td><td>水斗式转轮</td><td>(11)水斗内表面型线偏差
(12)水斗内表面粗糙度</td><td>* ±0.45%W</td><td>
1.6</td><td></td><td></td><td>5
5</td><td>JB/T 56182</td><td>抽查</td></tr>
<tr><td>12</td><td>斜击式水轮机总装配</td><td>(1)射流中心线与转轮进水平面节圆的位置偏差
(2)射流中心线与转轮进水平面夹角的偏差
(3)射流椭圆后移量偏差
(4)控制机构的最大死行程</td><td>±0.2%D_1 如小于±0.5mm时,取±0.05mm
0～+1°
+3%～-1%
≤0.3%S</td><td></td><td></td><td></td><td>1
1
1
1</td><td>JB/T 56182</td><td>抽查</td></tr>
<tr><td>13</td><td>斜击式转轮</td><td>(1)与主轴配合圆柱孔直径
(2)转轮叶片进水边节距偏差
(3)叶片进水边型线允许偏差
(4)转轮键槽宽度
(5)静平衡试验
(6)叶片正面型线偏差
(7)叶片表面粗糙度
(8)转轮节圆直径D_1的偏差
(9)叶片开口偏差
(10)叶片进水边平面的位置偏差</td><td>H7
± 1.5%,如小于±1mm时,取±1mm
±1%dn
Js9

* ±0.875%

±0.2%
单个值±5%平均值±3%
±0.5mm</td><td>1.6

3.2

3.2</td><td>对称度9级</td><td>按技术要求</td><td>2
5
5
3
1
5
5
1
4
1</td><td>JB/T 56182</td><td>抽查</td></tr>
<tr><td>14</td><td>喷嘴装配</td><td>喷针关闭后允许的最大间隙(手动开关)</td><td>0.05</td><td></td><td></td><td></td><td>1</td><td>用检具</td><td>抽查</td></tr>
<tr><td>15</td><td>喷管</td><td>水压试验</td><td></td><td></td><td></td><td>GB/T 15468</td><td>1</td><td>试验机</td><td>抽查</td></tr>
<tr><td>16</td><td>喷嘴</td><td>水压试验</td><td></td><td></td><td></td><td>GB/T 15468</td><td>1</td><td>试验机</td><td>抽查</td></tr>
<tr><td>17</td><td>喷嘴口</td><td>(1)锥角
(2)直径</td><td>±1°
±0.3%</td><td>0.8
0.8</td><td></td><td></td><td>2
2</td><td>用检具</td><td>抽查</td></tr>
</table>

表 B1(完)

序号	部件名称	检验项目	检验标准				计算项数	检验方法	备注
			尺寸精度	粗糙度 mm	形位公差	其他			
				不大于	不大于				
18	喷针头	(1)过流面型线 (2)锥角 (3)与喷针杆配合直径	±1%dn ±1° H7	0.8 1.6	 径向圆跳动 8 级		2 1 3	用检具	抽查
19	进水管	水压试验				GB/T 15468	1	试验规范	抽查
20	分流管	水压试验				GB/T 15468	1	试验规范	抽查
21	三叉管	水压试验				GB/T 15468	1	试验规范	抽查
22	蝶阀装配	漏水试验				JB 3190	1	JB 3190	抽查
23	蝶阀阀体	水压试验				JB 3190	1	JB 3190	抽查
24	球阀装配	(1)漏水试验 (2)全开时活门与阀体内径的错位	 $D \leqslant 1\,300$mm,<5mm $D > 1\,300$mm,<10mm			JB 3190	1 1	JB 3190	抽查
25	球阀阀体	水压试验				JB 3190	1	JB 3190	抽查
注:带*者为关键项目。									

表 B1.1 导叶与顶盖和底环间的总间隙(2A)

转轮直径 D_1 cm	间隙值 A,mm				
	$b_0/D_1 \geqslant 0.35$	$b_0/D_1 \geqslant 0.25$	$b_0/D_1 \geqslant 0.20$	$b_0/D_1 \geqslant 0.12$	$b_0/D_1 \geqslant 0.12$
≤42	0.20~0.50	0.15~0.35	0.10~0.28	0.06~0.22	0.05~0.20
50~84	0.25~0.60	0.10~0.45	0.12~0.35	0.08~0.28	0.05~0.23
100~160	0.30~0.75	0.22~0.55	0.15~0.40	0.12~0.35	0.10~0.30

注

1 表中未列者,导叶上、下端面总间隙可取导叶高度(b_0)的(0.1~0.2)%。

2 导叶上、下端面没有密封装置时,按图纸要求。

表 B1.2 导叶全关时的立面间隙

mm

b_0/D_1	$b_0/D_1 \geqslant 0.35$	$0.35 > b_0/D_1 > 0.2$	$b_0/D_1 \leqslant 0.2$
允许局部间隙	0.15	0.10	0.06

注

1 导叶立面没有密封装置时,其间隙按图纸要求。

2 导叶全关时,允许在导叶高度的 1/4 范围内,存在不大于上表给定的局部间隙,其余范围用 0.05mm 塞尺检查时,均不应通过。

表B1.3 混流式转轮与顶盖、底环(止漏环)、轴流式叶片与转轮室之间的单边间隙

mm

转轮直径 D_1 cm		$H\leqslant35$ m	$35<H\leqslant100$ m	$H>100$ m	允许偏差值
混流式	≤42	0.5	0.4	0.4	±0.1
	50~84	0.6	0.6	0.4	±0.1
	≥100	$(0.025\sim0.06)\%D_1$			
轴流式	≤60	$(0.08\sim0.135)\%D_1$			
	80~120	$(0.07\sim0.125)\%D_1$			
	≥140	$(0.05\sim0.1)\%D_1$			

附 录 C
(标准的附录)

表C1 外观、附件备件、包装检验项目

序号	检验项目	检 验 标 准	检验方法	备 注
1	外观	1 表面质量良好,内部整洁 2 油漆均匀,无流挂、起泡、露底等缺陷 3 布线整齐、合理	目测	
2	铭牌	位置正确,内容符合技术文件要求,数据符合规定	目测	
3	附件备件	无缺损	清点、目测	
4	随机资料	齐全、符合规定要求	清点	
5	包装	包装完好,产品定位、加固可靠	目测	

前　　言

本标准是根据标准化工作导则 GB/T 1.1—1993 中标准编写的基本规定的要求进行编写的。

根据台式车床的产品特点，本标准采用了 GB 4706.1—92、GB 15760—1995、GB 9061—88 及 JB/T 54428—94等标准的要求，规定了出口台式车床的抽样、检验及合格判定的方法。

本标准的附录 A 是标准的附录。

本标准由中华人民共和国国家进出口商品检验局提出并归口。

本标准由中华人民共和国浙江进出口商品检验局负责起草。

本标准主要起草人：章国标、卢振球、朱荣、陈振峰。

本标准系首次发布的行业标准。

中华人民共和国进出口商品检验行业标准

出口台式车床检验规程

SN/T 0723—1997

Rules for the inspection of bench lathe for export

1 范围

本标准规定了最大回转直径小于400mm的出口台式车床的抽样、检验和检验结果的判定。

本标准适用于最大回转直径小于400mm的出口台式车床的检验。

2 引用标准

下列标准所包含的条文，通过在本标准中引用而构成为本标准的条文。本标准出版时，所示版本均为有效。所有标准都会被修订，使用本标准的各方应探讨使用下列标准最新版本的可能性。

GB 2828—87 逐批检查计数抽样程序及抽样表(适用于连续批的检查)

GB 4706.1—92 家用和类似用途电器的安全通用要求

GB 9061—88 金属切削机床 通用技术条件

GB/T 5226.1—1996 工业机械电气设备 第一部分:通用技术条件

GB 15760—1995 金属切削机床安全防护通用技术条件

ZB J50 003—88 金属切屑机床清洁度的测定

ZB J50 004—88 金属切屑机床噪声声压级的测定

ZB J50 006—88 金属切削机床 随机技术文件的编制

ZB J50 012—89 出口机床涂漆技术条件

ZB J50 013—90 机床防锈技术条件

ZB J50 017—90 出口机床 包装技术条件

ZB J50 018—90 出口机床包装箱

ZB/T J50 020—90 出口机床包装箱箱面标志刷制规定

JB/T 54428—94 卧式车床、精密卧式车床 产品质量分等

JB/T 7134.1—93 灰铸铁件疏松级别的评定

JB/T 7134.2—93 灰铸铁件疏松级别的比较样块

3 定义

本标准采用下列定义。

检验批 为实施抽样检验而汇集的同一型号、规格、电源制式并在相同条件下生产的单位产品，称为检验批，简称批。

4 抽样

4.1 抽样条件

工厂应提供合格有效的型式试验报告，提交抽样的检验批需经工厂验收合格，并已包装完毕。

中华人民共和国国家进出口商品检验局1997-12-22批准 1998-05-01实施

4.2 抽样方案

采用GB 2828正常检查一次抽样方案。B类、C类不合格的检查水平和合格质量水平(AQL)值见表1。A类不合格不允许出现,其样本大小与B类相同。不合格分类见附录A(标准的附录)。

表1 抽样方案

不合格分类	检查水平	合格质量水平(AQL)
B类	S-3	25
C类	S-3	65

4.3 抽样方法

从检验批中随机抽取样本。

5 检验

5.1 检验分类

检验分为型式试验和交收检验。型式试验查阅合格有效的型式试验报告。交收检验应逐批检验。

5.2 检验项目

检验项目见附录A。

5.3 检验方法

检验方法见附录A。

5.4 检验结果的判定

当各类不合格数均不大于相应合格判定数 A_c 时,则判该批合格。

6 不合格的处置

6.1 合格批中发现的不合格项,应予以修复或更换。

6.2 不合格批经返工整理后允许再提交检验一次。

附 录 A
（标准的附录）
检验项目、检验方法及不合格分类

检验项目、检验方法及不合格分类见表 A1。

表 A1

序号	检验项目		检验方法	不合格分类
1	安全卫生	绝缘电阻试验	GB 4706.1—92 中第 16 章	A
		耐压	GB 4706.1—92 中第 16 章	A
		接地保护电路	GB 4706.1—92 中第 27 章	A
		机床安全防护	GB 15760	A
		噪声声压级	JB/T 54428—94 中 3.6.2.1 ZB J50 004	A
		手轮、手柄操纵力	JB/T 54428—94 中 3.6.1.2	A
2	一般要求	电气系统	GB/T 5226.1	B
		三漏（漏油、水、气）	JB/T 54428—94 中 3.1.1.3	B
		温升	GB 9061—88 中 6.6.1	B
		动作试验	GB 9061—88 中 6.6.3	B
		润滑、冷却系统	GB 9061—88 中 3.6	B
		名牌、标牌	GB 9061—88 中 3.10	B
		金属手轮轮缘手柄	GB 9061—88 中 5.7	B
		附件及工具	GB 9061—88 中 3.4	C
		随机技术文件	ZB J50 006	C
3	精度	几何精度	相应精度标准	B
		工作精度	相应精度标准	B
4	可靠性与稳定性	主运动动作及变速	JB/T 54428—94 中 3.4	B
		进给运动动作及变速	JB/T 54428—94 中 3.4	B
		夹紧机构	JB/T 54428—94 中 3.4	B
5	装配质量	结合面	JB/T 54428—94 中 3.12.1.5	C
		导轨面及外露加工面	JB/T 7134.1、JB/T 7134.2	B
		耐磨措施	JB/T 54428—94 中 3.5.1.3	C
		手轮反向空程量	JB/T 54428—94 中 3.3.2.2	B
		清洁度	JB/T 54428、ZB J50 003	B

表 A1(完)

序号	检验项目		检验方法	不合格分类
6	外观	刻度	目测清晰	B
		涂漆	ZB J50 012	C
		防锈	ZB J50 013	C
		其他表面质量	GB 9061	C
7	包装	箱面标志	ZB J50 020	C
		包装箱	ZB J50 017、ZB J50 018	C

前　　言

本标准是根据GB/T 1.1—1993《标准化工作导则　第1单元:标准的起草与表述规则　第1部分:标准编写的基本规定》的要求编写的。

童车虽然有安全标准(国家标准)和技术标准(行业标准),但在出口检验时,尚无统一的检验规程,制定本标准的目的,就是使出口童车的检验更趋科学、合理、规范。

外贸公司合同、信用证中有具体检验条款规定的,按合同、信用证中的规定进行检验,没有规定或规定不明确的可按本标准实施检验。

本标准由中华人民共和国国家进出口商品检验局提出并归口。

本标准由中华人民共和国江苏进出口商品检验局、中华人民共和国苏州进出口商品检验局、中华人民共和国常州进出口商品检验局负责起草。

本标准主要起草人:周永德、陆宏、张荣林。

中华人民共和国进出口商品检验行业标准

SN/T 0729—1997

出口童车检验规程

Rules for inspection of child's cycles for export

1 范围

本标准规定了出口童车的抽样、检验和检验结果判定的规则。

本标准适用于儿童自行车、儿童三轮车、儿童推车、婴儿学步车的检验。

其他供儿童骑乘的童车(如独轮车、四轮车等)的检验可参照本标准执行。

2 引用标准

下列标准所包含的条文,通过在本标准中引用而构成为本标准的条文。本标准出版时,所示版本均为有效。所有标准都会被修订,使用本标准的各方应探讨使用下列标准最新版本的可能性。

GB 2828—87 逐批检查计数抽样程序及抽样表(适用于连续批的检查)

GB 2829—87 周期检查计数抽样程序及抽样表(适用于生产过程稳定性的检查)

GB 6675—86 玩具安全

GB 13472—92 BMX 儿童自行车安全要求

GB 14746—93 儿童自行车安全要求

GB 14747—93 儿童三轮车安全要求

GB 14748—93 儿童推车安全要求

GB 14749—93 婴儿学步车安全要求

QB/T 2121—95 童车油漆技术条件

QB/T 2122—95 童车电镀技术条件

QB/T 2159—95 儿童自行车整车通用技术条件

QB/T 2160—95 儿童三轮车整车通用技术条件

QB/T 2161—95 儿童推车整车通用技术条件

QB/T 2162—95 婴儿学步车整车通用技术条件

3 定义

本标准采用下列定义。

3.1 单位产品

为实施抽样检验的需要而划分的基本单位(辆)。

3.2 提交批

为实施出口检验汇集而成的一批童车,该批童车可含有多种规格型号,属同一外贸合同并在同一时间出口,一个提交批可由一个或数个检验批构成。

3.3 检验批

为实施产地检验而汇集的一批童车,该批童车由生产条件和生产时间基本相同的,同合同、同类型、

中华人民共和国国家进出口商品检验局1997-12-22批准　　1998-05-01实施

多规格的单位产品组成。

3.4 批量数

每个检验批所含有的单位产品数。

3.5 代表性样品

用于检验抽取的单位产品。

3.6 安全项目检验

指本规程所涉及的各类童车的机械物理性能、易燃性能、化学重金属元素含量以及销售包装、年龄组标志、警告语和使用说明等涉及安全卫生项目的检验。

3.7 一般项目检验

指本规程所涉及的各类童车的规格、型号、外观、性能、数量和运输包装等项目的检验。

4 抽样

4.1 抽样条件

4.1.1 型式试验的抽样条件

型式试验样本的抽取可以在批的形成中或形成之后，但要保证所得的样本能代表本周期的制造技术水平。

4.1.2 交收检验的抽样条件

交收检验样本的抽取应在批形成之后。

4.2 抽样方案

4.2.1 型式试验抽样方案

型式试验按 GB 2829 的规定，其抽样方案、判别水平、RQL 值按表 1 执行。

表 1 型式试验抽样方案

项 目	抽样方案	判别水平	样本数	RQL 值	判定数组
一般项目	一次	Ⅰ	3	100	1、2
安全项目	一次	Ⅰ	3	50	0、1

4.2.2 交收检验抽样方案

4.2.2.1 交收检验按 GB 2828 采用特殊检查水平 S-4 的正常检查二次抽样方案确定，合格质量水平(AQL 值)确定如下：

A 类不合格：不允许

B 类不合格：AQL 值＝4.0

C 类不合格：AQL 值＝6.5

具体抽样数量见表 2。

表 2 交收检验代表性样品抽样表

检验批量数 (*N*)	代表性样品数	
	一次(n_1)	二次(n_2)
1～500	8	8
501～1200	13	13
1201～10000	20	20
10001～35000	32	32
35001～500000	50	50
＞500001	80	80

4.2.2.2 总成检验的样本规定 $n=3$,判定数组为 $A_c=0$,$R_e=1$。

4.3 抽样方法

4.3.1 代表性样品的抽取应在检验批中随机抽取。

4.3.2 当代表性样品等于或大于批量数时,则该批量应作代表性样品。

5 检验

5.1 检验分型式试验和交收检验。

5.2 型式试验

5.2.1 型式试验为全项目检验。

5.2.2 型式试验的检验依据按表3。

表3 童车型式试验检验依据

童车种类	一般项目检验	安全项目检验
儿童自行车	QB/T 2121 QB/T 2159 QB/T 2122	GB 13472 GB 14746
儿童三轮车	QB/T 2121 QB/T 2160 QB/T 2122	GB 14747
儿童推车	QB/T 2121 QB/T 2161 QB/T 2122	GB 14748
婴儿学步车	QB/T 2121 QB/T 2162 QB/T 2122	GB 14749

5.2.3 出口童车有下列情况之一时应进行型式试验

a) 出口新产品鉴定;

b) 出口产品停产一年以上恢复生产时;

c) 质量不稳定,商检机构认为必要时;

d) 产品的设计、结构、材料、工艺、配套件生产厂有重大变更时;

e) 正常情况下,每年至少一次。

5.3 交收检验

5.3.1 交收检验前,生产企业必须提供有效的型式试验报告,并提交厂检合格单。

5.3.2 检验严格度按GB 2828转移规则执行。

5.3.3 交收检验项目、检查内容、检验方法和不合格分类按表4至表7的规定执行。

表4 儿童自行车

检查项目		序号	检 查 内 容	检测方法	不合格分类
包装	说明书	1	每辆自行车应附有符合标准或合同要求的说明书	感官	A
	内包装	2	应符合合同要求	感官	B
	装箱质量和零部件配置	3	应符合合同要求	感官	B
外观	锐边和尖端	4	可触及的外露边沿均不得有锐边和尖端	感官或测试	A
	突出物	5	不得有突出物	感官或测试	A
	链罩	6	BMX车应符合GB 13472—92 4.11要求,其他车应符合GB 14746—93 3.11要求	感官	A

表 4(完)

检查项目		序号	检 查 内 容	检测方法	不合格分 类
外观	充气压力标志	7	充气压力应标铸在外胎的侧面,外胎装在车轮上后,仍应能看清其标值	感官	A
	安全保护套	8	BMX 车的把横管和车架上管应加软性安全保护套,女车车架上管可不加安全保护套	感官	A
	铆 接	9	铆接应完整、不得弯曲、歪斜、开裂	感官	B
	焊接	10	焊接表面应平整,不得有裂缝、夹渣、烧穿及未焊透等缺陷	感官	B
	表面装饰处理	11	凡经油漆、电镀、喷塑等表面装饰处理的零部件表面均不得有明显的损伤	感官	B
	鞍座	12	平服舒适,不得有明显的偏斜,表面不应有褶皱、裂缝和污渍	感官	C
	商标及贴花	13	商标或标记应装配牢固,图案完整、清晰,位置正确,印花、贴花、喷花图形应清晰完整、端正,贴花不得翘皮、脱落	感官	C
	色差	14	各相同配色的零件不得有明显的色差	感官	C
	塑料件	15	塑料件表面应光洁,无明显的变形、缩痕、气泡、分层、飞边及明显的浇口修整痕迹和划伤痕迹,色彩鲜艳,不允许有影响美观的变色、混色	感官	C
装配	把立管	16	把立管插入前叉立管的深度应不小于最小插入深度标记,其调整量应符合设计要求	感官	C
	鞍管	17	鞍管插入车架立管的深度应不小于最小插入深度标记,其调整量应符合设计要求	感官	C
	制动系统	18	动作应灵活可靠,闸皮角度与轮辋应吻合,经调整后能有效操纵;左、右闸把应能配对,其安装位置符合使用国的习惯	感官	A
	把套	19	把横管末端应装有把套或把盖,它们应能承受 70N 的拉脱力	感官或测试	A
	前叉	20	前叉安装前轴处的槽口或其他的前轴定位装置,当前轴或轴紧贴在槽口的顶部时,前轮应位于前叉的中心	感官	A
	间隙	21	车轮经装车校准后,其轮胎对于前叉或车架的任何部件之间的间隙应不小于 2mm	感官或测量	A
	对称	22	各对称形部件应与车架中心面左右对称	感官	B
	紧固件	23	各紧固件应紧固,各转动部件应运转灵活	感官	B
	链条	24	当曲柄向前或向后转动时,链条应能灵活地运转,并不得与链罩相碰,链条的松紧应适宜	感官	B
	车铃或蜂鸣器	25	使用方便灵活,无哑音	感官	C
	幅条	26	幅条应均匀张紧,气门嘴应装在两幅条的大档之间,并不得歪斜	感官	C
总成		27	零件装配时应能顺利到位,装配前不得借助工具修整,装配后应能符合正常行驶及相应安全标准要求	感官或测试	$n=3$ $A_c=0$ $R_e=1$

表 5　儿童三轮车

检查项目		序号	检　查　内　容	检测方法	不合格分类
包装	说明书	1	每辆车应附有符合标准或合同要求的说明书	感官	A
	内包装	2	应符合合同要求	感官	B
	装箱质量和零部件配置	3	应符合合同要求	感官	B
外观	尖端及锐边	4	不得有可触及的尖端和锐边	感官或测试	A
	突出物	5	不得有突出物	感官或测试	A
	挤夹点	6	任何可触及的活动部分的孔隙，均应小于 5mm 或大于 12mm	感官或测试	A
	小零件	7	供三岁以下儿童使用的三轮车，如有可触及的小零件，应符合 GB 6675—86 中 3.2.2.1 的有关规定	感官或测试	A
	铆接	8	铆接应完整，不得弯曲、歪斜、开裂	感官	B
	焊接	9	焊接表面应平整，不得有裂缝、夹渣、烧穿及未焊透等缺陷	感官	B
	表面装饰处理件	10	凡经油漆、电镀、喷塑等表面装饰处理的零部件表面均不得有明显的损伤和缺陷	感官	C
	商标及贴花	11	商标或标记应装配牢固，图案完整、清晰，位置正确，印花、贴花、喷花图形应完整、端正。贴花不得翘皮脱落	感官	C
	色差	12	各相同配色的零件不得有明显的色差	感官	C
	塑料件	13	塑料件表面应光洁，无明显的变形、缩痕、气泡、分层、飞边及明显的浇口修整痕及划伤痕迹，色彩鲜艳，无影响美观的变色、混色	感官	C
装配	防护罩帽	14	用于防护外露突出物的防护罩帽应能承受 70N 拉脱力	感官或测试	A
	把立管	15	如果把立管是一种可调节的结构时，把立管插入前叉立管的深度应不小于最小插入深度标记，其调整量应符合设计要求	感官	A
	把模管	16	当把横管处于最高位置，鞍座处于最低位置时，它们之间的距离应不大于 457mm	感官或测试	A
	把　套	17	非塑料制成的把模管的两端应装有把套或其他保护装置，并能承受 70N 的拉脱力	感官或测试	A
	鞍管	18	如果鞍管是一种可调节的结构时，鞍管插入车架立管的深度应不小于最小插入深度标记，其调整后应符合设计要求	感官	A
	对　称	19	各对称形部件应与车架中心面左右对称	感官	B
	紧固件	20	各紧固件应紧固，各转动部件应运转灵活	感官	B
	轮　胎	21	轮胎应与轮辋箍紧，装配平服，无歪斜、扭曲等	感官	B
	车铃或蜂鸣器	22	使用方便灵活，无哑音	感官	C
	脚　蹬	23	转动灵活，脚蹬踩面具有防滑性能	感官	C

表 5(完)

检查项目	序号	检 查 内 容	检测方法	不合格分 类
总成	24	零件装配时应能顺利到位,装配前不能借助工具修整,装配后应能符合正常行驶及相应安全标准要求	感官或测试	$n=3$ $A_c=0$ $R_e=1$

表 6 儿童推车

检查项目		序号	检 查 内 容	检查方法	分 类
包装	说明书	1	应附有符合标准或合同要求的说明书	感官	A
	内包装	2	应符合合同要求	感官	B
	装箱质量和零部件配置	3	应符合合同要求	感官	B
	附设玩具	4	按附设玩具所属玩具种类检测并判别缺陷类别	感官或测试	A/B/C
外观	锐边及尖端	5	不得有锐边和尖端	感官或测试	A
	突出物	6	不得有突出物	感官或测试	A
	外管露口	7	不得具有外露的开口管子,外露管口应设有保护装置并能承受 70N 拉力	感官或测试	A
	小零件	8	可被儿童手指抓到或牙齿咬到的永久紧固件,受到来自任何方向的 90N 的力时都不得脱落或损坏	感官或测试	A
	铆 接	9	铆接应完整,不得弯曲、歪斜、开裂	感官	B
	焊 接	10	焊接表面应平整,不得有裂缝、夹渣、烧穿及未焊透等缺陷	感官	B
	织物拼缝	11	织物应牢固、平服、无爆缝等缺陷	感官	B
	喷塑件	12	喷塑件表面应光滑平整,涂层厚薄均匀,不允许有露底、污点、混色等缺陷	感官	C
	商标及贴花	13	商标或标记应装配牢固,图案完整、清晰,位置正确;印花、贴花、喷花图形应清晰完整,端正、牢固	感官	C
	色 差	14	各相同配色的零件不得有明显色差	感官	C
	塑料件	15	塑料件表面应光滑平整,无明显变形、缩痕;气泡、分层、飞边及明显的浇口修整痕及划伤痕迹,不得有影响美观的变色、混色	感官	C
装配	填充料	16	各种填充料必须符合 GB 6675—86 中 3.1.4 要求	用检针器检测,必要时可拆开检查	A
	制动装置	17	制动装置应牢固、可靠	感官或测试	A
	锁紧保险装置	18	具有折叠机构的儿童推车应设置锁紧保险装置且性能良好	感官或测试	A
	轮 胎	19	轮胎与轮辋应紧箍,装配应平服,无歪斜扭曲现象	感官	B
	折叠机构	20	折叠机构应灵活,不得有阻碍开启和关闭的现象	感官	B

表 6(完)

检查项目		序号	检查内容	检查方法	分类
装配	平稳度	21	车辆应能平稳放置，车轮着地不平度不得大于 5mm	感官	C
	直行度	22	车辆应能作直线行驶		C
总成		23	零件装配时应能顺利到位，装配前不得借助工具修整，装配后应能符合正常行驶及相应安全标准要求	感官或测试	$n=3$ $A_c=0$ $R_e=1$

表 7　婴儿学步车

检查项目		序号	检查内容	检查方法	分类
包装	说明书	1	应附有符合标准或合同要求的说明书	感官	A
	塑料薄膜厚度	2	包装用塑料薄膜的厚度应大于 0.038mm	感官或测试	A
	内包装	3	应符合合同要求	感官	B
	装箱质量和零部件配置	4	应符合合同要求		B
外观	锐边及尖端	5	不得有锐边和尖端	感官或测试	A
	外露管口及突出物	6	不得有外露的开口管子，速度调节器和其他可能挤压伤害婴儿的突出物	感官或测试	A
	不可拆卸元件	7	受到来自任何方向的 90N 的力时都不得脱落或损坏	感官或测试	A
	胯　带	8	学步车必须安装胯带，其宽度不得小于 35mm	感官	A
	铆　接	9	铆接应完整，不得弯曲、歪斜、开裂	感官	B
	焊　接	10	表面应平整，不得有裂缝、夹渣、烧穿及未焊透等缺陷	感官	B
	色　差	11	相同配色零件之间不得有明显色差	感官	C
	贴　花	12	印花、贴花、喷花图形应清晰完整、端正、牢固	感官	C
	塑料件	13	色彩鲜艳，不允许有影响美观的变色、混色、污点，表面无明显变形、缩痕、气泡、分层、飞边及明显的浇口修整痕和划伤痕迹	感官	C
	喷塑件	14	表面光滑平整，涂层厚薄均匀，不允许有露底、污点、混色等缺陷	感官	C
装配	锁紧装置	15	松脱锁紧装置，至少需要 90N 的力	感官或测试	A
	连续动作控制	16	如为两连续动作控制的锁紧装置，第一个动作执行完毕，方可进行第二个动作	感官	A
	折叠	17	可折叠的车架，应折叠灵活		B
	平稳度	18	车辆应放置平稳，脚轮着地不平度不得超过 2mm	感官	C
	座　兜	19	应装拆方便，安全舒适		C
总　成		20	零件装配时应能顺利到位，装配前不得借助工具修整，装配后应能符合正常行驶及相应安全标准		$n=3$ $A_c=0$ $R_e=1$

6 检验结果的判定

6.1 型式试验结果的判定

根据型式试验报告按 4.2.1 判定，只有当一般项目和安全项目均判为合格时，才能判定型式试验合格。

6.2 交收检验结果的判定

根据检验结果，分别对 A 类、B 类、C 类不合格进行判定，只有当 A 类、B 类、C 类不合格品数及总成检验不合格品数不大于合格判定数时，交收检验才能判为合格。具体判定数组见表 8。

表 8 交收检验判定数组表

一次抽样							二次抽样						
代表性样品数 n_1	判定数						代表性样品数 n_1+n_2	判定数					
	A类		B类		C类			A类		B类		C类	
	A_{c1}	R_{e1}	A_{c1}	R_{e1}	A_{c1}	R_{e1}		A_c	R_e	A_c	R_e	A_c	R_e
8	0	1	0	2	0	3	16	0	1	1	2	3	4
13	0	1	0	3	1	3	26	0	1	3	4	4	5
20	0	1	1	3	2	5	40	0	1	4	5	6	7
32	0	1	2	5	3	6	64	0	1	6	7	9	10
50	0	1	3	6	5	9	100	0	1	9	10	12	13
80	0	1	5	9	7	11	160	0	1	12	13	18	19
总成检验代表性样品数 $n=3, A_c=0, R_e=1$													

7 不合格的处置

7.1 型式试验不合格后的处置

7.1.1 按 GB 2829 周期检查后的处置规定执行。

7.1.2 型式试验不合格，再次检验时，可仅对不合格项目进行检验。

7.2 交收检验不合格后的处置

7.2.1 对不合格批，由生产企业返工整理，附返工整理报告，可再检验一次。

7.2.2 再次检验时，可仅对不合格项目和返工整理中可能受到损害的项目进行检验。

8 检验有效期

出口童车的检验合格有效期为一年，起始日期从检验签证之日算起，逾期重新检验。

前　　言

本标准根据GB/T 1.1—1993《标准化工作导则　第1单元:标准的起草与表述规则　第1部分:标准编写的基本规定》及SN/T 0002—1993《出口机电商品检验规程标准编写的基本规定》的规定进行编写。

棉纺环锭细纱机的出口检验是以工厂出厂检验为基础的交收检验。根据这一特点,本标准参照中华人民共和国纺织行业标准FZ/T 93027—1993《棉纺环锭细纱机》,结合了多年来出口产品检验的实际情况,对铭牌、外观质量、装配质量等项目作了一些规定,与行业标准相协调;电气安全项目采用了GB/T 5226.1—1996《工业机械电气设备　第1部分:通用技术条件》,加强了安全性能的检验。考虑到检验类别中有型式检验,故对纺织行业标准中成纱质量等项目不列入交收检验项目。本标准对出口棉纺环锭细纱机的抽样、检验及判定方法作出了具体规定,以满足出口检验的需要。

本标准由中华人民共和国国家出入境检验检疫局提出并归口。

本标准由中华人民共和国上海进出口商品检验局负责起草。

本标准主要起草人:谢系文、刘庆先、庄乙铭。

中华人民共和国出入境检验检疫行业标准

出口纺织机械检验规程 棉纺环锭细纱机

SN/T 0757—1999

Rule for inspection of textile machinery for export—Cotton spinning frame

1 范围

本标准规定了出口棉纺环锭细纱机的抽样、检验及检验结果的判定。

本标准适用于出口纺棉及棉型化纤、中长纤维的棉纺环锭细纱机的检验。

2 引用标准

下列标准所包含的条文，通过在本标准中引用而构成为本标准的条文。本标准出版时，所示版本均为有效。所有标准都会被修订，使用本标准的各方应探讨使用下列标准最新版本的可能性。

GB/T 5226.1—1996 工业机械电气设备 第1部分：通用技术条件

FZ/T 90071—1995 纺织机械噪声声压级的测量方法

FZ/T 93027—1993 棉纺环锭细纱机

3 定义

本标准采用下列定义。

3.1 检验批

为实施抽样检验汇集的同一规格、型号、在相同生产条件下生产的单位产品，称为检验批，简称批。

3.2 样机

从检验批中随机抽取的单位产品，称为样机。

4 抽样

4.1 抽样条件

交收检验的批必须是生产厂已检验合格的产品。

4.2 抽样方案

4.2.1 采用定量随机抽样方案。

4.2.2 样机每批随机抽取1台份。

4.2.3 装箱质量一般按每50台抽取1台份的箱数，不足50台的按50台计。

4.2.4 纺织专件、器材随机抽取。

5 检验

检验可分为型式检验和交收检验。

5.1 型式检验

中华人民共和国国家出入境检验检疫局 1999-05-05 批准

1999-08-01 实施

5.1.1 生产企业应提供有效的型式检验报告。

5.1.2 有下列情况之一者，应进行型式检验：

a) 首次出口的产品；

b) 产品的结构、加工工艺、原材料等有重大变更。

5.2 交收检验

5.2.1 交收检验为逐批检验。

5.2.2 交收检验的检验项目、质量要求及检验方法见表1。

5.2.3 空运转试验的条件应符合 FZ/T 93027—1993 中 5.9.1 的规定。

表1 检验项目及检验方法

<table>
<tr><th>序号</th><th colspan="3">检验项目</th><th>质量要求</th><th>检验方法</th></tr>
<tr><td>1</td><td colspan="3">铭牌</td><td>铭牌所列的型号、规格应符合有关规定</td><td>感官检验</td></tr>
<tr><td>2</td><td colspan="3">外观质量</td><td>机器的油漆应平整、光滑、色泽一致、未经涂装的金属应经表面处理，不得出现锈蚀现象</td><td>感官检验</td></tr>
<tr><td rowspan="5">3</td><td rowspan="5">装配质量</td><td colspan="2">在加压状态下，整列输出下罗拉的各工作表面对两相邻下罗拉轴承公共轴线的径向圆跳动</td><td>FZ/T 93027—1993 4.7.1</td><td>用百分表检验，全机检验20处</td></tr>
<tr><td colspan="2">输出上罗拉轴线对下罗拉轴线的平行度</td><td>FZ/T 93027—1993 4.7.3</td><td>用平行度专用检具检验，全机检验20处</td></tr>
<tr><td colspan="2">下罗拉轴承内环宽度中心平面对罗拉座宽度中心平面的对称度[1)]</td><td>FZ/T 93027—1993 4.7.4</td><td>用钢皮尺检验，全机检验20处</td></tr>
<tr><td colspan="2">在同锭位置上，喂入、输出下罗拉工作宽度中心平面对中间下罗拉工作宽度中心平面的对称度[1)]</td><td>FZ/T 93027—1993 4.7.5</td><td>用专用检具及钢皮尺检验，全机检验20处</td></tr>
<tr><td colspan="2">在升降全程范围内，锭子中心对钢领中心的同轴度</td><td>FZ/T 93027—1993 4.8.1</td><td>用专用检具检验，全机检验20处</td></tr>
<tr><td rowspan="3">4</td><td rowspan="3">安全</td><td colspan="2">运转部分的防护罩壳安全可靠</td><td>FZ/T 93027—1993 4.5.2</td><td>感官检验</td></tr>
<tr><td colspan="2">开启车头门时停车正确可靠</td><td>FZ/T 93027—1993 4.5.3</td><td>模拟试验，开启车头门5次</td></tr>
<tr><td colspan="2">电气安全</td><td>电气控制的开门断电装置、绝缘试验、耐压试验及接地连续性等应符合 GB/T 5226.1 的要求</td><td>感官检验
用兆欧表、耐压试验仪、双臂电桥检验</td></tr>
<tr><td rowspan="6">5</td><td rowspan="6">空运转试验</td><td colspan="2">功率消耗</td><td>FZ/T 93027—1993 4.3</td><td>用三相功率表检验</td></tr>
<tr><td colspan="2">噪声</td><td>FZ/T 93027—1993 4.5.1</td><td>用声级计按 FZ/T 90071—1995 检验</td></tr>
<tr><td rowspan="2">断头吸入装置</td><td>吸口真空度</td><td>FZ/T 93027—1993 4.9.1</td><td>用U型管检验</td></tr>
<tr><td>管内表面光滑</td><td>FZ/T 93027—1993 4.9.2</td><td>感官检验</td></tr>
<tr><td colspan="2">传动系统</td><td>不得出现异常</td><td>感官检验</td></tr>
<tr><td colspan="2">各传动轴承温升</td><td>FZ/T 93027—1993 4.6.1</td><td>用点温计检验</td></tr>
</table>

表 1（完）

序号	检验项目	质量要求	检验方法
6	装箱质量	零件装箱完整、齐全，装夹合理，排列整齐，安全可靠，有防锈措施	感官检验
7	纺织专件	按相关的纺织专件、器材标准执行	
1）项目为抽检项目。			

5.3 检验结果的判定

5.3.1 检验结果符合表 1 中规定的，判为合格。

5.3.2 若样机出现整机运转性能、转速、功率、噪声、装配质量等项不合格，可允许作一次调整。调整后，经检验合格，判该检验批为合格。若检验批仍不合格，则判该检验批为不合格。

5.3.3 检验中若样机外观等项不合格，须加倍抽样进行检验。经检验合格，则全批判为合格；若检验仍不合格，则全批判为不合格。

5.3.4 装箱质量检验不合格，须加倍抽样进行检验。经检验合格，全批判为合格，若检验仍不合格，则全批判为不合格。

6 不合格批的处置

6.1 经检验，判为合格的批中所发现的不合格品，应予以返工、剔除并用合格品补入。

6.2 经检验，判为不合格的批须由生产部门负责全数检验，经整修后，作为新的检验批重新报检。

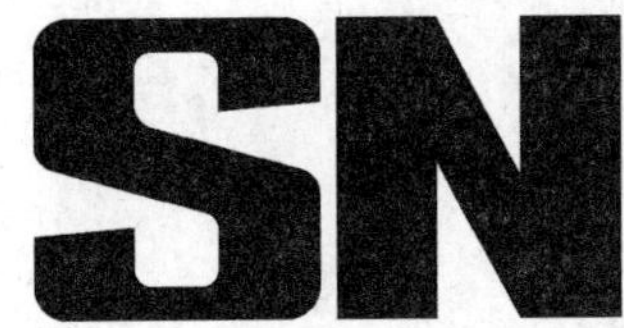

中华人民共和国出入境检验检疫行业标准

SN/T 0813.2—2006

进出口锻压机械检验规程 第2部分:板料折弯机

Rules for the inspection of metalforming machine for import and export—Part 2:Press brake

2006-08-28 发布　　　　2007-03-01 实施

中华人民共和国国家质量监督检验检疫总局 发布

前　　言

SN/T 0813《进出口锻压机械检验规程》由若干部分组成，其预期结构为：

——第1部分：通用要求；

——第2部分：板料折弯机。

本部分为SN/T 0813的第2部分。

本部分由国家认证认可监督管理委员会提出并归口。

本部分由中华人民共和国湖北出入境检验检疫局负责起草。

本部分主要起草人：张伟、李逊。

本部分系首次发布的出入境检验检疫行业标准。

引　　言

《进出口锻压机械检验规程　第2部分：板料折弯机》是进出口板料折弯机检验的工作依据，对进出口板料折弯机检验起到指导和规范作用。

随着我国加入世界贸易组织（WTO）和《商检法》的修订，进出口商品检验工作模式发生了很大的变化，为适应形式和变化，国家检验检疫主管部门组织建立了检验检疫标准体系。

本部分属检验检疫标准体系的第四层——个性标准，为板料折弯机检验的特殊要求。

进出口锻压机械检验规程 第2部分:板料折弯机

1 范围

本部分规定了进出口板料折弯机的抽样、检验、检验结果判定以及不合格处置的方法。

本部分适用于一般用途的进出口板料折弯机的检验。

2 规范性引用文件

下列文件中的条款通过SN/T 0813的本部分的引用而成为本部分的条款。凡是注日期的引用文件,其随后所有的修改单(不包括勘误的内容)或修订版均不适用于本部分,然而,鼓励根据本部分达成协议的各方研究是否可使用这些文件的最新版本。凡是不注日期的引用文件,其最新版本适用于本部分。

GB/T 191 包装储运图示标志(GB/T 191—2000,eqv ISO 780:1997)

GB 5226.1—2002 机械安全 机械电气设备 第1部分:通用技术条件(IEC 60204-1:2000,IDT)

GB/T 14349—1993 板料折弯机 精度

GB/T 15706.2—1995 机械安全 基本概念与设计通则 第2部分:技术原则与规范

GB 17120 锻压机械 安全技术条件

JB/T 2257.1 折弯机 技术条件

JB/T 3623 锻压机械噪声测量方法

JB 9976 板料折弯机、折边机噪声限值

JB 10148—1999 板料折弯机 安全技术要求

SN/T 0002 进出口机电商品检验规程编写的基本规定

3 术语和定义

SN/T 0002确立的以及下列术语和定义适用于本标准。

3.1

型式试验模式 mode of type test

按规定的周期依据国家技术规范的强制性要求进行型式试验,按现场检验规定对产品进行抽批检验,并对企业的质量管理体系实施监督的合格评定活动。

3.2

抽样检验模式 mode of sampling inspection

按国家技术规范的强制性要求,对进出口商品逐批或抽批实施抽样、检验和检查的合格评定活动。

3.3

符合性评估模式 mode of comliance assessment

按国家技术规范的强制性要求,通过查验技术文件和必要的抽样检验,对商品的符合性作出判断和评价的活动。

3.4

检验批 inspection lot

为实施检验而汇集的同一规格、型号、在相同生产条件下生产的单位产品,简称批。

4 总要求

4.1 安全要求

板料折弯机的通用安全要求，应满足 JB 10148—1999 和 GB 5226.1—2002 的规定，适用时考虑国家(地区)差异。

4.2 其他要求

板料折弯机的功能、性能、精度应符合制造国或使用国相关标准的规定。适用时，还应考虑符合国家有关技术法规对机器的环保、能效、性能等的规定。

5 检验

5.1 检验监管模式的选取

进出口板料折弯机的检验，根据国家相关规定确定检验监管模式、并按相应要求进行检验。

5.2 检验方式

在不同的检验监管模式下可分为：

——型式试验模式：型式试验和抽批抽样检验；

——抽样检验模式：抽批抽样检验或逐批抽样检验；

——符合性评估模式：技术文件核查和抽批抽样检验。

5.3 型式试验

5.3.1 抽样

从进出口板料折弯机中随机抽取代表性样品 1 台。

5.3.2 检验内容和要求

5.3.2.1 安全检测

进出口板料折弯机的通用安全要求应满足 GB 5226.1—2002 和 GB 17120 的规定，适用时应考虑国家与地区的差异。

5.3.2.2 功能、性能、精度检测

按 GB/T 14349—1993 和 JB/T 2257.1 标准规定的功能、性能、精度的要求检测，或制造国、使用国(地区)指定的标准进行全部适用项目检测。

5.3.3 结果判定

所有检测项目均合格，则判型式试验合格，否则为不合格。

5.3.4 有效期

当产品结构、材料、工艺有较大改变可能影响产品性能或所用标准更新引起已实施型式试验的产品与标准不一致时须重新进行型式试验。

5.4 技术文件核查

5.4.1 检验内容与要求

核查实物与技术文件的符合性。

5.4.2 结果判定

实物与技术文件一致，则判技术文件核查为合格，否则为不合格。

5.5 抽样检验

5.5.1 抽样条件

提交检验的进出口板料折弯机应是符合合同要求，且生产方检验合格的产品。

5.5.2 抽样

每批按 10%进行抽样，不足 10 台抽 1 台。

5.5.3 检验内容和要求

按表1中的检验内容要求和方法进行检验。

表1 检验项目表

检验项目	检验内容	技术要求	检验方法
(1) 人身安全	1. 电击的防护	应符合 GB 5226.1—2002 中第6章的规定。	视检
	2. 保护接地电路连续性、绝缘电阻、耐电压	应符合 GB 5226.1—2002 中第19.2、19.3、19.4的规定。	按该标准方法检测
	3. 传动与操作控制系统的安全性	应符合 JB 10148—1999 中第5章的规定。	视检
	4. 操作危险区的安全防护	应符合 JB 10148—1999 中第5章的规定。	视检
	5. 机器噪声	应符合 JB 9976 的规定。	按 JB/T 3623 规定检测
	6. 安全标志与指示	应符合 JB 10148—1999 中第7章的规定。	视检
(2) 几何精度与工作精度	1. 工作台面的平面度	应符合 GB/T 14349—1993 中 G1 的规定。	按 GB/T 14349—1993 中 G1 的方法检测
	2. 与上模贴合的水平支承面对工作台面的平行度	应符合 GB/T 14349—1993 中 G2 的规定。	按 GB/T 14349—1993 中 G2 的方法检测
	3. 滑块行程对工作台面的垂直度	应 GB/T 14349—1993 中 G3 的规定。	按 GB/T 14349—1993 中 G3 的方法检测
	4. 试件折弯角度	应符合 GB/T 14349—1993 中 P1 的规定。	按该 GB/T 14349—1993 中 P1 的方法检测
	5. 试件的折弯直线度	应符合 GB/T 14349—1993 中 P2 的规定。	按该 GB/T 14349—1993 中 P2 的方法检测
(3) 结构与性能	1. 基本性能	滑块运行应规范、灵活与可靠，在单次行程时不应出现连续行程；各种调整机构应灵活、可靠；各种指示器、计数器应准确；机械传动、液压、气动、润滑、电气装置应灵敏，可靠；后挡料锁紧机构和各种联锁保护装置应牢固、灵敏、可靠。	视检
	2. 油、气的渗漏	液压、气动、润滑系统不应有渗漏现象；转动部位的油不得甩出。	视检
	3. 负荷试验	每台板料折弯机应进行不少于2次满负荷试验，试验时，应折弯厚度和长度分别为可折板厚和可折板宽，σ_b 为 450 MPa 的金属板材。	视检
	4. 装配质量	板料折弯机应按装配工艺规程进行装配，装配到折弯机上的零、部件均应符合质量要求，不应装入图样未规定的垫片、套等零件。	视检
		重要的固定结合面应紧密贴合，用塞尺检验只允许局部插入，插入深度不应超过宽度的20%，插入部分累计不大于可检周长的10%。	用 0.05 mm 塞尺检测

表 1(续)

检验项目	检验内容	技 术 要 求	检验方法
(4) 外观与包装	1. 油漆	油漆表面应平整光滑,色泽均匀一致,不应有较严重流挂、漆雾、起皮、发白等现象;油漆表面不应有较严重误漆,漏漆现象; 不同颜色的油漆应界限分明,不互相污染。 不应有严重褪色、剥落现象。	视检
	2. 外观要求	板料折弯机表面不应有图样未规定的凸起、凹陷和粗糙不平及其损伤;主要零、部件外露加工表面不应有磕碰、划伤及锈蚀痕迹;表面镀件、发蓝件、发黑件的保护层不应脱落、褪色;各接合面的边缘要整齐、匀称,不应有明显的错位;管、线系统应整齐、美观,不应与其他零、部件发生磨擦或碰撞。 不应有严重的外观缺陷。	视检
	3. 附件与防锈	随机附件(工具、备件、配套件)应符合合同和装箱单的要求; 零部件和附件的外露加工表面的防锈油、脂其油膜应完整、均匀、无孔洞、无漏涂和流挂等现象,防锈纸包贴应紧密、整齐、美观,不应存在严重锈蚀。	视检
	4. 包装质量	包装箱应结构合理、牢固完好、外表平整、防潮、防震,并适合长途运输和多次装卸要求;包装储运图示标志应符合 GB/T 191 规定,箱内板料折弯机应集载合理、固定牢靠、不应错装和漏装。	视检
	5. 随机文件	板料折弯机随机技术文件应符合 GB/T 15706.2—1995中 5.5 的规定。	视检
注 1:在合同或随机技术文件中应该规定而没有规定具体技术指标的项目或内容(安全环保项目除外)可不检验。 注 2:以上项目如与使用国家(地区)技术法规有差异,按使用国家(地区)技术法规检验。 注 3:在进行耐压试验时,对难于断开不适宜经受耐压试验的元器件的可不做该试验。			

5.5.4 结果判定

所有检验项目均合格,则判抽样检验为合格,否则为不合格。

6 合格批的判定

无论采取何种检验监管模式,只有该模式中的全部检验合格,方可判定该批产品合格,否则判定该批产品不合格。

7 不合格批的处置

对不合格批的板料折弯机不得销售、使用或出口。

8 其他

在正常仓储条件下，检验结果的有效期为12个月，超过期限的出口板料折弯机应重新申请检验。

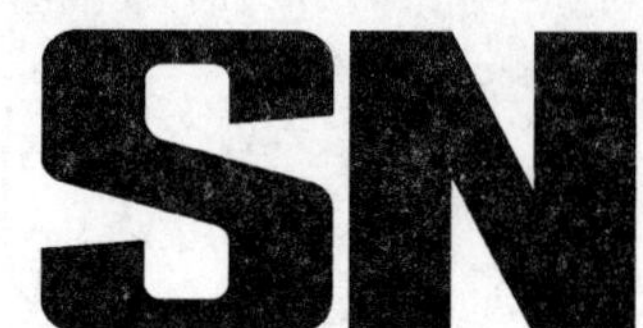

中华人民共和国出入境检验检疫行业标准

SN/T 0813.3—2007

进出口锻压机械检验规程
第3部分:折弯纵剪机

Rules for the inspection of metalforming machine for import and export—
Part 3:folder and slitter

2007-12-24 发布 2008-07-01 实施

中华人民共和国
国家质量监督检验检疫总局 发布

前　言

SN/T 0813《进出口锻压机械检验规程》分为三个部分：

——第1部分：通用要求；

——第2部分：板料折弯机；

——第3部分：折弯纵剪机。

本部分为SN/T 0813《进出口锻压机械检验规程》的第3部分。

本部分由国家认证认可监督管理委员会提出并归口。

本部分起草单位：中华人民共和国浙江出入境检验检疫局。

本部分主要起草人：章国标、朱荣、陆五昌、李炳强。

本部分为首次发布的出入境检验检疫行业标准。

引　言

《进出口锻压机械检验规程　第3部分：折弯纵剪机》是进出口锻压机械中折弯纵剪机检验的工作依据，对进出口锻压机械中折弯纵剪机检验起到指导和规范作用。

随着我国加入世界贸易组织（WTO）和《中华人民共和国进出口商品检验法》的修订，进出口商品检验工作模式发生了很大的变化，为适应形势和变化，国家检验检疫主管部门组织建立了检验检疫标准体系。

本标准属检验检疫标准体系的第四层（机电检验专业标准体系第三层）——个性标准，为进出口锻压机械中折弯纵剪机检验特殊要求。

进出口锻压机械检验规程
第3部分:折弯纵剪机

1 范围

SN/T 0813 的本部分规定了进出口折弯纵剪机的抽样、检验及判定。

本部分适用于最大折弯纵剪厚度不超过 3 mm 钢板的进出口折弯纵剪机的检验。

2 规范性引用文件

下列文件中的条款通过 SN/T 0813 的本部分的引用而成为本部分的条款。凡是注日期的引用文件,其随后所有的修改单(不包括勘误的内容)或修订版均不适用于本部分,然而,鼓励根据本部分达成协议的各方研究是否可使用这些文件的最新版本。凡是不注日期的引用文件,其最新版本适用于本部分。

GB/T 191　包装储运图示标志(GB/T 191—2000,eqv ISO 780:1997)

GB 5226.1—2002　机械安全　机械电气设备　第1部分:通用技术条件(idt IEC 60204-1:2000)

GB 17120—1997　锻压机械　安全技术条件

GB 18209.2　机械安全　指示、标志和操作　第2部分:标志要求(GB 18209.2—2000,idt IEC 61310-2:1995)

JB/T 3623　锻压机械噪声测量方法

JB/T 8832—2001　机床数控系统　通用技术条件

JB 9976　板料折弯机　折边机　噪声限值

JB 10148—1999　板料折弯机　安全技术条件

SN/T 0002　进出口机电商品检验规程编写的基本规定

3 术语和定义

SN/T 0002 确立的以及下列术语和定义适用于 SN/T 0813 的本部分。

3.1

模式　mode

事物或活动的标准样式。

3.2

检验监管模式　mode of inspection and administration

由国家检验检疫部门规定的对进出口商品进行检验,对进出口商品企业进行监督管理的方式。

3.3

抽样检验模式　mode of sampling inspection

按国家技术规范的强制性要求,对进出口商品逐批或抽批实施抽样、检验和检查的合格评定活动。

3.4

检验批　inspection lot

相同条件下生产,相同规格型号的同一批产品为一检验批,简称批。

4 总要求

4.1 安全环保要求

折弯纵剪机的安全环保要求应满足 GB 17120、JB/T 8832、JB 10148、JB 9976、GB 5226.1 的规定，适用时应考虑使用国(地区)技术法规的差异。

4.2 其他要求

适用时应符合使用国(地区)技术法规对折弯纵剪机的电磁兼容、能效等的规定。

5 检验

5.1 检验监管模式的选取

进出口折弯纵剪机的检验，根据国家相关规定，视具体情况选取型式试验模式、符合性评估模式、抽样检验模式中的一种检验监管模式。

5.2 检验方式

在不同的检验监管模式下所对应的检验方式为：

——抽样检验模式：逐批抽样检验；

——型式试验模式：型式试验和抽批抽样检验；

——符合性评估模式：技术文件核查和抽批抽样检验。

5.3 型式试验

5.3.1 抽样

从定型产品中随机抽取代表性样品 1 台。

5.3.2 检验内容和要求

型式试验的内容和要求应包括但不限于 GB 5226.1、GB 17120、GB 18209.2、JB/T 8832、JB 9976、JB 10148 的全部适用条款。

5.3.3 结果判定

所有检测项目均合格，则判型式试验合格，否则为不合格。

5.3.4 有效期

当产品结构、材料、工艺有较大改变可能影响产品性能，或所用标准更新引起已实施型式试验的产品与标准不一致时，须重新进行型式试验。

5.4 技术文件核查

按相关法律法规的规定，核查技术文件的真实性、有效性和一致性。

如所有核查内容均符合查验规定，则判技术文件核查合格，否则为不合格。

5.5 抽样检验

5.5.1 抽样

采用定量随机抽样方案。每 10 台产品抽取样机 1 台，不足 10 台按 10 台计算。样品从整批产品中随机抽取。

5.5.2 检验项目和要求

逐批抽样检验及抽批抽样检验的类别、项目、技术要求及检验方法见表 1。

5.5.3 抽样检验的结果判定

若抽样检验没有发现不合格项，则判抽样检验合格；否则为不合格。

6 合格批的判定

无论采取何种检验监管模式，只有该检验监管模式中的全部检验合格，方可判该批合格，否则为不合格。

7 不合格批的处置

不合格批不允许销售、使用或出口。

8 其他

折弯纵剪机的检验有效期为 1 年。

表 1 抽样检验项目、技术要求及检验方法表

序号	检验项目	技术要求	检验方法
1	保护接地电路的连续性	保护接地电路的连续性应符合 GB 5226.1—2002 中 19.2 的要求	按 GB 5226.1—2002 中 19.2 的规定
2	绝缘电阻	绝缘电阻应符合 GB 5226.1—2002 中 19.3 的要求	按 GB 5226.1—2002 中 19.3 的规定
3	耐压试验	耐压试验应符合 GB 5226.1—2002 中 19.4 的要求	按 GB 5226.1—2002 中 19.4 的规定
4	功能试验	功能试验应符合 GB 5226.1—2002 中 19.6 的要求;机械工作正常,折边加工能力与铭牌等技术文件相符	视检
5	按钮、指示灯、导线的标识	按钮、指示灯、导线的标识应符合 GB 5226.1—2002 中 10.2、10.3、14.2 的要求	视检
6	电击的防护	应附合 GB 5226.1—2002 中第 6 章的规定	视检
7	紧急停止	应符合 GB 5226.1—2002 中 9.2.5.4.2 的要求	视检
8	数控系统电源安全性	数控系统电源安全性应符合 JB/T 8832—2001 中 4.4.1 的要求	视检
9	机械危险	钳口等操作危险区应采用抵近后二次确认的工作方式或安全防护应符合 JB 10148—1999 中 5.7 的要求,不应有易接近的能引起人员损伤的锐边、夹角、凸出部分或开口	视检
10	危险零件	外露的运动、旋转零部件等危险零件应设防护罩,防护罩与运动零部件间不应形成伤害人体的夹紧点	视检
11	操纵控制系统	应附合 GB 17120—1997 中第 10 章的规定	视检
12	超载保护	液压系统中必须设置超载保护装置防止液压系统和机械结构超载,超载保护应与工作部件的操纵联锁	视检
13	高压软管	操作区域的高压软管应设防护装置	视检
14	上钳口	上钳口应能防止在液压系统泄漏或严重压力损失时意外下落,液压泵起动后不操作工作按扭钳口不动作,急停后钳口应回升	视检
15	使用信息	安全标志与指示及说明书等使用信息应符合 JB 10148—1999 中第 7 章的规定及 GB 18209.2 的要求。警告标志应符合 GB 5226.1—2002 中 17.1 和 17.2 的要求	视检
16	噪声	应符合 JB 9976 的要求	按 JB/T 3623 检测
17	包装	应符合 GB/T 191 的要求。	视检
注 1:以上项目如与使用国(地区)技术法规有差异,按使用国家(地区)技术法规检验。 注 2:在进行耐压试验时,对不适宜经受耐压试验的元器件可不做该试验。			

前　言

本标准是按照GB/T 1.1—1993的要求编写的。

台式压力机是我国传统出口产品。近年来，国际上对压力机的安全要求日趋严格。为适应国际通用技术规范要求，本标准直接引用GB/T 5226.1—1996《工业机械电气设备　第1部分：通用技术条件》中关于电气设备的安全检验条款。针对我国锻压机械在安全方面正在不断加强和完善的现状，并根据台式压力机的生产现状、产品结构及行业特点，制订了台式压力机安全卫生、性能外观等项目检验内容和检验方法。在抽样方案上，依据GB/T 2828—1987《逐批检查计数抽样检验程序及抽样表(适用于连续批的检验)》，采用一次抽样方案，规定了出口台式压力机的抽样、检验及检验结果的判定。

本标准由中华人民共和国国家出入境检验检疫局提出并归口。

本标准由中华人民共和国浙江出入境检验检疫局负责起草。

本标准主要起草人：汤卫平。

中华人民共和国出入境检验检疫行业标准

出口锻压机械　台式压力机检验规程

SN/T 0813—1999

Metal forming machinery for export—
Rules for the inspection of bench press machine

1　范围

本标准规定了出口台式压力机的抽样、检验及检验结果的判定。

本标准适用于台式压力机(以下简称压力机)的检验。

2　引用标准

下列标准所包含的条文,通过在本标准中引用而构成为本标准的条文。本标准出版时,所示版本均为有效。所有标准都会被修订,使用本标准的各方应探讨使用下列标准最新版本的可能性。

GB/T 2828—1987　逐批检查计数抽样程序及抽样表(适用于连续批的检查)

GB/T 5226.1—1996　工业机械电气设备　第1部分:通用技术条件

JB 3350—1993　机械压力机安全技术要求

JB/T 3623—1984　锻压机械　噪声测量方法

JB/T 5247.1—1998　台式压力机　技术条件

JB/T 5247.3—1999　台式压力机　精度

JB/T 6580.2—1999　开式压力机性能要求与试验方法

JB/T 8356.1—1996　机床包装　技术条件

JB/T 54377—1994　台式压力机　产品质量分等

3　定义

本标准采用下列定义。

检验批:为实施抽样检验汇集的同一规格、型号,在相同生产条件下生产的单位产品称为检验批,简称批。

4　抽样

4.1　抽样条件

提交检验的商品,必须厂检合格包装入库。

4.2　抽样方案

采用GB/T 2828一次抽样方案。不合格分类、检查水平与合格质量水平按表1规定执行。

中华人民共和国国家出入境检验检疫局1999-12-01批准　　　　2000-05-01实施

表1 不合格分类、检查水平及合格质量水平

不合格类别	检查水平	合格质量水平（AQL）
A类	S-4	不允许
B类	S-4	4
C类	S-4	15

5 检验

5.1 检验分类

检验分为型式试验和交收检验。型式试验为全性能检验，交收检验为逐批检验。

5.2 型式试验

5.2.1 型式试验

有以下情况之一者，应进行型式试验：

a）首批出口或一年以上未出口而再次出口；

b）结构、材料、工艺或主要配套件重大变更；

c）质量不稳定，国外用户反应强烈。

5.2.2 型式试验按 JB/T 6580.2 进行。

5.3 交收检验

出口台式压力机的交收检验项目、质量要求、检验方法及相应的不合格分类见表2。

表2 交收检验项目、质量要求、检验方法和不合格分类

检验项目	检验内容	质量要求	检验方法	不合格分类
（一）安全卫生	保护接地电路的连续性	按 GB/T 5226.1—1996 中 20.2 规定执行	按 GB/T 5226.1—1996 中 20.2 规定执行	A
	绝缘电阻	按 GB/T 5226.1—1996 中 20.3 规定执行	用 500 V 兆欧表测量	A
	耐压试验	按 GB/T 5226.1—1996 中 20.4 规定执行	用耐压试验仪测量	A
	安全联锁与安全标志	按 JB 3350 规定执行	按 JB 3350 规定执行	A
	安全与防护	按 JB/T 5247.1—1998 中 4.5 规定执行	按 JB/T 5247.1—1998 中 4.5 规定执行	A
	空载连续行程噪声	按 JB/T 5247.1—1998 中 3.10 规定执行	用超级计测按 JB/T 3623 规定执行	A
	空载单次行程脉冲噪声	按 JB/T 5247.1—1998 中 3.10 规定执行	用声级计的“脉冲保持”时间计权特性测量按 JB/T 3623—1984 中第 5 章规定执行	A
（二）几何精度及工作性能	工作台板上平面的平面度	按 JB/T 5247.3—1999 规定执行	平板、角尺、平尺、带指示器测量架按 JB/T 5247.3—1999 规定执行	B
	滑块下平面与工作台上平面的平行度	按 JB/T 5247.3—1999 规定执行		B
	滑块行程对工作台板上平面的垂直度	按 JB/T 5247.3—1999 规定执行		B

表 2(续)

<table>
<tr><th>检验项目</th><th>检 验 内 容</th><th>质 量 要 求</th><th>检 验 方 法</th><th>不合格分类</th></tr>
<tr><td rowspan="8">(二)
几何
精度
及
工作
性能</td><td>施力机构的总间隙</td><td>按 JB/T 54377—1994 中 4.1.3.2 规定执行</td><td>按 JB/T 54377—1994 中 4.1.3.2 规定执行</td><td>B</td></tr>
<tr><td>动作试验</td><td>按 JB/T 54377—1994 中 4.2.1.4 规定执行</td><td>感官检验</td><td>B</td></tr>
<tr><td>可靠性</td><td>按 JB/T 54377—1994 中 4.2.1.9 规定执行,运转声音应和谐,无杂音</td><td>按 JB/T 54377—1994 中 4.2.1.9 规定执行</td><td>B</td></tr>
<tr><td>温升试验</td><td>按 JB/T 5247.1—1998 中 4.7.2 规定执行</td><td>用温度计测</td><td>B</td></tr>
<tr><td>操纵力</td><td>按 JB/T 5247.1—1998 中 4.5 规定执行</td><td>用拉力计测</td><td>B</td></tr>
<tr><td>油的渗漏</td><td>按 JB/T 54377—1994 中 4.5 规定执行</td><td>目测</td><td>B</td></tr>
<tr><td>装配质量</td><td>按 JB/T 5247.1—1998 中 3.8 规定执行</td><td>塞尺、目测</td><td>B</td></tr>
<tr><td>铸件质量</td><td>铸件不允许有影响性能的砂眼、缩孔、裂缝</td><td>目测</td><td>B</td></tr>
<tr><td rowspan="5">(三)
外观及
包装</td><td rowspan="2">表面质量</td><td>按 JB/T 54377—1994 中 4.9 规定执行
零部件必须去除毛刺、修棱倒角,清除粘砂、铁屑、氧化皮、锈迹等污物。外露结合面边缘应整齐匀称,其结合面边沿的错位量不应大于 2.0 mm,外露焊缝应修整平直,门、盖、罩壳结合处不应有边缘不平整现象,其结合缝隙不超过 1.0 mm
压力机外观表面不应有图样未规定凸起、凹陷、粗糙不平和其它损伤。螺钉、铆钉、销子端部不应有扭伤等缺陷,沉孔螺钉头部修整平直均匀,镶件、发兰件、发黑件色调应一致</td><td>目测</td><td>C</td></tr>
<tr><td>防护层不得有严重褪色、脱落</td><td>目测</td><td>B</td></tr>
<tr><td rowspan="2">油漆质量</td><td>JB/T 54377—1994 中 4.10 规定执行</td><td>目测</td><td>C</td></tr>
<tr><td>不允许有严重褪色剥落现象</td><td>目测</td><td>B</td></tr>
<tr><td>标　牌</td><td>压力机牌应清晰耐久,位置平整不歪斜,铭牌应固定在明显位置</td><td>目测</td><td>B</td></tr>
</table>

表 2(完)

检验项目	检验内容	质量要求	检验方法	不合格分类
(三) 外观及 包装	防锈质量	防锈质量应符合 ZB J50 013 的规定	目测	C
		不允许存在严重锈蚀现象	目测	B
	包装质量	包装质量应符合 JB/T 8356.1 的规定	目测	C
		不得错装,漏装	目测	B

5.4 检验结果的判定

按表 1 分别对 A 类、B 类和 C 类不合格作出合格与否的判定,只有当各类组均合格时,检验批才判为合格。

6 不合格的处置

6.1 对合格批,必须将样本中的不合格品修整或更换成合格品后,方能包装出运。

6.2 对不合格批,经全数返工、整理后,允许再申请检验一次。

前　　言

本标准是按照 GB/T 1.1—1993 和 SN/T 0002—1993《出口机电商品检验规程标准编写的基本规定》的要求制定的。

本标准结合商检工作的特点和产品情况，对出口轴流式交流排气扇的检验、抽样及判定方法等作出具体规定，以满足出口检验需要。

本标准由中华人民共和国国家出入境检验检疫局提出并归口。

本标准起草单位：中华人民共和国天津出入境检验检疫局。

本标准主要起草人：邢文英、姚普光、张振英。

中华人民共和国出入境检验检疫行业标准

出口轴流式交流排气扇检验规程

SN/T 0817—1999

Rules for the inspection of axial-flow alternating fans for export

1 范围

本标准规定了出口轴流式交流排气扇(以下简称排气扇)的抽样、检验、试验方法、结果的判定规则。

本标准适用于额定电压500 V以下,额定频率为50 Hz、60 Hz由三相交流电动机驱动的排气扇和额定电压250 V以下,额定频率为50 Hz、60 Hz由单相交流电动机驱动的排气扇的检验。

2 引用标准

下列标准所包含的条文,通过在本标准中引用而构成为本标准的条文。本标准出版时,下列标准版本均为有效。所有标准都会被修订,使用本标准的各方应探讨使用下列标准最新版本的可能性。

GB/T 2828—1987 逐批检查计数抽样程序及抽样表(适用于连续批的检查)

GB 4706.1—1998 家用和类似用途电器的安全 第一部分:通用要求

GB 4706.27—1992 家用和类似用途电器的安全 电风扇和调速器的特殊要求

GB/T 2658—1995 小型交流风机通用技术条件

GB 12350—1990 小功率电动机的安全要求

3 定义

本标准采用下列定义。

3.1 检验批

为实施抽样检验而汇集的同一规格、型号、在相同生产条件下生产的单位产品。简称:批。

3.2 开箱检验

不通过通电运转而进行的检验。

3.3 抽查检验

通过通电运转而进行的检验。

4 抽样

4.1 抽样条件

应提供该批产品的厂检合格单及有效期内的合格型式试验报告。

4.2 抽样方案

采用GB/T 2828正常检查一次抽样方案,确定开箱的箱数,并实施开箱检验。不合格分类、检查水平及合格质量水平见表1。从开箱检验的样品中任取三台实施抽查检验。

4.3 抽样方法:样品在检验批中随机抽取。

中华人民共和国国家出入境检验检疫局1999-12-01批准 2000-05-01实施

5 检验

5.1 检验分类

检验分为交收检验和型式试验。

5.1.1 交收检验

交收检验分为开箱检验和抽查检验。

5.1.2 型式试验

有下列情况之一者，必须进行型式试验。

a）试制新产品。

b）产品重大结构、工艺和关键原材料更改。

c）停产半年以上，重新生产。

d）交收检验中发现重大质量问题。

5.2 检验项目

5.2.1 交收检验项目

a）开箱检验项目见表1。

b）抽查检验项目见表2。

5.2.2 型式检验项目可参照相关标准。

5.3 检验方法

5.3.1 交收检验方法

a）开箱检验方法见表1。

b）抽查检验方法见表2。

5.3.2 型式试验检验方法可参照相关标准。

5.4 检验结果的判定

5.4.1 开箱检验

a）发现1个A类不合格，则判定该批为不合格批。

b）若未发现A类不合格，则对B类不合格品进行统计，当B类不合格品数小于或等于相应的合格判定数(A_c)，则判定该批产品开箱检验合格；若不合格品数大于或等于相应的不合格判定数(R_e)，则判定该批产品不合格。

5.4.2 抽查检验

a）全部样本合格则判该批产品抽查检验合格。

b）样本中累计发现三个不合格项，或两台同时出现同一个不合格项，则判该批产品为不合格批。

c）样本中发现一台不合格品，则应加倍抽取样本，重新进行不合格项目检验，经再检验全部样本合格则判定该批产品抽查检验合格；若在再检验中发现一台或一台以上不合格品则判定该批产品不合格。

5.4.3 开箱检验和抽查检验均合格方能判定该批产品合格。

5.4.4 型式试验不合格即判该产品为不合格。

6 不合格品的处置

6.1 判为合格的检验批，对检验中发现的不合格品用合格品予以调换或修正为合格品。

6.2 判为不合格的检验批，经返工修整后允许再申请检验一次。

7 其他

在正常仓储条件下，检验有效期为一年。

表 1　开箱检验

<table>
<tr><th>序号</th><th>检验项目</th><th>技 术 要 求</th><th>试验方法</th><th>检查水平</th><th>AQL 值</th><th>不合格分 类</th></tr>
<tr><td>1</td><td>标记</td><td>额定电压、额定频率、输入功率(或电流)、标称风量</td><td>视检</td><td rowspan="7">一般检查水平 I</td><td>0</td><td>A</td></tr>
<tr><td>2</td><td>外观</td><td>不应有明显锈蚀、涂层剥落、碰伤,紧固件连接应牢固,标记及名牌的字迹和内容清楚无误,不得脱落</td><td>视检</td><td>2.5</td><td>B</td></tr>
<tr><td>3</td><td>包装</td><td>箱体牢固,完好,标志正确清晰,防潮、防震</td><td>视检</td><td>2.5</td><td>B</td></tr>
<tr><td>4</td><td>接地电阻
接地线颜色</td><td>a. 电源线接地至机头端盖螺钉间的电阻不得大于 0.2 Ω。
b. 不带接地导线的应有接地装置标明接地符号,接地装置至机头端盖螺钉间的电阻不得大于 0.1 Ω。
c. 接地线应为黄绿双色线</td><td>视检或用接地电阻表检测</td><td>0</td><td>A</td></tr>
<tr><td>5</td><td>泄漏电流</td><td>不得大于 0.5 mA</td><td>施加 1.06 倍额定电压</td><td>0</td><td>A</td></tr>
<tr><td>6</td><td>冷态电气强度试验</td><td>对可触及金属部件施加额定频率基本正弦波试验电压。
a. 单相排气扇 1 500 V/1 min
b. 三相排气扇 $2U$+1 000 V
均应不发生击穿或闪络现象</td><td>用耐压仪检测</td><td>0</td><td>A</td></tr>
<tr><td>7</td><td>绝缘电阻</td><td>带电部分与其可触及金属部件间的绝缘电阻不小于 2 MΩ</td><td>用 500 VMΩ 表检测</td><td>0</td><td>A</td></tr>
</table>

表 2　抽查检验

序号	检验项目	技术要求	试验方法
1	旋转方向	按规定要求	视检
2	启动试验	额定频率及 85%的额定电压下应能由静止启动	扇叶在不同的静止位置按规定条件启动五次
3	输入功率	符合技术条件规定	用功率表测量
4	运转	转动部分平衡良好,运转时无明显振动、无异常杂音	视检、耳听

前　　言

为了促进对外贸易的发展,统一和规范对进出口石油套管、油管、钻杆和钻铤等的商检工作和检验标准,检验方法以及对检验中所出现的种类缺陷进行恰当、准确的评定,有效地维护对外贸易关系人的权益,特制定本标准,以指导对进出口石油套管,油管、钻杆、钻铤等的检验工作。

本标准是根据 API 标准和国际贸易惯例并按 GB/T 1.1—1993《标准化工作导则　第 1 单元:标准的起草与表述规则　第 1 部分:标准编写的基本规定》的要求进行编写。标准依据和保留了 API 标准中的主要部分要求,对在 API 标准中规定不明确,不具体和未予量化、检验中不便统一和掌握的质量特性指标,给了明确的量化规定,以利检验工作。

在制定本标准时,综合考虑了各石油专用管生产国方面的质量信息以及国内各油田和使用单位的意见。同时也参考了由中国石油物资装备总公司于 1990 年提出的"油管、套管、钻杆、钻铤订货补充条件"的有关部分。

本标准的附录 A 为提示的附录。

本标准由中华人民共和国国家出入境检验检疫局提出。

本标准由中华人民共和国新疆出入境检验检疫局,山东出入境检验检疫局,河北出入境检验检疫局共同起草。

本标准主要起草人于新章、张蕴瑶、全革军。

本标准系首次发布的行业标准。

中华人民共和国出入境检验检疫行业标准

进出口石油套管、油管检验规程

SN/T 0820—1999

Rules for the inspection of casing and tubing for import and export

1 范围

本标准规定了进出口石油套管、油管的检验项目、抽样、检验方法和检验结果的判定规则。

本标准适用于对进出口石油油井用各种规格的套管、油管和衬管及各种规格的短节、连接管和接箍的检验。

2 引用标准

下列标准所包含的条文，通过在本标准中引用而构成本标准的条文。所有标准都会被修订，使用本标准的各方应探讨使用下列标准的最新版本的可能性。

API Std. 5CT—1996 套管和油管规范

API Std. 5B—1992 套管、油管和管线管螺纹的加工、测量和检验

ASTM A370—1994 钢制品的机械性能试验，补充Ⅱ-钢管产品

ASTM E59—1996 钢铁化学分析取样方法

ASTM E350—1995 碳钢、低碳钢、电工硅钢、铸铁和熟铁的化学分析方法

ASTM E23—1994 金属材料缺口冲击试验方法

ASTM E112—1996 金属材料平均晶粒度的测定方法

3 定义

本标准所采用的术语和符号，除另有说明者外，均与所引用的标准相一致。

3.1 单位产品

为了实施连续抽样检验而对检验对象划分的基本单位。在本规程中即每一根被检验的套管或油管（以下简称管子）。

3.2 检验批（简称批）

为实施抽样检验而汇集成批的管子。每个检验批应由同一个合同、同一尺寸规格、同一钢级和热处理工艺制度、同一生产厂家、同一批到货的管子组成。

3.3 不合格

管子的质量特性不符合规定，称为不合格。不合格按质量特性来表示管子质量的重要性，或者按质量特性不符合的严重程度来分类，并将不合格分为：A 类不合格品，B 类不合格品和 C 类不合格品。

3.4 A 类不合格

管子的极重要质量特性不符合规定，或者管子的质量特性极不符合规定，称为 A 类不合格。

3.5 B 类不合格

管子的重要质量特性不符合规定，或者管子的质量特性严重不符合规定，称为 B 类不合格。

中华人民共和国国家出入境检验检疫局 1999-12-01 批准　　2000-05-01 实施

3.6 C类不合格

管子的一般质量特性不符合规定，或者管子的质量特性一般不符合规定，称为C类不合格。

3.7 不合格品

有一个或一个以上不合格的管子，称为不合格品。

3.8 A类不合格品

有一个或一个以上A类不合格，也可能还有B类不合格和(或)C类不合格的管子，称为A类不合格品。

包括：管体或管端螺纹的裂纹、折叠、结疤、凹坑、气泡等轧制缺陷；无损探伤、通径、水压和理化性能不合格；紧密距、螺纹单项参数和 *J* 值超差，*Lc* 之内的黑扣、断扣，严重的损伤、撕破以及严重的单支重量超差等。

3.9 B类不合格品

有一个或一个以上B类不合格，也可能还有C类不合格，但不包括A类不合格的管子。

包括：*Lc* 以外的管子螺纹部分的损伤、断扣、黑扣、畸形扣、螺纹外露、管端变形、镀层脱落等。

3.10 C类不合格品

有一个或一个以上C类不合格，但不包括A类或B类不合格的管子，称为C类不合格品。

包括：管体直线度超差、外径超差、管子公称壁厚5%～12.5%之间的表面缺陷、管端倒角不良、毛刺、管体和螺纹的锈蚀和螺纹消失点长度 *L4* 超差等。

3.11 每百单位产品不合格品数

$$每百单位产品不合格品数=\frac{批中不合格品总数}{批量}\times 100\%$$

4 抽样

4.1 抽样条件

各种管子应成批检验验收，被抽取检验的进口管子，其管端保护帽应完好无损。对出口管子必须在生产厂自验合格的情况下，从符合运输包装条件的成品管子中抽取。

4.2 抽样数量

按表1的规定执行。

表1 抽样数量表

检验项目	抽样数量，支	
	初验	复验
外观	5%	10%
重量	5%	10%
理化性能	≤5½ in 管取1支/800支 ≥6½ in 管取1支/400支 不足1支的按1支计	按相应的标准执行
静水压试验	5%	10%
无损检测	5%	10%

4.3 抽样方法

从同一检验批中随机抽取管端及保护帽完好的，有代表性的管子进行检验。理化性能检验用样品除按上述组批规定外，样品还应按管子的炉号抽取。

5 检验

5.1 外观检验

5.1.1 检验方法

管子的外观检验应在预先制作好的管架上进行。检验时将被检的管子置于稳定可靠的管架上并可方便地滚动。检验中管子应有可靠的支护物支护,以防造成管端螺纹的损伤。

5.1.1.1 管体部分

a) 用感观检验和无损检测的方法检验管体的内、外表面。不允许存在不符合本标准规定的各种缺陷如:裂纹、折叠、结疤、凹坑和重的机械损伤以及超过管子壁厚12.5%的表面缺陷,或者其表面缺陷虽未超过壁厚的12.5%,但其剩余壁厚不足87.5%者。

b) 管子的外径应以机械卡钳或千分尺沿管子的圆周方向多点测量,并符合API 5CT的公差规定。

c) 管子的壁厚应使用具有足够灵敏度或精度的量具或测量仪进行测量。管子任何部位的壁厚都不应小于管子公称壁厚减去API 5CT规定的负公差。

d) 管子的直线度应采用钢直尺或拉力足以张紧平直的尼龙绳或钢丝进行测量,管子对直线的偏离(弦高)还应符合API 5CT的规定。

e) 管子的长度应使用皮尺或钢卷尺测量,并符合API 5CT的规定。

f) 使用符合API 5CT要求的通径规对管子全长进行通径检验。通径时管子应放置平稳,管子中间不得有因管子自重造成的垂落弯曲,管内应无异物等阻碍通径规自由通过。

g) 电焊套管的焊道高度和修整应符合API 5CT的规定。

5.1.1.2 管端螺纹部分

将放置在管架上的管子平稳而轻轻地沿圆周方向转动,将手附于管端之螺纹上用手感并配合目视观察管子螺纹,检查其是否有破坏螺纹连续性的缺欠和缺陷。不允许存有管螺纹的撕破、损伤、黑扣、断扣、乱扣、畸形扣以及外露扣超差、管端内外倒角不良、严重锈蚀、管端严重变形、螺纹镀敷不良等缺陷,并应仔细观察和分析判定。

a) 撕破:当管螺纹加工不良或者机紧过程异常时会出现管螺纹的撕破缺陷。撕破多出现在螺纹齿的侧面,撕破多是在齿侧面上呈不规则的沿齿侧轮廓线的连续数扣成簇分布的撕破状重缺陷。检验时应注意与螺纹的损伤相区别。Lc以内的螺纹撕破,其一处长度大于15 mm,或虽有多处小于15 mm长,但已明显破坏螺纹几何形状,影响紧密距者为不合格。在Lc至$L2$长度内螺纹撕破长度大于30 mm且深度超过其齿高的10%者,应判为不合格。

b) 损伤:损伤是在管螺纹机械加工以后的工序中因螺纹受到碰撞、冲击、挤压等造成的缺陷,也是一种常见的缺陷。一般为螺纹的顶部一扣或数扣呈扁平形或贯穿螺纹齿顶的划、擦伤痕。评定时对出现在Lc以外的损伤缺陷,只要其未超过螺纹齿底应允许存在。Lc以内,损伤已使螺纹齿顶明显变形,齿侧有突出物者应判为不合格。管子在出厂前经检查发现的损伤缺陷,经修磨后交货且并未改变螺纹的几何形状者,可判为合格。

c) 黑扣:黑扣是由于椭圆形管端之凹陷部位在螺纹加工时螺纹顶部未能得以填平充满,管子局部螺纹表面呈黑褐的氧化色不全顶螺纹而得其名,故习惯称“黑扣”、“黑皮扣”或“黑顶扣”。严重时局部螺纹的数扣只车削出浅浅的一道道沟槽,齿面或齿侧尚留有连续的飞边或毛刺。Lc以内大面积黑扣螺纹不允许;对偏梯形螺纹套管,根据API 5B的规定,Lc以内可允许有两扣,但其长度不得超过管子圆周的1/4。出现在Lc至消失点之间的局部黑扣是允许的。检验时如遇有Lc以内局部一个个小点或一条螺纹线呈黑扣,而螺纹之扣形基本完整时,可判为合格,Lc以外局部的黑扣是允许的。

d) 断扣:当存留于管子螺纹上的折叠、结疤的露头或粘附于表面的异物于机械加工后脱落,或是由于管螺纹在加工完毕后受到刀具、利器的碰撞、损伤而致成的管螺纹的间断、不连续缺陷。Lc以内的断扣缺陷其深度大于齿高10%,长度超过5 mm者为不合格。Lc以外至螺纹消失点间的断扣,其深度不超过螺纹底锥或不超过规定壁厚的12.5%者可判为合格,但因裂纹、折叠等缺陷延伸至螺纹底部所造成的断扣,无论位于何种位置均应判为不合格。

e) 乱扣:当螺纹加工中控制不当时,螺纹会失去正常的螺距和扣形,螺纹呈参差不齐的缺陷即“乱扣”,应判为不合格。

f) 畸形扣:*Lc* 以内出现的螺纹齿形的歪扭、扁平、双顶等缺陷形,且几何尺寸不符合标准者为畸形扣,应判定为不合格。

g) 螺纹外露(外露扣):当管子螺纹加工控制不当,管子椭圆严重时,机紧后管子端部的螺纹会裸露于接箍以外,称螺纹外露或外露扣。此种缺陷对管子的连接性能会有一定的不利影响。因此对偏梯形螺纹套管机紧位置三角形标记顶点以外的外露扣作如表 2 的规定。

对圆螺纹套管可参照表 2 执行和掌握。

表 2

偏梯形螺纹套管或油管规格,in	允许外露扣不超过,扣
20	2
13⅜	1½
9⅝	1
7 以下者	按有关尺寸公差规定
8 牙/in 油管	不大于 1 扣
10 牙/in 油管	不大于 1½扣

h) 管端倒角不良:管端内外倒角不良分下述几种情况:在管端内、外缘 360°圆周上倒角只完成一部分或未倒角,而不是完整的一周,此即倒角不全或未倒角。当管子椭圆较大,加工操作不当时,管端的内、外倒角面会形成尖锐的棱边呈“刀口”状锋刃或是在倒角面上形成“台阶”状缺陷。

i) 倒角面宽度:管端倒角面的最小宽度应符合 API 5B 的规定。倒角面最大宽度:≥13⅜ in 圆螺纹套管为 9 mm。偏梯形螺纹套管及小于 13⅜ in 圆螺纹套管为 7 mm。倒角面宽度为管子端面与倒角面直径的截平面之间的垂直距离。

j) 管端毛刺:即管端面和倒角面上出现的突出的毛刺应判为不合格。

k) 锈蚀:凡 *Lc* 以内管子螺纹齿侧出现蚀坑者为不合格。

l) 螺纹消失点长度 *L*4 超差:螺纹消失点长度过大会造成管子螺纹外露并降低管子的连接强度。故当 *L*4 长度超过标准规定为不合格。

m) 管端变形:当管子机紧不当或异常时,接箍内的管端会产生严重的变形,甚至会影响通径。此种缺陷应注意检验和掌握。

5.1.1.3 接箍部分

a) 用目视检验或用无损检测方法检验接箍,接箍不允许存在损伤、裂纹、折叠、结疤等缺陷。

b) 当遇有接箍表面缺陷时,应使用深度尺或厚度测量仪测其深度或是测定管壁厚度,缺陷深度应不超过 API 5CT 的有关规定。

c) 接箍上的表面轻缺陷允许用机械加工或磨削的方法去除,但须符合直径和壁厚公差的规定,磨削处应平滑地过渡到接箍的表面,但不允许用补焊的方法消除之。

d) 接箍最小长度 *NL*、外径公差 *W* 和承载面的宽度不得超过 API 5CT 的公差规定。

e) 按照 API 5B 的规定测量管端螺纹单项参数及管子的 *J* 值长度,其 *J* 值公差规定为:在符合标准规定的扭矩内,对 8 牙/in 的圆螺纹套管和油管,*J* 值公差为±6.35 mm,10 牙/in 的圆螺纹油管其 *J* 值公差为±5.08 mm。

f) 接箍内螺纹镀敷不良:接箍内螺纹面上出现大量细小点状颗粒,状若鸡皮的小颗粒脱落或是螺纹镀面上出现点状象似刀刃或利器砍剁的痕迹时,镀面会失去正常的金属光泽,这种缺陷往往是镀敷不良所致。

g）镀层脱落：接箍内螺纹层局部出现剥离、脱落应判为不合格。

h）镀层锈蚀：若因镀敷后的接箍内存水或镀敷不良时，螺纹镀面会出现局部的锈蚀。一般出现大块中锈以上锈蚀应判为不合格。

5.1.1.4 螺纹配合余隙

套管、油管两端内、外螺纹相配合的圆锥管螺纹的轴向间隙称之为余隙即紧密距。是衡量管螺纹加工综合误差的一项重要指标。也是现场检验的主要检验项目之一。检验所使用的量规是执行美国石油学会 API 标准的量值传递系统。

a）检验用工作规应经过由 API 认可的计量部门以标准的校对规进行标定，并确定工作规塞规和环规对应的传递余隙 $S1$ 和 $P1$ 值。

b）用工作量规分别检验管子两端的内外螺纹并量取管子的余隙值 A 和 $A+(S-S1)$ 及 P 和 $P1$，其值应符合 API 5B 的规定。

c）在实际测量时，应注意消除量规与被测管子的温差，同时上紧量规时应使用扭力扳手或只用双手之力，不可用加力管等大力猛上，并保证管子螺纹确实干净和已在量规上均匀地涂施了适当的机械油以保证润滑。

d）当用短螺纹工作环规测量长螺纹管子的紧密距值时，管端至环规小端平面的距离为 $P=(L_{1长}-L_{1短})-P1$。

5.2 重量检验

单根管子的重量和车载批重的重量及其重量公差应按照 API 5CT 的规定。

5.3 理化性能检验

各类管子均应按照 API 5CT 的规定进行相应的化学成分、机械性能检验。检验用试样应按相应的规定并按炉号抽取。由商检部门或商检部门认可的检验机构在生产厂进行监造和检验的进口管交货批，到货后可凭商检证书免于进行理化性能的检验。

5.3.1 化学成分

各类管子的化学成分应符合 API 5CT 的规定。其取样方法及取样数量按 API 5CT 的规定执行。

5.3.2 机械性能

各钢级、各规格的管子和接箍的机械性能应符合 API 5CT 的规定。对管子管体、接箍、短节和连接管的拉伸试样，抽样数量等均按照 API 5CT 的有关规定进行。拉伸试验的方法按 ASTM A370 要求执行。

5.3.3 冲击试验

各钢级套管管体和接箍应按 ASTM E23 的规定进行夏比冲击试验。冲击试样应按 API 5CT 的规定制取。夏比冲击试验的结果应符合表 3 的规定。对每个冲击试样均应测定其断口剪切面积的百分比，并予以记录以供参考。

表 3 套管夏比冲击功要求

钢级	试验温度 ℃	试验取向	三个试样平均冲击功，J			单个试样最小冲击功，J		
			10 mm×10 mm	10 mm×7.5 mm	10 mm×5 mm	10 mm×10 mm	10 mm×7.5 mm	10 mm×5 mm
J55 K55	室温 20～25	横向	≥18	≥15	≥10	≥15	≥12	8
		纵向	≥27	≥21	≥15	≥23	≥18	≥12
N80 P110	室温 20～25	横向	≥27	≥21	≥15	≥21	≥17	≥12
		纵向	≥40	≥32	≥23	≥32	≥26	≥18

5.3.4 其他项目检验

若需进行其他项目的检验（压扁、硬度、晶粒度等）可按 API 5CT 的规定执行。

5.4 静水压试验

所有管子应符合 API 5CT 所列各相应规定所要求的试验压力。其试验方法按照 API 5CT 的规定进行。

6 检验结果的评定和处理

6.1 按本标准检验的交验批管子的质量以每百单位产品不合格数来评定。每个交验批中的 A 类不合格品数对于理化性能检验应为零，对于其他缺陷不得超过 1%，B 类不合格品数不得超过 3%，C 类不合格品数不得超过 5%。但三类缺陷总数不得超过 5%。

6.2 按本标准检验的出口管子的不合格批，允许生产厂对其进行整理后重新提交商检，商检机构对其不合格项目进行复验，合格后可签发检验证书或换证凭单，复验不合格者则不准出口。

6.3 对按本标准检验不合格的进口管子，按规定进行复验后仍不合格者，可出具索赔证书并以各类不合格品的总数的每百单位产品不合格数推算全批的不合格率。

附 录 A
（提示的附录）
石油套管、油管检验中常见缺陷证书术语

石油套管、油管检验中常见缺陷证书术语如下。

A1 管体部分 pipe body

A1.1 外观缺陷 defect of visual

A1.1.1 裂纹 crack

特征：由于加工不良在管体内外表面出现的线状开裂。

A1.1.2 折叠 lap

特征：管子在热加工时，由“耳子”等于轧、压过程中形成的未焊合重叠状缺陷。

A1.1.3 结疤 scab

特征：管体内外表面上呈现斑疤，一般呈“舌头形”或“指甲形”。

A1.1.4 凹坑 pit

特征：管体内外表面上呈现无规律或有规律的局部凹陷和印痕。

A1.1.5 损伤 damage

特征：在生产加工过程中，对管体内外表面所造成的机械损伤。

A1.2 尺寸公差 tolerance

A1.2.1 外径超差 outside diameter over tolerance

测量方法：用卡钳或千分尺测量，沿圆周方向至少测量三点，一点超差即判不合格。

A1.2.2 壁厚超差 thickness over tolerance

测量方法：用装有球形触头的千分尺或测厚仪测量，测管子两端和中间三个位置，每位置多测几点。

A1.2.3 通径不合 unacceptable of drift test

测量方法：按规格使用规定尺寸的通径规进行测量，检验时管内应擦干净，不应有异物，并适当支承，以防管子下垂弯曲。

A1.2.4 直线度超差 straightness over tolerance

测量方法：用直尺或拉紧的绳子测量管子的最大弯曲度处的尺寸。

A2 接箍 coupling

A2.1 外观缺陷 defect of visual

A2.1.1 裂纹 crack

特征：接箍外表面上出现肉眼可见的线状开裂，裂纹的两端和底部呈尖角状。

A2.1.2 凹坑 pit

特征：接箍外表面上呈现无规律或有规律的局部凹陷和印痕。

A2.1.3 损伤 damage

特征：在加工制造过程中使接箍表面形成夹痕及圆底或尖底凿痕。

A2.1.4 接箍无螺纹 coupling without female screw

特征：未加工接箍内表面螺纹。

A2.2 尺寸公差 tolerance

A2.2.1 外径超差 outside diameter over tolerance

测量方法：用卡钳或千分尺测量，沿圆周方向至少测量三处，一处超差即判不合格。

A2.2.2 长度超差 shorter coupling(短接箍)、coupling over length(超长)

测量方法:用直尺测量。

A3 管端 pipe ends

A3.1 倒角 inside/outside unchamfered

特征:管端内/外部未倒角。

A3.2 外倒角不合格 abnormal outside chamfer

螺纹根部未在倒角斜面上消失。

特征:(1) 角度不合:内外倒角角度为65°±5°;

(2) 外倒角面过窄,有突出棱边缺陷;

(3) 外倒角面过宽,减少有效螺纹扣数,降低螺纹连接强度。

(倒角面宽度为从管端至倒角面另一端截面之间的垂直距离。)

A3.3 管端毛刺 ends with burrs

特征:管端圆周360°上内、外倒角不全,造成局部毛刺或羽翼状边缘。

A4 螺纹部分 thread(*Lc* 范围内)

A4.1 外观缺陷 defect of visual

A4.1.1 黑扣 black thread

特征:在 *Lc* 内带有原轧制表面的不全顶螺纹。

A4.1.2 断扣 broken thread

特征:由于加工前表面缺肉造成螺纹不连续性或由于表面裂纹、折叠等缺陷造成螺纹不连续性。

A4.1.3 损伤扣 damaged thread

特征:指生产过程中由于加工刀具或机械碰撞造成的损伤,一般呈螺纹顶碰扁或整个螺纹部分严重被划伤。

A4.1.4 撕破扣 torn thread

特征:在加工时由于刀具不锋利或由于振动造成螺纹侧表面形成波纹状丝扣(avy-side threads)或鱼鳞状丝扣(fish-scale threads)。

A4.1.5 畸形扣 abnormal thread

特征:在加工过程中由于乱扣造成的双顶扣(double crest threada)或台阶扣(step threads)或由于加工尺寸掌握不好造成的平顶扣(flat crest threads)以及其他形式和尺寸不合要求的丝扣。

A4.1.6 外露扣 over exposure of pin threads

特征:公螺纹外露超过规定。

A4.1.7 锈蚀 rust on the threads surface

特征:螺纹表面有较密集的麻点状锈斑或较大面积的锈蚀。

A4.1.8 镀层脱落 peeling off of coating

特征:由于电镀质量不良,镀层起泡脱落或因腐蚀引起镀层的脱落。

A4.2 尺寸公差 tolerance

A4.2.1 紧密距超差 stand off of pin/box thread exceeds the tolerance

测量方法:用经标准规校验过的工作量规测量。根据标准查出待测样品余隙公差,计算出螺纹紧密距上下限,若实测结果超出上下限范围,则为不合格。

A4.2.2 机紧位置-*J* 值超差 *J*-value exceeds the tolerance

特征:接箍机紧后的公差应控制在 *J* 值±2 扣(±6.35 mm)范围内(圆螺纹)。

A4.2.3 螺纹全长 *L*4 超差 *L*4 length over tolerance

A5 重量 weight

A5.1 单重超差 weight per piece over tolerance

前　　言

为了促进对外贸易的发展,统一和规范对进出口石油套管、油管、钻杆和钻铤等的商检工作和检验标准、检验方法以及对检验中所出现的种类缺陷进行恰当、准确的评定,有效地维护对外贸易关系人的权益,特制定本标准,以指导对进出口石油套管、油管、钻杆、钻铤等的检验工作。

本标准是根据 API 标准和国际贸易惯例,并按 GB/T 1.1—1993《标准化工作导则　第 1 单元:标准的起草与表述规则　第 1 部分:标准编写的基本规定》的要求进行编写。标准依据和保留了 API 标准中的主要部分要求,对在 API 标准中规定不明确、不具体和未予量化、检验中不便统一和掌握的质量特性指标,给予了明确的量化规定,以利检验工作。

在制定本标准时,综合考虑了各石油专用管生产国方面的质量信息以及国内各油田和使用单位的意见。同时也参考了由中国石油物资装备总公司于 1990 年提出的"油管、套管、钻杆、钻铤订货补充条件"的有关部分。

本标准的附录 A 为提示的附录。

本标准由中华人民共和国国家出入境检验检疫局提出并归口。

本标准由中华人民共和国新疆出入境检验检疫局、山东出入境检验检疫局、河北出入境检验检疫局共同起草。

本标准主要起草人:于新章、全革军、梅金水、尚晓东。

本标准系首次发布的行业标准。

中华人民共和国出入境检验检疫行业标准

进出口石油对焊钻杆检验规程

SN/T 0821—1999

Rules for the inspection of welding drill pipes for import and export

1 范围

本标准规定了进出口石油对焊钻杆的检验项目、抽样、检验方法和检验结果的判定规则。

本标准适用于对石油油井用由 API 5D 所列第 1 组和第 3 组各规格和壁厚的对焊钻杆的检验。

2 引用标准

下列标准所包含的条文，通过在本标准中引用而构成为本标准的条文。本标准出版时，所示版本均为有效。所有标准都会被修订，使用本标准的各方应探讨使用下列标准最新版本的可能性。

API Spec. 7—1996 旋转钻井设备

API 5D—1996 钻杆规范

ASTM E59—1996 钢铁化学分析取样方法

ASTM A370—1994 钢制品的机械性能试验，补充Ⅱ—钢管产品

ASTM E350—1995 碳钢、低碳钢、电工硅钢、铸铁和熟铁的化学分析方法

ASTM E23—1994 金属材料缺口冲击试验方法

ASTM E112—1996 金属平均晶粒度的测定方法

SY/T 5987—1996 钻杆国外定货技术条件

3 定义

本标准所采用的术语和符号，除另有说明者外，均与所引用的标准相一致。

3.1 检验批(简称批)

为实施抽样检验而汇集成批的对焊钻杆(以下简称管子)。每个检验批应由同一个合同、同一尺寸规格、同一钢级和热处理工艺制度、同一生产厂家、同一批到货的管子组成。

3.2 单位产品

为了实施连续抽样检验而对检验对象划分的基本单位。在本标准中即每一根被检验的管子。

3.3 不合格

管子的质量特性不符合规定，称为不合格。不合格按质量特性表示管子质量的重要性，或者按质量特性不符合的严重程度来分类。

3.4 不合格品

有一个以上不合格的管子称为不合格品。

3.5 A 类不合格

管子的极重要质量特性不符合规定，或者管子的质量特性极不符合规定，称为 A 类不合格。

3.6 B 类不合格

管子的重要质量特性不符合规定，或者管子的质量特性严重不符合规定，称为 B 类不合格。

中华人民共和国国家出入境检验检疫局 1999-12-01 批准　　2000-05-01 实施

3.7 C类不合格

管子的一般质量特性不符合规定，或者管子的质量特性轻微不符合规定，称为C类不合格。

3.8 A类不合格品

有一个或一个以上A类不合格，也可能还有B类不合格和(或)C类不合格的管子，称为A类不合格品。

包括：管体或接头部分上的裂纹、折叠、结疤、凹坑等轧制缺陷；无损探伤、通径、水压试验、理化性能不合格；紧密距、螺纹单项参数超差、断扣以及严重的损伤、撕破单重超差等。

3.9 B类不合格品

有一个或一个以上B类不合格，也可能还有C类不合格，但不包括A类不合格的管子。

包括：管子接头螺纹部分的损伤、断扣、畸形扣，螺纹轴线与台肩面的垂直度、螺纹轴线与产品设计轴线的倾角超差等。

3.10 C类不合格品

有一个或一个以上C类不合格，但不包括A类或B类不合格的管子，称为C类不合格品。

包括：管体直径、壁厚、平直度、重量和工具接头尺寸超差、镀铜层黑斑，以及管子内涂层损伤、流淌和气泡等。

3.11 每百单位产品不合格数

$$每百单位产品不合格数=\frac{批中不合格品总数}{批\quad 量}\times 100\%$$

4 抽样

4.1 抽样条件

各种管子应成批检验验收，被抽取检验的管子管端保护帽应完好无损。对出口管子，必须在生产厂自验合格的情况下，从包装合格的成品管子中抽取。

4.2 抽样数量

按表1的规定执行。

表1 抽样数量表

检验项目	抽样数量，支	
	初验	复验
外观	5%	10%
重量	5%	10%
理化性能	每400支抽取1支，不足1支的按1支计	按相应的标准执行
静水压试验	5%	10%
无损检测	5%	10%

4.3 抽样方法

从同一交验批中随机抽取管端及保护帽完好的代表性管子进行外观检验，性能检验用样品除按上述组批规定外，样品钻杆还应按照管子的炉号抽取。

5 检验

5.1 外观检验

5.1.1 检验方法

管子的外观检验应在预先制作好的管架上进行。检验时将被检的管子置于稳定可靠的管架上并可方便地滚动。检验时管子应有可靠的支护，以防造成管子螺纹的损伤。

5.1.1.1 管体部分

a) 直径：依照 API 5D 所规定的外径及公差范围进行外径的检验（内径由外径和壁厚公差控制），检验应在加厚部末端的 127～152 mm 处进行。

b) 壁厚：依据 API 5D—1996 表 6.3 的规定检验管子壁厚是否符合要求。管子任何部位的壁厚都不应小于公称壁厚减去表 6.3 规定的负公差（即 12.5%）。检验壁厚应使用有足够精度和灵敏度的量具或测厚仪进行。

c) 圆度：管子的圆度应使用卡尺进行检验并应符合 API 5D 的规定。

d) 偏心度：按照 API Spec.7 规定检验管子的偏心度。检验时使用座架规在距加厚端 127 mm 处开始测量。当座架规沿管体外圆转动一周后，其量表的总读数应不超过 2.360 mm；内径测量时将座架规置于加厚处，旋转一周表的总读数应不超过 3.175mm。

e) 平直度：依据 API 5D 的规定检验管子的平直度并应符合其所规定的公差要求。

f) 通径：按照 API 5D 的规定对外加厚管子全长进行通径检验。

g) 重量：管子可单根称重或计算确定批重并应符合 API 5D—1996 表 6.3 的公差规定。

h) 外观：依据 API 5D 的规定检验管子的表面质量。管子不允许存有深度大于规定壁厚 12.5%的缺陷如裂纹、折叠、结疤、凹坑以及镦粗未充满和镦粗皱纹等缺陷。镦粗未充满和镦粗皱折的检验可用磁粉法等无损检测方法配合内窥镜检验评定。

5.1.1.2 工具接头部分

a) 尺寸公差

按照 API Spec.7 的规定进行工具接头的外径 D、内径 d、接头平顶部分直径 D_{if}、台肩倒角直径 D_f、过渡圆弧各部尺寸的检验，并应符合其公差规定：

1) 内外螺纹接头的外径公差为：±0.794 mm；

2) 内外螺纹接头的内径公差为：+0.397 mm，−0.794 mm；

3) 内外螺纹接头总长度公差为：+6.35 mm，−9.53 mm；

4) 内外螺纹接头台肩倒角直径公差为：±0.397 mm；

5) 外螺纹接头大钳卡紧长度 L_{pb} 的公差为：±6.35 mm；

6) 内螺纹接头大钳卡紧长度 L_b 的公差为：±12.7 mm。

b) 紧密距

按照 API Spec.7 的规定进行工具接头紧密距的检验。一般工具接头螺纹的紧密距是在机械加工之后，镀铜或表面镀、涂敷处理之前进行检验测量。工厂应提供给需方其检测值。当在施行镀铜、涂敷等表面处理后，螺纹的紧密距值会发生变化，但是紧密距值过大的变化会造成管螺纹配合的不利影响。因此对交付检验管子的紧密距值作如下规定：

1) 锥度为 1∶6 的工具接头，镀铜后的紧密距值公差应符合：

$(S1-S)$ 为 +0.230 mm，−0.070 mm

$S2$ 为 +0.484 mm，−0.057 mm

2) 锥度为 1∶4 的工具接头镀铜后的紧密距值公差应符合：

$(S1-S)$ 为 +0.150 mm，−0.134 mm

$S2$ 为 +0.404 mm，−0.007 mm

3) 当用工作规检验产品的紧密距值时，用双手之力将工作规旋合紧（不允许用加力管等大力猛上）后测得管子内、外螺纹接头之紧密距值，超过公差规定者为不合格。如遇有超差者时，应注意仔细清洗管端螺纹并可反复几次测量，直至所测各次数值稳定一致。同时也应考虑镀敷层、环境及其与量规间的温差等因素。超过上述公差规定者为不合格。

4) 检验产品用的工作量规及其 $S1$ 和 $S2$ 值，应按照 API Spec.7—1996 之 12.7 节的规定用校验规进行校验和标定。

c）螺纹轴线与台肩面的垂直度

在测量紧密距的同时，于台肩面圆周上每相隔90°测量一点，该点与台肩面上与此点相对应180°处的测量值之差，即为螺纹轴线与台肩面的垂直度。其值超过0.05 mm者即为不合格。

d）螺纹轴线与产品设计轴线的倾角

使用精度符合要求的直角尺，将其一条直角边紧贴在上紧于管螺纹上的大端平面（测量公端时是贴庚于加装在工作环规上宽度为70 mm的调盘面）上，以塞尺测量工具接头大钳卡紧处与直角尺另一边之间隙，对应180°两点间的差值大于1/1 000 in，即0°3′35″者为不合格。对每一根管子应多点测量取其最大值者并按修正公式进行适当的修正。

e）外观缺陷

对工具接头的螺纹和台肩面应进行仔细的外观检查。当发现螺纹或台肩面上有严重的损伤、镀铜层黑斑、内涂层的溢出、流淌以及气泡等缺陷时为不合格。其中：

1）螺纹损伤

对工具接头部分螺纹的检验和损伤缺陷的判定与对套管、油管的检验基本相同。所不同的是工具接头的螺纹上又经镀铜或磷化等表面处理。部分钻杆其内壁还加有涂敷层处理，因此，对工具接头螺纹部分出现的损伤缺陷就需要区分：若缺陷产生于镀敷之前，则被损伤的镀敷层表面在色泽、光洁度等方面无明显的差异，表面均有一层氧化膜；另一种，若是其产生在出厂以后，则损伤面呈金属光泽，与基底表面的镀敷色完全不同。而且损伤面的大小、形状、分布和严重程度亦随损伤时受力的大小、方向和形式的不同而不同。故对此类缺陷应注意仔细区分和判定。

2）镀铜层黑斑

当工具接头镀铜处理不良时，在内、外螺纹接头的镀铜层表面会出现大量点、片状黑褐色氧化物斑块。这些斑块有时呈较分散的点状、水滴状斑点，有时呈大片密集的斑块集中分布。镀铜层黑斑在接头上所占面积应不超过15%。

3）内涂层损伤

如钻杆加有内涂层处理时，应按有关规定检验其内涂层质量。当内涂层出现明显的损伤，尤其是管子的内倒角以里的内壁上出现内涂层损伤时应判为不合格。

4）内涂层流淌

当内涂层工序中的过量喷涂，涂料浓度不当时，涂料会在管壁上流淌，凝固后会出现干涸的溢流状涂层“流淌”缺陷。这种缺陷严重时将会影响管接头螺纹接头的紧密距值。

5）内涂层气泡

当液态涂料中气体过多时，会于凝固过程中逸出，凝固后形成破坏涂层的“气泡”状缺陷。

5.1.1.3 对焊部分

a）焊缝探伤

应采用超声波或者其他无损检测方法，对管子焊缝及过渡带进行探伤。

1）探伤仪器：应选用符合API Spec.7的超声波探伤仪。探头也应具有合适的灵敏度和入射角。

2）参考试块（如图1）。

3）检验与判定

检验时可用参考反射体（即沿管子内、外圆周的环形刻槽A或ϕ1.6 mm径向通孔B）来调节仪器的灵敏度，并标记好反射波在荧屏上的相应高度。然后将探头在被检焊缝区进行探伤，若其反射波大于用参考反射体所标记的高度而焊缝区又无异常时则焊缝可判为不合格。

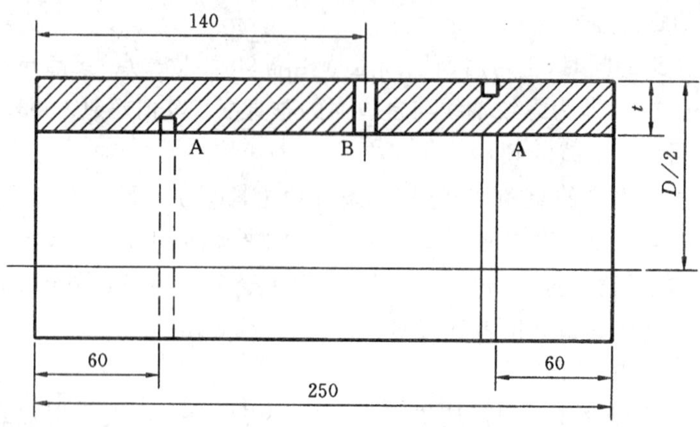

A—槽宽、深均为 1～1.5 mm；B—孔 ϕ1.6 mm；D—钻杆加厚部直径；t—加厚部壁厚

图 1 参考试块

b）焊接同轴度

按照 API Spec. 7 的规定，将座架规之触头置于钻杆接头端距焊缝 127～152.4 mm 处，将钻杆相对座架规旋转一周，其表头的总读数不应超过 3.175 mm。

5.2 重量检验

管子的重量检验依照 API 5D 规定进行。

5.3 理化性能检验

管子应按照 API 5D 的要求进行理化性能的检验。理化性能检验的样品应按本标准 4.2 的规定并按炉号抽取。对由商检部门或商检部门认可的检验机构在生产厂进行监造和检验的进口管子，到货后可凭商检证书免于进行理化检验。

5.3.1 化学成分

管子的化学成分应符合 API 5D 的要求。其成品分析、复验分析均应按照 API 5D 的规定进行。另外，对于 E75、X95、G105、及 S135 各规格钻杆和工具接头其焊缝区的硫、磷含量均不得超过 0.030%。

5.3.2 机械性能

各钢级、各规格钻杆的管体、工具接头和对焊区的机械性能均应符合 API 5D 和 API Spec. 7 的要求。

5.4 无损检测

5.4.1 应对每根管子的管体、焊缝区和加厚过渡带进行超声波、渗透或磁粉的探伤检验。不允许有裂纹、折皱、折叠、夹渣等缺陷。

5.4.2 检验的方法、设备、参考标样、拒收界限和处理均应按 API 5D 的规定进行。

5.5 特殊性能检验

根据需要或供需双方的协议，可对管子的晶粒度、夹杂物、硬度、夏比冲击功等各项特殊性能进行检验。

5.5.1 晶粒度

钻杆管体与接头对焊区的晶粒度应为 ASTM E112 的 6 级或更细小。

5.5.2 夹杂物

可采用宏观检验或显微检验的方法进行。

5.5.2.1 采用宏观检验法时，取样及试验方法按照 API Spec. 7 的规定进行，检验可用热酸浸法。检验结果以频率 F（每平方英寸上夹杂物的个数）和严重度 S（每平方英寸上夹杂物的长度及其严重程度加权因子乘积的平均值）来表示。对 E75、X95、G105 及 S135 各规格钻杆管体、接头和对焊区的夹物应符合表 2 的规定。

表 2　夹杂物限定级别表

试　　样	含碳量 Wt%	限　定　级　别	
		F(频率)	S(严重度)
单 个 试 样	<0.25	≤0.75	≤0.75
	≤0.25	≤0.67	≤0.55
代表一炉钢所有试样的平均值	≤0.25	≤0.37	≤0.28
	≤0.25	≤0.34	≤0.25

5.5.2.2　显微检验

对 E75、X95、G105 及 S135 各规格钻杆管体,工具接头和对焊区的各类非金属夹物含量均不得超过 2.5 级,其级别的总和亦不得超过 16 级(按照 ASTM E45 方法 A 评定)。

5.5.3　硬度

对各钢级、各规格钻杆对焊区沿壁厚方向上的硬度差应不得超过 5 个 HRC 单位。

5.5.4　夏比冲击试验

对于 E75、X95、G105 和 S135 钢级各规格钻杆管体、接头及对焊区均应按照 ASTM E23 最新版本的规定进行室温(20～25℃)夏比冲击试验(V 型缺口)。其试验结果应符合表 3 的规定。所有冲击试样均应测定其断口剪切面积的百分比,以供参考。

对于晶粒度、夹杂物、硬度、夏比冲击试验次数的检验和复验制度均参照 API 5D 关于拉伸性能的规定进行。其余按照 API 5D 的相应规定进行。

5.5.5　特殊性能检验

对各类管子的晶粒度、最大硬度、表面状态和可淬硬性等各项特殊性能要求按照 API 5D 和 API Spec.7 的规定执行。

5.5.6　静水压试验

所有管子应符合 API 5D 和 API Spec.7 各相应规定。

表 3　钻杆各部位夏比冲击功

取　样　部　位	冲　击　功,J	
	三个试样的平均值	单个试样最小值
内 螺 纹 接 头	≥54	≥47
管　　体	≥54	≥47
对　焊　区	≥20	≥15
注:钻杆对焊区的冲击试样的缺口应位于焊接熔合线处		

6　检验结果的评定和处理

6.1　按本标准检验的交验批管子的质量以每百单位产品不合格数来评定。每个交验批中的 A 类不合格品数,对于理化性检验应为零,对于其他缺陷不得超过 1%,B 类不合格品数不得超过 3%,C 类不合格品数不得超过 5%,但三类缺陷的总数不得超过 5%。

6.2　按本标准检验的出口管子的不合格批,允许生产厂对其进行整理后重新提交商检,商检机构对其不合格项目进行复验,合格后可签发检验证书或换证凭单,复验不合格者则不准出口。

6.3　对按本标准检验不合格的进口管子,按规定进行复验后仍不合格者,可出具索赔证书并以各类不合格品的总数的每百单位产品不合格数推算全批的不合格率。

附 录 A
（提示的附录）
石油对焊钻杆检验中常见缺陷证书术语

石油对焊钻杆检验中常见缺陷证书术语如下。

A1 钻杆 drill pipe

A1.1 外观缺陷 defect of visual

A1.1.1 镀铜层黑斑 oxide spot on the copper-coating

特征：镀铜层上呈现较严重的黑色氧化铜斑点。

A1.1.2 镀铜层脱落 copper-coating peeling off

特征：主要由于镀铜工艺不佳，镀层部分剥落。

A1.1.3 内涂层气泡 internal coating blister

特征：内涂层结合不紧密有发泡。

A1.1.4 内涂层流淌 internal coating flowing

特征：涂层过程控制不当产生流淌。

A1.1.5 内涂层损伤 damaged internal coating

特征：接头内壁涂层不完整被损伤。

A1.1.6 台肩面损伤 shoulder contact face damaged

特征：台肩面在生产过程中造成机械损伤。

A1.2 尺寸公差 tolorance

A1.2.1 接头内/外径超差 outside/inside diameter of tooljoint at pin/box end over tolerance

测量方法：用卡钳式内外径规测量。

A1.2.2 接头与管体焊接错位 misalignment between tooljoint and drill pipe

测量方法：用座架规。

A1.3 焊缝探伤超标 unacceptable weld imperfections detected by U.S.T

测量方法：超声波探伤仪。

注：其他缺陷可参照套管、油管检验中常见缺陷。

前　言

为了促进对外贸易的发展，统一和规范对进出口石油套管、油管、钻杆和钻铤等的商检工作和检验标准、检验方法以及对检验中所出现的种类缺陷进行恰当、准确的评定，有效地维护对外贸易关系人的权益，特制定本标准，以指导对进出口石油套管、油管、钻杆、钻铤等的检验工作。

本标准是根据 API 标准和国际贸易惯例并按 GB/T 1.1—1993《标准化工作导则　第 1 单元：标准的起草与表述规则　第 1 部分：标准编写的基本规定》的要求进行编写。标准依据和保留了 API 标准中的主要部分要求，对在 API 标准中规定不明确，不具体和未予量化、检验中不便统一和掌握的质量特性指标，给了明确的量化规定，以利检验工作。

在制定本标准时，综合考虑了各石油专用管生产国方面的质量信息以及国内各油田和使用单位的意见。同时也参考了由中国石油物资装备总公司于 1990 年提出的“油管、套管、钻杆、钻铤订货补充条件”的有关部分。

本标准的附录 A 为提示的附录。

本标准由中华人民共和国国家出入境检验检疫局提出。

本标准由中华人民共和国新疆出入境检验检疫局，山东出入境检验检疫局，河北出入境检验检疫局共同起草。

本标准主要起草人于新章、全革军、王海涛。

本标准系首次发布的行业标准。

中华人民共和国出入境检验检疫行业标准

进出口石油钻铤、方钻杆检验规程

SN/T 0822—1999

Rules for the inspection of drill collars and square and hexagon kellys for import and export

1 范围

本标准规定了进出口石油钻铤、四方钻杆和六方钻杆的检验项目、抽样、检验方法和检验结果的判定规则。

本标准适用于对进出口石油钻铤、四方钻杆和六方钻杆、对焊型钻杆接头、钻柱配合接头和带旋转台肩接头的检验。

2 引用标准

下列标准所包含的条文,通过在本标准中引用而构成为本标准的条文。本标准出版时,所示版本均为有效。所有标准都会被修订,使用本标准的各方应探讨使用下列标准最新版本的可能性。

API Spec. 7—1996　旋转钻井设备

ASTM A370—1994　钢制品的机械性能试验,补充Ⅱ—钢管产品

ASTM E18—1996　金属材料洛氏硬度和表面洛氏硬度标准试验方法

ASTM E112—1996　金属平均晶粒度的测定方法

ASTM E23—1994　金属材料缺口冲击试验方法

ASTM E59—1996　钢铁化学分析取样方法

ASTM E350—1995　碳钢、低碳钢、电工钢、铸铁和熟铁的化学分析方法

3 定义

本标准所采用的符号和术语,除另有说明外,均与所引用标准相一致。

3.1 检验批(简称批)

为实施抽样检验而汇集成批的产品。每批应由同一合同、同一尺寸规格、同一钢级和热处理工艺制度、同一生产厂家的同一批到货的钻铤或方钻杆(以下简称管子)组成。

3.2 单位产品

为实施抽样检验的需要而划分的基本单位,称为单位产品。在本标准中即每一根被检验的管子。

3.3 不合格

管子的质量特性不符合规定,称为不合格。不合格按质量特性表示管子质量的重要性,或者按质量特性不符合的严重程度来分类。

3.4 不合格品

有一个以上不合格的管子称为不合格品。

3.5 A类不合格

管子的极重要质量特性不符合规定,或者管子的质量特性极不符合规定,称为A类不合格。

中华人民共和国国家出入境检验检疫局 1999-12-01 批准　　2000-05-01 实施

3.6 B类不合格

管子的重要质量特性不符合规定，或者管子的质量特性严重不符合规定，称为B类不合格。

3.7 C类不合格

管子的一般质量特性不符合规定，或者管子的质量特性轻微不符合规定，称为C类不合格。

3.8 A类不合格品

有一个或一个以上A类不合格，也可能还有B类不合格和(或)C类不合格的管子，称为A类不合格品。

包括：管体或接头部分上的裂纹、折叠、结疤、凹坑等轧制缺陷；探伤、通径、水压试验、理化性能不合格；紧密距、螺纹单项参数超差、断扣以及严重的损伤、撕破等。

3.9 B类不合格品

有一个或一个以上B类不合格，也可能还有C类不合格，但不包括A类不合格的管子。

包括：管子接头螺纹部分的损伤、断扣、畸形扣，螺纹轴线与台肩面的垂直度、螺纹轴线与产品设计轴线的倾角超差等。

3.10 C类不合格品

有一个或一个以上C类不合格，但不包括A类或B类不合格的管子，称为C类不合格品。

包括：管体长度、直径、壁厚、平直度、接头尺寸和重量超差、镀铜层黑斑、以及管子内涂层损伤等。

3.11 每百单位产品不合格数

$$\text{每百单位产品不合格数}=\frac{\text{批中不合格品总数}}{\text{批量}}\times 100\%$$

4 抽样

4.1 抽样条件

各种管子应成批检验验收，被抽取检验的管子管端保护帽应完好无损。

4.2 抽样数量

管子的外观检验、无损检测应逐支进行，理化性能检验按炉批抽取代表性样品进行，对特殊性能检测，取样数量按有关规定执行。

4.3 抽样方法

检验用样品管应从同一交验批中随机抽取管端及保护帽、套完好的代表性管子进行；性能检验用样品除按上述组批规定外，样品管还应按炉号抽取。

5 检验

5.1 外观检验

5.1.1 检验方法

管子的外观检验应在预先制作好的管架上进行。检验时将被检验的管子置于稳定可靠并可方便地滚动的管架上，同时应有可靠的支护物对管子进行支护，以防造成管端螺纹的损伤。

5.1.1.1 管体部分

a）管体长度

依据API Spec.7的规定，用撑直的钢丝或皮尺进行管体长度的检验，其公差为±152.4 mm。对方钻杆驱动部分的长度、对角宽、棱角半径的检验可用套筒量规或半径块规依据API Spec.7的规定进行检验。

无磁钻铤的尺寸特征应符合API Spec.7之6.1的规格，6.3的内孔，6.4的接头和6.5的应力分散槽。其管体长度公差为+152.4 mm，−0 mm。

b）伸直度

依据 API Spec. 7 的规定进行。将被检验的管子置于检验台上滚动，以其透光度判定管子的伸直度。亦可用一根细尼龙绳或钢丝绷紧拉直附贴于管身上，用钢板尺测其最大偏差度。对长度 30 ft 长以上的钻铤，其最大偏差量应不大于 4.76 mm。

c）外径及不圆度

管子的外径及不圆度依据 API Spec. 7 的规定进行。检验用卡钳或内、外径量规沿管体多点测量。遇有不圆度超差时，应在管体同一截面上多测几点，其最大值与最小值之差即不圆度。超过表 1 者为不合格。

表 1　外径尺寸及不圆度允差表

钻铤外径，in	允许的公差，mm	不圆度公差，mm
>2½～3½	+1.98　−0	+0.89　−0
>3½～4½	+1.59　−0	+1.17　−0
>4½～5½	+1.98　−0	+1.47　−0
>5½～6½	+3.18　−0	+1.78　−0
>6½～8¼	+3.97　−0	+2.16　−0
>8¼～9½	+4.76　−0	+2.54　−0
>9½	+6.35　−0	+3.05　−0

d）内径

管子的内径依据 API Spec. 7 的规定进行。方法同于外径检验的方法。管子内径的公差为 +1.59 mm，−0 mm。

e）外观

依据 API Spec. 7 之第十章并参照 API 5D 的规定检验管子的外观质量。管子不应有裂纹、折叠、结疤等缺陷。锻造钻杆驱动部分与加厚部分之间的过渡部分的脱碳层应除去。

f）壁厚

用超声波测厚仪多截面、多点测量管体壁厚。可分别用管子外径的正、负公差值减去内径和内径加正公差值作为壁厚的上、下限公差。超过其公差上、下限即为不合格。

g）通径

使用通径规对管子全长进行通径、通径规长 10 ft，直径为管子内径 $d-1/8$ in。通径时若通径规不能通过即为不合格。

5.1.1.2　管接头螺纹部分

a）尺寸公差

依据 API Spec. 7 的规定用机械卡钳、钢直尺、半径块规等量具检验管子上、下接头的外径、内径、长度、倒角直径、应力分散槽等。对其尺寸公差的检验与判定规则同于对焊钻杆的要求。

b）紧密距

钻铤和方钻杆的紧密距按照 API Spec. 7 的规定进行检验。对未经冷滚压的工具接头的紧密距可用以下规定进行：

1）锥度为 1∶6 的工具接头表面处理后的紧密距公差应符合：

$(S1-S)$：+0.230 mm，−0.070 mm；$S2$：+0.484 mm，−0.057 mm。

2）锥度为 1∶4 的工具接头表面处理后的紧密距公差应符合：

$(S1-S)$：+0.150 mm，−0.134 mm；$S2$：+0.404 mm，−0.007 mm。

3）用工作规检验产品的紧密距值时，只需用双手之力将量规旋合紧后即可，不可用加力管等大力硬上。其测量值超过公差者为不合格。当遇有超差者时，应仔细清洗接头螺纹并反复几次测量，直至所测各次数值稳定一致。同时也应考虑螺纹上的镀敷层、环境与量规间的温差、润滑脂等因素。若紧密距在排除了上述因素之后仍超差者为不合格。

4）检验产品用的工作规的 $S1$ 及 $S2$ 值应按照 API Spec. 7 的规定校验和确定。

c）螺纹轴线与台肩面的垂直度

在测量紧密距时，当量规旋合稳定后，用量表于台肩面上每隔 90°测量一点，其圆周面上与此点相对 180°处的点与此点之差超过 0.05 mm 者即为其垂直度不合格。

d）螺纹轴线与设计轴线的倾角当用精度符合要求的直角尺之一条直角边紧贴在上紧于接头螺纹上的工作量规的大端平面上，测量接头大钳卡紧处与直角尺另一边之间的间隙，对应 180°处两测量点之差值超过 1/1 000 in 时，即其大于 0°3′35″者为不合格。

e）外观缺陷

对管子接头的螺纹和台肩面进行严格仔细的外观检验。管螺纹上不允许有较明显的损伤、裂纹、锈蚀等缺陷。台肩面上不得有任何影响密封性能的缺陷。

5.2 理化性能检验

管子应按照 API Spec. 7 的要求进行理化性能的检验。对由商检部门或商检部门认可的检验机构在生产厂进行监造和检验的进口管子，到货后可凭商检证书免于进行理化性能检验。

5.2.1 化学成分

管子的化学成分应符合 API Spec. 7 的要求。

5.2.2 机械性能

管子的机械性能应符合 API Spec. 7 有关规定。机械性能可通过能代表最终成品性能的试样进行。对于拉伸试样的规定按 ASTM E23 最新版本要求执行。

5.2.3 各规格管子室温条件下(20～25℃)的夏比冲击功(V 形缺口)，其三个试样(10 mm×10 mm)的平均值应不低于 54J。单个试样最小值不应低于 47J。取样及试验同于 API Spec. 7 的要求。

5.2.4 硬度

管子应按照 API Spec. 7 的有关规定应进行硬度检验，检验结果应符合其规定。钻铤的硬度应在每一支上进行并应符合 API Spec. 7 的规定。

5.3 无损检测

成品管子应进行全长的超声波检查和内、外螺纹的渗透、磁粉检查。不允许有裂纹、折叠幄夹渣等缺陷。超声波检测用的参考标样应与被检产品的尺寸和材料相同。标样的人工样缺陷选用深度 1 mm、宽度 1 mm、长度 25 mm 的纵向内、外表面刻槽。当缺陷回波高度等于或大于参考标样相应部位回波高度时，可判为不合格或按 API Spec. 7 的规定进行超声波探伤。

5.4 特殊性能检验

按照 API Spec. 7 的规定逐支进行无磁钻铤的相对磁导率、磁场梯度和抗腐蚀性能检验。

5.4.1 夹杂物

管子的夹杂物可采用宏观检验或是显微检验的方法进行。

5.4.1.1 宏观检验

采用宏观检验法时，取样及试验方法按照 API Spec. 7 的规定进行。检验可用热酸浸法。检验结果以频率 F(每平方英寸上夹杂物的个数)和严重度 S(每平方英寸上夹的长度及其严重程度的加权因子乘积的平均值)表示并应符合表 2 的规定。

表 2 夹杂物宏观检验结果限定值

试　样	限　定　级　别	
	F	S
代表一炉钢所有试样的平均值	≤0.34	≤0.25
单个试样	≤0.67	≤0.55

5.4.1.2 显微检验

采用显微检验方法时，各类非金属夹杂物的含量不得超过表3的规定，其级别总和亦不应超过16级。

表3 夹杂物显微检验限定值

A		B		C		D		总和
薄	厚	薄	厚	薄	厚	薄	厚	
≤2.5	≤2.0	≤2.5	≤2.5	≤2.5	≤2.0	≤2.5	≤2.5	≤16

5.4.2 晶粒度

按照有关的规定可检验管子的晶粒度。管体和接头的晶粒度应为ASTM E112规定的6级或者更细小。

6 检验结果的评定和处理

6.1 按本标准检验的交验批管子的质量以每百单位产品不合格数来评定。每个交验批中的A类不合格品数对于理化性能检验应为零，其他缺陷不得超过1%，B类不合格品数不得超过3%，C类不合格品数不得超过5%。但三类缺陷的总数不得超过5%。

6.2 按本标准检验的出口管子的不合格批，允许生产厂对其进行整理后重新提交商检，商检机构对其不合格项目进行复验，合格后可签发检验证书或换证凭单，复验不合格者则不准出口。

6.3 对按本标准检验不合格的进口管子，按规定进行复验后仍不合格者，可出具索赔证书并以各类不合格品的总数的每百单位产品不合格数推算全批的不合格率。

附 录 A
（提示的附录）
石油钻铤、方钻杆检验中常见缺陷证书术语

石油钻铤、方钻杆检验中常见缺陷证书术语如下：

1）公接头内径 d 超差

Inside diamter of tool joint pin end,or d,exceeds tolerance

2）公接头台肩倒角直径 D_f 超差

The diamter of shoulderchamfer of tool joint pin end,or D_f,exceeds tolerance

3）母接头台肩倒角直径 D_f 超差

The diamter of shoulderchamfer of tool joint box end,or D_f,exceeds tolerance

4）公接头螺纹轴线与产品设计轴线倾角超差

Angle between tool joint pin thread axis and product designed axis exceeds tolerance

5）母接头螺纹轴线与产品设计轴线倾角超差

Angle between tool joint box thread axis and product designed axis exceeds tolerance

6）公接头螺纹轴线与台肩面的垂直度超差

Verticality(squareness) between tool joint pin thread axis and shoulder contact face exceeds tolerance

7）母接头螺纹轴线与台肩面的垂直度超差

Verticality(squareness) between tool joint box thread axis and shoulder contact face exceeds tolerance

8）台肩面损伤

the flatness of shoulder contact face exceeds tolerance

9）公螺纹应力消失槽不合格

Non-conformity of stress relief groove on pin thread

10）母螺纹应力消失槽不合格

Non-conformity of stress relief groove on box thread

11）无磁钻铤相对导磁率不合格

Non-conformity of relative magnetic permeability of non-magnetic drill collar

前　　言

本标准是按照GB/T 1.1—1993《标准化工作导则　第1单元：标准的起草与表述规则　第1部分：标准编写的基本规定》和SN/T 0002—1999《出口机电商品检验规程标准编写的基本规定》的要求编写的，在技术内容和编写规则上与国家标准一致。抽样采用定量随机抽样方案。

开清棉机的出口检验是以工厂出厂检验为基础的交收检验。根据这一特点，本标准参照中华人民共和国有关纺织机械标准，结合了多年来出口产品检验的实际情况，对安全卫生、工作性能、外观等项目作了一些规定，与有关纺织机械标准相协调。电气安全项目采用了GB/T 5226.1—1996《工业机械电气设备　第一部分：通用技术条件》标准，加强了安全性能的检验。本标准对出口开清棉机的抽样、检验及判定方法作出了具体规定，以满足出口检验的需要。

本标准的附录A是标准的附录。

本标准由中华人民共和国国家出入境检验检疫局提出并归口。

本标准起草单位：中华人民共和国河南出入境检验检疫局。

本标准主要起草人：王铁山、郭会清、师兵。

中华人民共和国出入境检验检疫行业标准

SN/T 0825—1999

出口纺织机械 开清棉机检验规程

Rules for the inspection of blow room machines for export

1 范围

本标准规定了出口开清棉机的抽样、检验及检验结果的判定方法。

本标准适用于出口纺棉及棉型化纤、中长纤维的开清梳棉机及辅机的检验，也适用于出口纺棉及棉型化纤、中长纤维的清梳联合机中的喂棉箱、高产梳棉机及辅机的检验。

2 引用标准

下列标准所包含的条文，通过在本标准中引用而构成为本标准的条文。本标准出版时，所示版本均为有效。所有标准都会被修订，使用本标准的各方应探讨使用下列标准最新版本的可能性。

GB/T 5226.1—1996 工业机械电气设备 第一部分：通用技术条件

FZ 90001—1991 纺织机械产品包装

FZ/T 90071—1995 纺织机械噪声声压级的测量方法

FZ/T 90074—1995 纺织机械产品涂装

FZ/T 90089.1—1996 纺织机械铭牌 型式、尺寸及技术要求

FZ/T 90089.2—1996 纺织机械铭牌 内容

3 定义

本标准采用下列定义。

3.1 检验批(简称批)

在同一生产条件下、同一生产周期生产的同一型号、同一规格而汇集提交检验的单位产品。

3.2 样机

从检验批中随机抽取的单位产品。

4 抽样

4.1 抽样条件

在厂检合格的基础上，样机从检验批中随机抽取。

4.2 抽样方案

4.2.1 采用定量随机抽样方案。

4.2.2 随机抽取样机数量：2～8 台抽取 2 台，9～20 台抽取 3 台，大于 20 台抽取 5 台。

5 检验

检验可分为型式检验和交收检验。

5.1 型式检验

中华人民共和国国家出入境检验检疫局 1999-12-01 批准　　2000-05-01 实施

5.1.1 生产企业应提供有关主管部门授权的有效的型式检验报告。

5.1.2 有下列情况之一者，应进行型式检验：

a）首次出口的产品；

b）产品的结构、主要件和关键件加工工艺、原材料等有重大变更。

5.2 交收检验

5.2.1 交收检验为逐批检验。

5.2.2 交收检验的检验项目、检验内容、技术要求、检验方法及相应不合格分类见表1。

表1

检验项目	检验内容	技术要求	检验方法	不合格分类
安全卫生	保护接地电路的连续性	见GB/T 5226.1—1996中的20.2	按GB/T 5226.1—1996中的20.2	A
	绝缘电阻	见GB/T 5226.1—1996中的20.3	按GB/T 5226.1—1996中的20.3	A
	耐压试验	见GB/T 5226.1—1996中的20.4	按GB/T 5226.1—1996中的20.4	A
	噪声	见FZ/T 90071	按FZ/T 90071及其等效方法	A
	安全连锁及标志	见相关产品标准	按相关产品标准	A
空运转试验	控制功能	见相关产品标准	按相关产品标准	B
	温升试验	风机轴承温升≤40℃，其他轴承温升≤20℃	用点温度计测量	B
	振动	见相关产品标准	按相关产品标准	B
	功率	见相关产品标准	按相关产品标准	B
	传动系统	运转平稳、无异常振动和冲击声响	感官检验	B
零部件工作表面质量	见相关产品标准	见相关产品标准	按相关产品标准	B
外观	涂装质量	表面应平整、光滑，附着力强	感官检验	B
	标志铭牌	见FZ/T 90089.1和FZ/T 90089.2	目测检验	C
包装及成套性检查	内、外包装	见FZ 90001	目测检验	C
	随机文件	齐全、正确	目测检验	C
	备品备件	见合同、技术文件	目测检验	C

5.2.3 表1中的产品相关标准见附录A（标准的附录）。对尚无国家标准、行业标准的产品及与国外合作生产的产品，可由企业制定相应的产品企业标准。

5.2.4 空运转试验的条件应符合相关产品标准中的有关规定。

5.3 检验用计量器具应符合有关计量标准规定。

6 检验结果的判定

6.1 不合格分类,合格质量水平见表 2。

6.2 分别对 A 类、B 类、C 类作出合格与否的判断,只有当各类均为合格时,检验批才判为合格。

6.3 检验中不得出现致使商品关键功能失效的现象,否则检验批作不合格处理。

表 2

样本数 台	合格质量水平		
	A 类	B 类	C 类
2	不允许	不允许	允许出现 1 项不合格
3	不允许	允许出现 1 项不合格	允许出现 2 项不合格
5	不允许	允许出现 2 项不合格	允许出现 3 项不合格

7 对不合格批的处置

7.1 对判为合格的检验批,应消除其中的不合格项。

7.2 对判为不合格的检验批,在进行全数返工修整后,允许重新申请检验一次。

8 其他

检验合格有效期为一年。

附 录 A
（标准的附录）
开清棉机产品标准

以下列出开清棉机的产品相关标准目录，5.2.2 中规定的内容与这些标准一致：

Q/ZH 235—1996　凝棉器
Q/ZH 249—1996　多仓混棉机
Q/ZH 267—1996　圆盘式自动抓棉机
Q/ZH 268—1996　自动混棉机
Q/ZH 269—1996　六辊筒开棉机
Q/ZH 271—1996　配棉器
Q/ZH 272—1996　棉箱给棉机
Q/ZH 314—1996　单打手成卷机
Q/ZH 315—1996　豪猪打手、梳针辊筒、锯片打手开棉机
Q/ZH 320—1996　混开棉机
Q/ZH 321—1996　四刺辊开棉机
Q/ZH 322—1996　除金属杂质装置
Q/ZH 323—1996　混棉帘子
Q/ZH 324—1997　高产梳棉机
Q/ZH 330—1997　锯齿辊筒开棉机

前言

本标准是按照GB/T 1.1—1993《标准化工作导则 第1单元 标准的起草与表述规则 第1部分:标准编写的基本规定》的要求编写的。

我国目前进出口的砂带机主要是由单相异步电动机驱动的盘带两用联合磨光砂带机,该类砂带机大部分是根据国外来样测绘、消化而形成的。目前尚无国标、行标,砂带机进出口检验大多按企业标准及参照相关标准,为统一和规范砂带机的进出口检验,特制定本标准。

本标准由中华人民共和国国家出入境检验检疫局提出并归口。

本标准由中华人民共和国山东出入境检验检疫局负责起草。

本标准主要起草人:刘士斌、苗延忠。

中华人民共和国出入境检验检疫行业标准

进出口砂带机检验规程

SN/T 0934—2000

Rules for the inspection of belt and disc sander for import and export

1 范围

本标准规定了进出口砂带机的抽样、检验及结果的判定方法。

本标准适用于由单相异步电动机驱动的盘带两用联合磨光砂带机的进出口检验。

2 引用标准

下列标准所包含的条文,通过在本标准中引用而构成为本标准的条文。本标准出版时,所示版本均为有效。所有标准都会被修订,使用本标准的各方应探讨使用下列标准最新版本的可能性。

GB 191—1990 包装储运图示标志

GB/T 2828—1987 逐批检查计数抽样程序及抽样表(适用于连续批的检查)

GB/T 3770—1983 木工机床噪声声功率级的测定

GB/T 5033—1985 出口产品包装用瓦楞纸箱

GB/T 5171—1991 小功率电动机通用技术条件

GB/T 5226.1—1996 工业机械电气设备 第一部分:通用技术条件

3 定义

本标准采用下列定义。

检验批

在相同生产条件下生产的同一型号、同一规格而汇集提交检验的单位产品。

4 抽样

4.1 抽样条件

在厂检合格、包装入库的成品中随机抽取。

4.2 抽样方案

采用GB/T 2828正常检查一次抽样。不合格分类、检查水平与合格质量水平按表1。A类不合格不允许出现,其样本大小与C类相同。检查严格度执行GB/T 2828的转移规则。

表1 抽样方案

不合格类别	检查水平	合格质量水平AQL
B类	S-2	4.0
C类	S-2	6.5

4.3 抽样方法

在检验批中随机抽取样本。

中华人民共和国国家出入境检验检疫局2000-09-15批准　　2000-12-31实施

5 检验

5.1 检验

检验为交收检验，交收检验为逐批检验。

5.2 交收检验

检验项目、检验内容、检验方法、不合格分类见表 2。

5.3 检验结果的判定

按表 2 分别对各类结果作出合格与否的判定，只有当各类都合格时，该检验批为合格，否则判为不合格。

表 2 进出口砂带机检验项目、技术要求、检验方法、不合格分类

检验项目	检验内容	技术要件	检验方法	不合格分类
包装	1. 唛头	按 GB 191	目测	C
	2. 包装	按 GB/T 5033	目测	
外观	1. 涂漆	无斑点、皱纹、气泡、污物	目测	
	2. 铸件	无气孔、砂眼	目测	
标志	1. 铭牌	按 GB/T 5226.1	按 GB/T 5226.1	A
	2. 转向	按 GB/T 5226.1		
	3. 接地标志	按 GB/T 5226.1		
安全性能	1. 耐电压	按 GB/T 5171	按 GB/T 5171—1991 中 8.2	A
	2. 接地电阻	按 GB/T 5226.1	按 GB/T 5226.1—1996 中 20.2	
	3. 绝缘电阻	按 GB/T 5226.1	按 GB/T 5226.1—1996 中 20.3	
	4. 噪声	<82 dB(A)	声级计	
成套性	1. 附件	技术要求	清点	B
	2. 随机文件	齐全、正确	清点	
加工及装配精度	1. 砂盘工作台平面度	<0.3 mm	量具测试	B
	2. 砂盘直径	<1%		
	3. 加工零件角度	≥45°		
	4. 砂盘端面圆跳动	<0.3 mm		
	5. 滚筒径向跳动	<0.2 mm		
运转	1. 砂带	无跑偏、无打滑	目测	B
	2. 滚筒	从动滚筒自由旋转	目测	

6 不合格的处置

6.1 对合格批，必须将样本中的不合格品更换或返修合格后，方能包装出运。

6.2 对不合格批，经全数返工整理后，允许再申请检验一次。

7 检验有效期

检验有效期为一年。

前　言

本标准按照GB/T 1.1—1993《标准化工作导则　第1单元:标准的起草与表述规则　第1部分:标准编写的基本规定》及SN/T 0002—1999《出口机电商品检验标准编写的基本规定》的要求编写的。

由于固定式水泥包装机尚无国际标准,国内仅有行业标准,没有抽样和检验规则,不能适应国际贸易和出口检验的需要。本标准参照建筑材料行业标准JC 581—1995《固定式水泥包装机》的技术要求,并结合本行业特点,对出口固定式水泥包装机的抽样、检验和检验结果的判定做出了明确规定,具有较强的实用性和可操作性。

本标准由国家认证认可监督管理委员会提出并归口。

本标准起草单位:中华人民共和国河北出入境检验检疫局。

本标准主要起草人:徐彩春、苏丽娜。

本标准首次发布。

中华人民共和国出入境检验检疫行业标准

出口固定式水泥包装机检验规程

SN/T 0994—2001

Rules for the inspection of stationary cement packer for export

1 范围

本标准规定了出口固定式水泥包装机的抽样、检验和检验结果的判定。

本标准适用于出口固定式水泥包装机的检验。

2 引用标准

下列标准所包含的条文，通过在本标准中引用而构成为本标准的条文。本标准出版时，所示版本均为有效。所有标准都会被修订，使用本标准的各方应探讨使用下列标准最新版本的可能性。

GB/T 2828—1987 逐批检查计数抽样程序及抽样表（适用于连续批的检查）

JC/T 581—1995 固定式水泥包装机

SN/T 0716—1997 出口机械设备类商品运输包装检验规程

3 定义

本标准采用下列定义。

检验批：为实施抽样检验而汇集的同一规格、型号，在相同生产条件下生产的单位产品。简称批。

4 抽样

4.1 抽样条件

在厂检合格的情况下，样本应从包装入库的产品中抽取。

注：在特殊情况下，样本也可从待包装入库的产品中抽取。

4.2 抽样方案

4.2.1 采用 GB/T 2828 正常检查一次抽样方案。

4.2.2 检查水平为特殊检查水平 S-4。

4.2.3 不合格分类及合格质量水平：

A 类不合格　不允许

B 类不合格　AQL＝2.5

C 类不合格　AQL＝6.5

4.2.4 抽样方法

样本在检验批中随机抽取。

4.2.5 检查严格度执行 GB/T 2828 规定的转移规则。

5 检验

5.1 检验分类

中华人民共和国国家质量监督检验检疫总局 2001-12-30 批准　　2002-06-01 实施

检验分为型式试验和交收检验。

5.2 型式试验

5.2.1 工厂应提供有效的型式试验报告。

5.2.2 型式试验的检验项目、质量要求及检验方法按 JC/T 581 要求进行。

5.2.3 如有下列情况之一者,应进行型式试验:

a)首批出口的产品;

b)结构、工艺、材料有重大变更,可能影响产品性能时;

c)生产质量不稳定时。

5.3 交收检验

交收检验的检验项目及不合格分类见表 1。

表 1 检验项目及不合格分类

序号	检验项目	质量要求	不合格分类
1	外观检查	焊接结构件焊接质量良好	C
		裸露件有防锈措施	
		涂漆良好,无流痕、脱落、起皱、裂纹	
		切削加工件表面无机械操作损伤、毛刺、飞边	
2	包装检查	包装物按 SN/T 0716 规定	C
3	出料颈径向位移	按 JC/T 581—1995 中 4.4.4 规定	B
4	传力拉杆位置	按 JC/T 581—1995 中 4.4.6 和 4.4.8 规定	B
5	防护等级	按 JC/T 581—1995 中 4.4.11 规定	A
6	绝缘电阻	按 JC/T 581—1995 中 4.4.13 规定	A
7	通电操作检验	按 JC/T 581—1995 中 4.7.1 规定	B
8	机械与气动部分	按 JC/T 581—1995 中 4.7.2 规定	B
9	静态灵敏度	按 JC/T 581—1995 中 4.7.3 规定	B

5.4 检验结果的判定

5.4.1 若在样本中发现一个 A 类不合格时,则判为不合格批。

5.4.2 样本中发现的 B 类、C 类不合格数等于或少于合格判定值(A_c),则判定该批合格;否则为不合格。

6 不合格的处置

6.1 对合格批,必须将不合格项目返修合格。

6.2 对不合格批,必须进行全数返工整理并附返工整理记录后,允许再提交检验一次。

7 其他

在正常仓储条件下,检验有效期为 12 个月。

前　言

本标准是根据GB/T 1.1—1993《标准化工作导则　第1单元:标准的起草与表述规则　第1部分:标准编写的基本规定》及SN/T 0002—1999《出口机电商品检验规程标准编写的基本规定》的要求进行编写的。

本标准引用了GB/T 9061—1988、GB 13567—1998及JB/T 10082—2000等标准的技术要求,对出口电火花线切割机的抽样、检验以及合格判定做出了明确规定。

通常情况下,出口机床的批母本数较小,考虑到线切割机品质要求高、检验项目多、测试周期长的特点,结合行业的习惯做法,本标准采用百分比定量抽样法。

本标准由中华人民共和国国家认证认可监督管理委员会提出并归口。

本标准由中华人民共和国江苏出入境检验检疫局负责起草。

本标准主要起草人:陆全龙、黄友永、徐军、朱家璈。

本标准系首次发布的检验检疫行业标准。

中华人民共和国出入境检验检疫行业标准

出口特种加工机床
电火花线切割机检验规程

SN/T 0997—2001

Export non-traditional machine tools—
Rules for the inspection of wire electro-discharge machines

1 范围

本标准规定了出口往复走丝(高速走丝)电火花线切割机的抽样、检验及检验结果的判定。

本标准适用于出口往复走丝(高速走丝)电火花线切割机的检验。

2 引用标准

下列标准所包含的条文,通过在本标准中引用而构成为本标准的条文。本标准出版时,所示版本均为有效。所有标准都会被修订,使用本标准的各方应探讨使用下列标准最新版本的可能性。

GB/T 5226.1—1996 工业机械电器设备 第一部分:通用技术条件

GB/T 7926—1987 电火花线切割机 精度

GB/T 9061—1988 金属切削机床 通用技术条件

GB 13567—1998 电火花加工机床 安全防护技术条件

JB/T 8356.1—1996 机床包装 技术条件

JB/T 8356.2—1996 机床 包装箱

JB/T 8356.3—1996 机床包装用中、小木箱

JB/T 10082—2000 电火花线切割机 技术条件

JB/T 54455—1999 电火花线切割机 产品质量分等

3 定义

本标准采用下列定义。

检验批 inspection lot

为实施抽样检验而汇集的同一规格、型号、在相同生产条件下生产的单位产品,称为检验批,简称批。

注:同一检验批中机床的工作电压、频率应相同。

4 抽样

4.1 抽样条件

在厂检合格的情况下,样本应从包装入库的产品中抽取。

注:在特殊情况下,样本也可从待包装入库的产品中抽取。

4.2 抽样方案

采用定量抽样方案,样本大小为检验批量的10%。

注:按10%计算出的数值,不足整数的进位。

中华人民共和国国家质量监督检验检疫总局 2001-12-30 批准 2002-06-01 实施

4.3 抽样方法

样本应在检验批中随机抽取。

5 检验

5.1 检验分类

检验分为型式检验和交收检验。

5.2 型式检验

5.2.1 生产企业应提供出口产品有效的型式检验报告。

5.2.2 型式检验的检验项目、质量要求及检验方法按 GB/T 9061 及 JB/T 10082 要求进行。

5.2.3 如有下列情况之一者,应按 5.2.2 规定进行型式检验:

a) 首批出口的产品(包括转产后的产品首批出口);

b) 结构、材料、工艺或关键配套件有重大变更;

c) 质量不稳定、交收检验有异常或用户反映强烈时。

5.3 交收检验

交收检验的检验项目、质量要求、检验方法及合格判定见表 1。

5.4 检验结果的判定

5.4.1 检验项目全部为合格时,判该批为合格批。

5.4.2 如仅发现检验项目 16～18 不合格,则允许生产厂进行整修,经整修合格的,判该批为合格批。

5.4.3 检验项目 1～15 项有 1 项以上检验不合格时,判该批为不合格批。

表 1 检验项目、质量要求、检验方法及合格判定

序号	检验项目	质量要求和检验方法	合格判定
1	保护接地电路的连续性	按 GB/T 5226.1—1996 中 20.2 及 GB 13567—1998 中 6.2.1 规定	样本检验时,不能发现不合格
2	绝缘试验	按 GB/T 5226.1—1996 中 20.3 及 GB 13567—1998 中 6.2.1 规定	
3	耐压试验	按 GB/T 5226.1—1996 中 20.4 及 GB 13567—1998 中 6.2.1 规定	
4	急停及限位检查	急停器件和限位元件各动作 5 次,应安全可靠	
5	开门断电功能检查	开门断电功能可靠	
6	通电检查	接通电源后,按使用说明书规定的操作程序检查各指示灯、开关、继电器的功能是否正确、可靠	
7	工作台操纵力	按 GB 13567—1998 中 5.4.5 规定	
8	贮丝筒检查	按 JB/T 10082—2000 的 7.1 中“贮丝筒检查”规定	
9	脉冲电源参数检查	按 JB/T 10082—2000 的 7.1 中“脉冲电源参数检查”规定	
10	控制系统功能检查	按 JB/T 10082—2000 的 7.1 中“控制系统功能检查”规定	
11	工作液系统检查	按 JB/T 10082—2000 的 7.1 中“工作液系统检查”规定	
12	噪音试验	按 JB/T 10082—2000 的 7.1 中“噪音试验”规定	
13	几何精度	按 GB/T 7926—1987 中第 2 章及 JB/T 54455—1999 中 3.2.2 规定	
14	数控精度	按 GB/T 7926—1987 中第 3 章及 JB/T 54455—1999 中 3.2.2 规定	
15	工作精度	按 GB/T 7926—1987 中第 4 章及 JB/T 54455—1999 中 3.2.2 规定	

表 1(完)

<table>
<tr><th>序号</th><th>检 验 项 目</th><th>质量要求和检验方法</th><th>合格判定</th></tr>
<tr><td>16</td><td>外观</td><td>按 GB/T 9061—1988 中第 5 章及 JB/T 54455—1999 中 3.8.2 规定</td><td rowspan="3">发现的不合格必须整修合格</td></tr>
<tr><td>17</td><td>标志与使用说明书</td><td>按 JB/T 10082—1999 中第 10 章规定</td></tr>
<tr><td>18</td><td>包装与防锈</td><td>按 JB/T 8356.1～8356.3 及 JB/T 54455 中一等品规定</td></tr>
<tr><td colspan="4">注
1 继电器功能检查时,可查看其质量合格证明及质量记录。
2 检验样本中每台机床的工作精度时,可按 GB/T 7926 规定的方法加工一个或几个试件选择进行。</td></tr>
</table>

6 不合格的处置

6.1 对于合格批,应将发现的不合格项目予以修复。

6.2 对于不合格批,经全数返工整理后,允许再提交检验一次,并附返工整理记录。

7 其他

在正常仓储条件下,检验有效期为 12 个月。

前　　言

本标准是按照GB/T 1.1—1993《标准化工作导则　第1单元:标准的起草与表述规则　第1部分:标准编写的基本规定》,参照SN/T 0002—1999《出口机电商品检验规程标准编写的基本规定》,结合液压挖掘机的特点进行编写的。

本标准的附录A是标准的附录。

本标准由中华人民共和国国家认证认可监督管理委员会提出并归口。

本标准起草单位:中华人民共和国辽宁出入境检验检疫局。

本标准主要起草人:姜晓林、于洋、佟岩。

本标准系首次发布的检验检疫行业标准。

中华人民共和国出入境检验检疫行业标准

出口液压挖掘机检验规程

SN/T 1069—2002

Rules for the inspection of hydraulic excavators for export

1 范围

本标准规定了出口液压挖掘机产品抽样、检验的方法和检验结果的判定规则。

本标准适用于出口液压挖掘机的检验。

2 引用标准

下列标准所包含的条文，通过在本标准中引用而构成为本标准的条文。本标准出版时，所示版本均为有效。所有标准都会被修订，使用本标准的各方应探讨使用下列标准最新版本的可能性。

GB/T 2828—1987 逐批检查计数抽样程序及抽样表(适用于连续批的检查)

GB/T 6572.1—1997 挖掘机名词 术语

GB/T 7586—1996 液压挖掘机试验方法

GB/T 9139.1—1988 液压挖掘机分类

GB/T 9139.2—1996 液压挖掘机 技术条件

GB 16710.1—1996 工程机械 噪声限值

GB/T 16710.2—1996 工程机械 定置试验条件下机外辐射噪声的测定

JG/T 70—1999 油液中固体颗粒污物的显微镜计数法

JG/T 5011.12—1992 建筑机械与设备 涂漆通用技术条件

JG/T 5082.1—1996 建筑机械与设备 焊接件通用技术条件

3 定义

本标准采用下列定义。

检验批

为实施抽样检验而汇集的同一规格、型号并在相同生产条件下生产的单位产品，简称批。

4 抽样

4.1 抽样条件

样本从厂检合格的成品中随机抽取。

4.2 抽样方案

4.2.1 采用GB/T 2828中一次正常检查抽样方案，检查水平为一般检查水平Ⅱ。

4.2.2 按不合格对产品质量特性的影响程度将其分为A类不合格、B类不合格和C类不合格。各类不合格的合格质量水平(AQL值)规定如下：

A类不合格 AQL=25

B类不合格 AQL=100

C类不合格 AQL=150

中华人民共和国国家质量监督检验检疫总局2002-01-16批准 2002-06-01实施

5 检验

5.1 检验条件

5.1.1 生产企业应提供整机出厂检验试验合格报告。凡发生GB/T 9139.2中5.1.3情况时，生产企业还应提供有效的型式检验报告。

5.1.2 检验期间除按规定需要对产品进行常规的保养和调整外，不得再作其他修理和更换。

5.1.3 各项试验条件应符合GB/T 7586及本标准规定。

5.2 检验分类

检验分为型式检验和交收检验。

5.3 检验项目

5.3.1 型式检验项目按GB/T 9139.2中表2执行。

5.3.2 交收检验项目、技术要求、检验方法和不合格分类见附录A(标准的附录)。

6 检验结果的判定

6.1 各项检验结果的判定

按附录A中技术要求进行判定。

6.2 合格批及不合格批的判定

6.2.1 合格批的判定

当样本中每类检验项目不合格数之和均小于或等于相应的A_c数时，该批判为合格。

6.2.2 不合格批的判定

当样本中只要有一类检验项目不合格数之和大于相应的A_c数时，该批判为不合格。

7 不合格的处置

7.1 合格批中的不合格项应返工至合格。

7.2 不合格批经返工整理后，允许再申请检验一次。

附 录 A
（标准的附录）
出口液压挖掘机检验项目、技术要求、检验方法和不合格分类

表 A1

项 号	检验项目	技术要求	检验方法	不合格分类	备 注
1	一般检查				
1.1	标记	符合 GB/T 9139.2 中 6.1 规定	目测		允许消除不合格
1.2	技术文件和随机附件	完整、齐全	按装箱单检验		允许消除不合格
2	外观检查				
2.1	整机完整性	无错装或漏装	按设计图纸检查	C	合同有特殊要求的除外
2.2	整机外观	整洁，无表面缺陷	目测	C	
2.3	门窗	开关自如，锁扣灵活可靠	上机操作	C	
2.4	照明设备	齐全有效	通电试验	C	
2.5	司机室、机罩、配重相互之间间隙	均匀	按设计图纸测量	C	
2.6	涂漆质量				
2.6.1	涂漆颜色	符合合同或设计图纸规定	用色卡比对	C	
2.6.2	面漆质量	面漆的涂膜应光滑平整、无流挂、无漏涂、无气泡、无桔皮	目测	C	
2.7	焊缝表面质量	表面无气孔、夹渣、咬边、错边、凸凹不平	目测	B	
3 3.1	空运转试验 各种仪表	工作正常	开机试验	C	
4	空负荷试验				
4.1	行走试验	行走 200 m 无异常	感官检测	C	
4.2	最大行走速度	符合 GB/T 9139.1 及设计图纸要求	按 GB/T 7586 中 7.1 执行	B	
4.3	行走跑偏量（履带式）	行走 50 m 不大于 3.5 m	按 GB/T 7586 中 7.6.3 执行	B	
4.4	制动距离（轮胎式）	符合 GB/T 9139.2 中 3.3.8 规定	按 GB/T 7586 中 7.5.1.3 执行	A	
4.5	坡道制动性能（履带式）	符合 GB/T 9139.2 中 3.3.7 规定	按 GB/T 7586 中 7.5.2.2b)执行	A	

表 A1(完)

项　号	检验项目	技术要求	检验方法	不合格分类	备　注
4.6	回转试验	以额定速度进行左右全回转应无异常	感官检测	B	
4.7	回转制动性能	安全可靠	按 GB/T 7586 中 8.2 执行	B	
5	回转固定装置	符合设计要求	按设计要求检查	A	
6	动臂油缸活塞杆位移量	符合 GB/T 9139.2 中 3.3.5 规定	按 GB/T 7586 规定执行	A	
7	整机密封性能	符合 GB/T 9139.2 中 3.3.4 规定	目测	B	
8	噪声测试	符合 GB 16710.1 规定	按 GB/T 16710.2 执行	A	有特殊要求情况下进行
9	液压油清洁度	液压油清洁度不得高于 19/16	按 JG/T 70 规定执行	B	

前　　言

本标准是按照GB/T 1.1—1993《标准化工作导则　第1单元:标准的起草与表述规则　第1部分:标准编写的基本规定》、SN/T 0002—1999《出口机电商品检验标准编写的基本规定》进行编写的。

随着国际贸易的发展,我国出口的推土机日益增多。为了适应出口推土机的检验需要,本标准参照JB/T 5960—1991、JB/T 7153.2—1993、JB/T 7306—1994等现行标准,规定了出口推土机的抽样、检验和检验结果判定,为出口检验提供一个统一的检验依据。

本标准的附录A是标准的附录。

本标准由中华人民共和国国家认证认可监督管理委员会提出并归口。

本标准起草单位:中华人民共和国天津出入境检验检疫局。

本标准主要起草人:王瑰、杜庆军。

本标准系首次发布的检验检疫行业标准。

中华人民共和国出入境检验检疫行业标准

出口工程机械　推土机检验规程

SN/T 1081—2002

Rules for the inspection of construction machinery—Tractor-dozer for export

1　范围

本标准规定了出口履带式推土机、轮胎式推土机和履带式湿地推土机的抽样、检验和检验结果的判定。

本标准适用于标定功率 74～250 kW 的履带式推土机，标定功率 130～220 kW 的轮胎式推土机和标定功率 74～173 kW 的履带式湿地推土机(以下简称推土机)的检验。

2　引用标准

下列标准所包含的条文，通过在本标准中引用而构成为本标准的条文。本标准出版时，所示版本均为有效。所有标准都会被修订，使用本标准的各方应探讨使用下列标准最新版本的可能性。

GB/T 2828—1987　逐批检查计数抽样程序及抽样表(适用于连续批的检查)

GB 16710.1—1996　工程机械　噪声限值

GB/T 16710.2—1996　工程机械　定置试验条件下机外辐射噪声的测定

GB/T 16710.3—1996　工程机械　定置试验条件下司机位置处噪声的测定

GB/T 16710.4—1996　工程机械　动态试验条件下机外辐射噪声的测定

GB/T 16710.5—1996　工程机械　动态试验条件下司机位置处噪声的测定

JB/T 5960—1991　履带式湿地推土机技术条件

JB/T 7153.2—1993　轮胎式推土机　技术条件

JB/T 7306—1994　履带式推土机　技术条件

3　定义

本标准采用下列定义。

3.1　检验批

为实施抽样检验而汇集的同一规格、型号，在相同生产条件下生产的单位产品，称为检验批。

3.2　不合格分类

单位产品的质量特性不符合标准规定，称为不合格。按对产品质量的影响程度，分为 A 类、B 类、C 类和 D 类。

4　抽样

4.1　抽样条件

提交的检验批须经生产单位检验合格。

4.2　抽样方案

中华人民共和国国家质量监督检验检疫总局 2002-01-16 批准　　2002-06-01 实施

采用GB/T 2828中规定的正常检查一次抽样方案。检查水平、不合格分类、合格质量水平AQL值见表1。

表1 推土机检查水平、不合格分类、合格质量水平AQL值规定

产品名称	A类	B类	C类	D类	检查水平
轮胎式推土机	6.5	25	25	40	S-4
履带式推土机	6.5	6.5	25	40	
履带式湿地推土机	6.5	25	40		
注：AQL值是指每百单位产品的不合格数。					

4.3 样品应在检验批中随机抽取

5 检验

5.1 检验分类

检验分为型式试验和交收检验。

5.1.1 型式试验

5.1.1.1 正常情况下型式试验的有效期为5年。

5.1.1.2 型式检验分别按JB/T 5960、JB/T 7153.2、JB/T 7306规定进行。

5.1.2 交收检验

交收检验的不合格分类、检验项目和技术要求分别见附录A(标准的附录)表A1、表A2、表A3。

5.2 检验方法分别按JB/T 5960、JB/T 7153.2、JB/T 7306的规定进行。

5.3 检验结果的判定

5.3.1 根据检验结果对不合格分类中的A类、B类、C类、D类分别做出合格或不合格的判定，只有全部判为合格时，该检验批才判为合格。否则判为不合格。

5.3.2 检验中不得出现致使商品关键功能失效的现象，否则检验批作不合格处理。

6 不合格的处置

6.1 合格批中不合格的处置

对合格批中发现的不合格应返工整理至合格。

6.2 不合格批的处置

对判定不合格的检验批，经返工整理允许再申请检验一次。

7 检验有效期

出口推土机检验有效期为6个月。

附 录 A

（标准的附录）

推土机不合格分类、检验项目和技术要求

表 A1 履带式推土机

不合格分类	序号	检 验 项 目	技术要求
A类	1	整机在30°纵向坡道上坡制动停车	按JB/T 7306—1994中3.2.8
	2	整机在30°纵向坡道下坡自行溜坡1 m后制动停车	按JB/T 7306—1994中3.2.8
	3	司机耳边噪声	按GB/T 16710.3 按GB/T 16710.5
	4	机外噪声	按GB/T 16710.2—1996 按GB/T 16710.4—1996
B类	1	爬坡性能	按JB/T 7306—1994中3.2.7
	2	转向性能	按JB/T 7306—1994中3.2.9
	3	起动性能	按JB/T 7306—1994中3.2.10
	4	密封性能	按JB/T 7306—1994中3.2.11
C类	1	变速箱操纵力	按JB/T 7306—1994中3.2.17
	2	转向离合器操纵力	按JB/T 7306—1994中3.2.17
	3	主离合器操纵力	按JB/T 7306—1994中3.2.17
	4	脚踏板操纵力	按JB/T 7306—1994中3.2.17
	5	涂装质量	按JB/T 7306—1994中3.2.19
D类	1	推土铲提升速度	按JB/T 7306—1994中3.2.15
	2	推土铲自然沉降量	按JB/T 7306—1994中3.2.16
	3	外观质量	按JB/T 7306—1994中3.2.20

表 A2 轮胎式推土机

不合格分类	序号	检 验 项 目	技术要求
A类	1	转向机构	按JB/T 7153.2—1993中3.2.4
	2	制动系统，行车制动距离	按JB/T 7153.2—1993中3.3.1
	3	机器外辐射噪声	按GB/T 16710.2 按GB/T 16710.4
	4	司机位置处噪声	按GB/T 16710.3 按GB/T 16710.5
B类	1	整机密封性	按JB/T 7153.2—1993中3.2.10
	2	爬坡性能	按JB/T 7153.2—1993中3.2.6

表 A2(完)

不合格分类	序号	检验项目	技术要求
C类	1	手柄操纵力	≤120 N
	2	方向盘操纵力	≤50 N
	3	脚踏板操纵力	≤350 N
	4	推土铲提升速度	按 JB/T 7153.1—1993 中表 ≥360 mm/s
D类	1	推土铲自然下降量	按 JB/T 7153.2—1993 中 3.2.7
	2	外观质量及涂装质量	应符合图样规定的技术要求

表 A3 履带式湿地推土机

不合格分类	序号	检验项目	技术要求
A类	1	整机在30°纵向坡道上制动停车	按 JB/T 5960—1991 中表1序号8
	2	司机耳边噪声	按 GB/T 16710.3 按 GB/T 16710.5
	3	机外噪声	按 GB/T 16710.2 按 GB/T 16710.4
B类	1	转向性能	按 JB/T 5960—1991 中表1序号10
	2	爬坡性能	按 JB/T 5960—1991 中表1序号7
	3	起动性能	按 JB/T 5960—1991 中表1序号9
	4	密封性能	按 JB/T 5960—1991 中表1序号11
C类	1	主离合器操纵力	按 JB/T 5960—1991 中表1序号18
	2	脚踏板操纵力	按 JB/T 5960—1991 中表1序号21
	3	变速箱操纵力	按 JB/T 5960—1991 中表1序号19
	4	转向离合器操纵力	按 JB/T 5960—1991 中表1序号20
	5	推土铲自然沉降量	按 JB/T 5960—1991 中表1序号16
	6	推土铲提升速度	按 JB/T 5960—1991 中表1序号17
	7	外观质量	按 JB/T 5960—1991 中表1序号25
	8	涂装质量	按 JB/T 5960—1991 中表1序号24

前　　言

本标准是按照GB/T 1.1—1993《标准化工作导则　第1单元:标准的起草与表述规则　第1部分:标准编写的基本规定》及SN/T 0002—1999《出口机电商品检验标准编写的基本规定》的要求进行编写的。

本标准在制定中参考了国内有关凿岩机产品标准和国外标准,并结合检验检疫行业的特点而编写。

本标准由中华人民共和国国家认证认可监督管理委员会提出并归口。

本标准由中华人民共和国浙江出入境检验检疫局负责起草。

本标准主要起草人:吴志明、徐卸南。

本标准系首次发布的检验检疫行业标准。

中华人民共和国出入境检验检疫行业标准

SN/T 1094—2002

出口手持式、气腿式凿岩机检验规程

Rules for the inspection of hand-held air-leg pneumatic rock drills for export

1 范围

本标准规定了出口手持式、气腿式凿岩机的抽样、检验及检验结果的判定。

本标准适用于出口手持式、气腿式凿岩机的检验。

2 引用标准

下列标准所包含的条文,通过在本标准中引用而构成为本标准的条文。本标准出版时,所示版本均为有效。所有标准都会被修订,使用本标准的各方应探讨使用下列标准最新版本的可能性。

GB/T 2828—1987 逐批检查计数抽样程序及抽样表(适用于连续批的检查)
GB/T 5621—1999 凿岩机械与气动工具 性能试验方法
GB/T 5898—1986 凿岩机械与气动工具 噪声测量方法 工程法
JB/T 1590—1966 凿岩机械与气动工具 产品型号编制方法
JB/T 1674—1994 气腿式凿岩机
JB/T 3576—1999 凿岩机械与气动工具 防锈通用技术条件
JB/T 4041—1994 凿岩机械与气动工具 产品清洁度通用检测方法
JB/T 7165—1993 凿岩机械与气动工具 装配通用技术条件
JB/T 7301—1994 手持式凿岩机
JB/T 7302—1994 凿岩机械与气动工具 产品包装通用技术条件
JB/T 9857—1999 凿岩机械与气动工具 涂漆通用技术条件

3 定义

本标准采用下列定义。

检验批:为实施抽样检验而汇集的、在相同生产条件下生产的同一规格型号的单位产品,称为检验批,简称批。

4 抽样

4.1 抽样条件

提交抽样的批须经厂检合格。

4.2 抽样方案和方法

4.2.1 采用GB/T 2828规定的正常检查一次抽样方案。从正常检查开始,检查严格度按GB/T 2828—1987中4.6.3执行。

4.2.2 样本从批中按一般检查水平 I 随机抽取。

中华人民共和国国家质量监督检验检疫总局2002-03-15批准　　2002-09-01实施

4.2.3 交收检验合格质量水平AQL值的确定

A类不合格:不允许

B类不合格:AQL=4.0

C类不合格:AQL=6.5

5 检验

5.1 检验分类

检验分为型式试验和交收检验。

5.1.1 型式试验

型式试验的试验项目、技术要求及试验方法按GB/T 5621进行。有下列情况之一者,应提拱有效的型式试验报告:

a) 首次出口;

b) 设计、工艺和选材有重大变更时。

5.1.2 交收检验

5.1.2.1 交收检验实行抽样检验,抽样方法见4.2。

5.1.2.2 手持式凿岩机按JB/T 7301的规定执行,其检验项目、质量要求、检验方法及不合格分类见表1。

5.1.2.3 气腿式凿岩机按JB/T 1674的规定执行,其检验项目、质量要求、检验方法及不合格分类见表2。

5.1.2.4 合约无特殊要求时,性能试验项目中噪声、冲击能、清洁度、空转转速及每米岩孔耗气量允许不列入交收检验项目,其余项目均为必检项目。

5.2 检验结果的判定

批中未发现A类不合格,且当B类和C类不合格品数均不大于合格判定数时,判该批为合格批。

表1 手持式凿岩机检验项目及不合格分类

<table>
<tr><th>序号</th><th>检验项目</th><th colspan="2">质量要求</th><th>检验方法</th><th>不合格分类</th></tr>
<tr><td>1</td><td>包装</td><td colspan="2">按JB/T 7302规定及合同要求</td><td>目测</td><td>C</td></tr>
<tr><td>2</td><td>涂漆</td><td colspan="2">按JB/T 9857规定</td><td>目测</td><td>C</td></tr>
<tr><td>3</td><td>标志</td><td colspan="2">型号、名称、基本参数按JB/T 1590和JB/T 7301—1994中3.1及3.2规定</td><td>目测</td><td>C</td></tr>
<tr><td>4</td><td>整机外观及机头、气缸等装配质量</td><td colspan="2">a) 各部位制造良好,不应有毛刺、伤痕等缺陷;
b) 装配质量按JB/T 7165规定</td><td>目测、检具测量</td><td>C</td></tr>
<tr><td rowspan="6">5</td><td rowspan="6">性能试验</td><td rowspan="6">产品在正常润滑条件下,运转应正常,各项性能指标应达到JB/T 7301—1994中表1的规定</td><td>a) 每米岩孔耗气量</td><td rowspan="6">每米岩孔耗气量按JB/T 7301—1994中附录A规定;噪声按GB/T 5898规定;其余项目性能试验方法按GB/T 5621规定</td><td>A</td></tr>
<tr><td>b) 凿岩耗气量</td><td>A</td></tr>
<tr><td>c) 噪声</td><td>A</td></tr>
<tr><td>d) 冲击能</td><td>B</td></tr>
<tr><td>e) 凿岩冲击频率</td><td>B</td></tr>
<tr><td>f) 空转转速</td><td>B</td></tr>
<tr><td>6</td><td>清洁度</td><td colspan="2">按JB/T 7301—1994中4.8规定</td><td>按JB/T 4041规定</td><td>B</td></tr>
<tr><td>7</td><td>防锈</td><td colspan="2">按JB/T 3576—1999中6.4规定</td><td>目测</td><td>C</td></tr>
<tr><td>8</td><td>附件、工具、易损件、配套件</td><td colspan="2">齐全、完整、涂封、包装、质量达到要求</td><td>目测、检具测量</td><td>C</td></tr>
<tr><td>9</td><td>随机技术文件</td><td colspan="2">齐全、完整、正确、统一</td><td>目测</td><td>C</td></tr>
</table>

表 2 气腿式凿岩机检验项目及检验方法

序号	检验项目	质量要求		检验方法	不合格分类
1	包装	按 JB/T 7302 规定及合同要求		目测	C
2	涂漆	按 JB/T 9857 规定		目测	C
3	标志	型号、名称、基本参数按 JB/T 1590 和 JB/T 1674—1994中 3.1 及 3.2 规定		目测	C
4	整机外观及机头、气缸、气腿等装配质量	a) 各部位制造良好,不应有毛刺、伤痕等缺陷; b) 装配质量按 JB/T 7165 规定		目测、检具测量	C
5	性能试验	产品在正常润滑条件下,运转应正常,各项性能指标应达到 JB/T 1674—1994 中表 1 的规定	a) 每米岩孔耗气量	每米岩孔耗气量按 JB/T 1674—1994 中附录 A 规定;噪声按 GB/T 5898 规定;其余项目性能试验方法按 GB/T 5621 规定	A
			b) 凿岩耗气量		A
			c) 噪声		A
			d) 冲击能		B
			e) 凿岩冲击频率		B
			f) 空转转速		B
6	清洁度	按 JB/T 1674—1994 中 4.13 规定		按 JB/T 4041 规定	B
7	防锈	按 JB/T 3576—1999 中 6.4 规定		目测	C
8	附件、工具、易损件、配套件	齐全、完整、涂封、包装、质量达到要求		目测、检具测量	C
9	随机技术文件	齐全、完整、正确、统一		目测	C

6 不合格的处置

6.1 对合格批中的不合格应予以整理。

6.2 不合格批经返工整理后,允许重新提交检验一次。

7 其他

在正常仓储条件下,检验有效期为 12 个月。

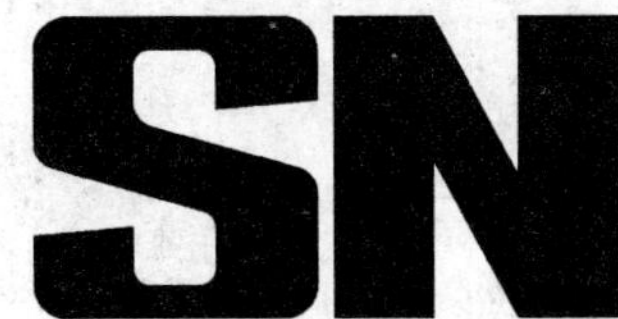

中华人民共和国出入境检验检疫行业标准

SN/T 1359.1—2004

出口纺织机械检验规程　棉精梳机

Rules for inspection of textile machinery for export—Cotton comber

2004-06-01 发布　　　　2004-12-01 实施

中华人民共和国
国家质量监督检验检疫总局　发布

前　言

本标准由国家认证认可监督管理委员会提出并归口。

本标准起草单位：中华人民共和国上海出入境检验检疫局。

本标准主要起草人：谢系文。

本标准系首次发布的出入境检验检疫行业标准。

出口纺织机械检验规程　棉精梳机

1　范围

本标准规定了出口棉精梳机的抽样、检验及检验结果的判定。

本标准适用于出口棉精梳机的检验。

2　规范性引用文件

下列文件中的条款通过本标准的引用而成为本标准的条款。凡是注日期的引用文件，其随后所有的修改单(不包括勘误的内容)或修订版均不适用于本标准，然而，鼓励根据本标准达成协议的各方研究是否可使用这些文件的最新版本。凡是不注日期的引用文件，其最新版本适用于本标准。

GB/T 5226.1—2002　机械安全　机械电气设备　第1部分:通用技术条件(eqv IEC 60204-1:2000)

GB/T 17780—1999　纺织机械安全要求(eqv ISO 11111:1995)

FZ 90001　纺织机械产品包装

FZ/T 90071　纺织机械噪声声压级的测量方法

FZ/T 90074　纺织机械产品涂装

FZ/T 90089.1　纺织机械铭牌　型式、尺寸及技术要求

FZ/T 90089.2　纺织机械铭牌　内容

FZ/T 93046—1997　棉精梳机

JB/T 7929—1999　齿轮传动装置清洁度

3　术语和定义

下列术语和定义适用于本标准。

3.1

检验批　inspection lot

为实施抽样检验汇集的同一规格、型号、在相同生产条件下生产的单位产品，称为检验批，简称批。

3.2

样机　sampling machine

从检验批中随机抽取的单位产品(台)，称为样机。

4　抽样

4.1　抽样条件

交收检验的批必须是生产厂已检验合格的产品。

4.2　抽样方案

采用定量随机抽样方案。

样机数量按每50台随机抽取一台，不足50台的抽检一台。

装箱质量一般按每50台随机抽取一台份的箱数，不足50台的按50台计。

5 检验

5.1 检验分类

检验分为型式检验和交收检验。

5.2 型式检验

生产企业应向检验检疫机构提供有效的型式检验报告。有下列情形之一者,应进行型式检验:

a) 产品首批出口时;

b) 出口产品的结构、原材料或加工工艺等有重大变更时;

c) 检验检疫机构认为有必要时。

棉精梳机的型式检验按 GB/T 17780—1999 中 7.6.5 的要求和 FZ/T 93046—1997 中第 4 章的规定进行。

5.3 交收检验

5.3.1 交收检验为逐批检验。

5.3.2 样机的交收检验:

样机的空运转试验条件应符合 FZ/T 93046—1997 中 5.1.1 的规定。

样机交收检验的检验项目、质量要求及检验方法见表 1。

表 1 检验项目、质量要求和检验方法(一)

<table>
<tr><th>序号</th><th colspan="2">检验项目</th><th>质量要求</th><th>检验方法</th></tr>
<tr><td>1</td><td colspan="2">铭牌</td><td>铭牌所列的型号、规格应符合 FZ/T 90089.1 和 FZ/T 90089.2 的规定</td><td>目测</td></tr>
<tr><td>2</td><td colspan="2">油漆</td><td>油漆涂层应平整、光滑、色泽一致</td><td>按 FZ/T 90074 规定</td></tr>
<tr><td>3</td><td colspan="2">外观</td><td>未经涂装的金属表面不得出现锈蚀现象,并采取可靠的防锈蚀措施</td><td>目测</td></tr>
<tr><td rowspan="4">4</td><td rowspan="4">装配质量</td><td>钳板</td><td>钳板组装后,上下钳板钳唇咬合良好</td><td>在初始咬合状态,用长 150 mm,宽 25 mm,厚 0.05 mm 的新闻纸同时插入上下钳板钳唇的左、中、右三处,纸片不得抽出</td></tr>
<tr><td>传动机件</td><td>各传动机件安装正确;各传动系统润滑良好、无渗漏油现象</td><td>手感、目测</td></tr>
<tr><td>车头油浴箱清洁度[a]</td><td>箱内的清洁度不大于 1 g</td><td>采用 HJ-50 机械油及 148 目/英寸金属丝滤网过滤。取样步骤按JB/T 7929—1999 中 3.2.2 规定</td></tr>
<tr><td>过棉及吸、落棉通道</td><td>表面光滑、不挂纤维</td><td>用棉花擦拭目测</td></tr>
<tr><td rowspan="3">5</td><td rowspan="3">安全质量</td><td>电气系统</td><td>接线正确可靠,线路排列整齐,接线对号清楚;有电气警示标记</td><td>目测</td></tr>
<tr><td>电气安全</td><td>保护接地电路的连续性、绝缘电阻检验和耐压试验等应符合 GB/T 5226.1—2002 中 19.2～19.4 的规定</td><td>用接地电阻仪、兆欧表和耐压试验仪等检测</td></tr>
<tr><td>防护罩壳</td><td>密封良好,安全操作警示标志醒目、明确</td><td>目测</td></tr>
</table>

表 1（续）

序号	检验项目		质量要求	检验方法
6	空运转试验	传动系统	运转平稳，不得出现异常	目测
		可靠性	各监测和自停机构动作正确灵敏	模拟试验
		噪声	空车运转，整机噪声应低于 84 dB(A)	用声级计按 FZ/T 90071 检测
		功率消耗	空车运转时主电机输入功率应符合 FZ/T 93046—1997 中表 2 的要求	用 1.0 级精度的功率表检测
		各轴承温升	不大于 20℃	用点温计检测

[a] 为抽检项目。

5.3.3　交收检验中装箱质量和包装质量的质量要求及检验方法见表 2。

表 2　检验项目、质量要求和检验方法（二）

序号	检验项目	质量要求	检验方法
1	装箱质量	整机装箱固定有效；零部件装箱完整、齐全，装夹合理，排列整齐	目测
		安全可靠、防锈措施有效；随机附件、资料齐全	
2	包装质量	应符合 FZ 90001 的要求	

5.4　检验结果的判定

5.4.1　检验结果符合表 1 和表 2 中规定的，判为合格。

5.4.2　若检验项目中出现表 1 第 4 项装配质量中的车头油浴箱清洁度（当该项被执行检验时）、第 5 项安全质量和第 6 项空运转试验中的噪声中任意一项不合格，即判该批为不合格。

5.4.3　若检验项目中出现表 1 第 4 项装配质量（不含车头油浴箱清洁度项）和第 6 项空运转试验（不含噪声项）中任意一项或几项不合格，可允许对样机作一次调整。调整后，经检验合格，判该批为合格。若经检验仍不合格，则判该批为不合格。

5.4.4　若检验项目中出现表 1 铭牌、油漆和外观中任意一项或几项不合格，须加倍抽取相应的零部件进行检验。经检验合格，判该批为合格。若经检验仍不合格，则判该批为不合格。

5.4.5　若检验项目中出现表 2 装箱质量和包装质量中任意一项或几项不合格，须加倍抽样进行检验。经检验合格，判该批为合格。若经检验仍不合格，则判该批为不合格。

6　不合格的处置

6.1　经检验，被判为合格的批中所发现的不合格品，应予以返工、剔除并用合格品补入。

6.2　经检验，被判为不合格的批须由生产企业负责全数检验，经整修后，重新报验。

7　其他

检验合格有效期为一年。

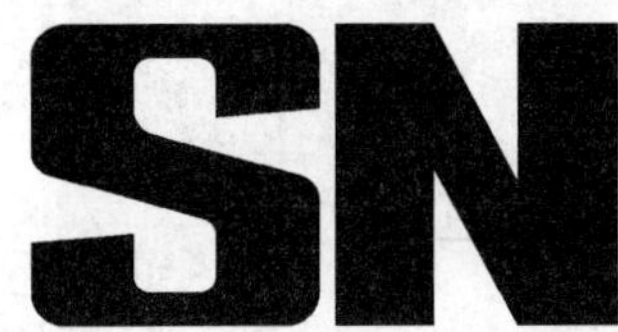

中华人民共和国出入境检验检疫行业标准

SN/T 1359.2—2004

进口纺织机械检验规程　织袜机

Rules for the inspection of textile machinery for import—Socks knitting machine

2004-06-01 发布　　　　2004-12-01 实施

中华人民共和国国家质量监督检验检疫总局　发布

前　言

本标准由国家认证认可监督管理委员会提出并归口。

本标准起草单位:中华人民共和国浙江出入境检验检疫局。

本标准主要起草人:陈强、倪小军、吴健华。

本标准系首次发布的检验检疫行业标准。

进口纺织机械检验规程　织袜机

1 范围

本标准规定了进口织袜机的抽样、检验和检验结果的判定。

本标准适用于具有单针筒或双针筒结构、机械式或电子式程序控制机构的绣花袜机及提花袜机。

2 规范性引用文件

下列文件中的条款通过本标准的引用而成为本标准的条款。凡是注日期的引用文件，其随后所有的修改单(不包括勘误的内容)或修订版均不适用于本标准，然而，鼓励根据本标准达成协议的各方研究是否可使用这些文件的最新版本。凡是不注日期的引用文件，其最新版本适用于本标准。

GB/T 2828.1—2003　计数抽样检验程序　第1部分：按接收质量限(AQL)检索的逐批检验抽样计划

GB 5226.1—2002　机械安全　机械电气设备　第1部分：通用技术条件(eqv IEC 60204-1:2000)

GB/T 7111.6—2002　纺织机械噪声测试规范　第6部分：织造机械(eqv ISO 9902-6:2001)

GB/T 15706.2—1995　机械安全　基本概念与设计通则　第2部分：技术原则与规范

3 术语和定义

下列术语和定义适用于本标准。

3.1

生产考核试验　production check test

按合同规定的生产条件和工艺条件在生产运行中进行的试验。

4 检验

4.1 检验分类

检验分为开箱检验和性能检验，性能检验分为安全环保项目检验和技术性能试验。

4.2 抽样

4.2.1 开箱检验抽样

4.2.1.1 抽样方案及方法

采用GB/T 2828.1正常检查一次抽样方案，取特殊检查水平：S-3。从检验批中随机抽取。

4.2.1.2 接收质量限AQL：

——A类不合格：不允许；

——B类不合格：AQL=10.0；

——C类不合格：AQL=15.0。

4.2.2 性能检验抽样

4.2.2.1 抽样方案及方法

采用GB/T 2828.1正常检查一次抽样方案，取特殊检查水平：S-2。从安装调试结束后的织袜机中按尽量覆盖所有型号的原则抽取。

4.2.2.2 接收质量限 AQL：

——A 类不合格：不允许；

——B 类不合格：AQL=4.0。

4.3 检验内容

4.3.1 开箱检验

按合同、发票、装箱单清点箱数，符合后进行开箱检验，检验项目、不合格内容、检验方法和不合格分类见表 1。

表 1 开箱检验项目、不合格内容、检验方法及不合格分类

序号	检验项目	检验要求	检验方法	不合格分类
1	包装	运输标志、指示标志、警告标志应与合同、提单相符	视检	C
		外包装种类、形式应与合同相符	视检	C
		内包装的防潮、防震、支撑、隔垫及机件固定应符合合同要求	视检	C
2	数量	箱内主机数量应与合同、发票、装箱单相符	视检	A
		箱内配备件数量应与合同、发票、装箱单相符	视检	B
		箱内技术文件齐全	视检	B
3	规格	实际到货规格(型号)应与合同或技术说明书相符	视检	A
4	外观	机身及主要部件无严重锈蚀、变形、开裂、破损	视检	A
		机身及部件无轻度锈蚀、划伤	视检	B

4.3.2 性能检验

4.3.2.1 安全环保项目检验

检验项目、质量要求及检验方法见表 2。

表 2 安全环保检验项目、质量要求及检验方法

序号	检验项目	质量要求	检验方法	不合格分类
1	电击的防护	GB 5226.1—2002 中第 6 章	GB 5226.1—2002 中第 19 章	A
2	电气设备防护	GB 5226.1—2002 中第 7 章	GB 5226.1—2002 中第 19 章	
3	控制系统	GB 5226.1—2002 中第 12 章	GB 5226.1—2002 中第 19 章	
4	起动和停车	GB 5226.1—2002 中10.6、10.7、10.8	GB 5226.1—2002 中第 19 章	
5	标记、警告标志	GB 5226.1—2002 中第 17 章	GB 5226.1—2002 中第 19 章	
6	防护装置	GB/T 15706.2—1995 中第 4 章	检查核对	
7	噪声	整机噪声声压级≤83 dB(A)	GB/T 7111.6—2002 中第 6 章	

4.3.2.2 **技术性能试验**

检验项目、质量要求及检验方法见表3。

表3 技术性能检验项目、质量要求及检验方法

<table>
<tr><th>序号</th><th>检验项目</th><th>质量要求</th><th>检验方法</th><th>不合格分类</th></tr>
<tr><td>1</td><td>使用性能</td><td>袜机转速、功能、产量、效率及合同约定的其他性能指标应符合合同及技术文件的规定</td><td>生产考核试验</td><td rowspan="7">B</td></tr>
<tr><td>2</td><td>断纱自停灵敏度</td><td>断纱、断线或筒管纱线用完,机器停转后,纱线尾端应在穿线板外</td><td>空载试验及负载试验</td></tr>
<tr><td>3</td><td>针筒部件</td><td>织针与针筒、提花针与针筒相互运动后,不应有明显的黑污</td><td>空载试验及负载试验</td></tr>
<tr><td rowspan="2">4</td><td rowspan="2">剪刀架部件</td><td>剪刀剪线轻快,无带丝现象</td><td>空载试验及负载试验</td></tr>
<tr><td>压线脚、簧片等压线性能在调线时,不逃线</td><td>空载试验及负载试验</td></tr>
<tr><td>5</td><td>选针部件</td><td>选针刀片动作正确灵活,刀头与提花针齿径向接触时,应使提花针充分推入针槽内</td><td>空载试验及负载试验</td></tr>
<tr><td>6</td><td>编织部件</td><td>各闸刀座与闸刀架的配合,在行程范围内进出无阻滞现象,横向无明显松动</td><td>空载试验及负载试验</td></tr>
</table>

4.4 **检验结果的判定**

4.4.1 开箱检验时,若A、B、C类不合格数小于或等于相应的合格判定数Ac,则判定开箱检验合格,否则为不合格。

4.4.2 性能检验时,若A、B类不合格数小于或等于相应的合格判定数Ac,则判定性能检验合格,否则为不合格。

5 合格判定

只有开箱检验和性能检验均合格,才判该批合格。

6 不合格的处置

6.1 开箱检验或性能检验不合格,出具检验证书。

6.2 性能检验属安全环保项目检验不合格的,该批不得投入安装使用,所有不合格项目必须给予消除,并再次检验合格后,方准投入安装使用。

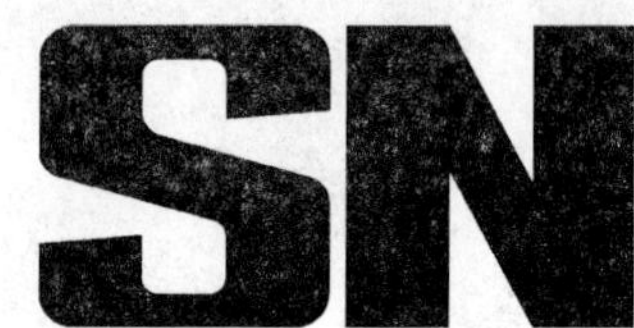

中华人民共和国出入境检验检疫行业标准

SN/T 1359.3—2005

进出口纺织机械检验规程
第3部分：倍捻机

Rules for the inspection of textile machinery for import and export—
Part 3: Two-for-one twister

2005-08-18 发布　　　　2006-02-01 实施

中华人民共和国国家质量监督检验检疫总局　发布

前　言

SN/T 1359《进出口纺织机械检验规程》分为以下几部分：

——第 1 部分：棉精梳机；

——第 2 部分：织床机；

——第 3 部分：倍捻机。

本部分为 SN/T 1359 的第 3 部分。

本部分由国家认证认可监督管理委员会提出并归口。

本部分起草单位：中华人民共和国浙江出入境检验检疫局。

本部分主要起草人：章国标、朱荣、陆五昌、钮隽。

本部分系首次发布的出入境检验检疫行业标准。

引　　言

《进出口纺织机械检验规程》是进出口纺织机械检验的工作依据，对进出口纺织机械检验起到指导和规范作用。

随着我国加入世界贸易组织(WTO)和《商检法》的修订，进出口商品检验工作模式发生了很大的变化，为适应形势和变化，国家检验检疫主管部门组织建立了检验检疫标准体系。

本部分属检验检疫标准体系的第四层(机电检验专业标准体系第三层)——个性标准，为纺织机械检验规程特殊要求。

进出口纺织机械检验规程
第3部分:倍捻机

1 范围

SN/T 1359 的本部分规定了进出口倍捻机的要求、检验及判定。

本部分适用于进出口长丝、短纤维、真丝倍捻机的检验。

2 规范性引用文件

下列文件中的条款通过 SN/T 1359 本部分的引用而成为本部分的条款。凡是注日期的引用文件,其随后所有的修改单(不包括勘误的内容)或修订版均不适用于本部分,然而,鼓励根据本部分达成协议的各方研究是否可使用这些文件的最新版本。凡是不注日期的引用文件,其最新版本适用于本部分。

GB 5226.1—2002 机械安全 机械电气设备 第1部分:通用技术条件(idt IEC 60204-1:2000)

GB/T 17780—1999 纺织机械安全要求(eqv ISO 11111:1995)

GB 18209.2 机械安全 指示、标志和操作 第2部分:标志要求(idt IEC 61310-2:1995)

FZ/T 96021 倍捻机

SN/T 0002 进出口机电商品检验规程编写的基本规定

3 术语和定义

SN/T 0002 确立的以及下列术语和定义适用于 SN/T 1359 的本部分。

3.1

模式 mode

事物或活动的标准样式。

3.2

检验监管模式 mode of inspection and administration

依据《商检法》和相关国际通用合格评定程序的要素或其组合的标准样式。

3.3

抽样检验模式 mode of sampling inspection

按国家技术规范的强制性要求,对进出口商品逐批或抽批实施抽样、检验和检查的合格评定活动。

3.4

检验批 inspection lot

相同条件下生产,相同规格型号的同一批产品为一检验批,简称批。

4 总要求

倍捻机的机械安全防护应满足 GB 18209.2、GB 17780 的规定,电气安全方面应满足 GB 5226.1 的规定,性能方面应满足 FZ/T 96021 的规定。适用时应考虑使用国(地区)差异。

5 检验

5.1 检验监管模式

倍捻机检验选用抽样检验模式。

5.2 检验方式

抽样检验模式的检验方式为：

a） 型式试验报告审核加抽批抽样检验；

b） 逐批抽样检验。

5.3 型式试验报告审核

5.3.1 审核内容

检查型式试验报告。型式试验报告应合格有效，内容应包括但不限于如下标准的适用要求：

——GB/T 17780；

——GB 18209.2；

——FZ/T 96021；

——GB 5226.1。

5.3.2 审核结果的判定

若型式试验报告合格有效，内容完整，则判审核合格。

5.4 抽样检验

5.4.1 抽样

采用定量随机抽样方案。每10台产品抽取样机1台，不足10台按10台计算。样品从整批产品中随机抽取。

5.4.2 检验项目和要求

逐批抽样检验及抽批抽样检验的类别、检验项目、质量要求及检验方法见表1。

表1 抽样检验类别、检验项目、质量要求及检验方法

类别	检验项目	质量要求	检验方法
电气	保护接地电路	应符合 GB 5226.1—2002 中 19.2 的规定。	测试
	绝缘电阻	应符合 GB 5226.1—2002 中 19.3 的规定。	测试
	耐压试验	应符合 GB 5226.1—2002 中 19.4 的规定。	测试
	残余电压的防护	应符合 GB 5226.1—2002 中 19.5 的规定。	检查
	功能试验	应符合 GB 5226.1—2002 中 19.6 的规定。	核查
	导线的标识	应符合 GB 5226.1—2002 中 14.2 的规定。	检查
	起动和停车	应符合 GB/T 17780—1999 中 5.2.3 的规定。	检查、核查
机械	外观	光滑平整、避免尖锐的角、棱和突出物。	检查
	驱动和传动装置的防护罩	应符合 GB/T 17780—1999 中 6.1 的规定	检查、核查
	辊筒	应符合 GB/T 17780—1999 中 6.4 的规定。	检查
	旋转轴	应符合 GB/T 17780—1999 中 6.5 的规定	检查
	特殊操作	应符合 GB/T 17780—1999 中 5.4 的规定	检验、核查
	除锭子喂入罗拉锭翼导丝杆及假捻装置外的危险零件的安全防护装置	应符合 GB/T 17780—1999 中 5.3.1.2 的规定。	检查、核查
标志	标志	应符合 GB 18209.2 的规定。	检查
	铭牌、技术文件内容	应与产品、合同相符。	检查
技术文件	指导手册、标记	应符合 GB 17780—1999 中第 14 章的规定。	检查
注1：在进行耐压试验时，对不适宜经受耐压试验的元器件可不做该项试验。 注2：以上项目如与使用国(地区)技术法规有差异，按使用国(地区)技术法规检验。			

5.4.3 抽样检验的结果判定

若抽样检验没有发现不合格项，则判抽样检验合格；否则判抽样检验不合格。

5.5 检验结果的判定

无论采取何种检验方式，只有该检验方式中全部检验合格，方可判该批合格，否则判该批不合格。

6 不合格的处置

不合格批经技术处理后，重新检验仍不合格或无法技术处理的，出口批不允许出口；进口批不允许销售、使用。

出口批只允许重新检验一次。

ICS 97.220
Y 57

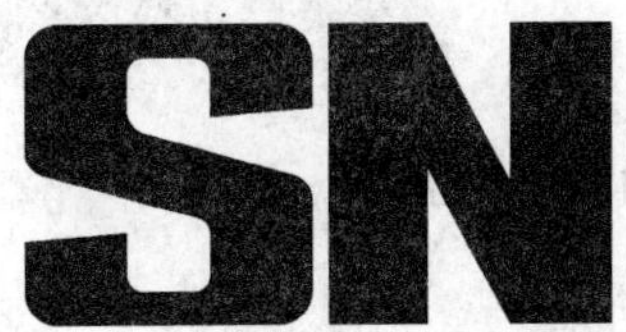

中华人民共和国出入境检验检疫行业标准

SN/T 1365—2004

进出口滑板车机械安全性能检验规程

Rules for mechanical safety performance inspection of scooters for import and export

2004-06-01 发布　　　　2004-12-01 实施

中华人民共和国国家质量监督检验检疫总局　发布

前　言

本标准由国家认证认可监督管理委员会提出并归口。

本标准由中华人民共和国广东出入境检验检疫局负责起草。

本标准主要起草人：吴胜丰、郭仁宏、陈华发、黄宇斌、杜展猷。

本标准系首次发布的检验检疫行业标准。

进出口滑板车机械安全性能检验规程

1 范围

本标准规定了进出口滑板车的抽样、检验和检验结果判定。

本标准适用于进出口普通二轮带把手滑板车的检验。

本标准不适用于链条式和电动式滑板车。

2 规范性引用文件

下列文件中的条款通过在本标准中引用而成为本标准的条款。凡是注日期的引用文件，其随后所有的修改单(不包括勘误的内容)或修订版均不适用于本标准。然而，鼓励根据本标准达成的协议的各方研究是否可使用这些文件的最新版本。凡是不注日期的引用文件，其最新版本适用于本标准。

GB 14746—1993 儿童自行车安全要求

3 术语和定义

本标准采用下列术语和定义。

3.1

检验批 inspection lot

为实施抽样检验汇集的同一规格、型号，在相同生产条件下生产的单位产品或同一进口合同、同一提单到货的单位产品称为检验批，简称批。

3.2

强度安全项目 strength safety item

指用以检验部件在瞬间冲击力或恒定静负荷作用下，抵抗变形或破坏的能力的项目。

3.3

其他安全项目 other safety item

指由于装配、尺寸、精度、标记等所致的安全项目。

4 要求

4.1 总则

4.1.1 锐边

在正常骑行、搬运和维修时，骑行者的身体部分如手、脚等可能碰触到的外露边沿均不应有锐边。

4.1.2 突出物

组装后的任何突出物其长度超过 8 mm 的，尾端应有半径不小于 6.3 mm 的圆角，其突出端的大端尺寸应大于 12.7 mm，小端尺寸应大于 3.2 mm。

车把上除把套、手闸外不应有其他的突出物。

螺钉的外露突出部分，在旋紧配合后，其突出长度应不大于其外径尺寸。

4.2 车闸

4.2.1 制动系统

滑板车应装有一个制动系统，并应符合 4.2.2～4.2.3 的有关要求。

4.2.2 手闸

4.2.2.1 闸把位置

手闸应安装在把横管上，具体位置可按其使用国的习惯。

4.2.2.2 闸把尺寸

最大的握距尺寸 d 如图 1 所示，测量时由闸把外表面量到把横管把套的外表面，在 A、B 两点之间不应超过 65 mm，在 B、C 两点之间不应超过 80 mm。

注：对可调式闸把，在其调节范围内应能达到这些尺寸。

4.2.2.3 线闸部件

制动系统应操作灵活，没有阻滞，闸线尾套应装有一个能承受 20 N 拉脱力的防护套。

4.2.2.4 制动性能

按 7.1.1 规定的方法试验时，在车闸上施加 90 N 的力，制动力不应小于 50 N。

4.2.3 脚闸

4.2.3.1 脚闸位置

车闸安装于后轮的上方。

4.2.3.2 脚闸尺寸

其长度应不短于车轮中心垂线部，如图 2 所示。

4.2.3.3 制动性能

按 7.1.2 规定的方法试验时，在车闸上施加 90 N 的力，制动力不应小于 50 N。

4.3 车把

4.3.1 把横管

把横管总宽度应在 330 mm±50 mm 之间，把横管末端应装有把套，它们应能承受 70 N 的拉脱力。无论是活动式把横管还是固定式把横管，按 7.2 规定的方法试验时，不应有肉眼能见之破损。

4.3.2 把立管

在把立管上应有一个可靠的永久性装置来保证其最大伸展高度，并带有一个锁定装置。

4.4 车架/前叉组合件

4.4.1 落重试验

按 7.3 规定的方法试验时，不应有肉眼能见之裂纹，前后轴中心线之间测得的永久性变形不应超过 10 mm。

4.4.2 跌落试验

按 7.4 规定的方法试验时，不应有肉眼能见之裂纹。

4.4.3 静负荷试验

按 7.5 规定的方法试验时，不应有肉眼能见之裂纹，滑板车平面上测得的永久性变形不应超过 5 mm。

4.5 锁定装置

4.5.1 锁定装置应能清晰地表明机构是处于松脱还是锁紧位置。

4.5.2 锁定装置应能承受 250 N 的锁紧力，机构不应断裂或有永久变形。

4.5.3 锁定装置处于锁紧状态时，沿松动方向松开板杆，所需的力不应小于 50 N。

4.6 折叠、伸缩机构

4.6.1 每个折叠、伸缩机构均应具有一个锁定装置。

4.6.2 折叠、伸缩机构不能有超过 5 mm 的缝隙或孔洞。

4.6.3 折叠、伸缩机构锁紧后，以最不利点沿折叠、伸缩方向施加 250 N 的力，1 min 后折叠、伸缩机构应无相对位移。

5 抽样

5.1 抽样条件

提交检验的产品,必须厂检合格包装完整。

5.2 抽样方案

5.2.1 型式试验抽样方案

型式试验其抽样样本数、判定数组按表1执行。

表1 型式试验抽样方案

项目类别	样本数	判定数组
强度安全项目	2	0,1
其他安全项目	4	0,1

5.2.2 抽查检验抽样方案

抽查检验其抽样样本数、判定数组按表2执行。

表2 抽查检验抽样方案

项目类别	样本数	判定数组
其他安全项目	8	0,1

6 检验

6.1 检验分类

检验分型式试验和抽查检验。

6.2 型式试验

6.2.1 有以下情况之一者,应进行型式试验:

a) 首批进出口或一年以上未进出口而再次进出口;

b) 产品的结构、材料、工艺、配套件生产厂有较大变动时;

c) 合同或信用证要求出具检验证书时。

6.2.2 型式试验的检验项目,检验依据按表3执行。

6.3 抽查检验

6.3.1 抽查检验前,委托方应提供有效的型式试验报告并提交厂检合格单。

6.3.2 抽查检验的检验项目,检验依据按表3执行。

表3 检验项目、检验依据及检验方式

序号	检验项目	检验依据	检验方式	
			型式试验	抽查检验
1	锐边	GB 14746—1993 3.1.1	√	√
2	突出物	GB 14746—1993 3.1.2	√	√
3	车闸位置	4.2.2.1、4.2.3.1	√	√
4	车闸尺寸	4.2.2.2、4.2.3.2	√	√
5	制动性能	4.2.2.4、4.2.3.3	√	
6	把横管	4.3.1	√	
7	把立管	4.3.2	√	√

表 3（续）

序号	检验项目	检验依据	检验方式	
			型式试验	抽查检验
8	落重试验	4.4.1	√	
9	跌落试验	4.4.2	√	
10	静负荷试验	4.4.3	√	
11	锁定装置	4.5	√	√
12	折叠、伸缩机构	4.6	√	√

7 试验方法

7.1 制动性能试验

7.1.1 手闸

这项试验应在成车上进行，在确保制动系统调节正确之后，将滑板车紧固在合适的固定装置上，并将制动力的测量装置安装在后轮上，如图 3，于闸把末端 25 mm 处垂直于把横管的把套施加 90 N 的力，通过测力计沿车轮圆周的切线方向，向前平衡地拉动车轮，在车轮拉转半周后，一方面仍保持对车轮平衡的拉力，一方面读得其制动力。

7.1.2 脚闸

这项试验应在成车上进行，将滑板车紧固在合适的固定装置上，并将制动力的测量装置安装在后轮上，如图 4，在制动方向上对车闸施加 90 N 的力，通过测力计沿车轮圆周的切线方向，向前平衡地拉动车轮，在车轮拉转半周后，一方面仍保持对车轮平衡的拉力，一方面读得其制动力。

7.2 把横管力矩试验

将车把按正常使用安装好后，在把横管两边同时施加 110 N 的力，其方向和施力点务使把横管的接合处受到的力矩为最大。如果该施力点在把横管的末端，则应尽实际的可能将力尽量施加在把横管末端处，但不管怎样，施力点不应离开末端 15 mm 以上，见图 5。

7.3 落重试验

这项试验应在车身/前叉/前轮组合件上进行，两轴中心线之间的距离应予测定，将车身/前叉/前轮组合件垂直地夹紧在后轴刚性支承连接点上，如图 6 所示，质量为 22.5 kg 的重锤垂直地从 50 mm 高度处落下，对准前轮中心的方向冲击在前轮上。

7.4 跌落试验

这项试验应在车身/前叉/前轮组合件上进行，将组合件支承在后轴装接点处，使组件能绕后轴在垂直平面中转动。前轮搁在一平钢钻上，使车身处于正常使用位置。在两轮之间中点位置车身上固定 30 kg的重物，将组件绕后轴转动，使前轮与钢钻的垂直高度为 30 mm 时，再让其自由落下冲击在钢钻上，如图 7 所示。

7.5 静负荷试验

这项试验应在成车上进行，将滑板车置于专用夹具上，在滑板车上平面中心处放置 100 kg 重荷，经 24 h 后，测量滑板车上平面的永久变形量，如图 8 所示。

8 检验结果的判定

根据表 3 规定的检验项目、检验依据，型式试验按表 1 规定的抽样方案，抽查检验按表 2 规定的抽样方案，无论是型式试验还是抽查检验，只有当各对应检验项目均判定合格时，才能判定型式试验或抽查检验合格。

9 不合格的处置

9.1 型式试验不合格后的处置

9.1.1 若本周期的型式试验不合格，该型式试验所代表的产品应暂停提交抽查检验，直到经整改消除不合格原因后重新进行型式试验。

9.1.2 重新进行型式试验时，可仅对不合格项目进行检验。

9.2 抽查检验不合格后的处置

9.2.1 对不合格批，出口产品由生产企业返工整理，附返工整理报告，可再检验一次。进口产品直接出具不合格报告。

9.2.2 出口产品再次检验时，可仅对不合格项目和返工整理中可能受到损害的项目进行检验。

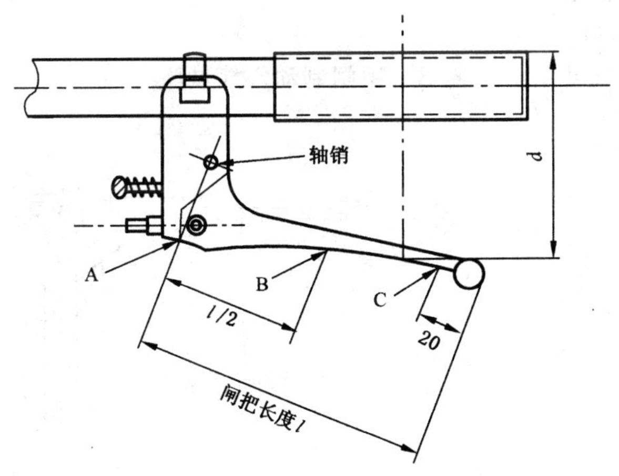

图 1 手闸尺寸

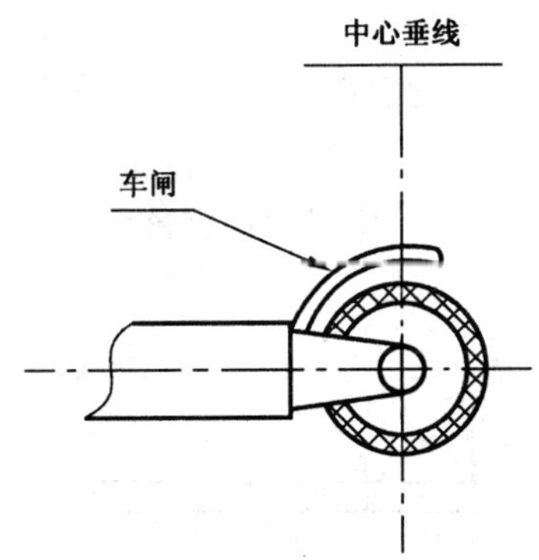

图 2 脚闸尺寸

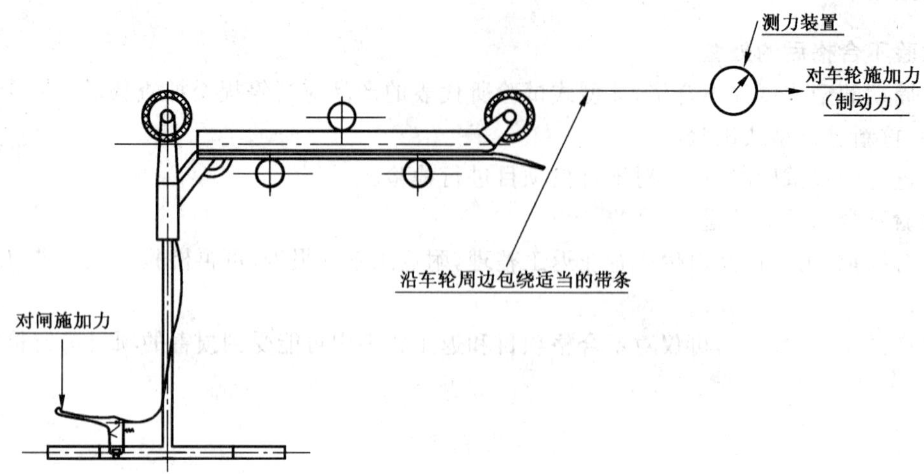

图 3 手闸制动性能试验

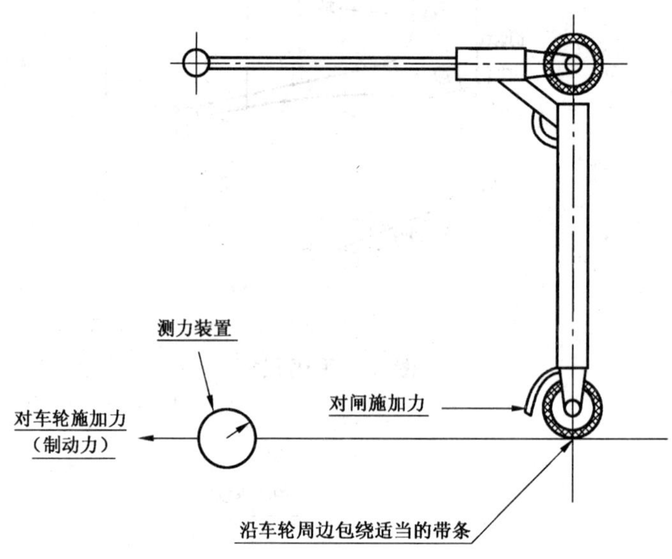

图 4 脚闸制动性能试验

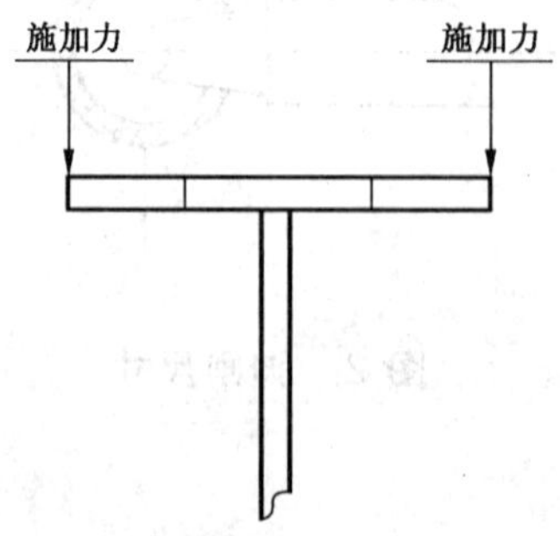

图 5 把横管力矩试验

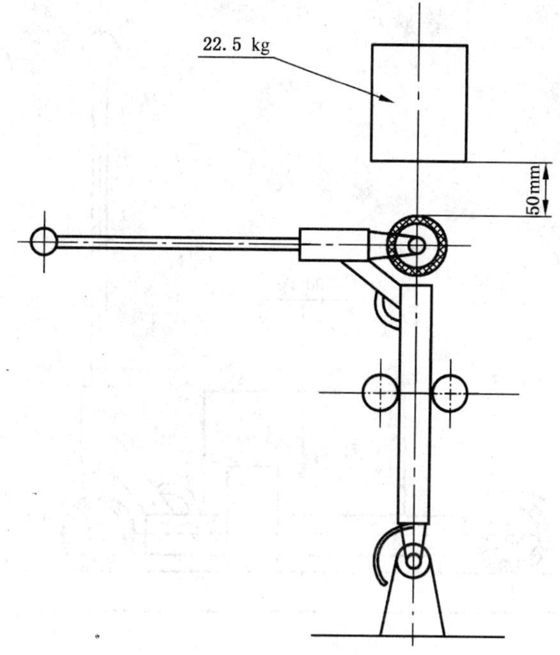

图 6　落重试验

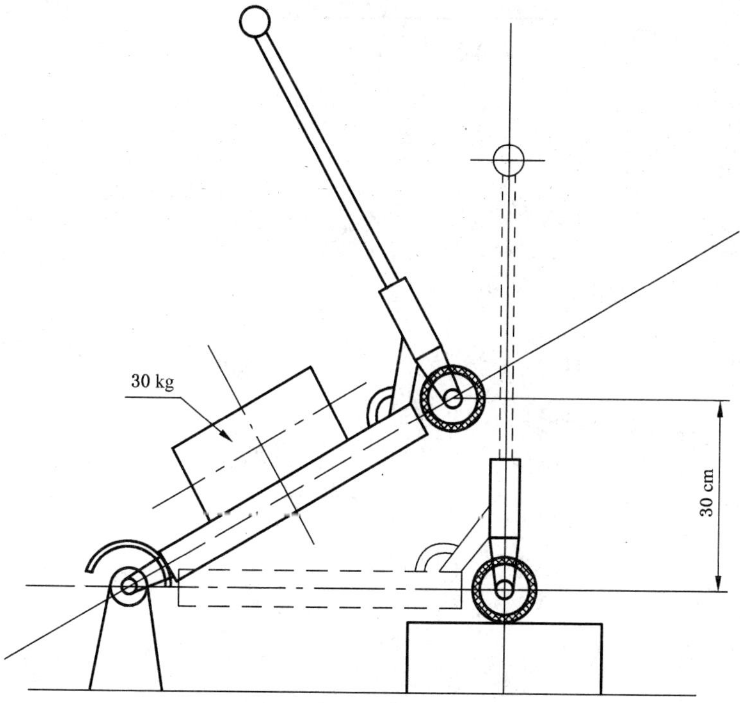

图 7　跌落试验

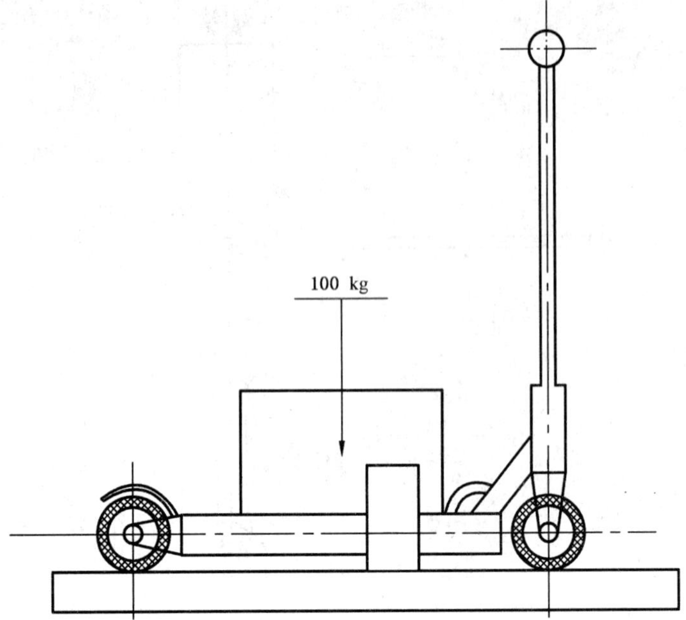

图 8　静负荷试验

ICS 25.120.10
J 62

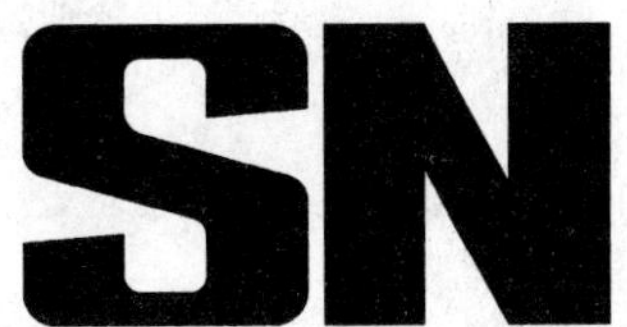

中华人民共和国出入境检验检疫行业标准

SN/T 1406—2004

进出口剪板机检验规程

Rules for the inspection of plate shear for import and export

2004-06-01 发布 2004-12-01 实施

中华人民共和国国家质量监督检验检疫总局 发布

前　　言

本标准由国家认证认可监督管理委员会提出并归口。

本标准由中华人民共和国黄石出入境检验检疫局负责起草。

本标准主要起草人:李逊、张伟。

本标准系首次发布的出入境检验检疫行业标准。

进出口剪板机检验规程

1 范围

本标准规定了进出口剪板机的抽样、检验、检验结果判定以及不合格处置的方法。

本标准适用于一般用途的进出口剪板机的检验。

2 规范性引用文件

下列文件中的条款通过本标准的引用而成为本标准的条款。凡是注日期的引用文件，其随后所有的修改单(不包括勘误的内容)或修订版均不适用于本标准，然而，鼓励根据本标准达成协议的各方研究是否可使用这些文件的最新版本。凡是不注日期的引用文件，其最新版本适用于本标准。

GB/T 191—2000 包装储运图示标志(eqv ISO 780:1997)

GB 5226.1—2002/IEC 60204-1:2000 机械安全 机械电气设备 第1部分:通用技术条件

GB/T 14404—1993 剪板机 精度

GB/T 15706.2—1995 机械安全 基本概念与设计通则 第2部分:技术原则与规范

JB/T 3623 锻压机械噪声测量方法

JB/T 5197—91 剪板机 技术条件

JB/T 8356.1 机床包装 技术条件

JB 8781—1998 剪板机 安全技术要求

JB 9969—1999 棒料剪断机、鳄鱼式剪断机、剪板机噪声限值

3 检验

3.1 检验分类

检验分为型式试验和交收检验。

3.1.1 型式试验

——首次出口的剪板机应进行型式试验。

——型式试验有效期(一般5年)已满的出口剪板机应重新进行型式试验。

——机床结构、材料、工艺或主要零部件有重大变更的，应进行型式试验。

——必要时，受检进口剪板机应提供合格的型式试验报告。

3.1.2 交收检验

进出口剪板机的交收检验为逐批抽样检验。

抽样检验的项目、内容、技术要求、检验方法见检验项目表1。表中检验项目(1)为应检项，检验项目(2)、(3)、(4)若合同或技术文件未作规定的按本表1规定检验，若合同或技术文件有明确规定的按其规定检验。

3.2 抽样

3.2.1 抽样条件

提交检验的进出口剪板机应是符合合同要求，且生产方检验合格的产品。

3.2.2 抽样方案

标准与合同中涉及安全、卫生、环境保护的检验项目逐台进行检验，标准与合同中规定的一般检验项目每一种规格型号按10%进行抽样检验，但不少于1台。

表 1 检验项目表

检验项目	检 验 内 容	技 术 要 求	检 验 方 法
(1) 人身安全	1. 电击的防护	应符合 GB 5226.1—2002 中第 6 章的规定	目测
	2. 保护接地电路连续性、绝缘电阻、耐电压	应符合 GB 5226.1—2002 中 19.2、19.3、19.4 的规定	按该标准方法检测
	3. 储能容器	随机储能器应符合国家压力容器安全标准的规定，提供国家认可的压力容器检测单位的检验合格证	验证检查
	4. 传动与操作控制系统的安全性	应符合 JB 8781—1998 中第 4、5 章的规定	目测
	5. 操作危险区的安全防护	应符合 JB 8781—1998 中第 8 章的规定	目测
	6. 机器噪声	应符合 JB 9969—1999 中第 5 章的规定	按 JB/T 3623 规定检测
	7. 安全标志与指示	应符合 JB 8781—1998 中第 9 章的规定	目测
(2) 几何精度与工作精度	1. 刀片刃口间隙的均匀度	应符合 GB/T 14404—1993 中 G1 的规定	按该标准的方法检测
	2. 下刀片和档料器间的平行度	应符合 GB/T 14404—1993 中 G2 的规定	按该标准的方法检测
	3. 与下刀片贴合的垂直支承面对上刀架行程的平行度	应 GB/T 14404—1993 中 G3 的规定	按该标准的方法检测
	4. 与上刀片贴合的垂直支承面对上刀架行程的平行度	应符合 GB/T 14404—1993 中 G4 的规定	按该标准的方法检测
	5. 数控剪板机位置精度	后挡料及其他定位精度和重复定位精度应符合出厂技术文件或合同的规定	按该技术文件规定的方法检测
	6. 试件的直线度	应符合 GB/T 14404—1993 中 P1 的规定	按该标准的方法检测
	7. 试件的平行度	应符合 GB/T 14404—1993 中 P2 的规定	按该标准的方法检测
(3) 结构与性能	1. 基本性能	上刀架运行应规范、灵活与可靠，在单次行程时不应出现连续行程；压料装置及各种调整机构应灵活、可靠：各种指示器、计数器应准确；机械传动、液压、气动、润滑、电气装置应灵敏，可靠；后挡料锁紧机构和各种联锁保护装置应牢固、灵敏、可靠	目测
	2. 油、气的渗漏	液压、气动、润滑系统不应有渗漏现象	目测
	3. 负荷试验	每台剪板机应进行二次满负荷试验，试验时，应剪切厚度和长度分别为可剪板厚和可剪板宽，σ_b 为 450 MPa 的金属板材	目测
	4. 装配质量	剪板机应按装配工艺规程进行装配，不应装入图样未规定的垫片、套等零件	目测
		重要的固定结合面应紧密贴合，用塞尺检验只允许局部插入，插入深度不应大于宽度的 20%，插入部分累计不大于可检长度的 10%	用 0.05 mm 塞尺检测

表 1（续）

检验项目	检 验 内 容	技 术 要 求	检 验 方 法
(4) 外观与包装	1. 油漆	油漆表面应平整光滑，色泽均匀一致，不应有严重的流挂、漆雾、起皮、发白等现象；油漆表面不应有严重的误漆、漏漆现象； 不同颜色的油漆应界限分明，不互相污染； 不应有严重褪色、剥落现象	目测
	2. 外观要求	机床表面不应有图样未规定的凸起、凹陷和粗糙不平及其损伤；主要零、部件外露加工表面不应有磕碰、划伤及锈蚀痕迹：表面镀件、发蓝件、发黑件的保护层不应脱落、褪色；各接合面的边缘要整齐、匀称，不应有明显的错位；管、线系统应整齐、美观，不应与其他零、部件发生磨擦或碰撞。 不应有严重的外观缺陷	目测
	3. 附件与防锈	随机附件(工具、备件、配套件)应符合合同和装箱单的要求； 零部件和附件的外露加工表面的防锈油、脂其油膜应完整、均匀，无孔洞、无漏涂和流挂等现象，防锈纸包贴应紧密、整齐、美观，不应存在严重锈蚀	目测
	4. 包装质量	包装箱应结构合理、牢固完好、外表平整、防潮、防震，并适合长途运输和多次装卸要求；包装储运图示标志应符合 GB/T 191 规定，箱内剪板机应集载合理、固定牢靠、不应错装和漏装	目测
	5. 随机文件	机床随机技术文件应符合 GB/T 15706.2—1995 中 5.5 的规定	目测

4 检验结果的判定

4.1 合格判定

所有检验项目与内容符合相关技术要求的，该检验批判定为合格。

4.2 不合格判定

有一项以上(含一项)检验内容不符合相关技术要求的，该检验批判定为不合格。

5 不合格的处置

5.1 对不合格的出口剪板机，生产方应进行返工整理，并允许重新报验一次，经重新检验仍不合格时，不准出口。

5.2 对不合格的进口剪板机，应要求相关方人员对不合格问题进行有效的技术处理，方能进行销售、使用。

不合格问题得不到处理或处理不了的不准销售、使用。

6 其他

在正常仓储条件下，检验结果的有效期为 12 个月。

ICS 97.220
Y 57

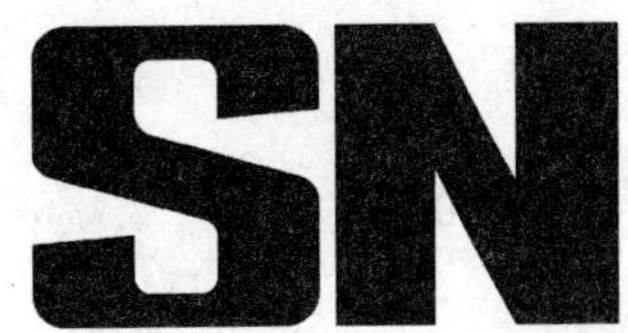

中华人民共和国出入境检验检疫行业标准

SN/T 1428—2004

进出口电动滑板车检验规程

Rules for the inspection of the import and export electric scooter

2004-06-01 发布 2004-12-01 实施

中华人民共和国
国家质量监督检验检疫总局 发布

前　言

本标准由国家认证认可监督管理委员会提出并归口。

本标准主要起草单位:中华人民共和国浙江出入境检验检疫局。

本标准主要起草人:支绍群、王银光、姜琦。

本标准系首次发布的出入境检验检疫行业标准。

进出口电动滑板车检验规程

1 范围

本标准规定了进出口电动滑板车的抽样、检验和检验结果的判定。

本标准适用于进出口电动滑板车的检验。

2 规范性引用文件

下列文件中的条款通过本标准的引用而成为本标准的条款。凡是注日期的引用文件，其随后所有的修改单(不包括勘误的内容)或修订版均不适用于本标准，然而，鼓励根据本标准达成协议的各方研究是否可使用这些文件的最新版本。凡是不注日期的引用文件，其最新版本适用于本标准。

GB/T 2828.1—2003 计数抽样检验程序 第1部分：按接收质量限(AQL)检索的逐批检验抽样计划

GB 3565—1993 自行车安全要求

GB 17761—1999 电动自行车通用技术条件

3 术语和定义

下列术语和定义适用于本标准。

3.1

电动滑板车 electric scooter

以蓄电池为动力能源，由直流电机驱动，不能人力骑行，用于休闲、娱乐、代步的低速车辆。

3.2

检验批 inspection lot

为实施抽样检验而汇集的、同合同、同类型在基本相同的生产条件下生产的单位产品，称为检验批，简称批。

3.3

抽查检验 random inspection

随机抽取检验批所进行的交收检验。

4 检验

4.1 检验方式

检验分为型式试验和抽查检验。

4.2 抽样

4.2.1 抽样条件

4.2.1.1 型式试验

型式试验样本的抽取可在批的形成中或形成之后，所抽取的样本应能代表周期的制造技术水平。

4.2.1.2 抽查检验

抽查检验样本的抽取应在批形成之后。

4.2.2 抽样方案

4.2.2.1 型式试验

型式试验的样品为4台，样品从需检验的产品中随机抽取。

4.2.2.2 **抽查检验**

4.2.2.2.1 **抽样方案和检查水平**

按 GB/T 2828.1 一次正常抽样方案的规定执行，检查水平为特殊检查水平 S-3。

4.2.2.2.2 **接收质量限 AQL**

接收质量限 AQL 为：

a) A 类不合格：不允许；

b) B 类不合格：AQL=6.5；

c) C 类不合格：AQL=15。

4.3 **型式试验**

4.3.1 有下列情况之一时，应进行型式试验：

a) 首次进口或出口时；

b) 当产品结构、材料、工艺或主要配套件变更，可能对产品的性能产生影响时；

c) 质量不稳定，连续 3 次抽查检验不合格。

4.3.2 型式试验项目包括表 1 规定的全部检验项目。

4.4 **抽查检验**

抽查检验项目、质量要求、检验方法及不合格分类见表 1。

表 1 检验项目、质量要求、检验方法及不合格分类

序号	检验项目	质量要求	检验方法	不合格分类	检验方式	
					型式试验	抽查检验
1	最高车速	最高车速不应大于 30 km/h	按 GB 17761—1999 中 6.1.1 进行	A	√	√
2	制动性能	最高车速≤20 km/h 的电动滑板车，以最高车速行驶时，其干态制动距离应不大于 4 m。最高车速≥20 km/h 的电动滑板车，以 20 km/h速度行驶时，其干态制动距离应不大于 4 m	按 GB 17761—1999 中 6.2.1 进行	A	√	√
3	电气安全	应对其电器系统采取防雨措施，车体和电器部件的外壳均不应带电，其绝缘电阻≥2 MΩ；充电器经 1 500 V（基本绝缘），3 750 V（加强绝缘），50 Hz 交流电，历时 1 min试验，不闪络，不击穿	视检，用耐压试验仪进行检验	A	√	√
4	车架、前叉、车把组合件强度	静负荷 2 000 N 试验后，车架、前叉、车把组合件不应有肉眼能见的裂纹，组合件前、后轴中心线之间不应有永久变形	按 GB 3565—1993 中 24.1.2	A	√	
5	续行里程	每 12 Ah 蓄电池，一次充电后的续行里程应不小于 8 km	按 GB 17761—1993 中 6.1.4 进行	B	√	
6	最大骑车噪声	以最高速作电动匀速行驶时的噪音应不大于 62 dB(A)	按 GB 17761—1993 中 6.1.5 进行	B	√	
7	电动机功率	电动机的功率应不大于额定输出功率的 20%	按 GB 17761—1993 中 6.1.7 进行	B	√	√
8	蓄电池标称电压	标称电压应不大于 DC48 V	按 GB 17761—1993 中 6.2.8.4 进行	B	√	√
9	制动断电装置	在制动时应能自动切断电源	按 GB 17761—1993 中 6.2.8.5 进行	B	√	√

表 1（续）

序号	检验项目	质　量　要　求	检验方法	不合格分类	检验方式	
					型式试验	抽查检验
10	欠压、过流保护功能	具有欠压、过流保护功能和短路保险装置	按 GB 17761—1993 中 6.2.8.6 进行	B	√	√
11	折叠机构	支起、折叠方便，锁紧装置牢固可靠	视检、感官检验	B	√	√
12	车轮静负荷	按 GB 17761 中 5.2.4.1 要求	按 GB 17761—1993 中 6.2.4.1 进行	B	√	
13	鞍座调节夹紧强度	按 GB 17761 中 5.2.6.2 要求	按 GB 17761—1993 中 6.2.6.2 进行	B	√	
14	蓄电池密封性	应有良好的密封性，不应有渗漏现象	视检	B	√	√
15	电器部件	电器系统应安装到位，极性正确，电器配线应与电流量相适应，以确保电动行驶时的安全、可靠。灯光、指示灯能正常点亮	视检、测量	C	√	√
16	装配质量	组装正确，无错装和漏装；各紧固件应紧固到位，各转动部件应运转灵活；各对称部件应与车架中心面左右对称，不得有明显的倾斜；不动件不允许与运动件相碰撞；变速装置应操作灵活，变速时均匀可靠；前后轮中心面相对偏差不大于 10 mm；鞍管有表示最少插入深度的安全线	视检、感官检验	C	√	√
17	总体外观	各外露零部件的表面应清洁，无污渍，无锈蚀	视检、感官检验	C	√	√
18	表面电镀件	按 GB 17761 中 5.4 b)要求	视检、感官检验	C	√	√
19	表面油漆件	按 GB 17761 中 5.4 c)要求	视检、感官检验	C	√	√
20	表面铝合金件	按 GB 17761 中 5.4 d)要求	视检、感官检验	C	√	√
21	塑料件	塑料件的表面应色泽均匀，无明显的飞边、划伤、裂纹和凹陷	视检、感官检验	C	√	√
22	商标、贴花、标记	商标、贴花、标记应粘贴牢固，图案完整、清晰，位置正确	视检、感官检验	C	√	√
23	说明书要求	说明书应包括如下内容： 1. 在仔细阅读说明书、了解电动滑板车的性能之前，不要使用电动滑板车；不要借给不会操纵电动滑板车的人骑行； 2. 在使用电动滑板车前应检查车把、鞍座、鞍管和车轮的紧固件是否旋紧，折叠机构的锁紧装置是否锁紧，应注意鞍管的安全线；应检查车闸是否有效； 3. 车闸的调整和对闸皮调换的建议； 4. 电动机、控制器、蓄电池的正确使用和保养方法； 5. 充电器的正确、安全使用方法； 6. 有关的技术参数和性能指标	视检、感官检验	C	√	√

4.5 检验结果的判定

4.5.1 型式试验

4.5.1.1 型式试验结果符合下列要求的，判为合格：

a) A类检验项目应全部达到本标准要求；

b) B类检验项目应有九项以上(包括九项)达到本标准要求；

c) C类检验项目应有六项以上(包括六项)达到本标准要求；

d) 上述b)、c)二项不合格项整改后经检验全部合格。

4.5.1.2 型式试验的结果达不到4.5.1.1前三项所列要求，则判为不合格。

4.5.2 抽查检验

4.5.2.1 若发现有A类不合格，判该批不合格。

4.5.2.2 若B类和C类不合格品分别小于或等于相应的合格判定数A_c，则判该批合格，否则为不合格。

5 检验后的处置

5.1 型式试验

5.1.1 型式试验合格

型式试验合格后，该型式试验所代表的产品可提交抽查检验。

5.1.2 型式试验不合格

若型式试验不合格，该型式试验所代表的产品应暂停提交抽查检验，直到经整改消除不合格原因后重新提交型式试验合格。

重新提交型式试验时，可仅对不合格项目及整改过程中可能受到损害的项目进行型式试验。

5.2 抽查检验

5.2.1 进口产品

对于不合格批，应出具检验证书。

5.2.2 出口产品

5.2.2.1 对于合格批，应将发现的不合格品替换为合格品。

5.2.2.2 对于不合格批，经返工整理后允许重新检验一次。

6 其他

在正常仓储条件下，检验有效期为12个月。

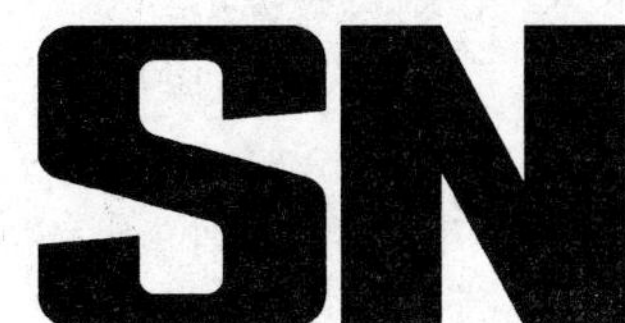

中华人民共和国出入境检验检疫行业标准

SN/T 1440—2004

进出口金属件制作机检验规程

Rules for the inspection of metal hardware making machine for import and export

2004-06-01 发布　　2004-12-01 实施

中华人民共和国国家质量监督检验检疫总局 发布

前　言

本标准由国家认证认可监督管理委员会提出并归口。

本标准起草单位:中华人民共和国宁夏出入境检验检疫局。

本标准主要起草人:马立峰、张大平、杜适生、杨晓奋。

本标准系首次发布的出入境检验检疫行业标准。

进出口金属件制作机检验规程

1 范围

本标准规定了小批量(不大于250台)进出口金属件制作机的抽样、检验和检验结果的判定。

本标准适用于小批量(不大于250台)进出口金属件制作机的交付检验。

2 规范性引用文件

下列标准中的条款通过本标准的引用而成为部分条款。凡是标注日期的引用标准,其随后所有的修改单(不包括勘误的内容)或修订版均不适用于本标准。然而,鼓励根据本部分达成协议的各方研究是否使用这些标准的最新版本。凡是未注日期的引用标准,其最新版本适用于本标准。

GB 5226.1—1996 工业机械电气设备 通用技术条件

GB/T 9061—1988 金属切削机床通用技术条件

GB/T 13264 不合格品率的小批计数抽样检验程序及抽样表

GB 15760—1995 金属切削机床 安全防护通用技术条件

GB/T 16769 机床 噪声声压级测量方法

JB/T 8356.1—1996 机床包装 技术条件

JB/T 8356.2—1996 机床包装箱

JB/T 9874—1999 金属切削机床 装配通用技术条件

JB/T 10051—1999 机床液压系统通用技术条件

3 术语和定义

下列术语和定义适用于本标准。

3.1

金属件制作机 metal hardware making machine

对低碳钢方圆管材、棒材及扁形型材和其他有色金属型材等进行卷圆、成型、涡卷、扭曲、折角、压花等加工的电动、液压机床。

3.2

检验批 inspection lot

型式试验合格,并在同一生产条件下、同一生产周期内生产的不同型号规格并提交检验的单位产品。

4 抽样

4.1 抽样条件

提交检验的进出口金属件制作机应是符合合同要求,且生产方检验合格的产品。

4.2 抽样方案

采用GB/T 13264一次正常抽样方案。抽样方案见表1。

表 1

批量,N	不合格分类	合格质量水平(AQL)	样本大小,n	判定数(AcRe)
1～10	A,B		1	Ac=0 Re=1
	C		1	Ac=1 Re=2
10～250	A	2.5	2	Ac=0 Re=1
	B	27	2	Ac=1 Re=2
	C	44	3	Ac=2 Re=3

不合格项目按其对产品质量特性的影响程度分为:A 类不合格、B 类不合格、C 类不合格(详见表 2)。

表 2

检验项目	检 验 内 容	技 术 要 求	检 验 方 法	不合格分类
安全卫生	1 绝缘电阻	GB/T 5226.1—1996 中 20.3	GB/T 5226.1—1996 中 20.3	A
	2 耐压试验	GB/T 5226.1—1996 中 20.4	GB/T 5226.1—1996 中 20.4	A
	3 接地措施	GB/T 5226.1—1996 中 20.2	GB/T 5226.1—1996 中 20.2	A
	4 安全防护	GB 15760—1995	目测	A
	5 噪声	GB 15760—1995	GB/T 16769	A
工作性能	6 空运转试验	GB/T 9061—1988 中 6.6	目测	B
	7 电气系统	GB/T 5226.1—1996	目测	B
	8 液压系统	JB/T 10051—1991	目测	B
	9 润滑系统	GB/T 9061—1988	目测	B
外观	10 制造质量	JB/T 9874—1999	目测	B
	11 机床表面涂漆	GB/T 9061—1988	目测	C
	12 机床表面防锈	GB/T 9061—1988	目测	C
包装	13 机床及随机附备件和专用工具	按装箱单、技术文件、合同	目测	C
	14 箱面标志	JB/T 8356.1～8356.2—1996	目测	C
	15 包装箱质量	JB/T 8356.1～8356.2—1996	目测	C

样本应在检验批中随机抽取。先抽取最大样本,然后从最大样本中抽取较小样本。

5 检验

5.1 检验项目、检验内容、技术要求、检验方法及不合格分类见表 2。

5.2 检验结果的判定

5.2.1 按表 1 列出的合格判定值,对检验结果进行判定。各类不合格数均不大于 Ac 值时,则判定该检验批合格。

5.2.2 凡判定为合格的批,出口金属件制作机应对检验时发现的不合格项目返修整理后方可出口;进口金属件制作机应对检验时发现的不合格项目出具检验证书。

6 不合格批的处理

凡判定为不合格的批，出口金属件制作机经返修整理后，允许再申请报检一次，经检验仍不合格时，不准出口。

凡判定为不合格的批，进口金属件制作机不准销售、使用。

7 其他

在正常仓储条件下，检验结果的有效期为十二个月。

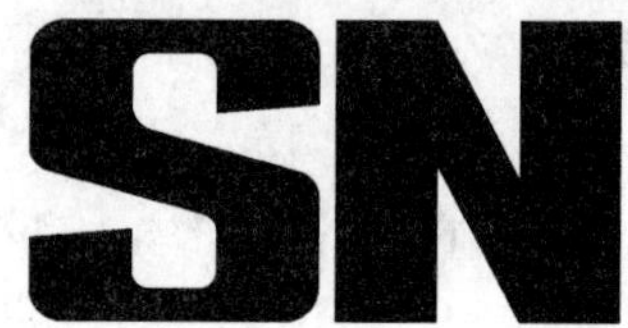

中华人民共和国出入境检验检疫行业标准

SN/T 1620.2—2005

进出口工程机械检验规程 第2部分:混凝土搅拌机

Rules for the inspection of engineering machinery for import and export—Part 2:Concrete mixers

2005-08-18 发布　　　　2006-02-01 实施

中华人民共和国国家质量监督检验检疫总局 发布

前　言

SN/T 1620《进出口工程机械检验规程》由若干个部分组成，其预期结构为：

——第1部分：通用要求；

——第2部分：混凝土搅拌机。

本部分为SN/T 1620的第2部分，应与第1部分配合使用。

本部分由国家认证认可监督管理委员会提出并归口。

本部分起草单位：江苏出入境检验检疫局。

本部分主要起草人：马骥、余晓阳、薛元鉴。

本部分系首次发布的出入境检验检疫行业标准。

引　言

《进出口工程机械检验规程》是进出口工程机械检验的工作依据,对进出口工程机械检验起到指导和规范作用。

随着我国加入世界贸易组织(WTO)和《商检法》的修订,进出口商品检验工作模式发生了很大的变化,为适应形势和变化,国家检验检疫主管部门组织建立了检验检疫标准体系。

本部分属检验检疫标准体系的第四层(机电检验专业标准体系第三层)——个性标准,为混凝土搅拌机检验规程特殊要求。

进出口工程机械检验规程
第2部分:混凝土搅拌机

1 范围

本部分规定了对进出口混凝土搅拌机的要求、检验及判定。

本部分适用于公称容量为6 000 L以下(含6 000 L)的周期式混凝土搅拌机、混凝土搅拌站(楼)中配套使用的混凝土搅拌机的进出口检验。

2 规范性引用文件

下列文件中的条款通过SN/T 1620的本部分的引用而成为本部分的条款,凡是注明日期的引用文件,其随后所有的修改单(不包括勘误的内容)或修订版均不适用于本部分。然而,鼓励根据本部分达成协议的各方研究是否可使用这些文件的最新版本。凡是不注日期的引用文件,其最新版本适用于本部分。

GB 755—2000 旋转电机 定额和性能

GB 5226.1—2002 机械安全 机械电气设备 第1部分:通用技术条件

GB/T 9142—2000 混凝土搅拌机

GB 14711—1993 中小型旋转电机安全 通用要求

SN/T 0002 进出口机电商品规程编写的基本规定

3 术语和定义

SN/T 0002确立的以及下列术语和定义适用于本部分。

3.1

抽样检验模式 mode of sampling inspection

按国家技术规范的强制性要求,对进出口商品逐批或抽批实施抽样、检验和检查的合格评定活动。

3.2

符合性评估模式 mode of compliance assessment

按国家技术规范的强制性要求,对进出口商品实施查验技术文件和必要的抽样检验的合格评定活动。

3.3

检验批 inspection lot

为实施抽样检验而汇集同一规格、型号、在相同生产条件下生产的单位产品,简称批。

4 总要求

混凝土搅拌机的电气安全要求应满足GB 755、GB 5226.1、GB 14711标准的规定,机械安全及性能要求应符合GB/T 9142标准的规定。适用时应考虑使用国家(地区)差异。

5 检验

5.1 检验监管模式的选取

除国家另有规定外,进出口混凝土搅拌机的检验,视具体情况选取抽样检验模式、符合性验证模式中的一种。

5.2 检验方式

不同的检验监管模式下的检验方式为：

——抽样检验模式:抽批抽样检验；

——符合性评估模式:核查实物与技术文件的符合性并加上必要的抽查检验。

5.3 抽样检验

5.3.1 抽样

按照表1的抽样方案在检验批中随机抽取检验样本。

表1 抽样方案

批量范围	样本大小
1～25	2
26～150	3
＞150	5

5.3.2 检验的内容和要求

检验项目、技术要求及检验方法见表2。

表2 检验项目、内容和方法

序号	类别	检验项目及技术要求	检验方法
1	标牌	标牌应至少包含以下内容： a) 产品名称、型号； b) 公称容量； c) 进料容量； d) 主电机功率； e) 搅拌机拌筒转速(或搅拌轴转速)； f) 出厂日期及编号； g) 制造厂名称	视检
2	技术文件	随机文件应齐全完整	视检
3	电气	所有的保护接地电路应符合GB 5226.1—2002中19.2的要求	按GB 5226.1—2002中19.2测量
4		所有的绝缘电阻应符合GB 5226.1—2002中19.3的要求	按GB 5226.1—2002中19.3测量
5		所有的电路保护导线和保护接地电路之间的耐压应符合GB 5226.1—2002中19.4的要求	按GB 5226.1—2002中19.4试验
6		电机的耐压应符合GB 755—2000中8.1的要求	按GB 755—2000中8.1试验
7		电机的接地应符合GB 755—2000中10.1的要求	视检
8	噪声	机外噪声和司机耳边噪声应符合GB/T 9142—2000中5.1.11的要求	按GB/T 9142—2000中6.7测量

表 2(续)

序号	类别	检验项目及技术要求	检验方法
9	机械	搅拌机上人体可触及的部分应光滑平整,不得有尖锐的角、棱和突出物	视检
10		料斗安全制动应符合 GB/T 9142—2000 中 5.1.13a.的要求	视检
11		进料口对搅拌筒旋转轴线的径向圆跳动量及进口端面对搅拌旋转轴线的某一垂直面跳动量应符合 GB/T 9142—2000 中 5.2.1 的要求	量具测量
12		强制式搅拌机叶片在旋转过程中与搅拌筒底衬板、侧衬板之间的间隙应符合 GB/T 9142—2000 中 5.2.2 的要求	量具测量
13		操作手柄应符合按 GB/T 9142—2000 中 5.1.15 的要求	按 GB/T 9142—2000 中 6.10 测量
14		供水系统的密封性应符合 GB/T 9142—2000 中 5.1.16的要求	视检
15		料斗应能平稳运行	视检
16		卸料机构应符合 GB/T 9142—2000 中 5.1.14b 的要求	视检
17		传动系统应符合 GB/T 9142—2000 中 5.2.4a.b.d.e.f.g.h.的要求	视检、耳听

注 1:在进行耐压试验时,对难于断开且又不适宜经受耐压试验的元器件可不做试验。

注 2:检验使用仪器、仪表、场地等应符合 GB/T 9142—2000 中 6.1.2、6.1.3 的要求和 GB 14711—1993 中 9.1.8 的要求。

注 3:以上检验项目、技术要求、检验方法和引用的标准如与使用国家(地区)技术法规有差异,应考虑使用国家(地区)差异。

5.3.3 结果判定

表 2 全部检验项目均合格,则判该批产品合格;否则判为不合格。

5.4 符合性评估

5.4.1 检验内容和要求

核查实物与技术文件的符合性并进行抽查检验。抽查检验项目、技术要求和检验方法按表 2 中的 1、2、3、4、5、6、7 项进行。

5.4.2 结果判定

实物与技术文件相符且抽查检验项目均合格,则判该批产品合格;否则判为不合格。

6 不合格的处置

出口不合格批经技术处理后允许重新提交检验一次,检验仍不合格不允许出口。

进口不合格批经技术处理后重新检验,仍不合格或无法技术处理不允许销售使用。

7 有效期

检验结果的有效期为 12 个月。

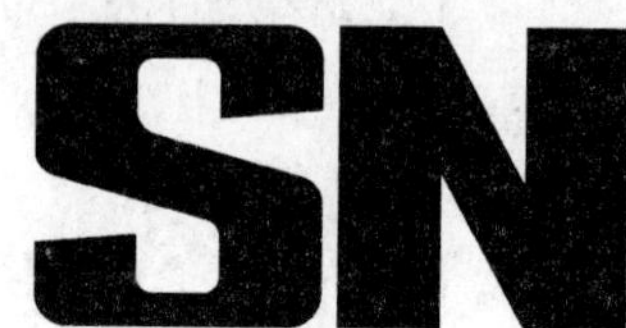

中华人民共和国出入境检验检疫行业标准

SN/T 1621.2—2005
代替 SN/T 0320—1994

进出口电力设备检验规程 第2部分:往复式内燃机驱动的交流发电机组

Rules for the inspection of power equipment for import and export—Part 2:Reciprocating internal combustion engine driven AC generator sets

2005-08-18 发布　　2006-02-01 实施

中华人民共和国
国家质量监督检验检疫总局 发布

前　言

SN/T 1621《进出口电力设备检验规程》由若干个部分组成，其预期结构为：

——第1部分：通用要求；

——第2部分：往复式内燃机驱动的交流发电机组。

本部分为SN/T 1621的第2部分，应与第1部分配合使用。

本部分由国家认证认可监督管理委员会提出并归口。

本部分起草单位：江苏出入境检验检疫局。

本部分主要起草人：马骥、李良、王锦。

本部分是出入境检验检疫行业标准SN/T 0320的第一次修订，并代替SN/T 0320—1994《出口柴油发电机组检验规程》。

引　　言

《进出口电力设备检验规程》是进出口电力设备检验的工作依据，对进出口电力设备检验起到指导和规范作用。

随着我国加入世界贸易组织(WTO)和《商检法》的修订，进出口商品检验工作模式发生了很大的变化，为适应形势和变化，国家检验检疫主管部门组织建立了检验检疫标准体系。

本部分属检验检疫标准体系的第四层(电力设备检验专业标准体系第三层)——个性标准，为往复式内燃机驱动的交流发电机组检验规程特殊要求。

进出口电力设备检验规程 第2部分:往复式内燃机驱动的 交流发电机组

1 范围

本部分规定了对进出口往复式内燃机驱动的交流发电机组的要求、检验及判定。

本部分适用于陆用和船用发动机驱动的交流发电机组的进出口检验。

对于某些特殊用途(例如必要的医院供电、高层建筑等)或其他型式的往复原动机(例如沼气发动机、蒸气发动机),本部分也可参照执行。

2 规范性引用文件

下列文件中的条款通过SN/T 1621的本部分的引用而构成为本部分的条款。凡是注明日期的引用文件,其随后所有的修改单(不包括勘误的内容)或修订版均不适用于本部分。然而,鼓励根据本部分达成协议的各方研究是否可使用这些文件的最新版本。凡是不注日期的引用文件,其最新的版本适用于本部分。

GB 755—2000 旋转电机 定额和性能(idt IEC 60034-1:1996)

GB/T 2820.1—1997 往复式内燃机驱动的交流发电机组 第1部分:用途、定额和性能(eqv ISO 8528-1:1993)

GB/T 2820.2—1997 往复式内燃机驱动的交流发电机组 第2部分:发动机(eqv ISO 8528-2:1993)

GB/T 2820.3—1997 往复式内燃机驱动的交流发电机组 第3部分:发电机组用交流发电机(eqv ISO 8528-3:1993)

GB/T 2820.4—1997 往复式内燃机驱动的交流发电机组 第4部分:控制装置和开关装置(eqv ISO 8528-4:1993)

GB/T 2820.5—1997 往复式内燃机驱动的交流发电机组 第5部分:发电机组(eqv ISO 8528-5:1993)

GB/T 2820.6—1997 往复式内燃机驱动的交流发电机组 第6部分:试验方法(eqv ISO 8528-6:1993)

GB/T 2820.7—2002 往复式内燃机驱动的交流发电机组 第7部分:用于技术条件和设计的技术说明(eqv ISO 8528-7:1994)

GB/T 2820.8—2002 往复式内燃机驱动的交流发电机组 第8部分:对小功率发电机组的要求和试验(ISO 8528-8:1995,MOD)

GB/T 2820.9—2002 往复式内燃机驱动的交流发电机组 第9部分:机械振动的测量和评估(ISO 8528-9:1997,MOD)

GB/T 2820.10—2002 往复式内燃机驱动的交流发电机组 第10部分:噪声的测量(包面法)(ISO 8528-10:1998,MOD)

GB/T 2820.12—2002 往复式内燃机驱动的交流发电机组 第12部分:对安全装置的应急供电(ISO 8528-12:1997,MOD)

GB 4706.1—1998 家用和类似用途电器的安全 第一部分:通用要求(eqv IEC 60335-1:1991)

GB 5226.1—2002　机械安全　机械电气设备　第1部分：通用技术条件(IEC 60204-1:2000，IDT)

GB 14711—1993　中小型旋转电机安全通用要求(neq IEC 60034-1)

SN/T 0002　进出口机电商品规程编写的基本规定

3　术语和定义

SN/T 0002确立的以及下列术语和定义适用于本部分。

3.1

型式试验模式　mode of type test

依据国家技术规范的强制性要求进行型式试验，按现场检验规定对产品进行抽批检验，并对企业的质量管理体系实施监督的合格评定活动。

3.2

符合性评估模式　mode of compliance assessment

依据国家技术规范的强制性要求，对进出口商品实施查验技术文件和必要的抽样检验的合格评定活动。

3.3

抽样检验模式　mode of sampling inspection

依据国家技术规范的强制性要求，对进出口商品逐批或抽批实施抽样、检验和核查的合格评定活动。

3.4

检验批　inspection lot

为实施抽样检验而汇集的同一规格、型号、在相同生产条件下生产的单位产品，简称批。

4　总要求

往复式内燃机驱动的交流发电机组的电气安全应满足GB 4706.1、GB 5226.1、GB 14711标准的规定，机械性能要求应符合GB/T 2820.1～2820.10、GB/T 2820.12标准的规定。适用时应考虑国家(地区)差异。

5　检验

5.1　检验监管模式的选取

除国家另有规定外，进出口往复式内燃机驱动的交流发电机组的检验，视具体情况选取型式试验模式、符合性验证模式的一种。

5.2　检验方式

不同的检验监管模式下的检验方式为：

——型式试验模式：型式试验加抽批抽样检验；

——符合性评估模式：核查实物与技术文件的符合性并加上必要的抽查检验。

5.3　型式试验

5.3.1　抽样

从定型产品中随机抽取代表性样品1台。

5.3.2　检验内容和要求

5.3.2.1　安全检验

按GB 4706.1、GB 5226.1、GB 14711的规定进行，适用时应考虑国家(地区)差异。

5.3.2.2 **性能检验**

按 GB/T 2820.1～2820.10、GB/T 2820.12 的规定进行全部适用项目检验，适用时应考虑国家(地区)差异。

5.3.3 **结果判定**

所有检验项目均合格，则判型式试验合格，否则为不合格。

5.3.4 **不合格的处置**

不合格的往复式内燃机驱动的交流发电机组进行技术处理后须重新进行检验。

5.3.5 **有效期**

合格型式试验结果的有效期为 5 年。当产品结构变动或所用标准更新引起已实施型式试验的产品与标准不一致时须重新进行型式试验。

5.4 **抽样检验**

5.4.1 **抽样**

每批按 10%进行随机抽样，不足 10 台抽 1 台。

5.4.2 **检验的内容和要求**

按表 1 中适用的检验内容要求和方法进行检验。

表 1 检验项目、技术要求及检验方法

序号	检验项目及技术要求		检验方法
1	铭牌	a. 机组定额牌应符合 GB/T 2820.5—1997 中第 14 章的要求	视检
		b. 往复式内燃发动机定额牌	
		c. 发电机的定额牌，应符合 GB/T 2820.3—1997 中第 14 章的要求	
		d. 开关装置的定额牌(与机组配套)	
2	技术文件	随机技术文件应齐全完整	核查
3	安全	a. 所有的保护接地电路应符合要求	按 GB 5226.1—2002 中 19.2 测量
		b. 所有的带电部件的绝缘电阻应符合要求	按 GB 5226.1—2002 中 19.3 测量
		c. 所有的电路保护导线和保护接地电路之间耐压应符合要求(≥10 kW)	按 GB 5226.1—2002 中 19.4 试验
		d. 机组电机的耐压应符合要求	按 GB 755—2000 中 8.1 试验
		e. 所有带电部件及干扰抑制器的漏电流应符合要求(≤10 kW)	按 GB 4706.1—1998 中 16.2 测量
		f. 电气设备的耐电压应符合要求(≤10 kW)	按 GB 4706.1—1998 中 16.3 测量

表 1(续)

序号	检验项目及技术要求		检验方法
3	安全	g. 机组上非Ⅱ类结构的发电机组，其裸露金属导体应与等电位搭接导体相连	视检
		h. 机组使用长导线或移动式配电柜导线截面与长度符合以下规定： 1.5 mm^2，l≤60 m；2.5 mm^2，l≤100 m	量具
		i. 机组接地故障保护应符合 GB/T 2820.4—1997 的要求	视检
		j. 机组配套电气设备各种功能应符合 GB 5226.1—2002 中 19.6 的要求	核查
		k. 机械安全应符合 GB/T 2820.8—2002 中 6.3 条要求	视检
		l. 机组上高温件的防护应符合 GB/T 2820.8—2002 中 6.4 和防护罩的等级应符合 GB/T 2820.4—1997 中 4.9 要求	视检
		m. 机组防火措施应符合 GB/T 2820.8—2002 中 6.5 要求	视检
		n. 机组防进水应符合 GB/T 2820.8—2002 中 6.6.1.2 要求	视检
注 1：在进行耐压试验时，对难于断开且又不适宜经受耐压试验的元器件可不做试验。 注 2：检验使用的仪器、仪表应符合 GB/T 2820.6—1997 中 6.6.1 和 GB 14711—1993 中 9.1.8 的要求。 注 3：以上检验项目、技术要求、检验方法和引用的标准如与使用国技术法规有差异，适用时应考虑国家(地区)差异。			

5.4.3 结果判定

所有检验项目均合格，则判抽样检验为合格，否则为不合格。

5.4.4 不合格的处置

对不合格的往复式内燃机驱动的交流发电机组应进行技术处理，并允许重新提交检验一次，经重新检验仍不合格或无法进行技术处理的，则最终判抽样检验为不合格。

5.5 符合性评估

5.5.1 检验内容和要求

核查实物与技术文件的符合性并进行抽查，抽查检验项目、技术要求和检验方法按表 1 中 1、2、3(g～n 适用项)进行。

5.5.2 结果判定

实物与技术文件相符且抽查合格，则判该批产品符合性评估合格，否则为不合格。

5.5.3 不合格的处置

对评估不合格进行技术处理，允许重新提交检验一次，经重新核查仍不合格或无法进行技术处理的，则判符合性评估不合格。

6 合格批的判定

无论采取何种检验监管模式，只有该模式中的全部检验合格，方可判定该批产品合格，否则判定该批产品不合格。

7 不合格批的处置

对不合格批的进口往复式内燃机驱动的交流发电机组不得销售、使用；出口往复式内燃机驱动的交流发电机组不准出口。

8 有效期

检验结果的有效期为12个月。

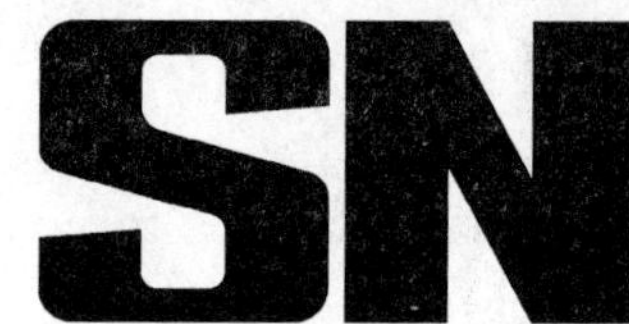

中华人民共和国出入境检验检疫行业标准

SN/T 1631.2—2005

进出口机床产品检验规程
第2部分：数控机床

Rules for the inspection of machine tools for import and export—Part 2:CNC machine tools

2005-08-18 发布　　2006-02-01 实施

中华人民共和国国家质量监督检验检疫总局 发布

前　　言

SN/T 1631《进出口机床产品检验规程》由若干个部分组成，其预期结构为：

——第1部分：通用要求；

——第2部分：数控机床；

——第3部分：卧式数控车床。

本部分为SN/T 1631的第2部分，应与第1部分配合使用。

本部分的附录A为规范性附录。

本部分由国家认证认可监督管理委员会提出并归口。

本部分起草单位：中华人民共和国上海出入境检验检疫局。

本部分主要起草人：钱予新、黄毓强、褚铮一。

本部分系首次发布的出入境检验检疫行业标准。

引　言

《进出口机床产品检验规程》是进出口机床产品检验的工作依据，对进出口机床产品检验起到指导和规范作用。

随着我国加入世界贸易组织(WTO)和《中华人民共和国进出口商品检验法》的修订，进出口商品检验工作模式发生了很大的变化，为此，国家检验检疫主管部门组织建立了检验检疫标准体系。

本部分属检验检疫标准体系的第四层(机电检验专业标准体系第三层)——个性标准，为数控机床检验的特殊要求。

进出口机床产品检验规程
第2部分:数控机床

1 范围

本部分规定了对进出口数控机床要求、检验及判定。

本部分适用于各类进出口数控机床(含加工中心)的检验。

2 规范性引用文件

下列文件以及附录A所列文件中的条款通过本部分的引用而成为本部分的条款。凡是注日期的引用文件,其随后所有的修改单(不包括勘误的内容)或修订版均不适用于本部分,然而,鼓励根据本部分达成协议的各方研究是否可使用这些文件的最新版本。凡是不注日期的引用文件,其最新版本适用于本部分。

GB/T 191 包装储运图示标志

GB 5226.1—2002 机械安全 机械电气设备 第1部分:通用技术条件

GB 9061 金属切削机床 通用技术条件

GB 15760—1995 金属切削机床 安全防护通用技术条件

JB/T 8356.1 机床包装 技术条件

JB/T 8356.2 机床 包装箱

JB/T 8356.3 机床包装用中、小木箱

JB/T 8832—2001 机床数控系统 通用技术条件

SN/T 0002 进出口机电商品检验规程编写的基本规定

3 术语和定义

SN/T 0002确立的以及下列术语和定义适用于SN/T 1631的本部分。

3.1

型式试验模式 mode of type test

依据国家技术规范的强制性要求进行型式试验,按现场检验规定对产品进行抽批检验,并对企业的质量管理体系实施监督的合格评定活动。

3.2

符合性评估模式 mode of compliance assessment

按国家技术规范的强制性要求,对进出口商品实施查验技术文件和必要的抽样检验的合格评定活动。

3.3

抽样检验模式 mode of sampling inspection

按国家技术规范的强制性要求,对进出口商品逐批或抽批实施抽样、检验和检查的合格评定活动。

3.4

全数检验模式 mode of inspection by 100%

按国家技术规范的强制性要求,对进出口商品实施全数检验和检查的合格评定活动。

3.5

检验批 inspection lot

为实施检验而汇集的同一规格、型号、在相同生产条件下生产的单位产品的全体，简称批。

4 总要求

4.1 安全要求

数控机床的通用安全要求，应满足GB 15760和GB 5226.1的规定，适用时考虑国家(地区)差异。

4.2 其他要求

数控机床的功能、性能、精度应符合制造国或使用国相关标准的规定。

5 检验

5.1 检验监管模式的选取

进出口数控机床检验，根据国家相关规定，视具体情况选取型式试验模式、符合性评估模式、抽样检验模式、全数检验模式中的一种检验监管模式。

5.2 检验方式

在不同的检验监管模式下可分为：

——型式试验模式：型式试验和抽批抽样检验；

——符合性评估模式：技术文件核查和抽批抽样检验；

——抽样检验模式：抽批抽样检验；

——全数试验模式：全数检验。

5.3 型式试验

5.3.1 抽样

从定型产品中随机抽取代表性样品1台。

5.3.2 检验内容和要求

5.3.2.1 安全检测

按GB 15760、GB 5226.1和附录A中具体产品的安全防护技术条件的规定或制造国、使用国(地区)指定的标准进行全部适用项目检测。

5.3.2.2 功能、性能、精度检测

按GB 9061和附录A中具体产品标准规定的生产技术条件、精度的要求检测，或制造国、使用国(地区)指定的标准进行全部适用项目检测。

5.3.3 结果判定

所有检测项目均合格，则判型式试验合格，否则为不合格。

5.3.4 不合格的处置

不合格的数控机床允许进行技术处理，并须重新进行检测。

5.3.5 有效期

合格的型式试验结果有效期为5年。当产品结构变动或所用标准更新引起原型式试验的结果与标准不一致时须重新进行型式试验。

5.4 技术文件核查

5.4.1 检验内容和要求

核查实物与技术文件的符合性。

5.4.2 结果判定

实物与技术文件一致，则判技术文件核查为合格，否则为不合格。

5.4.3 不合格的处置

允许重新提交技术文件一次，经重新核查仍不一致的，则最终判技术文件核查为不合格。

5.5 抽样检验

5.5.1 抽样

每批按 10%进行抽样，不足 10 台抽 1 台。

5.5.2 检验内容和要求

按表 1 中 1、3、5 项序的检验内容要求和方法进行检验。

表 1 项目检验表

<table>
<tr><th>序号</th><th>检验项目</th><th>检验内容和要求</th><th>检验方法</th></tr>
<tr><td rowspan="14">1</td><td rowspan="14">安全卫生</td><td>机床结构应符合 GB 15760—1995 中 5.1.2、5.2.1、5.2.7、5.3.1 的要求</td><td rowspan="11">感官检验</td></tr>
<tr><td>安全防护装置及安全标志应符合 GB 15760—1995 中 6.4、6.7 的要求</td></tr>
<tr><td>控制系统应符合 GB 15760—1995 中 7.2、7.6、7.7 的要求</td></tr>
<tr><td>切削铁屑应符合 GB 15760—1995 中 9.6 的要求</td></tr>
<tr><td>电击防护应符合 GB 5226.1—2002 中 6 的要求</td></tr>
<tr><td>紧急停止应符合 GB 5226.1—2002 中 9.2.5.4.2 的要求</td></tr>
<tr><td>按钮颜色应符合 GB 5226.1—2002 中表 2 的要求</td></tr>
<tr><td>指示灯和显示器的颜色应符合 GB 5226.1—2002 中表 3 的要求</td></tr>
<tr><td>急停器件的位置应符合 GB 5226.1—2002 中 10.7.1 的要求</td></tr>
<tr><td>警告标志应符合 GB 5226.1—2002 中 17.1、17.2 的要求</td></tr>
<tr><td>数控系统电源安全性应符合 JB/T 8832—2001 中 4.4.1 的要求</td></tr>
<tr><td>保护接地电路的连续性应符合 GB 5226.1—2002 中 19.2 的要求</td><td>按 GB 5226.1—2002 中 19.2 检测</td></tr>
<tr><td>绝缘电阻检验应符合 GB 5226.1—2002 中 19.3 的要求</td><td>按 GB 5226.1—2002 中 19.3 检测</td></tr>
<tr><td>耐压试验应符合 GB 5226.1—2002 中 19.4 的要求[a]</td><td>按 GB 5226.1—2002 中 19.4 检测</td></tr>
<tr><td rowspan="4">2</td><td rowspan="4">包装</td><td>箱面图示标志应符合 GB/T 191 的规定</td><td>感官检验</td></tr>
<tr><td>箱体不应有破损、变形、重钉、松钉、受潮、受渍、发霉现象，各合缝处应严密，包装箱的支撑、加固应得当</td><td rowspan="3">按 JB/T 8356 标准的规定进行感官检验</td></tr>
<tr><td>包装箱应有防雨、防潮措施</td></tr>
<tr><td>箱内货物的固定、防潮措施应良好</td></tr>
</table>

表 1(续)

序号	检验项目	检验内容和要求	检验方法
3	外观	机床的工作台、导轨、丝杆等主要零部件表面不应有磕碰、拉伤、砂眼、锈蚀等现象	感官检验
		铭牌和指示安全、操纵、润滑等的标牌内容应正确,应与操作说明书规定的相一致	
4	技术文件	电气技术文件的数量、种类应符合 GB 5226.1 中 18.2 的要求	核对
		数控系统技术文件应符合 JB/T 8832—2001 中 4.11.1 的要求	
5	规格、参数	机床的参数、结构、运动方式、控制形式应与合同、随机技术文件规定的一致	运行感官检查
6	功能、性能	数控系统的功能应符合 JB/T 8832—2001 中 4.2 的要求	运行感官检查
		功能、性能应符合随机技术文件或附录 A 中相关标准的规定	
		各种操纵手柄、按钮所起的作用应正确、应与操作说明书中规定的一致;各个机构、装置的动作应灵活、可靠	运行感官检查
		液压、气动、冷却、润滑系统工作应正常,无漏油、漏水、漏气现象	
		机床的配套件、附件与机床连接后的功能、工作性能应正常	
7	精度	几何精度应符合技术文件或附录 A 中相关标准的要求	按随机技术文件或附录 A 中对应的相关标准的规定
		位置精度应符合技术文件或附录 A 中相关标准的要求	
		工作精度应符合技术文件或附录 A 中相关标准的要求	
注 1:在合同或随机技术文件中未规定具体技术指标的项目或内容(安全卫生项目除外)可不检验。 注 2:以上检验内容和要求如与使用国家(地区)技术法规有差异,按使用国家(地区)技术法规检验。			
[a] 在进行耐压试验时,对难于断开不适宜经受耐压试验元器件的电气系统可不做该项试验。			

5.5.3 结果判定

所有检验项目均合格,则判抽样检验为合格,否则为不合格。

5.5.4 不合格的处置

对不合格的数控机床应进行技术处理,并允许重新提交检验一次,经重新检验仍不合格或无法进行技术处理的,则最终判抽样检验为不合格。

5.6 全数检验

5.6.1 检验内容和要求

全数检验的项目、内容和要求及方法要求详见表 1。

5.6.2 结果判定

所有检验内容(进口数控机床的包装项目除外)均合格,则判全数检验为合格,否则为不合格。

5.6.3 不合格的处置

对不合格的数控机床应进行技术处理,并允许重新提交检验一次,经重新检验仍不合格或无法进行技术处理的,则最终判全数检验为不合格。

6 合格批的判定

无论采取何种检验监管模式,只有该模式中的全部内容检验合格,方可判定该批产品合格,否则判定该批产品不合格。

7 不合格批的处置

不合格批中涉及安全卫生项目不合格的进口数控机床不得销售、使用;

不合格的出口数控机床不准出口。

8 其他

本标准规定出口数控机床的检验有效期为1年。超过1年的库存产品,出口前应该进行开箱查验,检查内外包装、油封是否完好,产品有否生锈。超过2年的库存产品应重新全面检验。

附　录　A
（规范性附录）
国内外有关标准

GB/T 5291.1　电火花成形机　精度检验　第一部分:单立柱机床(十字工作台型和固定工作台型)

GB 7926　电火花线切割机　精度

GB 13567　电火花加工机床　安全防护技术要求

GB/T 14660　数控坐标镗床　精度

GB/T 16462　数控卧式车床　精度检验

GB 18568　加工中心　安全防护技术条件

JB/T 4105　电火花成形机　技术条件

JB/T 4368.3　数控卧式车床　技术条件

JB 5543　数控低速走丝电火花线切割机　精度

JB 5544　数控低速走丝电火花线切割机　技术条件

JB/T 5572　数控插齿机　精度

JB 6086　数控龙门镗铣床　精度

JB/T 6097　电加工机床电气设备　通用技术条件

JB/T 6098　电解加工机床　通用技术条件

JB/T 6342　数控插齿机　技术条件

JB/T 6600　数控龙门镗铣床　技术条件

JB/T 7416　数控坐标镗床　技术条件

JB/T 8324.1　简式数控卧式车床　精度

JB/T 8324.2　简式数控卧式车床　技术条件

JB/T 8325.1　数控重型卧式车床　精度

JB/T 8325.2　数控重型卧式车床　技术条件

JB/T 8326.1　数控仪表卧式车床　精度

JB/T 8326.2　数控仪表卧式车床　技术条件

JB/T 8329　数控床身铣床　技术条件

JB/T 8329.1　数控床身铣床　精度检验

JB/T 8330.1　数控仿形定梁龙门镗铣床　精度

JB/T 8330.2　数控仿形定梁龙门镗铣床　技术条件

JB/T 8357.1　数控立式钻床　精度

JB/T 8357.2　数控立式钻床　技术条件

JB/T 8485.2　数控剃齿机　精度检验

JB/T 8486.1　数控万能工具铣床　精度检验

JB/T 8486.2　数控万能工具铣床　技术条件

JB/T 8490.1　数控落地铣镗床、落地铣镗加工中心　精度检验

JB/T 8490.2　数控落地铣镗床、落地铣镗加工中心　技术条件

JB/T 8599.2　数控仿形床身铣床　技术条件

JB/T 8771.1　加工中心　检验条件　第1部分:卧式和带附加主轴头机床　几何精度检验(水平Z轴)

JB/T 8771.2　加工中心　检验条件　第2部分:立式加工中心　几何精度检验

JB/T 8771.4　加工中心　检验条件　第4部分:线性和回转轴线的定位精度和重复定位精度检验

JB/T 8771.5　加工中心　检验条件　第5部分:工件夹持托板的定位精度和重复定位精度检验

JB/T 8771.7　加工中心　检验条件　第7部分:精加工试件精度检验

JB/T 8772.1　精密加工中心　检验条件　第1部分:卧式和带附加主轴头机床　几何精度检验(水平Z轴)

JB/T 8772.2　精密加工中心　检验条件　第2部分:立式加工中心　几何精度检验

JB/T 8772.4　精密加工中心　检验条件　第4部分:线性和回转轴线的定位精度和重复定位精度检验

JB/T 8772.5　精密加工中心　检验条件　第5部分:工件夹持托板的定位精度和重复定位精度检验

JB/T 8772.7　精密加工中心　检验条件　第7部分:精加工试件精度检验

JB/T 8648.1　钻削加工中心　精度检验

JB/T 8648.2　钻削加工中心　技术条件

JB/T 8773　精密加工中心　技术条件

JB/T 8801　加工中心　技术条件

JB/T 9895.2　数控立式卡盘车床　技术条件

JB/T 9928.1　数控立式升降台铣床　精度检验

JB/T 9928.2　数控立式升降台铣床　技术条件

JB/T 9934.1　数控立式车床　精度检验

JB/T 9934.2　数控立式车床　技术条件

JB/T 10082　电火花线切割机　技术条件

JB/T 10165.2　数控纵切自动车床技术条件

ISO 230-1　机床验收规则　第1部分:在空载或精加工状态下工作的机床几何精度

ISO 230-2　机床验收规则　第2部分:定位用数字控制轴的精度和重复性的测定

ISO 230-4　机床试验规则　第4部分:数控机床的循环测试

ISO 230-5　机床试验规则　第5部分:噪声排放的测定

ISO 447　机床控制装置的操作方位

ISO 1701-2　带升降工作台的铣床的试验条件　精度试验　第2部分:卧式机床

ISO 1701-3　带升降工作台的铣床的试验条件　精度试验　第3部分:立式机床

ISO 2407　卧式内圆磨床的验收条件　精度试验

ISO 2423　摇臂钻床的验收条件　精度试验

ISO 2433　移动式工作台的外圆和通用磨床的试验条件　精度试验

ISO 2773-1　柱型立式钻床的检验条件　精度试验　第1部分:几何参数试验

ISO 2773-2　柱型立式钻床的检验条件　精度试验　第2部分:实用试验

ISO 3070-0　卧式镗铣床的验收条件　精度试验　第0部分:总论

ISO 3190　立式单轴转塔坐标钻床的验收条件:精度试验

ISO 3655　单柱或双柱型有一固定或可移工作台的立式车镗床的验收条件一般介绍和精度试验

ISO 4703　双柱式平面磨平面磨床的验收条件　导轨磨床　精度试验

ISO 8636-2　龙铣床的验收条件　精度检验　第2部分:龙门机床

ISO 10791-1　组合加工中心机床的试验条件　第1部分:带水平主轴和辅助头的机床的几何试验(水平的乙轴)

ISO 10791-2　组合加工中心机床的试验条件　第2部分:带垂直主轴或带垂直旋转主轴通用头的机床的几何试验(垂直的Z轴)

ISO 10791-3　组合加工中心机床的试验条件　第 3 部分:带整体可转位的或连续通用头的机床的几何试验(垂直的 Z 轴)

ISO 10791-4　组合加工中心机床的试验条件　第 4 部分:线性和旋转轴定位的准确度和可重复性

ASME B 5.42　万能外圆磨床

ASME B 5.43　组合式机床标准

ASME B 5.37　无心外圆磨床

ASME B 5.53M　刀具和工具磨床

ASME B 5.54　计算机数控机床中心的评价性能的方法

ASME B 5.57　计算机数控车床和转向中心的性能评定方法

ANSI B 11.6　车床的制造、维护和使用的安全要求

ANSI B 11.10　机床　金属锯床的制造、维护和使用的安全要求

ANSI B 11.11　机床　齿轮切削机床的制造、维护和使用的安全要求

BS ISO 230-1　机床验收规则　在空载或精加工状态下工作的机床几何精度

BS ISO 230-2　机床测验规则　第 2 部分:定位用数字控制轴的精度和重复性的测定

BS ISO 230-4　机床验收规则　数控机床的循环测试

BS EN 693　机床、安全、液压

BS ISO 2407　卧式内圆磨床的试验条件　精度试验

BS ISO 3070-3　卧轴镗铣床的验收条件　精度试验　第 3 部分:带固定工作定位台的独立落地式机床

BS ISO 3686-1　带垂直轴固定高度工作台的高准确度六角和单轴坐标钻床和镗床的试验条件　准确度的试验　单柱式机床

BS ISO 3686-2　带垂直轴固定高度工作台的高准确度六角和单轴坐标钻床和镗床的试验条件　准确度的试验　带移动工作台的移动式机床

BS 4656-1　机床精度及试验方法　通用车床规范

BS 4656-4　机床精度及试验方法　第 4 部分:卧式或立式床身铣床

BS 4656-5　机床精度及试验方法　第 5 部分:卧式方能升降台铣床

BS 4656-22　床精度及试验方法　第 22 部分:立式单柱和双柱镗车床规范

BS 4656-28　机床精度及试验方法　第 28 部分:车削直径小于 1 500 mm(含)的数控车床规范

BS 4656-35　机床精度及试验方法　第 35 部分:加工直径小于 25 mm 的单轴滑枕转塔自动车床规范

BS 4656-37　机床精度及试验方法　第 37 部分:桥式龙门铣床规范

BS ISO 4703　双柱式平面磨床的验收条件　导轨磨床　精度试验

BS ISO 6155　机床、卧式轴六角自动车床和卧式单轴自动车床的试验条件　精度试验

BS ISO 10791-1　组合加工中心机床的试验条件　带水平轴和附属头(水平 Z 轴)的机床的几何学试验

BS ISO 10791-2　组合加工中心机床的试验条件　带水平轴和附属头(水平 Z 轴)的机床的几何学试验

BS ISO 10791-3　组合加工中心机床的试验条件　第 3 部分:带整体分度头和连续万能头机床的几何试验(垂直 Z 轴)

BS ISO 10791-4　组合加工中心机床的试验条件　第 4 部分:性和旋转轴定位的精度和可重复性

BS ISO 10791-5　组合加工中心机床的验收条件　第 5 部分:工件夹紧盘定位的精度和可重复性

BS ISO 10791-8　组合加工中心机床的试验条件　带水平轴和附属头(水平 Z 轴)的机床的几何学试验

BS EN 12417　机床　安全　组合加工中心机床

BS EN 12717　机床　安全　钻床

BS EN 12957　机床　安全　放电加工机床

BS EN 13128　机床　安全　铣床(包括镗床)

BS EN 13788　机床　安全　多轴自动旋转车床

DIN ISO 230-1　机床　机床检验规则　第1部分:在无负载和精整条件下工作的机床的几何精度

DIN ISO 230-2　机床　机床的试验堆积　第2部分:数控轴定位精度和可重复性的测定

DIN ISO 1701-2　机床　工作台高度可调的铣床试验条件　精度试验　第2部分:水平主轴机床

DIN ISO 6545　机床　端齿轮(圆柱齿轮)滚齿机的检收条件　精度检验

DIN 8605　机床　高精度车床　旋转直径至500 mm、车床中心距至1 500 mm　验收条件

DIN 8606　机床　标准精度车床　旋转直径至80 mm　验收条件

DIN 8607　机床　标准精度车床　旋转直径超过800至1 600 mm　验收条件

DIN 8609-1　机床　立式车床　验收条件　一般介绍

DIN 8609-2　机床　立式车床　单柱立式车床　验收条件

DIN 8609-3　机床　立式车床　双柱立式车床　验收条件

DIN 8609-4　机床　立式车床　带活动支架和(或)活动柱的单柱立式车床　验收条件

DIN 8611-1　机床　卧式单轴自动车床　验收条件

DIN 8611-2　机床　正面操作的卧式自动车床　验收条件

DIN 8611-3　机床　卧式自动车床、纵向自动车床　验收条件

DIN 8615-3　机床　卧轴固定工作台铣床　验收条件

DIN 8615-4　机床　立轴固定工作台铣床　验收条件

DIN 8620-1　机床　卧式镗铣床　验收条件　导则

DIN 8620-2　机床　带工作台和固定式床身的卧式镗铣床　验收条件

DIN 8620-3　机床　卧式带工作台和床身固定镗铣床　旋转工作台　验收条件

DIN 8620-4　机床　卧式镗铣床、落地式镗铣床　验收条件

DIN 8620-5　机床　卧式镗铣床　固定工件台　验收条件

DIN 8620-6　机床　带活动床身和十字台卧式镗铣床　验收条件

DIN 8630　机床　活动工作台的外圆磨床　验收条件

DIN 8632-4　机床　平面磨床、双立柱平面磨平面磨床、导轨磨床　验收条件

DIN 8635　机床验收条件　行程小于等于500 mm立式研磨机

DIN 8637　机床　小于70 mm内圆磨床主轴　验收条件

DIN ISO 10791-1　机床　组合加工中心机床的试验条件　第1部分:带水平主轴和附属头的机床的几何试验(水平Z轴)

DIN ISO 10791-3　机床　组合加工中心机床的试验条件　第3部分:带完整刻度的或连续通用头的机床的几何试验(垂直Z轴)

DIN ISO 10791-4　机床　组合加工中心机床的试验条件　第4部分:直线型和旋转轴的定位的准确度和复现性

DIN EN 12417　机床的安全　组合加工中心机床

DIN EN 12717　机床的安全　钻床

DIN EN 13788　机床　安全　多轴自动旋转车床

JIS B 6014　机床安全通则

JIS B 6191　机床　几何准确度试验和实践试验　试验方法

JIS B 6205　成形机床精度检验

JIS B 6211 带有水平芯轴的内圆磨床 精度试验

JIS B 6212 外圆和通用磨床 精度试验

JIS B 6220 外圆非中心磨床 精度试验

JIS B 6223 立式车床 准确度的测试

JIS B 6225 数控外圆磨床和万能磨床的试验及检验方法

JIS B 6229 通用工具磨床 精度试验条件

JIS B 6331 数控车床试验及检验方法

JIS B 6332 数控立式钻床的试验及检验方法

JIS B 6333 升降台数控立式铣床的试验及检验方法

JIS B 6334 数控卧式镗床(台式)的试验及检验方法

JIS B 6336-1 组合加工中心机床的试验条件 第1部分:有水平轴和附属头的机床的几何试验(水平Z轴)

JIS B 6336-2 机械加工中收的试验条件 第2部分:有立轴或带垂直主旋转轴(垂直Z轴)的通用头的机床的几何试验

JIS B 6336-3 万能自动数控机床的试验条件 第3部分:有总体回转或连续通用头的机床的几何试验

JIS B 6336-4 万能自动数控机床的试验条件 第4部分:线性和旋转轴定位的重复性和精确性

JIS B 6361-1 机床 加工模铣放电机器(线EDM)试验条件 术语和精确度试验 第1部分:单柱机(交叉滑台型和固定台型)

JIS B 6361-2 机床 加工模铣放电机器(线EDM)试验条件 术语和精确度试验 第2部分:双柱机(滑动头型和交叉滑台型)

JIS B 6572 数控靠模铣床 性能及精度的试验方法

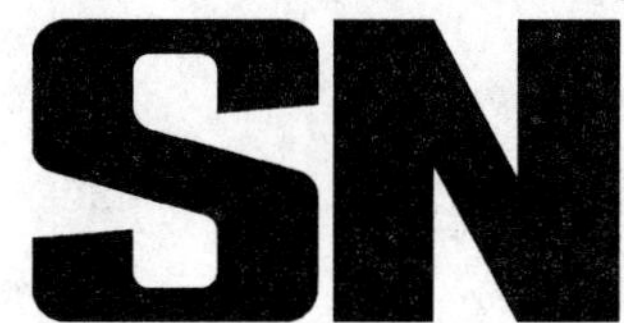

中华人民共和国出入境检验检疫行业标准

SN/T 1631.3—2005

进出口机床产品检验规程
第3部分:磨床

Rules for the inspection of machines for import and export—
Part 3:Grinding machine

2005-09-30 发布　　2006-05-01 实施

中华人民共和国国家质量监督检验检疫总局 发布

前 言

SN/T 1631《进出口机床产品检验规程》分为若干部分，其预期结构为：

——第1部分：通用要求；

——第2部分：数控机床；

——第3部分：磨床。

本部分为SN/T 1631的第3部分。

本部分由国家认证认可监督管理委员会提出并归口。

本部分起草单位：中华人民共和国湖北出入境检验检疫局。

本部分起草人：龚志东、黎光海、卢卫东。

本部分为首次发布出入境检验检疫行业标准。

引　　言

《进出口机床产品检验规程》是进出口机床产品检验的工作依据，对进出口机床产品检验起到指导和规范作用。

随着我国加入世界贸易组织（WTO）和《中华人民共和国进出口商品检验法》的修订，进出口商品检验工作模式发生了很大的变化，为此，国家检验检疫主管部门组织建立了检验检疫标准体系。

本部分属检验检疫标准体系的第四层（机电检验专业标准体系第三层）——个性标准，为磨床检验的特殊要求。

进出口机床产品检验规程 第3部分:磨床

1 范围

本部分规定了进出口磨床的抽样、检验、检验结果判定和不合格的处置。

本部分适用于进出口磨床的检验。

2 规范性引用文件

下列文件中的条款通过SN/T 1631的本部分的引用而成为本部分的条款。凡是注日期的引用文件,其随后所有的修改单(不包括勘误的内容)或修订版均不适用于本部分,然而,鼓励根据本部分达成协议的各方研究是否可使用这些文件的最新版本。凡是不注日期的引用文件,其最新版本适用于本部分。

GB/T 191 包装储运图示标志(eqv ISO 780:1997)

GB 5226.1—2002 机械安全 机械电气设备 第1部分:通用技术条件(IEC 60204-1:2000,IDT)

GB/T 9061 金属切削机床通用技术条件

GB 15760—2004 金属切削机床 安全防护通用技术条件

GB/T 16769 金属切削机床 噪声声压级测量方法(neq ISO 230-5)

GB/T 17421.1 机床检验通则 第1部分:在无负荷或精加工条件下机床的几何精度(eqv ISO 230-1:1996)

GB/T 17421.2 机床检验通则 第2部分:数控轴线的定位精度和重复定位精度的确定(eqv ISO 230-2:1997)

JB 4029—2001 磨床砂轮防护罩 安全防护技术条件

JB/T 8356.1 机床包装技术条件

SN/T 0002 进出口机床机电商品检验规程编写的基本要求

3 术语和定义

SN/T 0002确立的术语和定义以及下列术语和定义适用于本标准。

3.1

检验批 inspection lot

为实施检验而汇集的同一规格、型号,在相同生产条件下生产的单位产品,简称批。

3.2

型式试验模式 mode of type test

依据国家技术规范的强制性要求进行型式试验,按现场检验规定对产品进行抽批检验,并对企业的质量管理体系实施监督的合格评定活动。

3.3

符合性评估模式 mode of compliance assessment

按国家技术规范的强制性要求,对进出口商品实施查验技术文件和必要的抽样检验的合格评定活动。

3.4

抽样检验模式　mode of sampling inspection

按国家技术规范的强制性要求,对进出口商品逐批或抽批实施抽样、检验和检查的合格评定活动。

3.5

全数检验模式　mode of inspection by 100%

按国家技术规范的强制性要求,对进出口商品实施全数检验和检查的合格评定活动。

4　总要求

4.1　安全要求

磨床的安全要求,应符合 GB 15760—2004、GB 5226.1—2002 和 JB 4029—2001 的规定,适用时考虑国家(地区)差异。

4.2　其他要求

磨床的功能、性能、精度应符合制造国、使用国相关标准或合同的规定。

5　检验

5.1　检验监管模式的选取

进出口磨床的检验,视具体情况选取型式试验模式、符合性评估模式、抽样检验模式、全数检验模式中的一种检验监管模式。

5.2　检验方式

在不同的检验监管模式下可分为:

——型式试验模式:型式试验和抽批抽样检验;

——符合性评估模式:技术文件核查和抽批抽样检验;

——抽样检验模式:逐批或抽批抽样检验;

——全数检验模式:全数检验。

5.3　型式试验

5.3.1　抽样

从定型产品中随机抽取代表性样品 1 台。

5.3.2　检验内容和要求

5.3.2.1　安全检测

按 GB 15760—2004、GB 5226.1—2002 和 JB 4029—2001 的规定进行全部适用项目检测,适用时考虑国家(地区)差异。

5.3.2.2　功能、性能、精度检测

按 GB/T 9061 和磨床技术条件、精度标准,或制造国、使用国(地区)指定的标准,或合同规定进行全部适用项目检测。

5.3.3　结果判定

所有检测项目均合格,则判型式试验合格,否则为不合格。

5.3.4　不合格的处置

不合格的磨床允许进行技术处理,并须复检。

5.4　技术文件核查

5.4.1　检验内容和要求

核查实物与随机技术文件(如使用说明书、合格证明书、装箱单等)的符合性。

5.4.2　结果判定

实物与技术文件一致,则判技术文件核查为合格,否则为不合格。

5.4.3 不合格的处置

允许重新提交技术文件一次，经重新核查仍不一致的，则最终判技术文件核查为不合格。

5.5 抽样检验

5.5.1 抽样

每批按10%进行抽样，不足10台抽1台。

5.5.2 检验内容和要求

按表1的检验内容、要求和检验方法进行检验。

表1 进出口磨床检验项目表

序号	检验项目	检验内容和要求	检验方法
1	安全卫生	机床结构应符合 GB 15760—2004 中 5.1.2、5.2.1、5.2.7、5.3.1 的要求	目测
		安全防护装置及安全标志应符合 GB 15760—2004 中 6.4、6.7 的要求	
		控制系统应符合 GB 15760—2004 中 7.2、7.6、7.7 的要求	
		电击防护应符合 GB 5226.1—2002 中第 6 章的要求	
		紧急停止应符合 GB 5226.1—2002 中 9.2.5.4.2 的要求	
		按钮颜色应符合 GB 5226.1—2002 中表 2 的要求	
		指示灯和显示器的颜色应符合 GB 5226.1—2002 中表 3 的要求	
		急停器件的位置应符合 GB 5226.1—2002 中 10.7.1 的要求	
		警告标志应符合 GB 5226.1—2002 中 17.1、17.2 的要求	
		保护接地电路的连续性应符合 GB 5226.1—2002 中 19.2 的要求	按 GB 5226.1—2002 中 19.2 检测
		绝缘电阻检验应符合 GB 5226.1—2002 中 19.3 的要求	按 GB 5226.1—2002 中 19.3 检测
		耐压试验应符合 GB 5226.1—2002 中 19.4 的要求	按 GB 5226.1—2002 中 19.4 检测
		磨床噪声应符合各类型磨床的技术条件的规定	GB/T 16769
		磨床砂轮防护罩应符合 JB 4029—2001 的规定	仪器测量
2	包装	箱面图示标志应符合 GB/T 191 的规定	目测
		箱体不应有破损、变形、重钉、松钉、受潮、受渍、发霉现象，各合缝处应严密，包装箱的支撑、加固应得当	按 JB/T 8356.1 标准的规定进行目测
		包装箱应有防雨、防潮措施	
		箱内货物的固定、防潮措施应良好	
3	外观	机床的工作台、导轨、丝杆等主要零部件表面不应有磕碰、拉伤、砂眼、锈蚀等现象	按 GB/T 9061 的有关条款检测
		名牌和指示安全、操纵、润滑等的标牌内容应正确，应与操作说明书规定的相一致	
4	技术文件	随机技术文件的正确性、一致性	核对
5	规格、参数	机床的参数、结构、运动方式、控制形式应与合同或随机技术文件规定的一致	目测

表 1(续)

序号	检验项目	检验内容和要求	检验方法
6	功能、性能	机床的功能、性能应符合随机技术文件的规定	在空运转试验情况下目测
		机床的各个传动机构、装置的动作应灵活、可靠	
		机床的液压、气动、冷却、润滑系统工作应正常,无漏油、漏水、漏气现象	
7	几何精度和工作精度	各类型磨床的精度检验和技术条件标准或机床合格证、精度检验单的要求	GB/T 17421.1 GB/T 17421.2
注 1:在合同或随机技术文件中未规定具体技术指标的项目或内容(安全卫生项目除外)可不检验。 注 2:以上检验内容和要求如与使用国家(地区)技术法规有差异,按使用国家(地区)技术法规检验。			
[a] 在进行耐压试验时,对难于断开不适宜经受耐压试验元器件的电气系统可不做该项试验。			

5.5.3 结果判定

所有检验项目均合格,则判抽样检验为合格,否则为不合格。

5.5.4 不合格的处置

对不合格的磨床应进行技术处理,并允许重新提交检验一次,经重新检验仍不合格或无法进行技术处理的,则最终判抽样检验为不合格。

5.6 全数检验

5.6.1 检验内容和要求

全数检验的项目、内容、要求及检验方法见表 1。

5.6.2 结果判定

所有检验项目均合格,则判全数检验为合格,否则为不合格。

5.6.3 不合格的处置

对不合格的磨床应进行技术处理,并允许重新提交检验一次,经重新检验仍不合格或无法进行技术处理的,则最终判全数检验为不合格。

6 合格批的判定

无论采取何种检验监管模式,只有该模式中的全部内容检验合格,方可判定该批产品合格,否则判定该批产品不合格。

7 不合格批的处置

不合格的进口磨床不得销售、使用;不合格的出口磨床不准出口。

8 其他

本标准规定出口磨床的检验有效期为 1 年。超过 1 年的库存产品,出口前应该进行开箱查验,检查内外包装、油封是否完好,产品有否生锈。超过 2 年的库存产品应重新全面检验。

SN

中华人民共和国出入境检验检疫行业标准

SN/T 1631.4—2007

进出口机床产品检验规程
第4部分:砂轮机

Rules for the inspection of machine tools for import and export—
Part 4:Grinder

2007-12-24 发布　　　　2008-07-01 实施

中华人民共和国
国家质量监督检验检疫总局　发布

前　言

SN/T 1631《进出口机床产品检验规程》由四部分组成:

——第1部分:通用要求;

——第2部分:数控机床;

——第3部分:磨床;

——第4部分:砂轮机。

本部分为SN/T 1631《进出口机床产品检验规程》的第4部分。

本部分由国家认证认可监督管理委员会提出并归口。

本部分起草单位:江苏出入境检验检疫局。

本部分主要起草人:薛华、黄锡琴、黎晨。

本部分为首次发布的出入境检验检疫行业标准。

引　言

《进出口机床产品检验规程》是进出口机床产品检验的工作依据，对进出口机床产品检验起到指导和规范作用。

随着我国加入世界贸易组织（WTO）和《中华人民共和国进出口商品检验法》的修订，进出口商品检验工作模式发生了很大的变化，为适应形势和变化，国家检验检疫主管部门组织建立了检验检疫标准体系。

本部分属检验检疫标准体系的第四层——个性标准，规定了进出口砂轮机检验的要求。

进出口机床产品检验规程
第4部分：砂轮机

1 范围

SN/T 1631的本部分规定了进出口砂轮机的抽样、检验及合格判定。

本部分适用于最大砂轮直径100 mm～250 mm的轻型台式砂轮机，最大砂轮直径150 mm～250 mm的台式砂轮机，最大砂轮直径200 mm～600 mm的落地砂轮机和除尘砂轮机的进出口检验。

本部分不适用于手持式直向砂轮机的检验。

2 规范性引用文件

下列文件中的条款通过SN/T 1631的本部分的引用而成为本部分的条款。凡是注日期的引用文件，其随后所有的修改单（不包括勘误的内容）或修订版均不适用于本部分，然而，鼓励根据本部分达成协议的各方研究是否可使用这些文件的最新版本。凡是不注日期的引用文件，其最新版本适用于本部分。

GB/T 191—2000 包装储运图示标志（eqv ISO 780：1997）

GB/T 2828.1 计数抽样检验程序 第1部分：按接收质量限（AQL）检索的逐批检验抽样计划（GB/T 2828.1—2003，ISO 2859-1：1999，IDT）

GB 5226.1—2002 机械安全 机械电气设备 第1部分：通用技术条件（IEC 60204-1：2000，IDT）

GB 15760 金属切削机床 安全防护通用技术条件

JB 8799—1998 砂轮机 安全防护技术条件

SN/T 0002 进出口机电商品检验规程编写的基本规定

3 术语和定义

GB/T 2828.1、SN/T 0002确立的以及下列术语和定义适用于SN/T 1631的本部分。

3.1

抽样检验模式 mode of sampling inspection

按国家技术规范的强制性要求，对进出口商品逐批或抽批实施抽样、检验和检查的合格评定活动。

3.2

型式试验模式 mode of type test

按国家技术规范的强制性要求进行型式试验，按现场检验规定对产品进行抽批检验，并对企业的质量管理体系实施监督的合格判定活动。

3.3

检验批 inspection lot

实施抽样检验而汇集的同一规格、型号在相同生产条件下生产的单位产品，简称批。

4 总要求

4.1 安全环保要求

砂轮机的安全环保要求应满足GB 5226.1—2002、GB 15760及JB 8799—1998的规定。适用时应考虑使用国家(地区)差异。

4.2 其他要求

适用时,应符合使用国家(地区)有关法规对砂轮机的电磁兼容、能效、性能等的规定。

5 检验

5.1 检验监管模式的选取

进出口砂轮机的检验监管模式,应根据国家相关规定,视具体情况选取抽样检验模式、型式试验模式中的一种。

5.2 检验方式

不同的检验监管模式所采取的检验方式如下:

——抽样检验模式:抽批抽样检验;

——型式试验模式:型式试验和抽批开箱检验。

5.3 型式试验

5.3.1 抽样

从定型产品中随机抽取3台代表性样品。

5.3.2 检验内容和要求

按GB 5226.1—2002、GB 15760、JB 8799—1998进行全部适用项目检测,适用时应考虑使用国家(地区)差异。

5.3.3 结果判定

如所有检测均合格,则判型式试验合格,否则为不合格。

5.3.4 有效期

当产品结构、材料、工艺有较大改变可能影响产品性能或所用标准更新引起已实施型式试验的产品与标准不一致时,须重新进行型式试验。

5.4 抽样检验

5.4.1 抽样

根据检验批的批量大小,按照GB/T 2828.1中的特殊检查水平S-3选取相应的样本量进行抽样(见表1)。如选取的样本量大于批量时,对该检验批进行全数检验。

表1 样 本 量

批 量	检 查 水 平	
	S-1	S-3
1～500	3	8
501～1 200	5	13
1 201～3 200	5	13
3 201～35 000	5	20
＞35 000	8	32

5.4.2 检验内容

抽样检验的项目、内容及方法要求见表2。

表 2 检验项目、内容和方法

序号	项目	检验或检查内容	检验方法	抽样检验	开箱检验
1	标志及说明	JB 8799—1998 的第 5 章规定的内容应完整正确	视检	√	√
		标志应清晰易读并持久耐用	视检	√	√
		铭牌应标明选配砂轮的最大线速度	视检	√	√
		在明显位置上标明砂轮的旋转方向，用凸起或凹陷的箭头或其他清晰耐久程度至少相当的办法标明	视检	√	√
		额定电压和频率等应与使用国家(地区)电网匹配	视检	√	√
2	一致性检查	核对型号、规格、商标、结构及关键元器件是否与型式试验报告中所描述的一致	视检		√
3	机械危险	防护罩的开口角度、形式应符合 JB 8799—1998 中 4.2.1 规定的要求	视检	√	
		防护罩圆周防护部分应能调节，或配有可调护板	视检	√	
		卡盘外侧面与防护罩开口边缘之间的间隙小于 15 mm	视检	√	
		运转中可能松脱的零件、部件应有防松装置	视检	√	
		轻型台式砂轮机应配有护目镜。护目镜应透明清晰和易于调节、固定	视检	√	
		砂轮机及零件的锐边、尖角、金属薄片的棱边必须倒钝、折边或修边	视检	√	√
4	保护接地电路的连续性	PE 端子和各测试点间的实测电压降不应超过 GB 5226.1—2002中表 9 所规定值	GB 5226.1—2002 的 19.2	√	
5	绝缘电阻	在动力电路导线和保护接地电路间施加 500 V(d.c.)时测得的绝缘电阻不应小于 1 MΩ	GB 5226.1—2002 的 19.3	√	
6	耐压试验	所有电路导线和保护接地电路之间应经受至少 1 s 时间的耐压试验，工作在或低于 PELV 电压的电路除外(试验电压：具有 2 倍电气设备额定电源电压值或 1 000 V，取其中较大者；频率为 50 Hz 或 60 Hz；由最小额定值为 500 VA 的变压器供电)	GB 5226.1—2002 的 19.4	√	
7	接地装置	接地装置处应有清晰、永久固定的接地标记，外部保护导线的端子应使用保护接地图形标志或字母标志 PE 来指明	视检	√	√
		接地软线应为黄、绿双色绝缘铜线	视检	√	
8	电源连接	电源线与插头制成一体的，插头的型式应符合使用国家(地区)的规定	视检	√	√
		电源的进线采用接线盒的，盒盖上应标有形状符合 GB 5226.1—2002中 17.2 规定的黑边、黄底、黑色闪电符号的警告标志	视检	√	√
		导线应无破损	视检	√	√

表 2（续）

序号	项目	检验或检查内容	检验方法	抽样检验	开箱检验
9	包装	箱面图示标志应符合 GB/T 191—2000 中第 2 章、3.2 及第 4 章的规定	视检	√	√
		箱体不应有破损、变形、重钉、松钉、受潮、受渍、发霉现象，各合缝处应严密，包装箱的支撑、加固应得当	视检	√	√
注：以上项目如与使用国家(地区)技术法规有差异，按使用国家(地区)技术法规检验。					

5.4.3 结果判定

所有检测项目合格，则判抽样检验合格，否则为不合格。

5.5 开箱检验

5.5.1 抽样

根据检验批的批量大小，按照 GB/T 2828.1 中的特殊检查水平 S-1 选取相应的样本量进行抽样(见表 1)。如选取的样本量大于批量时，对该检验批进行全数检验。

5.5.2 检验内容

砂轮机开箱检验的项目、内容及方法要求见表 2。

5.5.3 结果判定

所有检测项目合格，则判开箱检验合格，否则为不合格。

6 合格批判定

无论采取何种检验监管模式，只有该模式中的全部检验合格，方可判定该批产品合格，否则判定该批产品不合格。

7 不合格批的处置

不合格批不允许销售、使用或出口。

8 其他

砂轮机的检验有效期为 12 个月。

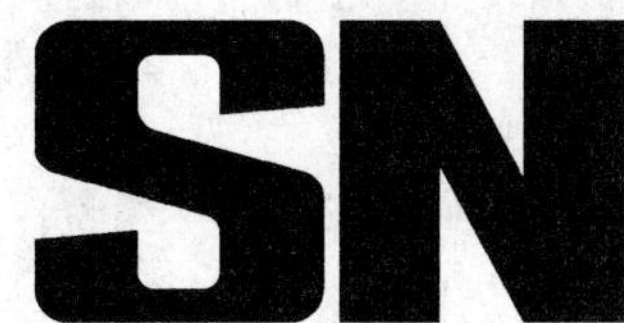

中华人民共和国出入境检验检疫行业标准

SN/T 1646.2—2005

进出口农用机械检验规程
第2部分：拖拉机

Rules for the inspection of agricultural machinery for import and export—Part 2：Tractors

2005-09-30 发布　　　　2006-05-01 实施

中华人民共和国
国家质量监督检验检疫总局 发布

前　言

SN/T 1646《进出口农用机械检验规程》分为若干部分，其预期结构为：

——第1部分：通用要求；

——第2部分：拖拉机。

本部分为SN/T 1646的第2部分。

本部分由国家认证认可监督管理委员会提出并归口。

本部分起草单位：河南出入境检验检疫局、国家拖拉机质量监督检验中心。

本部分主要起草人：张奕、赵奇、韩庚琳、李京中、尚项绳。

本部分为首次发布的检验检疫行业标准。

引　　言

《进出口农用机械检验规程》是进出口农用机械检验的工作依据，对进出口农用机械检验起到指导和规范作用。

随着我国加入世界贸易组织（WTO）和《商检法》的修订，进出口商品检验工作模式发生了很大的变化，为适应形势和变化，国家检验检疫主管部门组织建立了检验检疫标准体系。

本部分属检验检疫标准体系的第四层（机电检验专业标准体系第三层）——个性标准，为拖拉机检验规程特殊要求。

进出口农用机械检验规程
第2部分:拖拉机

1 范围

本部分规定了进出口拖拉机的要求、检验及判定。

本部分适用于进出口轮式拖拉机、履带拖拉机和手扶拖拉机。

以散件方式进出口轮式拖拉机、履带拖拉机和手扶拖拉机的检验亦可参照本部分执行。

2 规范性引用文件

下列文件中的条款通过SN/T 1646的本部分的引用而成为本部分的条款。凡是注日期的引用文件,其随后所有的修改单(不包括勘误的内容)或修订版均不适用于本部分,然而,鼓励根据本部分达成协议的各方研究是否可使用这些文件的最新版本。凡是不注日期的引用文件,其最新版本适用于本部分。

GB/T 2828.1 计数抽样检验程序 第1部分:按接收质量限(AQL)检索的逐批检验抽样计划

GB 6376 拖拉机噪声限值

GB 18447.1—2001 农业轮式和履带拖拉机 安全要求

GB 18447.2—2001 手扶拖拉机 安全要求

JB/T 6294 农业拖拉机 型式检验规则

SN/T 0002 进出口机电商品检验规程编写的基本规定

3 术语与定义

SN/T 0002确立的以及下列术语和定义适用于本部分。

3.1

拖拉机 tractor

用于牵引、推动、携带和驱动配套机具进行作业的自走式动力机械。

3.2

轮式拖拉机 wheeled tractor

装有车轮行走装置的拖拉机。

3.3

履带拖拉机 tracklaying tractor

装有履带行走装置的拖拉机。

3.4

手扶拖拉机 walking tractor

由扶手把操纵的单轴拖拉机。

3.5

检验批 inspection lot

为实施抽样检验汇集的同一规格、型号、在相同条件下生产的产品,称为检验批,简称批。

3.6

不合格 nonconformity

拖拉机的质量特性不满足本部分规定的技术要求，称不合格。按不合格项目对于产品质量特性的影响程度将不合格分为：A类不合格、B类不合格。

4 总要求

4.1 安全要求

拖拉机的安全要求应符合GB 18447.1（轮式和履带式）、GB 18447.2（手扶式）和国家相关强制性要求，适用时应考虑使用国家（地区）的差异。

4.2 环保要求

拖拉机的噪声应符合GB 6376和国家相关强制性要求。排气烟度应符合GB 18447.1（轮式和履带式）、GB 18447.2（手扶式）和国家相关强制性要求，适用时应考虑使用国家（地区）的差异。

4.3 性能要求

进出口拖拉机的性能要求应符合国家有关标准的要求，适用时可考虑贸易合同的要求。

5 检验

5.1 检验监管模式的选取

进出口拖拉机检验监管模式，应根据国家相关规定，视具体情况选取抽样检验模式、型式检验模式和符合性验证模式中的一种。

5.2 检验方式

不同的检验监管模式下的检验方式为：

——抽样检验模式：抽样检验；

——型式检验模式：型式检验；

——符合性验证模式：核查货物与证书、报告等资料的符合性并进行必要的抽查检验。

5.3 抽样检验

5.3.1 抽样

依据GB/T 2828.1，选取特殊检查水平S-3，按照正常检验一次抽样方案，在检验批中随机抽取检验样本。

A类不合格$(A_c,R_e)=(0,1)$，B类不合格AQL=25。

5.3.2 检验内容和要求

抽样检验的内容和要求见表1。

表1 进出口拖拉机抽样检验内容和要求一览表

序号	检验项目	技术要求	检验方法	不合格类别
1	制动性能	符合GB 18447.1—2001中4.3（轮式和履带式）、GB 18447.2—2001中4.2（手扶式）	按GB 18447.1—2001中4.3（轮式和履带式）、GB 18447.2—2001中4.2（手扶式）	A
2	噪声	符合GB 18447.1—2001中4.2.8（轮式和履带式）、GB 18447.2—2001中4.1.6（手扶式）	按GB 18447.1—2001中4.2.8（轮式和履带式）、GB 18447.2—2001中4.1.6（手扶式）	A
3	一般安全要求	符合GB 18447.1—2001中4.1（轮式和履带式）	按GB 18447.1—2001中4.1（轮式和履带式）	A
4	安全防护	符合GB 18447.1—2001中4.2（轮式和履带式）、GB 18447.2—2001中4.1（手扶式）	按GB 18447.1—2001中4.2（轮式和履带式）、GB 18447.2—2001中4.1（手扶式）	A

表 1（续）

序号	检验项目	技术要求	检验方法	不合格类别
5	照明、信号装置	符合 GB 18447.1—2001 中 4.4（轮式和履带式）、GB 18447.2—2001 中 4.3（手扶式）	按 GB 18447.1—2001 中 4.4（轮式和履带式）、GB 18447.2—2001 中 4.3（手扶式）	A
6	安全操作警示标志	符合 GB 18447.1—2001 中 4.5（轮式和履带式）、GB 18447.2—2001 中 4.4（手扶式）	按 GB 18447.1—2001 中 4.5（轮式和履带式）、GB 18447.2—2001 中 4.4（手扶式）	A
7	安全使用信息	符合 GB 18447.1—2001 中 5.3（轮式和履带式）、GB 18447.2—2001 中 5.3（手扶式）	按 GB 18447.1—2001 中 5.3（轮式和履带式）、GB 18447.2—2001 中 5.3（手扶式）	A
8	整车装配完整性	不得错漏装	视检	B
9	密封性能	不得漏油漏气漏水	感观检验	B
10	操纵机构性能	功能可靠，操作灵活	感观检验	B
11	电气系统	工作正常，布线整齐，插接件连接牢固	感观检验	B
12	变速箱、离合器检查	换挡可靠，无异常响声	感观检验	B
注：以上项目若与使用国家（地区）的强制性要求存在差异，适用时可以考虑按使用国家（地区）的强制性要求进行。				

5.3.3 **结果判定**

按 GB/T 2828.1 的规定，分别对 A、B 类不合格进行统计并作出评定，只有当 A、B 两类组均评定为接收时，检验批才判为合格；否则，检验批判为不合格。

5.4 型式检验

5.4.1 **抽样**

按 JB/T 6294 的规定进行。

5.4.2 **检验内容和要求**

按 JB/T 6294 的规定进行。

5.4.3 **结果判定**

当所有型式检验项目均合格，则判型式检验合格，否则为不合格。

5.5 符合性验证

5.5.1 **验证内容和要求**

按技术规范的强制性要求，查验货物与证书、报告等资料的符合性。抽查检验项目、技术要求和检验方法按表 1 序号中的 1～7 项进行。适用时应考虑国家（地区）差异。

5.5.2 **结果判定**

货物与证书、报告等资料相符且全部抽查检验项目均合格，则判定该批为合格；货物与证书、报告等资料不符或抽查检验项目中有任何不合格，则判定该批为不合格。

6 不合格的处置

凡判为不合格的批，允许进行技术处理后重新检验一次。复检不合格的，出口拖拉机不允许出口，进口拖拉机不允许销售、使用。

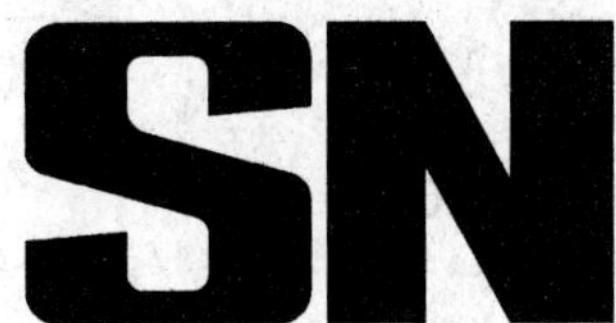

中华人民共和国出入境检验检疫行业标准

SN/T 1658—2005

电动代步车安全技术条件

Safety technical condition of electric medical scooter

2005-09-30 发布　　　　2006-05-01 实施

中华人民共和国国家质量监督检验检疫总局 发布

前　言

本标准由国家认证认可监督管理委员会提出并归口。

本标准起草单位：中华人民共和国浙江出入境检验检疫局、金华市日普电动车有限公司。

本标准主要起草人：姜琦、陈国民、陈秋田、程胜利。

本标准系首次发布的出入境检验检疫行业标准。

电动代步车安全技术条件

1 范围

本标准规定了电动代步车的安全技术要求、试验方法、检验规则。

本标准适用于三轮、四轮载人电动代步车的设计、制造和检验。

2 规范性引用文件

下列文件中的条款通过本标准的引用而成为本标准的条款。凡是注日期的引用文件,其随后所有的修改单(不包括勘误的内容)或修订版均不适用于本标准,然而,鼓励根据本部分达成协议的各方研究是否可使用这些文件的最新版本。凡是不注日期的引用文件,其最新版本均适用于本标准。

GB/T 2828.1 计数抽样检验程序 第1部分:按接收质量限(AQL)检索的逐批检验抽样计划(GB/T 2828.1—2003,ISO 2859-1:1999,IDT)

GB 3565—1993 自行车安全要求

GB 4706.1—1998 家用及类似用途电器的安全 第一部分:通用要求(eqv IEC 60335-1:1991)

GB 4706.18—1999 家用及类似用途电器的安全 电池充电器的特殊要求(idt IEC 60335-2-29:1994)

GB 12996—1991 电动轮椅车

GB/T 17619—1998 机动车电子电器组件的电磁场辐射抗扰性限值和测量方法

GB 17761—1999 电动自行车通用技术条件

GB/T 18387—2001 电动车辆的电磁场辐射强度的限值和测量方法 宽带9 kHz～30 MHz

QB 2191—1995 自行车反射器

3 术语和定义

下列术语和定义适用于本标准。

3.1

电动代步车 electric medical scooter

由电机驱动,用于休闲代步的三轮、四轮小型车辆。其单人座额定载荷不大于100 kg;双人座额定载荷不大于200 kg,电池组标称电压不超过36 V。

4 技术要求

4.1 主要性能指标

4.1.1 最大速度

电动代步车的最大速度三轮车不大于12 km/h、四轮车不大于15 km/h。

4.1.2 制动性能

电动代步车制动距离应小于车长的2倍。

4.1.3 爬坡性能

电动代步车在不小于12°的斜坡上,应能从静止状态启动,并能连续行驶。

4.1.4 驻坡性能

电动代步车纵向驻坡角不小于12°。

4.1.5 静态稳定性

三轮车纵向稳定角不小于20°,四轮车不小于25°;三轮车侧向稳定角不小于15°,四轮车不小于 18°。

4.1.6 **动态稳定性**

三轮车上坡稳定角不小于 12°，四轮车不小于 15°；三轮车下坡稳定角不小于 10°，四轮车不小于 12°；三轮车转向稳定回转半径不大于 10 m，四轮车不大于 8 m。

4.1.7 **最小回转半径**

将电动代步车以最大转向角回转 360°，内侧车轮形成的圆轨迹的半径与车宽之和应不大于电动代步车轴距的 2.5 倍。

4.1.8 **最大噪声**

电动代步车以最大速度行驶时，其噪声应不大于 62 dB(A)。

4.1.9 **整车外形尺寸**

外廓最大尺寸(长×宽×高)应不大于 1 800 mm×900 mm×1 800 mm。

4.1.10 **结构强度**

4.1.10.1 **整车结构强度**

4.1.10.1.1 **静态强度**

电动代步车静止时，对车施加垂直方向的 150%额定静载荷，历时 30 min，其车架的变形应不大于车架总长的 2.5‰，且车架的构件无肉眼可见裂缝。

4.1.10.1.2 **道路骑行强度**

电动代步车在 120%额定静载荷的条件下，在平坦的路面上按车辆续行里程(不少于 120 km)行驶后，车架的变形应不大于车架总长的 2.5‰，车辆不应出现焊缝开裂、紧固件松动脱落等其他影响正常行驶的任何结构性故障。

4.1.10.2 **车把**

应符合 GB 3565—1993 中第 6 章规定的要求。

4.1.10.3 **车架/前叉组合**

三轮电动代步车车架应符合 GB 3565—1993 中第 7 章规定的要求。

4.1.11 **越障高度**

应能越过相当于车轮直径 1/4 的高度障碍。

4.1.12 **越沟宽度**

应能越过相当于车轮直径 1/2 的宽沟。

4.1.13 **堵转性能**

使电动代步车堵转 1 min，不应出现任何元器件的损坏。

4.1.14 **保护性能**

4.1.14.1 电动代步车应设有欠压保护装置。

4.1.14.2 电动代步车应设有过流保护装置。

4.1.14.3 电动代步车车架与电气线路之间的绝缘电阻＞2 MΩ。

4.1.14.4 电动代步车应设有防后倾保护装置。

4.1.15 **调速系统**

电动代步车的调速系统应工作可靠、平稳，无飞车、冲动、阻滞现象。

4.1.16 **电气线路**

电动代步车的电器元器件焊接应牢固、可靠，接触良好；线路应畅通，无短路、断路、裸露现象，有完整护套，固定于车架相应部位。接插件连接应装拆方便，有定位或防止误接的标志。带电部位与非带电部位之间绝缘电阻在 250 V 常态下不小于 2 MΩ。各连接线和接插件之间应能耐受 10 N 的拉脱力。

4.1.17 **充电器**

充电器应符合 GB 4706.18—1999 的要求。应有额定输出电压、电流标值。能在 AC100 V～240 V，

50 Hz～60 Hz 的条件下正常工作。充电器其泄漏电流和电气强度符合 GB 4706.1—1998 的要求，充电器应有充电、满电指示。

4.1.18 **电池组**

电池应为免维护型，密封可靠，无爬碱、渗液现象。极性标志明显，组成电池组的电池间连接应可靠，极端与连线之间接触良好，无铜锈、铁锈等杂物。应符合 GB 17761—1999 中 5.2.8.3、5.2.8.4 的要求。

4.1.19 **鸣号装置**

电动代步车应设置倒车、转弯鸣号装置。

4.1.20 **照明和反射器**

电动代步车的照明应符合 GB 3565—1993 中第 15 章的规定，夜间照明距离和照明强度不作强制规定。反射器应符合 QB 2191—1995 二级要求的规定。

4.1.21 **制动装置**

机械刹车应符合 GB 3565—1993 中 5.2.3、5.2.4、5.2.5、5.4.1 和 5.5 的规定；电磁离合刹车应可靠，无任何刹车失灵现象(除非失效)。制动时，应有断电功能，还应有松刹机械装置，松刹时可以人力推动车辆。

4.1.22 **电磁辐射强度及抗扰性**

电动代步车的电磁辐射强度及抗扰性应符合 GB/T 18387—2001、GB/T 17619—1998 的规定。

4.2 外观要求

4.2.1 在正常行驶时电动代步车的可触及部位应符合 GB 3565—1993 中 4.1、4.2 的规定。

4.2.2 在醒目位置，应有安全警示标志。

4.3 说明书

电动代步车应附有使用说明书，并含有以下内容：

a) 在仔细阅读说明书，了解车辆性能前不要使用车辆；

b) 电路接线示意图、功能说明；

c) 安装说明；

d) 电动机、蓄电池的正确使用和保养方法；

e) 充电器的正确、安全使用方法；

f) 驾驶方法；

g) 整车、常见问题的维护；

h) 产品基本技术参数指标。

5 试验方法

5.1 试验环境条件

温度为－5℃～30℃；风速不大于 3 m/s；路面为平坦的沥青或混凝土路面；环境噪声不大于 48 dB。试验应避免雨、雪天气。

5.2 试验用装置

本标准使用的仪器仪表精度应不低于 0.5 级，测功计的精度应不低于 1%，直流电源的纹波系数不大于 5%，声级计精度级为 1 dB。试验平台表面与标准试块之间的摩擦系数为 0.75～1.0。

5.3 试验用车

5.3.1 正常配置的电动代步车，其轮胎气压应符合轮胎所标示的气压值。

5.3.2 承载标准质量为 75 kg，载荷允许相当标准承载的试验人。

5.3.3 初始试验时，电池组容量至少应达到其标称容量的 75%，电压值应不低于电池标称电压值的 95%，也不超出标称电压值的 15%。

5.3.4 试验用车可除去附件(如防后倾轮、反光镜、车篮)，当附件的质量＞5 kg 时，应对试验用车，加配相应质量。

5.4 最大速度试验

5.4.1 在试验跑道上设置100 m的测试区间，两端应有足够的辅助行驶区。

5.4.2 电动代步车在两个标志物之间往返全速行驶，分别记录代步车在两个标志物之间往返的时间。重复上述过程，根据这四次所用的时间计算出平均值。应保证所选择标志物间的距离和时间的测量精度，使计算出的最大速度的误差不大于5%。

5.4.3 按式(1)计算最大车速：

$$v = 720/t \quad \cdots\cdots(1)$$

式中：

v——最大速度，km/h；

t——通过测试区的往返时间，s。

5.5 制动性能试验

将电动代步车在平坦的沥青或混凝土路面上以最大速度行驶，到达标志线时，制动车辆，并保持这种状态直到电动代步车停止。重复试验三次，取三次数据的最大值。

5.6 爬坡性能试验

将电动代步车置于规定斜度的试验平台上，从静止状态启动电动代步车向试验平台上坡行驶，应能启动和行驶。按GB 12996—1991中6.10的规定进行试验。

5.7 驻坡性能试验

按GB 12996—1991中6.6.1、6.6.2的规定进行试验。

5.8 静态稳定性试验

按GB 12996—1991中6.6的规定进行试验。

5.9 动态稳定性试验

按GB 12996—1991中6.7的规定进行试验。

5.10 最小回转半径试验

按GB 12996—1991中6.11的规定进行试验。

5.11 噪声试验

5.11.1 在符合5.1、5.2、5.3规定的条件下进行试验。

5.11.2 试验步骤如下：

a) 试验场所的布置，见图1；

b) 声级计采用“A”计权网络、快挡进行测量，声级计放置的离地高度为1.2 m；

c) 电动代步车以最高速匀速通过测试区，读取声级计的最大读数，并算出左右两侧声级计的读数平均值；

d) 上述方法测算往返的两个平均值的较大值，作为车的最大行驶噪声。

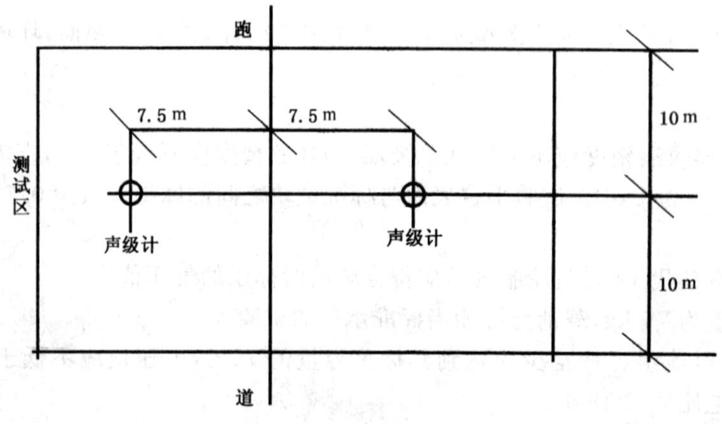

图1 试验场所布置

5.12 外形尺寸测量

用卷尺测量其外廓长、宽、高的最大外形尺寸。

5.13 结构强度试验

5.13.1 静态结构强度试验

在座椅均匀施加 100 kg 负载，然后将 150%额定载荷值减去 100 kg 重的负载放置在踏板处。静压 30 min 后去掉负载，测量最大变形量，变形量应符合 4.1.10.1.1 的规定。

5.13.2 道路骑行试验

骑行者的质量小于 120%的额定载荷时，不足部分在踏板处加配重负载至额定载荷的 120%，在平坦公路上以最大速度行驶 120 km(允许更换电池或对电池充电)。去掉负载后，测量最大变形量，变形量应符合 4.1.10.1.2 的规定，且车辆无其他结构性故障。

5.13.3 车把强度试验

按 GB 3565—1993 中 24.1.2、24.2、24.3 的规定进行试验。

5.13.4 车架/前叉组部件强度试验

5.13.4.1 车架/前叉组部件冲击强度试验

按 GB 3565—1993 中 25.1、25.2 的规定进行试验。

5.14 越障试验

选择一个水平落差为试验车辆车轮 1/4 直径的台阶平台，将电动代步车按向前方向垂直正对台阶边缘，车前轮触地点到台阶边缘相距 1 m 作为起跑距离，按 GB 12996—1991 中 6.8 的规定进行试验。

5.15 越沟试验

选择一个宽度为试验车辆车轮直径的 1/2，深度为 100 mm 的测试沟，将电动代步车正对测试沟，并与之相距 1 m 为起跑距离，按 GB 12996—1991 中 6.9 的规定进行试验。

5.16 堵转试验

按 GB 12996—1991 中 6.17 的规定进行试验。

5.17 保护性能试验

5.17.1 欠压试验

调压器的调压旋钮设置在车辆标称工作电压处，车子与调压器相连，接通电源，往低电压方向调节，直至车子停止转动，记下此时的电压。

5.17.2 过流试验

电动代步车在正常条件下行驶，从额定负载值开始，以逐渐加载的方法，每次加载值为 98 N，直至车辆不能开动，即车辆进入过流保护状态，记下此时的电流。

5.18 调速系统试验

启动电动代步车调速系统从静止到最大速，重复试验三次均应符合 4.1.15 的要求。

5.19 电气线路试验

5.19.1 外观检查

感官目测法检查，并用拉力计测试接插件之间连接线路的牢固度。应符合 4.1.16 的要求。

5.19.2 绝缘性能试验

用 250 V 兆欧表，对电动代步车的带电部位与非带电部位之间进行绝缘性能测试，检测部位为，电池组与车架，电池组与减速机外壳，直流回路(注意：须断开与控制器的连接线)与车架，直流回路与减速机外壳。各部位之间的绝缘电阻值应满足 4.1.16 的规定。

5.20 充电器试验

5.20.1 充电器外观要求按 4.1.17 的要求目测，并在容许工作电压 100 V～240 V 下通电测试。

5.20.2 充电器噪声测试应在符合 5.1 的条件下进行，距被测充电器 300 mm 处用声级计测试。

5.20.3 充电器的介电强度试验按 GB 4706.18—1999 中第 16 章的规定进行试验。

5.20.4 充电器工作状态试验:通过调压器,将充电器的输入电压分别调至 100 V 和 240 V,50 Hz 或 60 Hz,观察充电器是否在工作状态。

5.21 鸣号装置

按动电动代步车倒车、转弯的鸣号按钮,感官检查鸣号装置是否正常工作。

5.22 反射器和照明

5.22.1 反射器

按 GB 2191—1995 中 6.1 二级要求的规定进行。

5.22.2 照明

用感观法检查,但对照明强度和照明距离不作强制规定。

5.23 制动断电试验

按 GB 17761—1999 中 6.2.8.5 的规定试验。松开制动闸把,试验能否用人力推动车辆。

5.24 电池组检查

感官目测检查外观,并按 GB 17761—1999 中 6.2.8.4 的要求进行试验。

5.25 电磁辐射强度及抗扰性试验

按 GB/T 18387—2001、GB/T 17619—1998 的规定进行试验。

5.26 外观检查

感官目测检查。应符合 4.1.14.4、4.2 的规定。

5.27 使用说明书的检查

按 4.3 的要求,查阅使用说明书。

6 检验规则

6.1 型式试验

6.1.1 抽样

从定型产品中随机抽取代表性样品 3 台。

6.1.2 检验内容和要求

型式试验检测项目、要求见表 1。

6.1.3 结果判定

所有检测项目均合格,判型式试验合格,否则为不合格。

6.1.4 不合格的处置

不合格的电动代步车允许进行技术处理,并应重新进行检测。

6.1.5 检验有效期

当产品结构变动或所用标准更新引起原型式试验的结果与标准不一致时,应重新进行型式试验。

6.2 抽查检验

6.2.1 抽样

抽查检验采用 GB/T 2828.1 正常检验一次抽样方案,特殊检查水平 S-3。

6.2.2 检验内容和要求

抽查检验的项目、技术要求和检验方法见表 1。

6.2.3 结果判定

抽查检验的全部项目检测均合格,判抽查检验合格,否则为不合格。

6.2.4 不合格的处置

抽查检验不合格不允许放行。

6.2.5 检验有效期

正常贮运条件下,抽查检验合格有效期为 12 个月(蓄电池贮存期超过一个半月应对蓄电池充电)。

表 1　检验项目、要求和方法

项目序号	检验项目	技术要求	试验方法	抽查项目	型式试验
1	最大速度	4.1.1	5.4		√
2	制动性能	4.1.2	5.5	√	√
3	爬坡性能	4.1.3	5.6	√	√
4	驻坡性能	4.1.4	5.7	√	√
5	静态稳定性	4.1.5	5.8		√
6	动态稳定性	4.1.6	5.9		√
7	最小回转半径	4.1.7	5.10		√
8	最大噪声	4.1.8	5.11		√
9	外形尺寸	4.1.9	5.12		√
10	结构强度	4.1.10	5.13		√
11	越障高度	4.1.11	5.14		√
12	越沟宽度	4.1.12	5.15		√
13	堵转性能	4.1.13	5.16		√
14	保护性能	4.1.14	5.17	√	√
15	调速系统	4.1.15	5.18	√	√
16	电气线路	4.1.16	5.19.1	√	√
17	绝缘性能	4.1.16	5.19.2		√
18	充电器	4.1.17	5.20		√
19	电池组	4.1.18	5.24		√
20	鸣号装置	4.1.19	5.21	√	√
21	照明及反射器	4.1.20	5.22		√
22	制动装置	4.1.21	5.23	√	√
23	电磁辐射	4.1.22	5.25		√
24	外观	4.2	5.26	√	√
25	说明书	4.3	5.27	√	√
注：“√”为必须检验项目。					

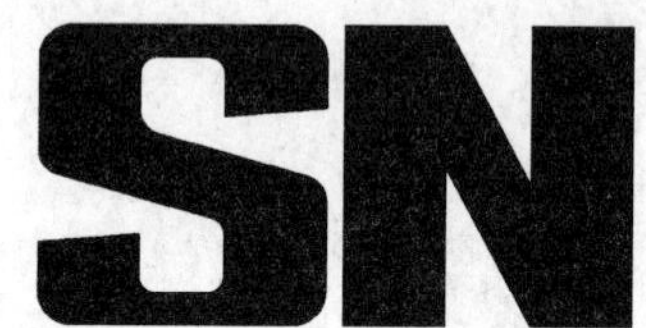

中华人民共和国出入境检验检疫行业标准

SN/T 1669—2005

进出口汽车用电动冷却风扇检验规程

Rules for the inspection of electric cooling fans of automobile for import and export

2005-09-30 发布　　2006-05-01 实施

中华人民共和国国家质量监督检验检疫总局 发布

前　言

本标准由国家认证认可监督管理委员会提出并归口。

本标准起草单位:中华人民共和国吉林出入境检验检疫局。

本标准主要起草人:王朝晖、于开国。

本标准系首次发布的出入境检验检疫行业标准。

引 言

《进出口汽车用电动冷却风扇检验规程》是进出口汽车用电动冷却风扇检验的工作依据，对进出口汽车用电动冷却风扇检验起到指导和规范作用。

随着我国加入世界贸易组织（WTO）和《商检法》的修订，进出口商品检验工作模式发生了很大的变化，为适应形势和变化，国家检验检疫主管部门组织建立了检验检疫标准体系。

本标准属检验检疫标准体系的第四层——个性标准，为进出口汽车用电动冷却风扇检验要求。

本标准依据 GB/T 1.1—2000《标准化工作导则　第1部分　标准的结构和编写规则》和 SN/T 0002—2004《进出口机电商品检验规程编写的基本规定》的要求编写。

进出口汽车用电动冷却风扇检验规程

1 范围

本标准规定了进出口汽车用电动冷却风扇的技术要求、检验及判定。

本标准适用于额定电压为12 V的汽车用电动冷却风扇。

对评价电动冷却风扇性能的各项参数的限定值,本标准不作规定。

本标准应与产品相关的技术条件一起使用,本标准未规定的其他要求,可参照产品相关的技术条件。

2 规范性引用文件

下列文件中的条款通过本标准的引用而成为本标准的条款。凡是注日期的引用文件,其随后所有的修改单(不包括勘误的内容)或修订版均不适用于本标准,然而,鼓励根据本标准达成协议的各方研究是否可使用这些文件的最新版本。凡是不注日期的引用文件,其最新版本适用于本标准。

GB/T 2828.1 计数抽样检验程序 第1部分:按接收质量限(AQL)检索的逐批检验抽样计划(GB/T 2828.1—2003,ISO 2859-1:1999,IDT)

GB/T 2900.27 电工术语 小功率电动机

GB/T 5171 小功率电动机通用技术条件

GB 12350 小功率电动机的安全要求

3 术语和定义

GB/T 2900.27确立的以及下列术语和定义适用于本标准。

3.1

抽样检验模式 mode of sampling inspection

按国家技术规范的强制性要求,对进出口商品逐批或抽批实施抽样、检验和检查的合格评定活动。

3.2

符合性验证模式 mode of compliance verification

按国家技术规范的强制性要求,查验检验单证和凭证、货物是否相符,必要时可进行抽查检验,并实施监督的合格评定活动。

3.3

检验批 inspection lot

为实施检验而汇集的同一规格、型号,在相同生产条件下生产的单位产品,简称批。

4 总要求

4.1 安全要求

汽车用电动冷却风扇的安全要求,应符合GB 12350和GB/T 5171的规定。适用时应考虑相关国家(地区)差异。

4.2 其他要求

汽车用电动冷却风扇的性能应符合用户相关技术要求。

5 检验

5.1 检验监管模式的选取

进出口汽车用电动冷却风扇检验，应视具体情况选取抽样检验模式、符合性验证模式中的一种。

5.2 检验方式

不同的检验监管模式下的检验方式为：

——抽样检验模式：逐批或抽批抽样检验；

——符合性验证模式：技术文件核查和开箱检验。

5.3 抽样检验

5.3.1 抽样

按 GB/T 2828.1 正常检查一次抽样方案，取特殊检查水平 S-2。

5.3.2 检验项目和方法要求

抽样检验的项目及方法要求详见表 1。

表 1 检验项目及方法要求

序号	检验项目	检验或检查方法	抽样检验	开箱检验
1	标　志	目视检查标志的字迹和内容应清晰无误、耐用。	√	√
2	外观质量	目视检查外观质量。表面不应有锈蚀、涂敷层剥落、碰伤和划痕，紧固件应牢固。	√	√
3	主要尺寸	用标准量具及专用检具对样品的主要尺寸进行检查，应符合用户相关技术要求。	√	√
4	轴向间隙	将样品固定在专用夹具上，在转轴上先后施加两个相反的轴向推力，推力大小应能够消除轴向间隙而又不产生变形，使转轴沿轴向往复移动，其位移量应符合用户相关技术要求。	√	
5	风扇径向跳动	将样品固定在专用夹具上，缓慢转动风扇叶片，用百分表测取叶片最大回转半径与最小回转半径之差。其量值应符合用户相关技术要求。	√	
6	风扇轴向跳动	将样品固定在专用夹具上，缓慢转动风扇叶片，用百分表测取叶片端面轴向跳动量，其量值应符合用户相关技术要求。	√	
7	工作电压	将样品固定在专用试验台上，通以 9 V～15 V 直流电压，观察运转情况，应能正常运转，无异常杂声。	√	
8	转动方向	将样品固定在专用试验台上，通电后观察叶片转动方向。从轴伸端看为顺时针方向旋转。	√	
9	负载特性	将样品固定在专用试验台上，通以(12±0.1)V 直流电压，用转速表和电流表测取风扇转速及消耗电流，其量值应符合用户相关技术要求。	√	
10	绝缘电阻	用 250 V 兆欧表测定。常态下绝缘电阻值不低于 20 MΩ。	√	

表 1（续）

序号	检验项目	检验或检查方法	抽样检验	开箱检验
11	电气强度	首先将样品放入高温试验箱内升温，温度稳定 70℃后取出，即在电机绕组与机壳之间施加 500 V、50 Hz 正弦波试验电压。试验时，施加的电压应从试验电压全值的一半开始，增加至全值的时间应不小于 10 s，全值电压试验时间应持续 1 min。试验过程中，跳闸电流应不大于 10 mA。无闪络和击穿。	√	
12	不平衡量	把样品固定在整机动衡机测取不平衡量，电机的剩余不平衡量应符合用户相关技术要求。	√	
13	噪声	将样品放置在消音室内，声级计探头距样品 1 m，测量值应符合用户相关技术要求。	√	

5.3.3 结果判定

所有检验项目均合格，则判抽样检验为合格，否则为不合格。

5.3.4 不合格处置

对不合格的汽车用电动冷却风扇应进行技术处理，并允许重新提交检验一次。

5.4 开箱检验

5.4.1 抽样

按 GB/T 2828.1 正常检查一次抽样方案，取特殊检查水平 S-4。

5.4.2 检验项目和方法要求

开箱检验的项目及方法要求详见表 1。

5.4.3 结果判定

开箱检验样品中发现不合格项，即判定该批产品开箱检验不合格。

5.4.4 不合格处置

判为开箱检验不合格的检验批，经技术处理后，允许重新提交检验一次。

6 合格批判定

无论采取何种检验监管模式，只有该模式中的全部检验合格，方可判定该批产品合格。否则，判定该批产品不合格。

7 不合格批处置

不合格的出口产品不准出口，进口产品不允许销售和使用。

8 其他

本标准规定的出口汽车用电动冷却风扇检验有效期为十二个月。

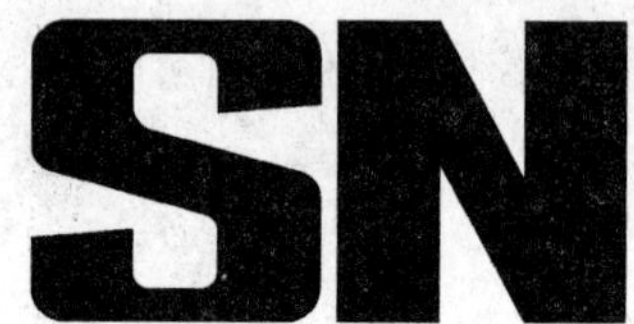

中华人民共和国出入境检验检疫行业标准

SN/T 1688.2—2005
代替 SN/T 0321—1994

进出口机动车辆检验规程 第2部分：摩托车

Rules for the inspection of power-driven vehicles for import and export—Part 2：Motorcycles

2005-09-30 发布 2006-05-01 实施

中华人民共和国国家质量监督检验检疫总局 发布

前　言

SN/T 1688《进出口机动车辆检验规程》分为若干部分，其预期结构及代替的行业标准为：

——第1部分　通用要求

——第2部分　摩托车(代替SN/T 0321—1994)

——第3部分　农用运输车

本部分为SN/T 1688的第2部分。

本部分与SN/T 0321—1994相比，主要修订内容如下：

——格式的编排依据SN/T 0002进行了调整。

——增加了进口摩托车的检验。

——增加了检验监管模式的选取内容，把符合性验证作为进出口摩托车的检验监管模式之一，规定了相应的检验方式。

——检验项目进行了较大调整，把性能、外观等不涉及安全环保的项目从抽样检验项目中剔除。

——根据检验工作重点转移和转变检验监管模式的需要，根据当前进出口摩托车的质量状况，调整了抽样方案，检查水平由S-3和S-1统一改为S-1。

本部分的附录A为规范性附录。

本部分由国家认证认可监督管理委员会提出并归口。

本部分负责起草单位：河南出入境检验检疫局。

本部分参加起草单位：洛阳北方易初摩托车有限公司。

本部分主要起草人：李峰、李二伟、赵奇、王涧、王奇岩、张建昕。

本部分所代替标准的历次版本发布情况为：

——SN/T 0321—1994《出口摩托车检验规程》。

引　　言

《进出口机动车辆检验规程》是进出口机动车辆检验的工作依据，对进出口机动车辆检验起到指导和规范作用。

随着我国加入世界贸易组织（WTO）和《商检法》的修订，进出口商品检验工作模式发生了很大的变化，为适应形势和变化，国家检验检疫主管部门组织建立了检验检疫标准体系。

本部分属检验检疫标准体系的第四层（机电检验专业标准体系第三层）——个性标准，为摩托车检验规程特殊要求。

进出口机动车辆检验规程
第2部分:摩托车

1 范围

本部分规定了进出口摩托车的要求、检验及判定。

本部分适用于进出口两轮及三轮摩托车和轻便摩托车的检验,越野车和赛车除外。

2 规范性引用文件

下列文件中的条款通过SN/T 1688的本部分的引用而成为本部分的条款。凡是注明日期的引用文件,其随后所有的修改单(不包括勘误的内容)或修订版均不适用于本部分,然而,鼓励根据本部分达成协议的各方研究是否可使用这些文件的最新版本。凡是不注日期的引用文件,其最新版本适用于本部分。

GB/T 2828.1 计数抽样检验程序 第1部分:按接收质量限(AQL)检索的逐批检验抽样计划

GB/T 5359.1 摩托车和轻便摩托车术语 车辆类型

GB/T 5359.4 摩托车和轻便摩托车术语 两轮车零部件名称

GB/T 5382.2 摩托车和轻便摩托车制动性能试验方法 制动力

GB 7258—2004 机动车运行安全技术条件

GB 14621 摩托车和轻便摩托车排气污染物排放限值及测量方法(怠速法)

GB 15365 摩托车操纵件、指示器及信号装置的图形符号

GB/T 15367 摩托车和轻便摩托车三轮车零部件名称

GB 17355—1998 摩托车和轻便摩托车 制动性能指标限值

SN/T 0002—2004 进出口机电商品检验规程编写的基本规定

3 术语和定义

车辆类型术语采用GB/T 5359.1的定义。两轮摩托车和轻便摩托车零部件名称术语采用GB/T 5359.4的定义。三轮摩托车和轻便摩托车零部件名称术语采用GB/T 15367的定义。

SN/T 0002确立的以及下列术语和定义适用于本部分。

3.1

检验批 inspection lot

为实施检验汇集的同一规格、型号、在相同生产条件下生产的单位产品,称为检验批,简称批。

3.2

不合格 nonconformity

在检验项目中凡不符合本部分规定的技术要求的,均为不合格。按不合格对于产品质量特性的影响程度,分为A类不合格和B类不合格。

4 总要求

4.1 安全环保要求

摩托车的安全、环保应符合GB 7258、GB 14621、GB 15365、GB 17355和国家相关强制性要求,适用时,应考虑使用国家(地区)的差异。

4.2 性能要求

进出口摩托车的性能要求应符合国家相关标准的要求，适用时，可考虑外贸合同的要求。

5 检验

5.1 检验监管模式的选取

进出口摩托车的检验监管模式，应根据国家相关规定，视具体情况选取符合性验证模式、抽样检验模式中的一种。

5.2 检验方式

不同的检验模式下的检验方式为：

——符合性验证模式：核查货物与证书、报告等资料的符合性并加上必要的抽查检验；

——抽样检验模式：抽批抽样检验。

5.3 符合性验证

5.3.1 符合性验证的内容、方法和要求

查验证书、报告等资料的符合性。抽查检验项目、技术要求和检验方法按附录A表A.1中的A类项目进行。适用时，应考虑使用国家(地区)的差异。

5.3.2 结果判定

货物与证书、报告等资料相符且全部抽查检验项目均合格，则判定该批为合格；货物与证书、报告等资料不符或抽查检验项目中有任何不合格，则判定该批为不合格。

5.4 抽样检验

5.4.1 抽样

5.4.1.1 抽样方案

依据GB/T 2828.1，选取特殊检查水平S-1，按照正常检验一次抽样方案，在检验批中随机抽取检验样本。

5.4.1.2 接受质量限(AQL值)

A类不合格：AQL=4.0。

B类不合格：AQL=15。

5.4.2 检验内容和要求

抽样检验的项目、内容及方法要求详见附录A。

5.4.3 结果判定

分别对A、B类不合格进行统计并作出接收与否的评定，当A、B两类组均评定为接收时，检验批判为合格；否则，检验批判为不合格。当检验中出现危及人身安全或因产品质量问题使试验中止的故障时，直接判定该批不合格。

6 不合格的处置

凡判为不合格的批，允许进行技术处理后重新检验一次。复检不合格的，出口摩托车不允许出口，进口摩托车不允许销售、使用。

附　录　A
（规范性附录）
进出口摩托车检验项目及判定

进出口摩托车的检验项目、技术要求和检验方法如表A.1所示。

表A.1　进出口摩托车检验项目及判定一览表

序号	检验项目	技术要求	检验方法	不合格类别
1	车辆标记	符合GB 7258—2004中4.1.1、4.1.2、4.1.3、4.1.4的规定	目测	A
2	操纵件、指示器及信号装置图形符号	符合GB 15365的规定	目测	A
3	排气污染物（怠速法）	符合GB 14621的规定	按GB 14621进行	A
4	整车前照灯性能	符合GB 7258—2004中8.4.6、8.4.7.1的规定	发光强度在发动机标定功率的标定转速下从10 m处测量。测试时，电源系统应处于充电状态。照射位置按GB 7258—2004中附录D（规范性附录）。	A
5	车速表	符合GB 7258—2004中4.1.2的规定	按GB 7258—2004中附录A（规范性附录）进行	A
6	制动性能	符合GB 17355—1998中4.2的规定	按GB/T 5382.2进行	A
7	操纵机构	前后制动操纵摇臂、离合器操纵摇臂、制动踏板、节气门操纵机构应功能可靠、操作灵活	感官	B
8	左右对称度	两轮摩托车和轻便摩托车的方向把和导流板等左右对称的零部件离地面高度差不得大于10 mm；正三轮摩托车的驾驶室和车厢等左右对称的零部件离地面高度差不得大于20 mm	测量	B
9	前后轮中心偏差	≤10 mm	测量	B
10	相对运动部件	工作时运动灵活，不得相互干扰	目测，感官	B
11	电气系统	工作正常，布线整齐，插接件连接牢固	目测，感官	B
12	行驶检查	全面检查整车工作情况，行驶时无跑偏现象，发动机、变速机构、离合器、喇叭、指示灯等工作正常，无异响	感官，行驶里程≥10 km	B
13	密封性能	正常停放和行驶时不应有漏液或漏气现象	起动后检查漏气；中速行驶10 km并停车5 min检查漏液情况	B
注：以上项目若与使用国家（地区）的强制性要求存在差异，适用时可以考虑按照使用国家（地区）的强制性要求进行。				

SN

中华人民共和国出入境检验检疫行业标准

SN/T 1688.3—2005

进出口机动车辆检验规程
第3部分：农用运输车

Rules for the inspection of power-driven vehicles for import and export—Part 3: Agricultural vehicles

2005-09-30 发布　　　　　　　　　　　　　　2006-05-01 实施

中华人民共和国
国家质量监督检验检疫总局 发布

前　　言

SN/T 1688《进出口机动车辆检验规程》分为若干部分，其预期结构为：

——第1部分　通用要求；

——第2部分　摩托车；

——第3部分　农用运输车。

本部分为SN/T 1688的第3部分。

本部分由国家认证认可监督管理委员会提出并归口。

本部分起草单位：洛阳出入境检验检疫局、国家拖拉机质量监督检验中心。

本部分主要起草人：赵奇、薛世钦、郭清臣、郎志中。

本部分为首次发布的检验检疫行业标准。

引　言

《进出口机动车辆检验规程》是进出口机动车辆检验的工作依据，对进出口机动车辆检验起到指导和规范作用。

随着我国加入世界贸易组织（WTO）和《商检法》的修订，进出口商品检验工作模式发生了很大的变化，为适应形势和变化，国家检验检疫主管部门组织建立了检验检疫标准体系。

本部分属检验检疫标准体系的第四层（机电检验专业标准体系第三层）——个性标准，为农用运输车检验规程特殊要求。

进出口机动车辆检验规程
第3部分:农用运输车

1 范围

本部分规定了农用运输车的要求、检验及判定。

本部分适用于四轮农用运输车和三轮农用运输车。

2 规范性引用文件

下列文件中的条款通过SN/T 1688的本部分的引用而成为本部分的条款。凡是注日期的引用文件,其随后所有的修改单(不包括勘误的内容)或修订版均不适用于本部分,然而,鼓励根据本部分达成协议的各方研究是否可使用这些文件的最新版本。凡是不注日期的引用文件,其最新版本适用于本部分。

GB/T 2828.1 计数抽样检验程序 第1部分:按接收质量限(AQL)检索的逐批检验抽样计划

GB 18320—2001 农用运输车 安全技术要求

GB 18321—2001 农用运输车 噪声限值

GB 18322—2002 农用运输车自由加速烟度排放限值及测量方法

JB/T 7234 四轮农用运输车 通用技术条件

JB/T 7236 三轮农用运输车 技术条件

JB/T 8405 农用运输车 型式检验规则

SN/T 0002 进出口机电商品检验规程编写的基本规定

3 术语和定义

GB 18320、SN/T 0002确立的以及下列术语和定义适用于本部分。

3.1

检验批 inspection lot

为实施抽样检验汇集的同一规格、型号、在相同条件下生产的产品,称为检验批,简称批。

3.2

不合格 nonconformity

拖拉机的质量特性不满足本部分规定的技术要求,称不合格。按不合格项目对于产品质量特性的影响程度将不合格分为:A类不合格、B类不合格。

4 总要求

4.1 安全要求

农用运输车的安全应符合GB 18320和国家相关强制性要求,适用时应考虑使用国家(地区)的差异。

4.2 环保要求

农用运输车的噪声和排气污染物应符合GB 18321、GB 18322和国家相关强制性要求,适用时应考虑使用国家(地区)的差异。

4.3 性能要求

农用运输车的性能应符合JB/T 7234(四轮农用运输车)、JB/T 7236(三轮农用运输车)的要求，适用时可考虑贸易合同的要求。

5 检验

5.1 检验监管模式的选取

进出口农用运输车检验监管模式，应根据国家相关规定，视具体情况选取抽样检验模式、型式检验模式和符合性验证模式中的一种。

5.2 检验方式

不同的检验监管模式下的检验方式为：

——抽样检验模式：抽样检验；

——型式检验模式：型式检验；

——符合性验证模式：核查货物与证书、报告等资料的符合性并进行必要的抽查检验。

5.3 抽样检验

5.3.1 抽样

依据GB/T 2828.1，选取特殊检查水平S-3，按照正常检验一次抽样方案，在检验批中随机抽取检验样本。

A类不合格(A_c,R_e)=(0,1)，B类不合格AQL=25。

5.3.2 检验内容和要求

抽样检验的内容和要求见表1。

表1 农用运输车抽样检验内容和要求一览表

序号	检验项目	技术要求	检验方法	不合格类别
1	驾驶室内部空间的安全要求	符合GB 18320—2001中5.2.1的要求	GB 18320—2001中6.2.1的要求	A
2	起动开关和油门控制机构安全要求	符合GB 18320—2001中5.4.1的要求	GB 18320—2001中6.4.1的要求	A
3	转向系安全	符合GB 18320—2001中5.4.2的要求	GB 18320—2001中6.4.2的要求	A
4	制动性能	符合GB 18320—2001中5.4.3.4b)的要求	GB 18320—2001中6.4.3.4的要求	A
5	自卸装置安全要求	符合GB 18320—2001中5.4.6的要求	GB 18320—2001中6.4.6的要求	A
6	安全防护	符合GB 18320—2001中5.6的要求	GB 18320—2001中6.6的要求	A
7	照明和信号装置安全要求	符合GB 18320—2001中5.5.3、5.5.7、5.5.8和5.5.10的要求	GB 18320—2001中6.5.3和6.5.4的要求	A
8	喇叭性能要求	符合GB 18320—2001中5.5.9的要求	GB 18320—2001中6.5.5的要求	A
9	油箱	符合GB 18320—2001中5.7.2的要求	GB 18320—2001中6.7.2的要求	A

表 1（续）

序号	检验项目	技术要求	检验方法	不合格类别
10	蓄电池的安全要求	符合 GB 18320—2001 中 5.9 的要求	GB 18320—2001 中 6.9 的要求	A
11	排气	符合 GB 18320—2001 中 5.11 的要求	GB 18320—2001 中 6.11 的要求	A
12	整车装配完整性	不得错漏装	视检	B
13	密封性能	不得漏油漏气漏水	感观检验	B
14	操纵机构性能	功能可靠，操作灵活	感观检验	B
15	电气系统	工作正常，布线整齐，插接件连接牢固	感观检验	B
16	变速箱、离合器检查	换挡可靠，无异常响声	感观检验	B
注：以上项目若与使用国家（地区）的强制性要求存在差异，适用时可以考虑按使用国家（地区）的强制性要求进行。				

5.3.3 结果判定

按 GB/T 2828.1 的规定，分别对 A、B 类不合格进行统计并作出评定，只有当 A、B 两类组均评定为接收时，检验批才判为合格；否则，检验批判为不合格。

5.4 型式检验

5.4.1 抽样

按 JB/T 8405 的规定进行。

5.4.2 检验内容和要求

按 JB/T 8405 的规定进行。

5.4.3 结果判定

当所有型式检验项目均合格，则判型式检验合格，否则为不合格。

5.5 符合性验证

5.5.1 验证内容和要求

按技术规范的强制性要求，查验货物与证书、报告等资料的符合性。抽查检验项目、技术要求和检验方法按表 1 序号中的 2、3、4、6、7、11 项目进行。适用时应考虑国家（地区）差异。

5.5.2 结果判定

货物与证书、报告等资料相符且全部抽查检验项目均合格，则判定该批为合格；货物与证书、报告等资料不符或抽查检验项目中有任何不合格，则判定该批为不合格。

6 不合格的处置

凡判为不合格的批，允许进行技术处理后重新检验一次。复检不合格的，出口农用运输车不允许出口，进口农用运输车不允许销售、使用。

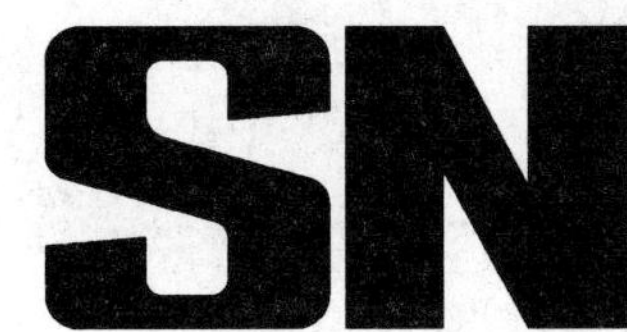

中华人民共和国出入境检验检疫行业标准

SN/T 1688.4—2006

代替 SN/T 0791—1999,SN/T 0792—1999

进出口机动车辆检验规程 第4部分:汽车产品

Rules for the inspection of power-driven vehicles for import and export—Part 4:Motor vehicle products

2006-11-01 发布 2007-05-16 实施

中华人民共和国国家质量监督检验检疫总局 发布

前　言

SN/T 1688《进出口机动车辆检验规程》共分为四个部分：

——第1部分：通用要求；

——第2部分：摩托车；

——第3部分：农用运输车；

——第4部分：汽车产品。

本部分为SN/T 1688《进出口机动车辆检验规程》的第4部分。

本部分的技术要求部分等同或等效采用了国家强制性标准GB 7258—2004《机动车运行安全技术条件》的有关条款和国家机动车辆类（汽车产品）强制性认证实施规则的相关内容。

本部分代替SN/T 0791—1999《进出口汽车品质检验规程》，SN/T 0792—1999《进出口汽车安全检验规程》。

本部分由国家认证认可监督管理委员会提出并归口。

本部分起草单位：吉林出入境检验检疫局、湖北出入境检验检疫局。

本部分主要起草人：于开国、邸学智、王伟、孙岩、胡正群。

本部分所代替标准的历次版本发布情况为：

——SN/T 0791—1999；

——SN/T 0792—1999。

进出口机动车辆检验规程
第4部分:汽车产品

1 范围

本部分规定了进出口汽车产品的技术要求、检验方法、抽样和合格判定。

本部分适用于对列入《出入境检验检疫机构实施检验检疫的进出口商品目录》内的汽车产品的检验。对进出口汽车列车产品的检验可参照本部分使用。

出口汽车产品合同对技术要求有规定的,按合同规定检验;合同无规定或规定不明确的,按本部分检验。

2 规范性引用文件

下列文件中的条款通过SN/T 1688的本部分的引用而成为本部分的条款。凡是注日期的引用文件,其随后所有的修改单(不包括勘误的内容)或修订版均不适用于本部分,然而,鼓励根据本部分达成协议的各方研究是否可使用这些文件的最新版本。凡是不注日期的引用文件,其最新版本适用于本部分。

GB 1589 道路车辆外廓尺寸、轴荷和质量限值

GB 3847—2005 车用压燃式发动机和压燃式发动机汽车排气烟度排放限值及测量方法

GB 4094 汽车操纵件、指示器和信号装置的标志

GB 4785 汽车及挂车外部照明和信号装置的安装规定

GB 7258—2004 机动车运行安全技术条件

GB 9656 汽车安全玻璃

GB 11567.1 汽车和挂车侧面防护要求

GB 11567.2 汽车和挂车后下部防护要求

GB/T 15482—1995 产品质量监督小总体计数一次抽样检验程序及抽样表

GB 16735 道路车辆 车辆识别代号(VIN)

GB 18285—2005 点燃式发动机汽车排气污染物排放限值及测量方法(双怠速法及简易工况法)

SN/T 0002 进出口机电商品检验规程编写的基本规定

3 术语、定义和符号

3.1 术语和定义

SN/T 0002确立的以及下列术语和定义适用于SN/T 1688的本部分。

3.1.1

检验批 inspection lot

为实施进出口检验而汇集的以合同、型号和申请检验时间相区别的一定数量的产品,简称批。

3.2 符号

下列符号适用于SN/T 1688的本部分。

N:批量。

n:样本量。

r:不通过判定数。

D_0:监督质量水平。

4 检验

4.1 检验方式

4.1.1 按进口和出口汽车检验监督管理的相关规定对进出口汽车实施批批检验或抽批检验。

4.1.2 除非另有规定,本部分规定对所有提交的检验批均应选择下列两种检验模式之一实施检验:

模式1:抽样检验+排放达标审核

模式2:抽样检验+逐台检验+排放达标审核

4.1.3 采用模式1检验的批对技术要求4.3.1、4.3.2、4.3.3进行抽样检验,对4.3.4进行排放达标审核;采用模式2检验的批对技术要求4.3.1、4.3.2进行抽样检验,对4.3.3进行逐台检验,对4.3.4进行排放达标审核。

4.2 抽样

4.2.1 抽样条件

检验批产品应经过生产厂检验合格且处于整备状态。

4.2.2 抽样方案

4.2.2.1 按GB/T 15482以不合格品数为质量指标,选用第一监督检验等级的抽样方案。规定的抽样方案见表1、表2。

表1 $D_0=1$的抽样方案($r=1$)

N	10～30	31～50	51～70	71～90	91～110	111～130	131～150	151～190	191～210	211～230	231～250
n	1	2	3	4	5	6	7	9	10	11	12

表2 $D_0=2$的抽样方案($r=1$)

N	30～50	51～100	101～140	141～170	171～210	211～250
n	1	2	3	4	5	6

4.2.2.2 表1的抽样方案适用于采用模式1检验的批;表2的抽样方案适用于采用模式2检验的批。

4.2.2.3 小于表1或表2批量范围的批宜采用相关表中最小批量所对应的抽样方案;大于表1或表2批量范围的批应按相关表中规定的抽样方案分批进行检验。

4.2.3 抽样方法

采取在检验批中简单的随机抽样方式抽取样本。

4.3 技术要求

4.3.1 一般检验项目

4.3.1.1 汽车应与其铭牌和VIN上所表示的型号规格相符并符合合同技术规格的规定。

4.3.1.2 随车工具、技术资料及备件等应符合合同规定且齐全完好。

4.3.2 汽车安全基本要求

4.3.2.1 汽车标志

4.3.2.1.1 汽车标志应符合GB 7258—2004中4.1规定。

4.3.2.1.2 汽车必须有VIN,VIN应符合GB 16735的规定。

4.3.2.2 汽车外廓尺寸、轴荷和质量

汽车的外廓尺寸、轴荷和质量应符合GB 1589的规定。

4.3.2.3 转向装置

4.3.2.3.1 汽车(三轮汽车除外)的方向盘必须设置于左侧,出口汽车按合同要求设置。

4.3.2.3.2 汽车的方向盘应转动灵活,操纵方便,无阻滞现象。汽车应设置转向限位装置。转向系统

在任何操作位置上,不允许与其他部件有干涉现象。

4.3.2.3.3 汽车转向轴最大设计轴荷大于 4 000 kg 时,应采用转向助力装置。

4.3.2.4 制动警报装置

4.3.2.4.1 采用液压制动的汽车,其储液器的加注口必须易于接近,从结构设计上必须保证在不打开容器的条件下就能很容易地检查液面。否则必须安装制动液面过低报警装置。

4.3.2.4.2 采用气压制动的汽车,当气压低于起步气压(未标起步气压时按 400 kPa 计)时,报警装置应能连续向驾驶员发出容易听到或看到的报警信号。

4.3.2.4.3 安装具有防抱制动装置的汽车,当防抱制动装置失效时,报警装置应能连续向驾驶员发出容易听到或看到的报警信号。

4.3.2.5 照明及信号装置

汽车的外部照明及信号装置的安装应符合 GB 4785 的规定。

4.3.2.6 操纵件、指示器和信号装置的标志

汽车上所用的操纵件、指示器和信号装置的标志应符合 GB 4094 的规定。

4.3.2.7 轮胎要求

汽车应安装与其最大设计总质量、最高车速相适应的轮胎。

4.3.2.8 车身要求

4.3.2.8.1 车身外部和内部乘员可能触及的任何部件、构件都不能有任何可能使人致伤的尖锐凸起物。

4.3.2.8.2 车门和车窗应启闭轻便,不允许有自行开启现象,门锁应牢固可靠。

4.3.2.8.3 采用动力开启的乘客门,在有故障的情况下,仍应能简便地靠手动来开关。

4.3.2.8.4 汽车的门窗应安装符合 GB 9656 规定的安全玻璃。

4.3.2.9 安全防护装置

4.3.2.9.1 乘用车的所有座椅(第三排及第三排以后的可折叠座椅除外),座位数不大于 20(含驾驶员座位)或者车长不大于 6 m 的客车、最高设计车速不小于 100 km/h 的货车和半挂牵引车的前排座椅以及长途客车、旅游客车的驾驶员座椅和前面没有座椅或护栏的乘客座椅应安装安全带。

4.3.2.9.2 汽车必须在左右各设置一面后视镜,车长大于 6 m 的平头客车、货车,车前还应设置一面前下视镜;安装在外侧距地面 1.8 m 以下的后视镜,当行人等接触该镜时,应具有能缓和冲击的功能。

4.3.2.9.3 前风窗玻璃应装备工作正常、关闭时自动返回初始位置的风窗刮水器,刮水面积应确保驾驶员具有良好的前方视野。

4.3.2.9.4 驾驶室内应设置防止阳光直射而使驾驶员产生眩目的装置。

4.3.2.9.5 乘用车前风窗玻璃应装有除雾、除霜装置。

4.3.2.9.6 客车的安全出口应符合 GB 7258—2004 中 12.6 的规定。

4.3.2.9.7 燃料系统的安全保护应符合 GB 7258—2004 中 12.7 的规定。

4.3.2.9.8 气体燃料专用装置的安全保护应符合 GB 7258—2004 中 12.8 的规定。

4.3.2.9.9 专门用于运送易燃和易爆物品的道路运输危险货物汽车,应在驾驶室上方安装红色标志灯,车上应备有消防器材并具有相应的安全措施。排气管应装在车身前部,汽车尾部应安装接地装置。

4.3.2.9.10 乘用车和车长小于 6 m 的客车前后部应设置保险杠,货车(三轮汽车除外)应设置前保险杠。

4.3.2.9.11 货车货箱(自卸车、载重质量 1 000 kg 以下的货车除外)前部应安装比驾驶室高至少 70 mm 的安全架。

4.3.2.9.12 驾驶员和货物同在一个车厢内的厢式车,在最后排座位的后方应安装具有足够强度的隔离装置。

4.3.2.9.13 总质量＞3 500 kg 的货车应提供防止人员卷入的侧面防护,侧面防护的技术条件应符合

GB 11567.1 的规定。

4.3.2.9.14 总质量>3 500 kg 的货车(半挂牵引车除外)的后下部必须装备符合 GB 11567.2 规定的后下部防护装置。

4.3.2.10 特种车的附加要求

消防车、救护车、工程抢险车和警车的附加要求应符合 GB 7258—2004 中 13 的规定。

4.3.3 安全性能及排放

4.3.3.1 车速表指示误差应符合 GB 7258—2004 中 4.12 的规定。

4.3.3.2 转向轮横向侧滑量应符合 GB 7258—2004 中 6.11 中的相关规定。

4.3.3.3 制动性能应符合 GB 7258—2004 中 7.14 的规定，当经台架检验后制动性能有质疑时，可用 GB 7258—2004 中 7.13 规定的路试检验进行复验，并以满载路试的检验结果为准。

4.3.3.4 汽车前照灯的发光强度及光束照射位置应符合 GB 7258—2004 中 8.4.6、8.4.7 的规定。

4.3.3.5 点燃式发动机汽车排气污染物应符合 GB 18285—2005 中 4.1、4.3 的要求。

4.3.3.6 压燃式发动机汽车排气烟度应符合 GB 3847—2005 中新生产汽车的要求。

4.3.4 排放达标要求

汽车排气污染物应达到中国现阶段排放标准要求。

4.4 检验方法

4.4.1 按常规检验方法进行技术要求中 4.3.1 的检验。

4.4.2 按常规检验方法或按 GB 7258、GB 18285—2005、GB 3847—2005 规定的检验方法进行技术要求中 4.3.2、4.3.3 的检验。其中 4.3.3 的检验宜采用具有资质的汽车安全检测线进行，出口汽车也可通过审核生产厂安全检测线的检测记录代替该检测项的检验。

4.4.3 采用核查“国家环保达标车型公告”方式对 4.3.4 进行排放达标审核。

4.5 结果判定

4.5.1 检验项目的确定

本部分 4.3 中有具体技术要求的条均为独立的检验项目。

4.5.2 抽样检验

4.5.2.1 样本若无不符合项，判该样本为合格品；若有一项或一项以上不符合，则判该样本为不合格品。

4.5.2.2 样本中不合格品的个数小于 1，判该检验批抽样检验合格；若样本中不合格品的个数不小于 1，则判该检验批抽样检验不合格。

4.5.3 逐台检验

4.5.3.1 被检汽车若无不符合项，判该台车为合格品；若有一项或一项以上不符合，则判该台车为不合格品。

4.5.3.2 检验批不合格品的个数小于 1，判该检验批逐台检验合格；若不合格品的个数不小于 1，则判该检验批逐台检验不合格。

4.5.4 排放达标审核

若检验批车型(包括相关部件)为列入公告内并达到中国现阶段排放标准要求的，判该检验批排放达标审核通过；否则判该检验批排放达标审核不通过。

5 检验批合格判定

5.1 采用模式 1 检验的批若抽样检验合格，排放达标审核通过，判定该检验批合格，否则判定该检验批不合格。

5.2 采用模式 2 检验的批若抽样检验合格、逐台检验合格，排放达标审核通过，判定该检验批合格，否则判定该检验批不合格。

5.3 检验中若发现本部分技术要求以外的与国家技术规范的强制性要求不符合项，判定该检验批不合格。

6 不合格的处置

对不合格的检验批，不准销售、使用或出口。

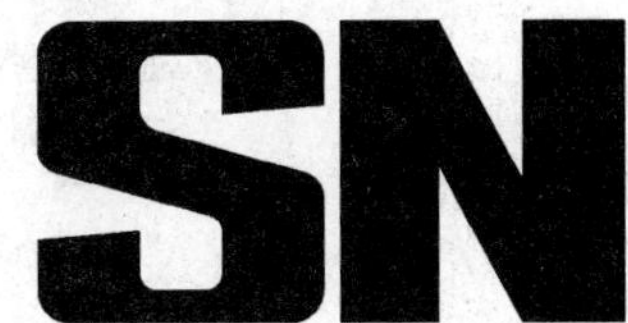

中华人民共和国出入境检验检疫行业标准

SN/T 1853—2006

进出口两轮全场地车检验规程

Rules for the inspection of two-wheeled all terrain vehicle for import and export

2006-11-10 发布　　2007-05-16 实施

中华人民共和国国家质量监督检验检疫总局 发布

前 言

本标准由国家认证认可监督管理委员会提出并归口。

本标准起草单位：中华人民共和国浙江出入境检验检疫局、中国步阳集团有限公司。

本标准主要起草人：施军晓、陈国民、倪小军、金志颖、陈向阳。

本标准为首次发布的出入境检验检疫行业标准。

进出口两轮全场地车检验规程

1 范围

本标准规定了进出口两轮全场地车的要求、检验及判定。

本标准适用于进出口两轮全场地车的检验、也适用于进出口非公路用两轮摩托车的检验。

2 规范性引用文件

下列文件中的条款通过本标准的引用而成为本标准的条款。凡是注日期的引用文件，其随后所有的修改单(不包括勘误的内容)或修订版均不适用于本标准，然而，鼓励根据本标准达成协议的各方研究是否可使用这些文件的最新版本。凡是不注日期的引用文件，其最新版本适用于本标准。

GB 755 旋转电机 定额和性能

GB/T 1311 直流电机试验方法

GB/T 2828.1 计数抽样检验程序第1部分:按接收质量限(AQL)检索的逐批检验抽样计划

GB 3565—2005 自行车安全要求

GB/T 3566—1993 自行车 装配要求

GB/T 4570 摩托车和轻便摩托车耐久性试验方法

GB/T 5374 摩托车和轻便摩托车可靠性试验方法

GB/T 5381 摩托车和轻便摩托车起动性能试验方法

GB/T 5382.2 摩托车和轻便摩托车制动性能试验方法 制动力

GB/T 5384 摩托车和轻便摩托车最高车速试验方法

GB/T 5387 摩托车和轻便摩托车爬坡能力试验方法

GB 14023 车辆、机动船和由火花点火发动机驱动的装置的无线电骚扰特性的限值和测量方法

GB 14621 摩托车和轻便摩托车排气污染物排放限值及测量方法 怠速法

GB 16735 道路车辆 车辆识别代号(VIN)

GB 17284—1998 汽油机助力自行车

GB 17355—1998 摩托车和轻便摩托车制动性能指标限值

GB 17761—1999 电动自行车通用技术条件

GB/T 18387 电动车辆的电磁场辐射强度的限值和测量方法宽带9 kHz～30 MHz

GB 20073 摩托车和轻便摩托车 制动性能要求及试验方法

QC/T 29117.6—1993 摩托车和轻便摩托车产品质量检验可靠性统计计算方法及故障模式

SN/T 0002—2004 进出口机电商品检验规程编写的基本规定

3 术语和定义

SN/T 0002确立的以及下列术语和定义适用于本标准。

3.1

两轮全场地车 two-wheeled all terrain vehicle

以汽油(或蓄电池)为动力源，由汽油机(或电动机)驱动的，采用方向把操纵的，不在公路上使用的，主要用于休闲的两轮车辆。

3.2

抽样检验模式 mode of sampling inspection

按国家技术规范的强制性要求，对进出口商品逐批或抽批实施抽样、检验和检查的合格评定活动。

3.3

型式试验模式 mode of type test

按规定的周期依据国家技术规范的强制性要求进行型式试验，按现场检验规定对产品进行抽批检验，并对企业的质量管理体系实施监督的合格评定活动。

3.4

符合性验证模式 mode of compliance verification

按国家技术规范的强制性要求，查验检验单证和凭证、货物是否相符，必要时可进行抽查检验，并实施监督的合格评定活动。

3.5

检验批 inspection lot

为实施进出口检验而汇集的一定数量的同一规格、型号、在相同生产条件下生产的单位产品，简称批。

4 总要求

4.1 安全要求

两轮全场地车的安全要求应符合本标准表1中序号为1、2、3、4、5、6、7、8(最高车速、制动力、制动距离)、12、13、14、15、16、17的技术要求，适用时应考虑使用国家(地区)差异。

表1 检验分类、检验项目、技术要求、检验方法、不合格分类

<table>
<tr><th rowspan="2">序号</th><th rowspan="2" colspan="3">检验项目</th><th rowspan="2">技 术 要 求</th><th colspan="2">检 验 方 法</th><th rowspan="2">不合格分类</th><th rowspan="2">抽样检验</th></tr>
<tr><th>汽油机驱动式</th><th>电动机驱动式</th></tr>
<tr><td rowspan="2">1</td><td rowspan="2">车辆标志</td><td colspan="2">VIN代码[a]</td><td>按GB 16735的规定，应在车架或不易移动、更换的部件打上车辆识别代码即VIN代码，且要求字高≥5.0 mm，字深≥0.2 mm。</td><td colspan="2">量具实测</td><td>A</td><td>√</td></tr>
<tr><td colspan="2">安全警告语</td><td>在车身等显眼部位应有醒目的安全警告语。
应使用国家(地区)官方语言或客户接受的语言，其内容至少包括：
a) 使用前请仔细阅读说明书；
b) 非公路用，勿在公路行驶；
c) 使用时应穿戴防护用具；
d) 适用正常人的年龄警示。
其中“非公路用”警告用语应能永久保持。
娱乐型，适用正常人的年龄≥12岁；
运动型，适用正常人的年龄≥16岁。</td><td colspan="2">目测</td><td>A</td><td>√</td></tr>
<tr><td rowspan="3">2</td><td rowspan="3">车架前叉组合件</td><td rowspan="2">冲击强度</td><td>重物落下</td><td>按GB 17284—1998中6.2.1.1的规定。</td><td colspan="2">按GB 17284—1998中7.2.1.1进行试验。</td><td></td><td></td></tr>
<tr><td>组合件落下</td><td>按GB 17284—1998中6.2.1.2的规定。</td><td colspan="2">按GB 17284—1998中7.2.1.2进行试验。</td><td></td><td></td></tr>
<tr><td colspan="2">振动强度</td><td>按GB 17284—1998中7.2.2进行试验后，组合件不应断裂。</td><td colspan="2">按GB 17284—1998中7.2.2进行试验。</td><td></td><td></td></tr>
</table>

表 1(续)

序号	检验项目		技术要求	检验方法 汽油机驱动式	检验方法 电动机驱动式	不合格分类	抽样检验
3	车把静压强度		按 GB 17284—1998 中 6.2.3 的规定。	按 GB 17284—1998 中 7.2.3 进行试验。			
4	把横管与把立管的力矩		按 GB 3565—2005 中 6.5 的规定。	按 GB 3565—2005 中 26.2 进行试验。			
5	把立管与前叉立管的力矩		按 GB 3565—2005 中 6.5 的规定。	按 GB 3565—2005 中 26.3 进行试验。			
6	整车可靠性试验		试验中未出现 QC/T 29117.6—1993 中 4.4 表 1 故障分类所规定的致命故障或严重故障。	按 GB/T 5374 对摩托车的要求进行试验,但试验总里程: a) 汽油机排量≤50 mL 或电动机功率≤240 W,为 150 km; b) 汽油机排量＞50 mL 或电动机功率＞240 W,为 300 km。			
7	整车耐久性试验		试验中未出现 QC/T 29117.6—1993 中表 1 故障分类所规定的致命故障或故障频繁发生,造成试验无法进行。	按 GB/T 4570 对摩托车的要求进行试验,但试验总里程: a) 汽油机排量≤50 mL 或电动机功率≤240 W,为 500 km; b) 汽油机排量＞50 mL 或电动机功率＞240 W,为 1 000 km。			
8	车辆性能	最高车速	a) 娱乐型,＜32 km/h; b) 运动型,≥32 km/h。	按 GB/T 5384 进行试验。		A	√
		制动力	a) 娱乐型,按 GB 17355—1998 中表 2 轻便摩托车的规定; b) 运动型,按 GB 17355—1998 中表 2 摩托车的规定。	按 GB/T 5382.2 进行试验。		A	√
		起动性能	按 GB/T 5381 的规定。	按 GB/T 5381 进行试验。		B	√
		转向性能	转向轮向左或向右转向时,转向角小于 45°。	量具实测。		B	√
		制动距离	a) 娱乐型,当行车速度 20±2 km/h 时,其干态制动距离≤4.0 m; b) 运动型,当行车速度 30±2 km/h 时,其干态制动距离≤7.0 m。	按 GB 20073 进行试验。			
		爬坡能力	a) 汽油机排量≤50 mL,能越过坡度为 10°、斜坡长至少 20 m 的自然坡道; b) 汽油机排量＞50mL,能越过坡度为 17°、斜坡长至少 30 m 的自然坡道。	按 GB/T 5387 进行试验。			
		最低空载稳定转速(怠速)	怠速应＜2 700 r/min,在该转速下能稳定 10 min,其转速波动率应≤±10%,运转 10 min 后,突然开大节气门,汽油机应不熄火。	按 GB 17284—1998 中 7.1.10 进行试验。	—		

表 1(续)

<table>
<tr><th rowspan="2">序号</th><th rowspan="2" colspan="2">检验项目</th><th rowspan="2">技 术 要 求</th><th colspan="2">检 验 方 法</th><th rowspan="2">不合格分类</th><th rowspan="2">抽样检验</th></tr>
<tr><th>汽油机驱动式</th><th>电动机驱动式</th></tr>
<tr><td>9</td><td colspan="2">电磁兼容[a]</td><td>a) 汽油机驱动式，按 GB 14023 的规定；
b) 电动机驱动式，按 GB/T 18387 的规定。</td><td>按 GB 14023 进行试验。</td><td>按 GB/T 18387 进行试验。</td><td></td><td></td></tr>
<tr><td>10</td><td colspan="2">说明书</td><td>每辆两轮全场地车应附有说明书，并有下列内容：
a) 安全使用说明，包括未在仔细阅读说明书，未了解两轮全场地车的性能之前，不要使用、也不要借给不会操纵两轮全场地车的人骑行；
b) 产品名称、型号及技术参数、电路图；
c) 操作技能及注意事项；
d) 拆箱组装内容；
e) 维修与保养说明；
f) 适用国家(地区)法律法规所规定的条款。</td><td colspan="2">目测</td><td>B</td><td>√</td></tr>
<tr><td rowspan="8">11</td><td rowspan="8">整车运行检查</td><td>密封性</td><td>连续行驶距离≥10 km，停车 5 min，不应有明显渗、漏(油、气、液)的现象。</td><td colspan="2">目测</td><td>B</td><td>√</td></tr>
<tr><td>照明信号与喇叭</td><td>如有前照灯、转向灯、后刹车灯、反射器、喇叭等，则要求功能运行正常。</td><td colspan="2">目测、耳听</td><td>B</td><td>√</td></tr>
<tr><td>相对运动件</td><td>各转动部件应运转灵活，无卡滞与松动现象，且不得相互干涉；不动件不允许与运动件相互碰擦；需要复位的动作件复位时运动迅速；机械传动装置传动流畅；变速装置应操纵灵活，变速时均匀可靠。</td><td colspan="2">目测</td><td>B</td><td>√</td></tr>
<tr><td>方向把与方向柱</td><td>方向把转动灵活，限位机构可靠，方向柱无卡滞及轴向窜动。</td><td colspan="2">目测</td><td>B</td><td>√</td></tr>
<tr><td>操纵机构</td><td>前、后制动操纵摇臂、离合器操纵摇臂、制动踏板、节气门操纵机构应功能可靠、操作灵活。</td><td colspan="2">手测</td><td>B</td><td>√</td></tr>
<tr><td>前后轮中心面的相对偏差</td><td>≤10 mm</td><td colspan="2">按 GB 3566—1993 第 27 章进行试验。</td><td></td><td></td></tr>
<tr><td>前后轮辋与前叉、车架平、立叉两边间隙的相对偏差</td><td>≤5 mm</td><td colspan="2">按 GB 3566—1993 第 26 章进行试验。</td><td></td><td></td></tr>
<tr><td>轮辋径向、端面圆跳动</td><td>≤5 mm</td><td colspan="2">按 GB 3566—1993 第 23 章进行试验。</td><td></td><td></td></tr>
<tr><td>12</td><td colspan="2">汽油机排量</td><td>名义排量(按理论排量取整表示)应标示在发动机等显眼部位，并清晰可见；且其大小应符合下式要求：
$-1\% \leqslant \frac{\text{实测排量}-\text{名义排量}}{\text{名义排量}} \times 100\% \leqslant 0.5\%$</td><td>量具实测(计算值精确到 0.1 mL)</td><td>—</td><td>A</td><td>√</td></tr>
</table>

表 1(续)

序号	检验项目	技术要求	检验方法		不合格分类	抽样检验
			汽油机驱动式	电动机驱动式		
13	排气污染物	a) 一氧化碳(CO)≤4.0%; b) 碳氢化合物(HC10%,HC容积分数值按正己烷当量): · 四冲程,≤1 000; · 二冲程,≤6 000。	按GB 14621进行试验。	—	A	√
14	电动机功率	实测输出功率≤名义功率×(1+20%)	—	按GB/T 1311进行试验。		
15	电动机温升	按GB/T 755的规定。	—	按GB/T 1311进行试验。		
16	蓄电池标称电压	标称电压≤DC 48 V	—	按GB 17761—1999中6.2.8.4进行试验。	A	√
17	充电器电气强度	加强绝缘耐压试验,无闪络或击穿。	—	经50 Hz、3 000 V、5 mA、1 min的耐压试验。	A	√
18	制动断电装置	按GB 17761—1999中5.2.8.5的规定。	—	按GB 17761—1999中6.2.8.5进行试验。	B	√
19	欠压、过流保护功能和短路保险装置	按GB 17761—1999中5.2.8.5的规定。	—	按GB 17761—1999中6.2.8.6进行试验。	B	√
20	车体外壳绝缘电阻	车体和电器部件外壳均不带电,其绝缘电阻值≥2 MΩ。	—	用兆欧表进行测量。	B	√
21	电线装置	按GB 17284—1998中6.3.9的规定。	按GB 17284—1998中7.3.9进行试验。		C	√
22	外观零部件	a) 各外露零、部件表面应清洁光滑,无油渍、锈蚀,无尖锐角与锐边; b) 商标、贴花完整、清晰; c) 电镀件表面色泽均匀、光亮、不起泡、烧黑、露底、露黄及明显毛刺、花斑、针孔、麻点; d) 油漆件表面不允许有龟裂和明显的流疤、集结的砂粒、皱皮、漏漆; e) 塑料件表面色泽均匀,无明显飞边、划伤、裂纹和凹陷; f) 焊接件应平整、均匀;无漏焊、焊瘤、夹渣、裂纹、气孔及飞溅物; g) 铝合金表面氧化膜应连续、均匀、致密,色泽一致,不得有陈化、烧损、粉化、剥落、露底、后斑效应及明显碰伤、水迹、流痕、条纹。	目测		C	√

表 1(续)

序号	检验项目	技术要求	检验方法		不合格分类	抽样检验
			汽油机驱动式	电动机驱动式		
23	轮胎	轮胎应无杂质印痕、气泡或损伤、缺胶、不平、帘线断裂或裸露、胎内压物、字迹不清、气门嘴损伤和漏气。	目测		C	√
24	整车装配	a) 零部件组装正确,无错装和漏装; b) 各紧固件应紧固到位、可靠; c) 重要螺纹联接应采用自锁或带开口销螺母; d) 各对称部件应与车架中心面左右对称,不得有明显的倾斜。	目测、手测		C	√
[a] 使用国家(地区)或客户对此有要求时,该条款适用。						

4.2 环保要求

两轮全场地车的环保要求应满足 GB 14621、GB 14023 和 GB/T 18387 的规定,适用时应考虑使用国家(地区)差异。

4.3 性能要求

两轮全场地车的性能要求应符合国家相关强制性的要求,适用时可考虑外贸合同的要求。

5 分类

按驱动方式的不同,分为汽油机驱动式和电动机驱动式;按用途的不同,分为娱乐型和运动型。

6 检验

6.1 检验监管模式的选取

两轮全场地车的检验监管模式,应根据国家相关规定,视具体情况选取抽样检验模式、型式试验模式、符合性验证模式中的一种。

6.2 检验方式

不同的检验监管模式下的检验方式为:

——型式试验模式:型式试验+抽样检验;

——抽样检验模式:抽样检验;

——符合性验证模式:符合性验证+抽样检验。

6.3 型式试验

6.3.1 单元划分

按驱动方式分为汽油机驱动式、电动机驱动式两大类;在大类下面按汽油机名义排量或电动机名义功率的大小进行分类,型式试验的单元划分见表 2。

6.3.2 抽样

从定型产品中随机抽取代表性样品 4 辆。

6.3.3 检验内容

型式试验的项目、技术要求和检验方法见表 1,型式试验应包括表 1 中的所有检验项目。如使用国家(地区)技术法规高于表 1 的要求,则按使用国家(地区)技术法规检验。

表 2 型式试验的单元划分

驱动方式	单元划分[a]	V_L/mL,P/W
汽油机驱动式	名义排量 V_L	$V_L \leqslant 50$
		$50 < V_L \leqslant 100$
		$100 < V_L \leqslant 125$
		$V_L > 125$
电动机驱动式	名义功率 P	$P \leqslant 240$
		$240 < P \leqslant 450$
		$P > 450$

a 视两轮全场地车的结构与款式的不同,型式试验的单元划分可在以上划分的基础上进一步细分。

6.3.4 结果判定

所有检验项目均合格,则判为合格;否则为不合格。

6.3.5 不合格的处置

型式试验不合格的,允许整改后重新提交型式试验。

6.4 抽样检验

6.4.1 抽样

采用 GB/T 2828.1 正常检验一次抽样方案,不合格分类、检验水平和接收质量限(AQL)见表 3。

表 3 不合格分类、检验水平和接收质量限(AQL)

不合格分类	检验水平	AQL
A	S-3	0.01(不允许)
B	S-3	6.5
C	S-3	15

6.4.2 检验内容

抽样检验的项目、技术要求和检验方法见表 1,抽样检验应包括表 1 中打"√"的所有检验项目。如使用国家(地区)技术法规高于表 1 的要求,则按使用国家(地区)技术法规检验。

6.4.3 结果判定

按 GB/T 2828.1 的规定,分别对 A、B、C 类不合格进行统计并作出接收与否的评定,当 A、B、C 三类组均评定为接受时,检验批判为合格;否则,检验批判为不合格。

6.4.4 不合格的处置

判为不合格的批,允许经技术处理后重新提交检验一次。复检不合格的,出口两轮全场地车不允许出口,进口两轮全场地车不允许在国内销售或使用。

6.5 符合性验证

6.5.1 验证内容、要求和方法

查验货物与证书、报告等资料的符合性。抽样检验项目、技术要求和检验方法按表 1 中 A 类项目进行。适用时,应考虑使用国家(地区)的差异。

6.5.2 结果判定

货物与证书、报告等资料相符且全部抽样检验项目均合格,则判定该批为合格;货物与证书、报告等资料不符或抽样检验项目中有任何不合格,则判定该批为不合格。

6.5.3 不合格的处置

判为符合性验证不合格的,允许整改后重新提交验证。

7 检验有效期

无论采取何种检验监管模式，只有该模式中的全部检验合格，方可判定该批产品合格，否则判定该批产品不合格。

在正常仓储条件下，检验合格有效期为12个月，其中具有电起动或电驱动的（整车基本配置有蓄电池装置）为6个月。

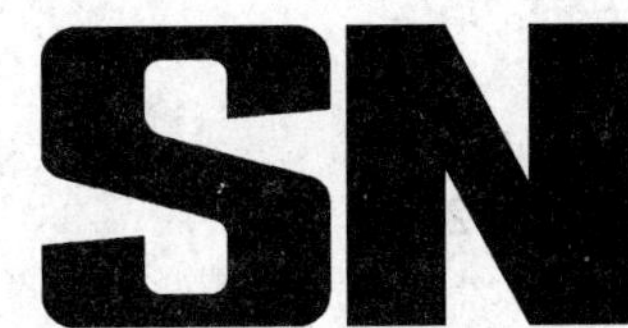

中华人民共和国出入境检验检疫行业标准

SN/T 1991—2007

进出口机动车辆检验规程　四轮全地形车

Rules for the inspection of power-driven vehicles for import and export—Four wheeled all-terrain vehicles

2007-12-24 发布　　　　2008-07-01 实施

中华人民共和国国家质量监督检验检疫总局　发布

前 言

本标准的附录A、附录B和附录C是规范性附录。

本标准由中国国家认证认可监督管理委员会提出并归口。

本标准起草单位:中华人民共和国山东出入境检验检疫局。

本标准主要起草人:于波、王正壮、韩明、包大勇、王卫东、王克刚、于立欣、张铁军、聂华民、姜琦、宋振乾、王冬梅、何传贵、程波、赵崇淦。

本标准为首次发布的出入境检验检疫行业标准。

进出口机动车辆检验规程　四轮全地形车

1　范围

本标准规定了进出口四轮全地形车的抽样、检验及判定。

本标准适用于四轮全地形车的进出口检验。

2　规范性引用文件

下列文件中的条款通过本标准的引用而成为本标准的条款。凡是注日期的引用文件，其随后所有的修改单(不包括勘误的内容)或修订版均不适用于本标准，然而，鼓励根据本标准达成协议的各方研究是否可使用这些文件的最新版本。凡是不注日期的引用文件，其最新版本适用于本标准。

GB/T 2828.1—2003　计数抽样检验程序　第1部分：接收质量限(AQL)检索的逐批检验抽样计划(ISO 2859-1:1999,IDT)

GB 4569　摩托车和轻便摩托车定置噪声限值及测量方法

GB/T 4570　摩托车和轻便摩托车耐久性试验方法

GB/T 5374　摩托车和轻便摩托车可靠性试验方法

GB/T 5381　摩托车和轻便摩托车起动性能试验方法

GB/T 5383　摩托车和轻便摩托车最低稳定车速试验方法

GB/T 5384　摩托车和轻便摩托车最高车速试验方法

GB/T 5385　摩托车和轻便摩托车加速性能试验方法

GB/T 5386　摩托车和轻便摩托车滑行试验方法

GB 5387　摩托车和轻便摩托车爬坡能力试验方法

GB 7258—2004　机动车运行安全技术条件

GB/T 13384　机电产品包装通用技术条件

GB 14023　车辆、机动船和由内燃机驱动的装置无线电骚扰特性限值和测量方法(CISPR12:2005,IDT)

GB 14621—2002　摩托车和轻便摩托车排气污染物排放限值及测量方法(怠速法)

GB 14622　摩托车排气污染物排放限值及测量方法(工况法)

GB 15742—2001　机动车用喇叭的性能要求及试验方法

GB 16169　摩托车和轻便摩托车加速行驶噪声限值及测量方法

GB/T 16486　摩托车和轻便摩托车燃油消耗试验方法

GB/T 16708　三轮摩托车和三轮轻便摩托车最大侧倾稳定角试验方法

GB 16735　道路车辆　车辆识别代号(VIN)

GB 17761—1999　电动自行车通用技术条件

GB 18176　轻便摩托车排气污染物排放限值及测量方法(工况法)

GB/T 18387　电动车辆的电磁场辐射强度的限值和测量方法宽带 9 kHz～30 MHz

GB 19482　摩托车和轻便摩托车燃油箱安全性能要求和试验方法

QC/T 60　摩托车整车性能台架试验方法

QC/T 67　摩托车喇叭声级测量方法

QC/T 224　摩托车和轻便摩托车发动机通用技术条件

QC/T 760—2006　四轮全地形车通用技术条件

QC/T 29117.6—1993 摩托车和轻便摩托车产品质量检验可靠性统计计算方法及故障模式
SN/T 0002 进出口机电商品检验规程编写的基本规定

3 术语和定义

SN/T 0002 确立的以及下列术语和定义适用于本标准。

3.1

检验批 inspection lot

为实施检验而汇集的同一规格、型号，在相同生产条件下生产的单位产品，简称批。

3.2

四轮全地形车(简称 ATV) four wheeled all-terrain vehicle

非公路上行驶，具有 4 个低压的轮胎，用方向把或方向盘操作控制的车辆。

3.2.1

G 类四轮全地形车 four wheeled all-terrain vehicle, G type

适用于普通消遣的四轮全地形车，简称普通型。

3.2.2

S 类四轮全地形车 four wheeled all-terrain vehicle, S type

供有驾驶经验的人竞技和娱乐使用的运动型四轮全地形车，简称运动型。

3.2.3

U 类四轮全地形车 four wheeled all-terrain vehicle, U type

供专门工作使用的实用型四轮全地形车，简称实用型。

3.2.4

Y 类四轮全地形车 four wheeled all-terrain vehicle, Y type

供 16 岁以下的未成年人在非公路上娱乐用的四轮全地形车，简称青少年型。

3.2.4.1

Y-6 类四轮全地形车 four wheeled all-terrain vehicle, Y-6 type

供 6 岁和 6 岁以上未成年人使用的四轮全地形车。

3.2.4.2

Y-12 类四轮全地形车 four wheeled all-terrain vehicle, Y-12 type

供 12 岁和 12 岁以上未成年人使用的四轮全地形车。

3.3

四轮全地形车的附件 accessories of four wheeled all-terrain vehicle

不是车正常工作的必须部件，但附加后能改变车的风格、方便性、实用性等。

3.4

低压轮胎 low pressure tyre

为非公路用车或全地形车设计的轮胎，轮胎气压不大于 69 kPa。

3.5

轴距 axle distance

前轮轴中心到后轮轴中心的纵向距离。

3.6

型式试验 type test

对某一产品按标准要求进行的全项目检测与试验，且通常在同一样品上完成。

3.7

抽样检验 sampling inspection

按国家技术规范的强制性要求,对检验批逐批或随机抽批实施抽样、检验和检查的合格评定活动。

3.8

型式试验模式　mode of type test

按规定的周期依据国家技术规范的强制性要求进行型式试验,按现场检验规定对产品进行抽批检验,并对企业的质量管理体系实施监督的合格评定活动。

4　检验

4.1　检验监管模式的选取

进出口四轮全地形车的检验,根据国家相关规定,视具体情况选取型式试验模式、抽样检验模式中的一种检验监管模式。

4.2　检验方式

不同的检验监管模式下的检验方式为:

——型式试验模式:型式试验+抽批抽样检验;

——抽样检验模式:抽批抽样检验。

4.3　型式试验

4.3.1　抽样

型式试验样品应在定型产品中随机抽取2台。

4.3.2　检验项目、技术要求和检验方法

型式试验的检验项目、技术要求和检验方法见附录A表A.1。适用时应考虑相关国家(地区)的差异。

4.3.3　结果判定

附录A表A.1规定的全部检验项目均判为合格时,判定型式试验合格,否则为不合格。

当产品结构、工艺或关键零部件有重大改变,可能影响产品性能;或所用标准更新引起已实施型式试验的产品与标准不一致时,应重新进行型式试验。

4.4　抽批抽样检验

4.4.1　抽样方案

4.4.1.1　抽批规则

抽批抽样检验的频次依据具体的检验监管模式视实际情况确定,但不得低于5%。

4.4.1.2　抽样

抽样采用GB/T 2828.1正常检查一次抽样方案。其不合格分类、检查水平和接收质量限按表1规定,检查的严格度执行GB/T 2828.1的转移规则。

表1　不合格分类、检查水平及接收质量限

不合格分类	检查水平	接收质量限(AQL)
A类	S-1	不允许
B类	S-1	4

4.4.2　抽样方法

从检验批中随机抽取。

4.4.3　检验项目、技术要求、检验方法和不合格分类

抽样检验的检验项目、技术要求、检验方法和不合格分类见附录A表A.1。

4.4.4　检验结果判定

按附录A表A.1分别对A类、B类不合格进行合格与否的判定,只有当各类都合格时,检验批才判为合格,否则判为不合格。

5 合格批判定及有效期

无论采取何种检验监管模式，只有该模式中的全部检验合格，方可判定该批产品合格，否则判定该批产品不合格。

合格检验批的有效期为 12 个月。

6 不合格批的处置

不合格批不允许销售、使用或出口。

附 录 A
（规范性附录）
检验项目、技术要求、检验方法和不合格分类

表 A.1 检验项目、技术要求、检验方法和不合格分类

序号	检验项目	技术要求	检验方法	不合格分类	抽样检验	型式试验
1	铭牌、标志	应有车辆识别代号 VIN 或 PIN，VIN 位置、固定、内容和构成应符合 GB 16735 的规定，标志应符合 GB 7258—2004 中 4.1 的相关要求	视检	B	√	√
2	安全警告标贴	在车身等显眼部位应有醒目的安全警告标贴和用语。应使用国家(地区)官方语言或客户接受的语言，其内容至少包括： a) 使用前请仔细阅读说明书与所有警告标贴； b) 非公路用，勿在公路行驶； c) 使用时应穿戴防护用具； d) Y 型 ATV 的年龄警示； e) 单座型 ATV 不可载人； f) 不可极速驾驶； g) 成人双座型 ATV 具有“乘客会影响 ATV 的平衡和转向，失控可能引起严重伤害或死亡”和乘客警示标志，内容包括“请勿搭载超过 1 人”和“决不要搭载因年龄太小而无法将脚放在脚凳上或无法安全紧握扶手的乘客；乘客必须坐在乘客座位上，决不允许坐在其他位置；乘客在乘座过程中必须紧握把手，决不允许不握把手。” 其中“非公路用”和乘客警示标志的警告用语应能永久保持	视检	A	√	√
3	外观	涂漆件表面应色泽光亮、均匀，不允许有明显的流疤、麻坑、明显划伤、漏漆等缺陷	视检	B	√	√
		电镀件表面应色泽均匀。无烧黑、鼓泡、剥落、锈蚀、露底、明显划伤及毛刺等缺陷				
		塑料件表面应色泽均匀，无明显划伤、飞边及凸凹不平等缺陷				
		焊接件表面应平整，焊缝应均匀，无漏焊、焊瘤、夹渣、裂纹、气孔及飞贱物等缺陷				
		不干胶装饰件应平整、端正、光滑，无气泡、翘边及明显错位等缺陷				
		座垫应丰满、缝边清晰，无皱折、褪色和破损等缺陷。应安装可靠，无松脱				

表 A.1（续）

序号	检验项目	技术要求	检验方法	不合格分类	抽样检验	型式试验
4	轮胎标记	轮胎标记至少应包括以下信息：轮胎的两个侧壁标有工作压力或等效的文字说明(必须使用高度不少于 4 mm 的大写字母)；轮毂底压力或等效的文字说明："安装轮毂时充气不要超过××千帕"；生产厂和商标，规格，生产日期，若无内胎轮胎需标有"无内胎"，不要在公路上行驶(必须使用不少于 2 mm 的大写字母)。气压应调至规定值	视检和实测	B	√	√
5	电气系统	布线整齐，固定卡紧，插接件连接牢固，电气仪表应工作正常，绝缘可靠，无短路。连到接线柱的电线在任意方向上能承受 10 N 的拉脱力	视检和实测	B	√	√
6	整车装配质量	各零部件装配应准确可靠，无错漏装；操纵机构功能可靠、操作灵活；制动自由行程应符合生产厂技术文件的有关规定；转动部件应运转灵活，间隙适当；各可调部位应留有适当的调整余量。应有链条、排气管道保护装置	按 QC/T 760—2006 中 5.4 视检和实测	B	√	√
7	油门控制器	应配备通过油门控制来控制发动机功率的装置。油门控制器应该位于手把的右侧，并且操作者在控制油门控制器时手不能离开手把。电动机驱动的 ATV 也具有类似装置和控制方式	实测	B	√	√
8	发动机熄火开关	应在左手把上安装发动机熄火开关，左手不离开手把就能用左手拇指控制开关，不需要由操作者用手来保持其工作状态。颜色应为红色或橙色	视检和实测	B	√	√
9	电起动连锁装置	应装有一个连锁装置，除离合器脱开，或者变速器处于空挡，或者制动器处于制动状态外，阻止发动机被电起动	实测	B	√	√
10	安全性	必须有防止他人非法使用车的方法；除 Y 型车，提供钥匙或等效的系统。Y 型车允许使用无重复组合密码的安全系统	视检和实测	A		√
11	燃油箱	燃油箱及燃料管路应符合 GB 19482 的规定	按 GB 19482 测试	B		√
12	后反射器	必须安装后反光片，颜色是红色，形状非三角形	视检	A	√	√
13	密封性能	密封装置在正常停放和行驶时不应有漏油、漏气、漏液现象	视检	B	√	√

表 A.1（续）

序号	检验项目	技术要求	检验方法	不合格分类	抽样检验	型式试验
14	照明设备	Y类四轮全地形车不应配备前大灯和尾灯。除Y类四轮全地形车外，至少一个能发出白光的前照灯（含远光、近光和前位置灯）和至少一个能发出红光的后位灯（须包括制动灯，制动灯灯色红色）；转向灯，灯色是琥珀色；成人双人型的前后双座宽1.5 m的ATV要求有双前大灯、双尾灯。其他照明设备可根据用户要求配备	视检和实测	B	√	√
		灯具安装的高度、几何能见度，根据进口国标准或生产厂的设计标准	视检	B		√
15	指示灯	如有空挡指示灯、倒挡指示灯，则分别按QC/T 760—2006中4.2.7、4.2.8要求	视检	B	√	√
16	起动性能	在263 K～308 K环境温度下，起动时间≤15 s	按GB/T 5381、QC/T 60测试	B	√	√
17	最高车速（Y型车不适用）	按生产厂设计标准	按GB/T 5384、QC/T 60测试	A		√
18	最高车速限制（只适用于Y型车）	必须有速度限制装置。调整或移动速度限制装置必须有专用工具。 Y-6速度限制装置要限定最大车速≤16 km/h； Y-12速度限制装置要限定最大车速≤24 km/h。 若通过拆下速度限制装置或调节速度限制装置获得车的最大速度：Y-6最大车速≤24 km/h；Y-12最大车速≤48 km/h	调整或移动速度限制装置达到最大速度的位置，按GB/T 5384、QC/T 60测试	A	√	√
19	制动性能	应具有独立的分别控制前、后制动器的制动控制器，或能同时控制前、后制动器的联动制动控制器，或上述两种控制器兼有。这些制动器应符合QC/T 760—2006附录B的要求	按QC/T 760—2006附录B测试	A	√	√
20	制动手柄和制动踏板	按QC/T 760—2006中4.4.6.1和4.4.6.2的要求	实测	A		√
21	驻车性能	应有驻车制动装置，以保证车辆在指定条件下保持驻定状态，驻车性能符合QC/T 760—2006中4.3.7要求	按QC/T 760—2006附录C测试	A	√	√

表 A.1（续）

序号	检验项目	技术要求		检验方法	不合格分类	抽样检验	型式试验
22	转向机构	方向把及方向柱	方向把应能灵活转动，操纵方便，无阻滞现象，方向柱无卡滞及轴向窜动	视检	A	√	√
		方向把限位	限位机构必须可靠，转向轮向左、向右转角不大于45°	视检和实测	A		√
		方向盘	方向盘的最大自由转动量不允许大于45°	实测	A		√
			施加于方向盘外缘的最大切向力不应大于245 N	按GB 7258—2004中6.8测试	A		√
23	声音警告装置	安装喇叭或蜂鸣器的，应具有连续发声功能。 依据GB 15742的要求喇叭声压值应为： ——功率不大于7 kW的，83～112 dB(A)； ——功率大于7 kW的，93～112 dB(A)。 依据GB 7258的要求喇叭声压值应为： ——功率不大于7 kW的，80～112 dB(A)； ——功率大于7 kW的，90～115 dB(A)		依据GB 15742要求的按GB 15742—2001中4.2测试。 依据GB 7258要求的按QC/T 67的测试	A	√	√
24	侧滑量	对前轴采用非独立悬架的全地形车，其转向轮的横向侧滑量，用侧滑台检验时侧滑量值应在±5 m/km之间		按GB 7258—2004附录B测试	B		√
25	车速表	安装速度表的全地形车，如果销往英制的国家，速度表必须同时用km/h和英制单位表示，且必须从10 km/h或20 km/h开始；但是里程数只用公制单位表示即km。安装位置应在驾驶员直视的视野范围内，并昼夜都能清晰可见。如果用刻度式速度表，最大刻度不超过80 km/h，刻度间距为1 km/h、2 km/h、5 km/h或10 km/h；速度示值间距不超过10 km/h，刻度必须显示45 km/h或25 km/h。速度表显示的车速应比实际车速大，符合附录B的规定		按GB 7258和附录B测试	B	√	√
26	怠速法排放污染物	怠速排放污染物限值按GB 14621—2002中4.1要求		怠速排放污染物按GB 14621—2002中8测试	A	√	√

表 A.1(续)

序号	检验项目	技术要求	检验方法	不合格分类	抽样检验	型式试验
27	工况法排放污染物	发动机排量不大于 50 mL 和 Y 类全地形车工况法排放污染物限值按 GB 18176 要求;其余类型全地形车工况法排放污染物限值按 GB 14622 要求	发动机排量不大于 50 mL 和 Y 类全地形车按 GB 18176 的试验方法进行;其余类型全地形车按 GB 14622 的试验方法进行	A		√
28	经济车速油耗	按生产厂设计标准	按 GB/T 16486、QC/T 60 测试	B		√
29	爬坡能力	按生产厂设计标准	按 GB/T 5387、QC/T 60 测试	B		√
30	加速性能	按生产厂设计标准	按 GB/T 5385、QC/T 60 测试	B		√
31	滑行距离	按生产厂设计标准	按 GB/T 5386、QC/T 60 测试	B		√
32	最低稳定车速	按生产厂设计标准	按 GB/T 5383、QC/T 60 测试	B		√
33	怠速性能	按生产厂设计标准	按 QC/T 224 测试	B		√
34	加速行驶噪声	汽油机排量不大于 175 mL 的,加速行驶噪声限值 80 dB(A);汽油机排量大于 175 mL 的,加速行驶噪声限值 82 dB(A);电动机驱动的,应不大于 62 dB(A)	按 GB 16169 的试验方法进行(电动机驱动的以最高车速通过测试区)	A		√
35	定置噪声	汽油机驱动的,按 GB 4569 要求	按 GB 4569 的试验方法测试	A		√
36	前照灯性能	按 QC/T 760—2006 中 4.3.9 要求	按 QC/T 760—2006 中 4.3.9 测试	A		√
37	纵向稳定性(单座型)	纵向稳定性系数应≥1.0	按 QC/T 760—2006 附录 E 测试	A		√

表 A.1(续)

序号	检验项目	技术要求	检验方法	不合格分类	抽样检验	型式试验
38	纵向稳定性(成人双座型)	俯仰稳定性系数应≥1.0	按附录C测试	A		√
39	最大侧倾稳定角	在空载、静态状态下,向右侧和左侧倾斜最大侧倾稳定角不得少于25°	按GB/T 16708的试验方法测试	A		√
40	无线电骚扰特性	汽油机驱动的,按GB 14023的要求。 电动机驱动的,按GB/T 18387的要求	按GB 14023测试。电动ATV按GB/T 18387测试	A		√
41	汽油机排量或电动机功率	Y-6型车配备的汽油机排量应不大于70 mL或电动ATV电动机额定连续输出功率不大于240 W;Y-12型车配备的汽油机排量应不大于90 mL或电动ATV电动机额定连续输出功率不大于450 W。 其他ATV按生产厂设计标准	实测	B		√
42	百公里电耗(电动ATV)	按生产厂设计标准	按GB 17761—1999中6.1.6测试	B		√
43	续行里程(电动ATV)	按生产厂设计标准	按GB 17761—1999中6.1.4测试	B		√
44	充电器电气强度(电动ATV)	184 V<额定电源电压(峰值或直流值)≤354 V,基本绝缘1 500 V AC;加强绝缘3 000 V AC,60 s,无闪络或击穿	经50 Hz、1 500 V或3 000 V、5 mA、60 s的耐压试验	A		√
45	蓄电池的密封性(电动ATV)	蓄电池应有良好的密封性,充放电时不应有渗漏现象	视检	B	√	√
46	蓄电池标称电压(电动ATV)	蓄电池的标称电压≤48 V	按GB 17761—1999中6.2.8.4进行试验	A	√	
47	制动断电装置(电动ATV)	应有制动断电装置,在制动时应能自动切断电源	按GB 17761—1999中6.2.8.5进行试验	A	√	√
48	欠压、过流保护功能(电动ATV)	电动ATV的控制器应具有欠压、过流保护功能和短路保险装置	按GB 17761—1999中6.2.8.6进行试验	B	√	√

表 A.1(续)

序号	检验项目	技术要求	检验方法	不合格分类	抽样检验	型式试验
49	绝缘性能(电动ATV)	车体和电器部件外壳均不带电,其绝缘电阻值≥2 MΩ	绝缘性能用250 V兆欧表进行检测,检查车架、车把、蓄电池和电动机外壳	A	√	√
50	成人双座ATV的装备与结构	a) 乘客的座位位置和限制:乘客的座位位于驾驶区的后方,座位应配备一个与车身垂直而且带有靠垫的座位,这个靠垫的承受力不仅应达到900 N,而且应在水平方向慢慢往后渐渐高出乘座区至少162 cm(8 in),不应有故障或者永久变形。 b) 乘客扶手:车子应该具有一副扶手,并且在乘座区的两边相对称的地方都应各有一支。这些扶手都应该耐用,且要求在扶手表面的中心承受垂直静压力1 000 N的情况下不损坏或者永久变形。 具有舒适的乘客脚踏板区,能使乘客从扶手处下车没有任何的妨害	实测	A		√
51	整车可靠性	试验中未出现QC/T 29117.6—1993中4.4表1故障分类所规定的致命故障或严重故障	按GB/T 5374测试,但试验总里程: a)汽油机排量≤90 mL或电动机功率≤450 W,为5 000 km; b)汽油机排量>90 mL或电动机功率>450 W,为6 000 km	A		√
52	整车耐久性	试验中未出现QC/T 29117.6—1993中4.4表1故障分类所规定的致命故障或故障频繁发生,造成试验无法进行	按GB/T 4570对摩托车的要求进行试验,但试验总里程: a)汽油机排量≤90 mL或电动机功率≤450 W,为6 000 km; b)汽油机排量>90 mL或电动机功率>450 W,为12 000 km	A		√

表 A.1（续）

序号	检验项目	技术要求	检验方法	不合格分类	抽样检验	型式试验
53	行驶检查	全面检查整车工作情况，包括起动、转向、换挡、制动等动作。行驶时应无跑偏现象，发动机、变速机构、离合器等应工作正常，无异响。行驶中减震器不应有卡滞或异常声响，左右减震器弹簧刚度应保持一致	检查，行驶里程≥5 km	B	√	√
54	车辆使用说明书	每辆四轮全地形车应附有车辆使用说明书，并有下列内容： a) 安全使用说明，包括未在仔细阅读说明书，未了解该车辆的性能之前，不要使用、也不要借给不会操纵的人骑行；关于乘客安全的特别说明； b) 产品名称、型号及技术参数、电路图； c) 操作技能及注意事项； d) 拆箱组装内容； e) 维修与保养说明； f) 适用国家（地区）法律法规所规定的条款	视检	B	√	√
55	装箱文件	文件齐全，内容正确，必须有车辆使用说明书、合格证。装箱单应与实物相符	视检	B	√	√
56	包装	包装的技术要求应符合 GB/T 13384 的有关规定，装箱前应按整车油封技术要求对整车进行油封，润滑剂加注符合有关规定，放尽燃油箱和化油器中的燃油，关闭阻风门，包装箱应牢固可靠，整车及附件等应在箱内固定和防护。蓄电池不加电解液，随车发送。包装标志应符合 GB 7258 中 4.1 的规定	视验	B	√	√
注 1：适用时应考虑相关国家（地区）的差异。 注 2：√为选定的试验项目。						

附　录　B
（规范性附录）
速度表的指示误差测试方法

B.1　速度表的速度测试

速度表显示速度应比实际速度大，应满足公式（B.1）的要求：

$$0 \leqslant (V_1 - V_2) \leqslant 0.1 \times V_2 + 4 \quad \text{km/h} \qquad \cdots\cdots(\text{B.1})$$

式中：

V_1——速度表显示速度；

V_2——实际速度。

测试速度表的数值按表B.1中的试验点进行，记录实测速度，验证所得的结果是否符合公式（B.1）的要求。

表 B.1

最高车速 V_{max}/(km/h)	$V_{max} \leqslant 50$	$V_{max} > 50$
速度表显示速度 V_1/(km/h)	40 或 80% V_{max}	40 和 80% V_{max}（≥55）

附 录 C
（规范性附录）
纵向稳定性倾斜台测试方法

C.1 测试条件

C.1.1 所有进行测试的成人双座 ATV 应保持标准状态，没有任何附加装置。车辆及其配件应按照制造商的指导和规范组装和调整。

C.1.2 轮胎压力应按制造商规定使用时的轮胎气压。如果制造商规定了多种轮胎气压，应取最高的气压值。

C.1.3 除燃油不应超过油箱容量的 3/4 外，所有的流体（机油，冷却液或类似物）都应加满。四轮全地形车应为空载、无操作者、无货物及其他附加装置。

C.1.4 可调整机械悬挂系统部件应被调整到制造商推荐的最高状态。

C.1.5 (91±3)kg 重物应该被固定在驾驶着坐椅上以模仿驾驶者。重物的重心应该在离驾驶者座位表面(15±2)cm，离乘客重心（应该调到最后方）(30±2)cm 的方位。

C.1.6 (91±3)kg 重物应该被固定在乘客坐椅上以模仿乘客。重物的重心应该在离乘客座位表面(15±2)cm，离后靠背（应该调到最后方）(25±2)cm 的方位。

C.2 测试步骤

C.2.1 把车辆放在一个角度可调的倾斜台上。

C.2.2 转向轮应保持向正前方。

C.2.3 使 ATV 的纵向中心线垂直于倾斜台的倾斜轴，且车辆后部朝向斜坡方向。

C.2.4 不断使倾斜台倾斜，直到 ATV 的前轮脱离为止，记录这个角度。

C.2.5 抬起的标准是用标准为 20 的钢条（1 mm 厚，76 mm 宽）能够插入前轮底部，且用低于 9 N 的力就可以抬起前轮。

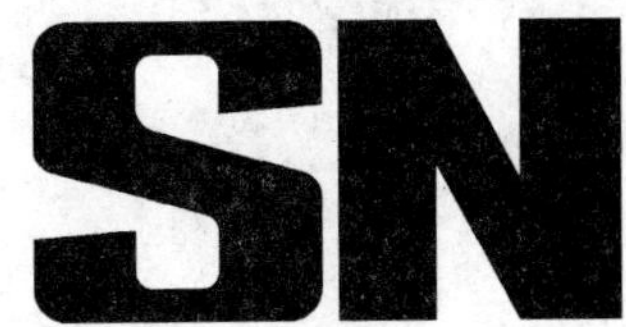

中华人民共和国出入境检验检疫行业标准

SN/T 1993.2—2007

进出口动力机械检验规程 第2部分:中小功率柴油机

Rules for the inspection of dynamic machinery for import and export—Part 2: Small and medium power diesel engines

2007-12-24 发布 2008-07-01 实施

中华人民共和国国家质量监督检验检疫总局 发布

前　言

SN/T 1993《进出口动力机械检验规程》分为二个部分:

——第1部分:通用要求;

——第2部分:中小功率柴油机。

本部分为SN/T 1993《进出口动力机械检验规程》的第2部分。

本部分由国家认证认可监督管理委员会提出并归口。

本部分起草单位:江苏出入境检验检疫局。

本部分主要起草人:薛华、黄锡琴。

本部分为首次发布的出入境检验检疫行业标准。

引　言

《进出口动力机械检验规程　第2部分：中小功率柴油机》是进出口中小功率柴油机检验的工作依据，对进出口中小功率柴油机检验起到指导和规范作用。

随着我国加入世界贸易组织（WTO）和《中华人民共和国进出口商品检验法》的修订，进出口商品检验工作模式发生了很大的变化，为适应形势和变化，国家检验检疫主管部门组织建立了检验检疫标准体系。

本部分属检验检疫标准体系的第四层——个性标准，规定了进出口中小功率柴油机检验的要求。

进出口动力机械检验规程 第2部分:中小功率柴油机

1 范围

SN/T 1993 的本部分规定了进出口中小功率柴油机的抽样、检验及合格判定。

本部分适用于固定用、移动用及三轮汽车和低速货车用单缸，以及三轮汽车和低速货车用、非汽车用多缸的中小功率柴油机的进出口检验。

本部分不适用于汽车用、船用的中小功率柴油机的检验。

2 规范性引用文件

下列文件中的条款通过 SN/T 1993 的本部分的引用而成为本部分的条款。凡是注日期的引用文件，其随后所有的修改单(不包括勘误的内容)或修订版均不适用于本部分，然而，鼓励根据本部分达成协议的各方研究是否可使用这些文件的最新版本。凡是不注日期的引用文件，其最新版本适用于本部分。

GB/T 191 包装储运图示标志(eqv ISO 780:1997)

GB/T 1859 往复式内燃机 辐射的空气噪声测量 工程法及简易法(idt ISO 6798:1995)

GB/T 2828.1 计数抽样检验程序 第1部分:按接收质量限(AQL)检索的逐批检验抽样计划(ISO 2859-1:1999,IDT)

GB/T 6072.1 往复式内燃机 性能 第1部分:标准基准状况，功率、燃料消耗和机油消耗的标定及试验方法(idt ISO 3046-1:1995)

GB/T 8190.1 往复式内燃机 排放测量 第1部分:气体和颗粒排放物的试验台测量(idt ISO 8178-1:1996)

GB/T 8190.2 往复式内燃机 排放测量 第2部分:气体和颗粒排放物的现场测量(idt ISO 8178-2:1996)

GB/T 8190.4 往复式内燃机 排放测量 第4部分:不同用途发动机的试验循环(idt ISO 8178-4:1996)

GB/T 8190.5 往复式内燃机 排放测量 第5部分:试验燃料(ISO 8178-5:1997,IDT)

GB/T 8190.7 往复式内燃机 排放测量 第7部分:发动机系族的确定(ISO 8178-7:1996,IDT)

GB/T 8190.8 往复式内燃机 排放测量 第8部分:发动机系组的确定(ISO 8178-8:1996,IDT)

GB 9486 柴油机稳态排气烟度及测定方法

GB 14097 中小功率柴油机噪声限值

GB 19756 三轮汽车和低速货车用柴油机排气污染物排放限值及测量方法(中国Ⅰ、Ⅱ阶段)

GB 20651.1—2006 往复式内燃机 安全 第1部分:压燃式发动机

JB 8891 中小功率柴油机 排气污染物排放限值

SN/T 0002 进出口机电商品检验规程编写的基本规定

3 术语和定义

GB/T 2828.1、SN/T 0002 确立的以及下列术语和定义适用于 SN/T 1993 的本部分。

3.1

抽样检验模式　mode of sampling inspection

按国家技术规范的强制性要求，对进出口商品逐批或抽批实施抽样、检验和核查的合格判定活动。

3.2

型式试验模式　mode of type test

按国家技术规范的强制性要求进行型式试验，按现场检验规定对产品进行抽批检验，并对企业的质量管理体系实施监督的合格判定活动。

3.3

符合性评估模式　mode of compliance verification

按国家技术规范的强制性要求，通过查验技术文件和必要的抽样检验，对商品的符合性做出的合格评定活动。

3.4

检验批　inspection lot

实施抽样检验而汇集的同一规格、型号，在相同生产条件下生产的单位产品，简称批。

4　总要求

4.1　安全要求

中小功率柴油机的安全要求应满足 GB 14097、GB 20651.1—2006 的规定。适用时应考虑使用国家(地区)差异。

4.2　环保要求

4.2.1　三轮汽车和低速货车用中小功率柴油机的环保要求应满足 GB 9486、GB 19756 的规定。适用时应考虑使用国家(地区)差异。

4.2.2　其他用途中小功率柴油机的环保要求应满足 GB 9486、JB 8891 的规定。适用时应考虑使用国家(地区)差异。

4.3　其他要求

适用时，应符合使用国家(地区)有关法规对中小功率柴油机的能效、性能等的规定。

5　检验

5.1　检验监管模式的选取

进出口中小功率柴油机的检验监管模式，应根据国家相关规定，视具体情况选取抽样检验模式、型式试验模式、符合性评估模式中的一种。

5.2　检验方式

不同的检验监管模式所采取的检验方式如下：

——抽样检验模式：逐批抽样检验；

——型式试验模式：型式试验和抽批抽样检验；

——符合性评估模式：技术文件核查和抽批抽样检验。

5.3　型式试验

5.3.1　抽样

从定型产品中随机抽取 2 台代表性样品。

5.3.2　检验内容和要求

5.3.2.1　三轮汽车和低速货车用中小功率柴油机按 GB 9486、GB 19756、GB 20651.1—2006 进行全部适用项目检测，适用时应考虑使用国家(地区)差异。

5.3.2.2　其他用途中小功率柴油机按 GB 9486、GB 20651.1—2006、JB 8891 进行全部适用项目检测，适用时应考虑使用国家(地区)差异。

5.3.3 结果判定

如所有检测均合格,则判型式试验合格,否则为不合格。

5.3.4 有效期

当产品结构、材料、工艺有较大改变可能影响产品性能,或所用标准更新引起已实施型式试验的产品与标准不一致时,须重新进行型式试验。

5.4 抽样检验

5.4.1 抽样

根据检验批的批量大小,按照 GB/T 2828.1 中的特殊检查水平 S-2 选取相应的样本量进行抽样(见表 1)。如选取的样本量大于批量时,对该检验批进行全数检验。

表 1 样本量

批量	检查水平
	S-2
1～25	2
26～150	3
151～1 200	5
>1 201	8

5.4.2 检验内容

抽样检验的项目、内容及方法要求见表 2。

表 2 检验项目、内容和方法

序号	检验项目	技术要求	检验方法
1	起动系统	按说明书规定的操作程序,不采取任何机外措施能顺利起动	视检
2	正常停机	必须具有能用手动或自动控制的正常停机装置	视检
3	控制装置	控制装置动作应准确平稳,无延迟和意外动作发生	视检
		控制装置须按执行功能进行标识,或在使用手册中对其功能进行说明。控制装置上的标志均须保持清晰、易认	视检
		紧急停机控制手柄或按钮应置于醒目位置,并具有突出形状,颜色为红色	视检
4	监测装置	必须在监测仪表上或其邻近处对仪表进行标识	视检
		监测仪表应易于被操作者看见	视检
5	防护措施	主轴、风扇、离合器、皮带轮、皮带及具有剪切作用的杠杆等运动件接触处,必须安装防护装置	视检
		用以包容抛射零件的防护装置应能防止响应大小的飞块穿过	视检
6	标志	符合 GB 20651.1—2006 的第 9 章	视检
7	密封性能	运行过程中,各密封面及管接处不允许漏气、漏油和漏水	视检

表 2(续)

<table>
<tr><th>序号</th><th>检验项目</th><th>技术要求</th><th>检验方法</th></tr>
<tr><td>8</td><td>包装</td><td>包装储运标志符合 GB/T 191</td><td>视检</td></tr>
<tr><td>9</td><td>标定功率的燃油消耗率[a]</td><td>标定功率的燃油消耗率允差为+5%</td><td>台架试验,GB/T 6072.1</td></tr>
<tr><td>10</td><td>噪声[a]</td><td>符合 GB 14097 的规定</td><td>台架试验,GB/T 1859</td></tr>
<tr><td>11</td><td>排气烟度[a]</td><td>符合 GB 9486 的规定</td><td>台架试验,GB 9486</td></tr>
<tr><td rowspan="2">12</td><td rowspan="2">排气污染物[b]</td><td>三轮汽车和低速货车用中小功率柴油机应符合 GB 19756的规定</td><td>台架试验,GB 19756</td></tr>
<tr><td>其他用途中小功率柴油机应符合 JB 8891 的规定</td><td>台架试验,
GB/T 8190.1、GB/T 8190.2
GB/T 8190.4、GB/T 8190.5
GB/T 8190.7、GB/T 8190.8</td></tr>
<tr><td colspan="4">注:以上项目如与使用国家(地区)技术法规有差异,按使用国家(地区)技术法规检验。</td></tr>
<tr><td colspan="4">[a] 必要时进行检验,但检验频次一年内不得少于两次。
[b] 型式试验合格且有效的,可以确认型式试验结果。</td></tr>
</table>

5.4.3 结果判定

所有检测项目合格,则判抽样检验合格,否则为不合格。

5.5 技术文件核查

按相关法律法规的规定,查验技术文件的真实性、有效性和一致性。

如所有验证内容均符合查验规定,则判定技术文件核查合格,否则为不合格。

6 合格批判定

无论采取何种检验监管模式,只有该模式中的全部检验合格,方可判定该批产品合格,否则判定该批产品不合格。

7 不合格批的处置

不合格批不允许销售、使用或出口。

8 其他

中小功率柴油机的检验有效期为 12 个月。

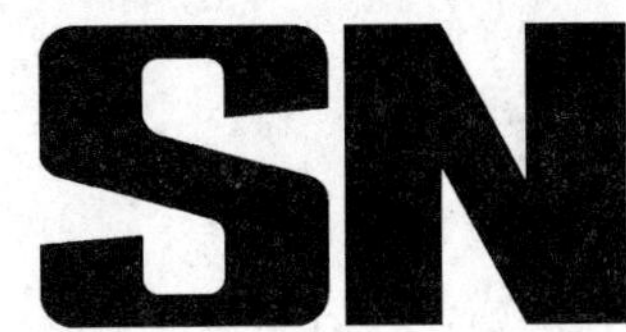

中华人民共和国出入境检验检疫行业标准

SN/T 2090.2—2008

进出口木工机械检验规程 第2部分：台式木工多用机床

Rules for the inspection of wood-working machine for import and export—Part 2:Bench multifunction wood-working machine

2008-04-29 发布　　　　2008-11-01 实施

中华人民共和国国家质量监督检验检疫总局　发布

前　言

SN/T 2090《进出口木工机械检验规程》共分为 2 个部分：

——第 1 部分：通用要求；

——第 2 部分：台式木工多用机床。

本部分是 SN/T 2090《进出口木工机械检验规程》的第 2 部分。

本部分是根据 JB/T 6555～6557、GB 12557、GB 5226.1 等有关标准进行制定。

本部分的附录 A 为规范性附录。

本部分由国家认证认可监督管理委员会提出并归口。

本部分起草单位：山东出入境检验检疫局。

本部分主要起草人：苗延忠。

本部分为首次发布的出入境检验检疫行业标准。

引　言

《进出口木工机械检验规程　第2部分:台式木工多用机床》是进出口台式木工多用机床检验的工作依据,对进出口台式木工多用机床检验起到指导和规范作用。

随着我国加入世贸组织(WTO)和《商检法》以及《商检法实施条例》的修订,为适应形势的变化,国家检验检疫主管部门组织建立了检验检疫标准体系。

本部分属检验检疫标准体系的第四层。

进出口木工机械检验规程
第2部分：台式木工多用机床

1 范围

SN/T 2090的本部分规定了对进出口台式木工多用机床的要求、检验及结果的判定。

本部分适用于具有平刨、压刨、榫槽(钻)、锯削四种用途与其中二种及三种用途的台式木工多用机床。

2 规范性引用文件

下列文件中的条款通过SN/T 2090的本部分的引用而成为本部分的条款。凡是注日期的引用文件，其随后所有的修改单(不包括勘误的内容)或修订版均不适用于本部分，然而，鼓励根据本部分达成协议的各方研究是否可使用这些文件的最新版本。凡是不注日期的引用文件，其最新版本适用于本部分。

GB/T 2828.1—2003 计数抽样检验程序 第1部分：按接收质量限(AQL)检索的逐批检验抽样计划(ISO 2859-1：1999，IDT)

GB 5226.1—2002 机械安全 机械电气设备 第1部分：通用技术条件(IEC 60204-1：2000，IDT)

GB 12557—2000 木工机床 安全通则

JB 6113—1992 木工机用刀具安全技术条件

JB/T 6555—1993 台式木工多用机床 参数

JB/T 6556—1993 台式木工多用机床 精度

JB/T 6557—1993 台式木工多用机床 技术条件

SN/T 0002 进出口机电商品检验规程编写的基本规定

3 术语和定义

SN/T 0002确立的以及下列术语和定义适用于SN/T 2090的本部分。

3.1

木工多用机床 multifunction wood-working machine

具有平刨、压刨、榫槽(钻)、锯削四种用途与其中二种及三种用途的木工多用机床。

3.2

台式木工多用机床 bench multifunction wood-working machine

最大平刨、压刨加工宽度≤250 mm；圆锯片直径≤315 mm；最大榫槽宽度≤16 mm；最大钻孔直径≤13 mm。

符合上述工作参数的木工多用机床，定义为台式木工多用机床。

3.3

检验批 inspection lot

为实施检验而汇集的同一规格、型号，在相同生产条件下生产的单位产品，简称批。

3.4

型式试验模式 mode of type test

按规定的周期依据国家技术规范的强制性要求进行型式试验，按现场检验规定对产品进行抽批抽样检验，并对企业的质量管理体系实施监督的合格评定活动。

3.5

抽样检验模式 mode of sampling inspection

按国家技术规范的强制性要求，对进出口商品逐批或随机抽取检验批实施抽样、检验和检查的合格评定活动。

4 总要求

4.1 安全要求

进出口台式木工多用机床的电气安全、机械安全要求，应满足 GB 5226.1—2002、GB 12557—2000、JB/T 6557—1993 等相关标准的规定；适用时应考虑相关国家(地区)差异。

4.2 技术性能要求

进出口台式木工多用机床的技术性能要求，应满足 JB/T 6556—1993 的规定。

5 检验

5.1 检验监管模式的选取

进出口台式木工多用机床的检验，根据国家的相关规定，视具体情况选取型式试验模式和抽样检验模式中的一种检验监管模式。

5.2 检验方式

不同的检验监管模式下的检验方式为：

——型式试验模式：定期型式试验和抽批抽样检验；

——抽样检验模式：逐批抽样检验或抽批抽样检验。

5.3 型式试验

5.3.1 抽样

型式试验样品应在定型产品中随机抽取 2 台。

5.3.2 检验项目、检验内容、技术要求和检验方法

按 GB 5226.1—2002、GB 12557—2000、JB/T 6557—1993 等相关标准执行。适用时应考虑相关国家(地区)差异。

5.3.3 结果判定

全部检验项目均判为合格时，判型式试验合格，否则为不合格。

当产品结构变动或所用标准更新引起已实施型式试验的产品与标准不一致时，须重新进行型式试验。

5.4 抽样检验

5.4.1 抽样

抽样按照 GB/T 2828.1—2003 正常检查一次抽样方案执行。其不合格分类、检查水平(开箱数也参照执行)与合格质量水平(AQL)按表 1 的规定执行。

表 1 抽样方案

不合格类别	检查水平	合格质量水平(AQL)
A 类	S-2	不允许
B 类	S-2	4.0
C 类	S-2	6.5

5.4.2 检验项目、检验内容、技术要求、检验方法和不合格分类

抽样检验的检验项目、检验内容、技术要求、检验方法和不合格分类见表A.1。

5.4.3 检验结果的判定

根据附录A的检验结果，若在样品中发现A类不合格，则判定该检验批不合格；若在样本中未发现A类不合格，应对B类、C类不合格品数分别统计。当在样品中发现B类和C类不合格品数小于或等于相应的合格判定数，则判定该检验批为合格批；当在样本中发现的B类和C类不合格品数大于相应的合格判定数，则判定该检验批为不合格批。

6 合格批判定及检验有效期

无论采取何种检验监管模式，只有该模式中的全部检验合格，方可判定该批商品合格，否则判定该批商品不合格。

合格检验批的有效期为12个月。

7 不合格批的处置

不合格批不允许销售、使用或出口。

附 录 A
（规范性附录）
抽样检验的检验项目、检验内容、技术要求、检验方法和不合格分类

表 A.1

<table>
<tr><th>检验项目</th><th colspan="2">检验内容</th><th>技术要求</th><th>检验方法</th><th>不合格分类</th></tr>
<tr><td rowspan="3">外观</td><td colspan="2">铭牌内容</td><td>GB 5226.1—2002 第 17 章</td><td>视检</td><td rowspan="2">A</td></tr>
<tr><td colspan="2">使用信息</td><td>GB 12557—2000 第 7.2 条</td><td>视检</td></tr>
<tr><td colspan="2">加工面</td><td>无明显气孔、砂眼、
无明显锈蚀</td><td>视检</td><td>C</td></tr>
<tr><td rowspan="3">空运转检验</td><td colspan="2">机构功能动作试验</td><td>JB/T 6557—1993 第 11.3 条</td><td>视检</td><td rowspan="2">A</td></tr>
<tr><td colspan="2">安全防护装置的功能、
动作和稳定性检验</td><td>JB/T 6557—1993 第 11.4 条</td><td>视检</td></tr>
<tr><td colspan="2">空载噪声</td><td>≤83 dB(A)</td><td>JB/T 9953—1999</td><td>B</td></tr>
<tr><td rowspan="6">电气安全</td><td colspan="2">保护接地及接地标志</td><td>GB 5226.1—2002 第 8 章</td><td>视检</td><td rowspan="6">A</td></tr>
<tr><td colspan="2">过电流保护</td><td>有过电流保护装置</td><td>视检</td></tr>
<tr><td colspan="2">过载保护</td><td>有过载保护装置</td><td>视检</td></tr>
<tr><td colspan="2">保护接地电路的连续性</td><td>GB 5226.1—2002 第 19.2 条</td><td>实测</td></tr>
<tr><td colspan="2">绝缘电阻</td><td>≥1 MΩ</td><td>GB 5226.1—2002 第 19.3 条</td></tr>
<tr><td colspan="2">耐电压</td><td>1 000 V，≥1 s</td><td>GB 5226.1—2002 第 19.4 条</td></tr>
<tr><td rowspan="9">机械安全</td><td colspan="2">机体及零件</td><td>无锐角毛刺</td><td>视检</td><td>B</td></tr>
<tr><td colspan="2">刨刀轴、圆锯片、外露的
皮带传动装置等必须配
有安全防护装置</td><td>GB 12557—2000 第 4 章</td><td>视检</td><td>A</td></tr>
<tr><td colspan="2">分料刀</td><td>JB/T 6557—1993 第 8 章</td><td>实测</td><td rowspan="3">A</td></tr>
<tr><td colspan="2">压刨应设有最大
切削深度的限位器</td><td>JB/T 6557—1993 第 8 章</td><td>视检</td></tr>
<tr><td colspan="2">压刨应设有止逆器</td><td>JB/T 6557—1993 第 8 章</td><td>视检</td></tr>
<tr><td colspan="2">工作装夹装置</td><td>JB/T 6557—1993 第 8 章</td><td>视检</td><td>B</td></tr>
<tr><td colspan="2">工作台与导向板</td><td>JB/T 6557—1993 第 8 章</td><td>实测、视检</td><td>B</td></tr>
<tr><td rowspan="2">刨刀轴</td><td>刀片最小
夹紧宽度</td><td>≥15 mm</td><td>JB 6113—1992 第 5.7 条</td><td rowspan="2">A</td></tr>
<tr><td>刀片、压刀条与
刀体结合面间隙</td><td><0.02 mm</td><td>JB 6113—1992 第 5.12 条</td></tr>
</table>

表 A.1（续）

检验项目	检验内容	技术要求	检验方法	不合格分类
精度	几何精度(不检测工作精度)	JB/T 6556—1993 及合同要求	实测	B
成套性	附件	齐全、正确	视检	C
	随机技术文件	齐全、正确	视检	

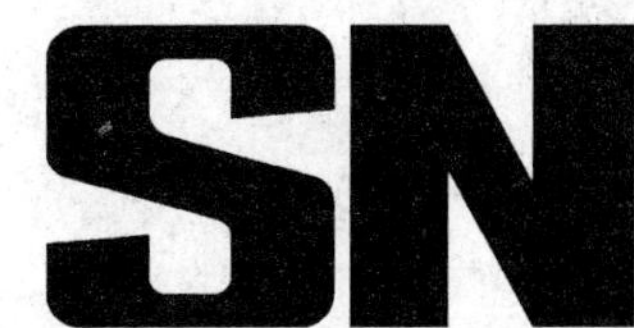

中华人民共和国出入境检验检疫行业标准

SN/T 2704.1—2010

切削液和机床排泄液 第1部分：磷酸根的测定 离子色谱法

Cutting fluid and machining process waste fluid—
Part 1:Determination of phosphate—Ion chromatography

2010-11-01 发布　　　　2011-05-01 实施

中华人民共和国国家质量监督检验检疫总局 发布

前　言

SN/T 2704《切削液和机床排泄液》系列标准分为以下几部分：

——第1部分：磷酸根的测定　离子色谱法；

——第2部分：氯、溴的测定　离子色谱法；

——第3部分：亚硝酸根的测定　离子色谱法；

——第4部分：汞的测定　测汞仪法。

本部分为SN/T 2704的第1部分。

本部分按照GB/T 1.1—2009编写。

本部分由国家认证认可监督管理委员会提出并归口。

本部分起草单位：中华人民共和国深圳出入境检验检疫局。

本部分主要起草人：陈向阳、冯均利、吴景武、余淑媛、张珠福。

本部分是首次发布的出入境检验检疫行业标准。

切削液和机床排泄液　第1部分：磷酸根的测定　离子色谱法

1　范围

SN/T 2704 的本部分规定了切削液和机床排泄液中磷酸根测定的离子色谱法。

本部分适用于油性切削液和机床排泄液中磷酸根的测定。

2　术语和定义

下列术语和定义适用于本文件。

2.1

切削液　cutting fluid

在加工过程中，注入工件与刀具(或磨具)之间的主要起冷却、润滑、清洗、防锈等作用的液体。

2.2

机床排泄液　machining process waste fluid

机床在加工过程中产生的废液。

3　方法提要

试样在分液漏斗中用水萃取两次后，萃取液用离子色谱进行测定，根据磷酸根保留时间定性，标准曲线法定量。

4　试剂

除非另有说明，在分析中仅使用确认为优级纯的试剂，水为超纯水，电导率(25 ℃)≤0.01 mS/m。

4.1　硝酸(ρ1.42 g/mL)。

4.2　硝酸(10%，体积分数)：以硝酸(4.1)稀释。

4.3　碳酸钠。

4.4　碳酸氢钠。

4.5　淋洗液(0.004 5 mol/L 碳酸钠＋0.001 4 mol/L 碳酸氢钠溶液)：准确称取 0.477 0 g 碳酸钠(4.3)和 0.117 6 g 碳酸氢钠(4.4)于烧杯中，用水稀释并定容至 1 000 mL。

4.6　磷酸二氢钾：有证基准物质，干燥器中干燥 24 h 保存备用。

4.7　磷酸根标准储备液(1 000 μg/mL)：准确称取 1.432 4 g 磷酸二氢钾(4.6)于烧杯中，用水稀释并定容至 1 000 mL。或直接使用有证标准物质。

5　仪器与设备

5.1　离子色谱仪：配电导检测器，抑制器，阴离子交换柱，25 μL 定量环。

5.2　分析天平：感量 0.1 mg。

5.3 分液漏斗:50 mL。

5.4 所有玻璃器皿使用前均需用硝酸溶液(4.2)和水分别浸泡 4 h,然后用水冲洗 3 次~5 次,晾干备用。

6 试样

将样品充分混匀,保存于 500 mL 广口瓶中。

7 试料

准确移取 10.0 mL 试样于分液漏斗(5.3)中。

8 测定次数

称取两份试料进行平行测定,结果取其测定的平均值。随同试样做空白试验。

9 分析步骤

9.1 试样萃取

向试料中加入 10 mL 水,剧烈震荡 5 min,静置 30 min 后,将水萃取液经 C18 小柱过滤后收集于 50 mL容量瓶中。往分液漏斗中再次加入 10 mL 水,重复上述萃取步骤,合并萃取液并定容至 50 mL。

9.2 测定

9.2.1 校准曲线

分别移取 0.5 mL、1 mL、2 mL、5 mL、10 mL 的磷酸根标准储备液(4.7)于 5 个 100 mL 容量瓶中,用水稀释至刻度。参照附录 A 的仪器工作条件,依次测定磷酸根标准系列溶液的峰面积(或峰高)。以峰面积(或峰高)为纵坐标,磷酸根浓度为横坐标,制作校准曲线,校准曲线的线性相关系数 γ 应大于 0.999。典型磷酸根色谱图参见附录 B。

9.2.2 试样测定

用同样的方法测定空白溶液和试样溶液。根据磷酸根保留时间定性,根据色谱峰面积(或峰高)用外标法定量。

如果磷酸根的浓度超出校准曲线的线性范围,则应对试样溶液进行适当稀释。

10 结果计算

按式(1)计算试样中磷酸根的含量:

$$w=\frac{(C_i-C_0)\times V_1\times f}{V_2} \qquad \cdots\cdots(1)$$

式中:

w——试样中磷酸根的含量,单位为微克每毫升(μg/mL);

C_i——试液中磷酸根的含量,单位为微克每毫升(μg/mL);

C_0——空白溶液中磷酸根的含量，单位为微克每毫升（μg/mL）；

V_1——定容体积，单位为毫升（mL）；

V_2——试料体积，单位为毫升（mL）；

f——稀释因子。

11 精密度

在同一实验室，由同一操作者使用相同设备，按相同的测试方法，并在短时间内对同一被测对象相互独立进行的测试获得的两次测定结果的绝对差值不大于这两个测定值的算术平均值的10%。

12 检测低限

方法检测低限为0.5 μg/mL。

附 录 A
（资料性附录）
仪器工作条件

A.1 离子色谱仪参考工作条件

a） 色谱柱：IonPac AS22或性能相当者；

b） 淋洗液：0.004 5 mol/L碳酸钠＋0.001 4 mol/L碳酸氢钠(4.5)；

c） 流动相流速：1.2 mL/min；

d） 柱温箱温度：30 ℃；

e） 检测器：电导检测器；

f） 抑制器：ASRS UltraⅡ，4 mm或性能相当者；

g） 抑制电流：31 mA；

h） 进样量：25 μL。

附　录　B
（资料性附录）
磷酸根标准溶液色谱图

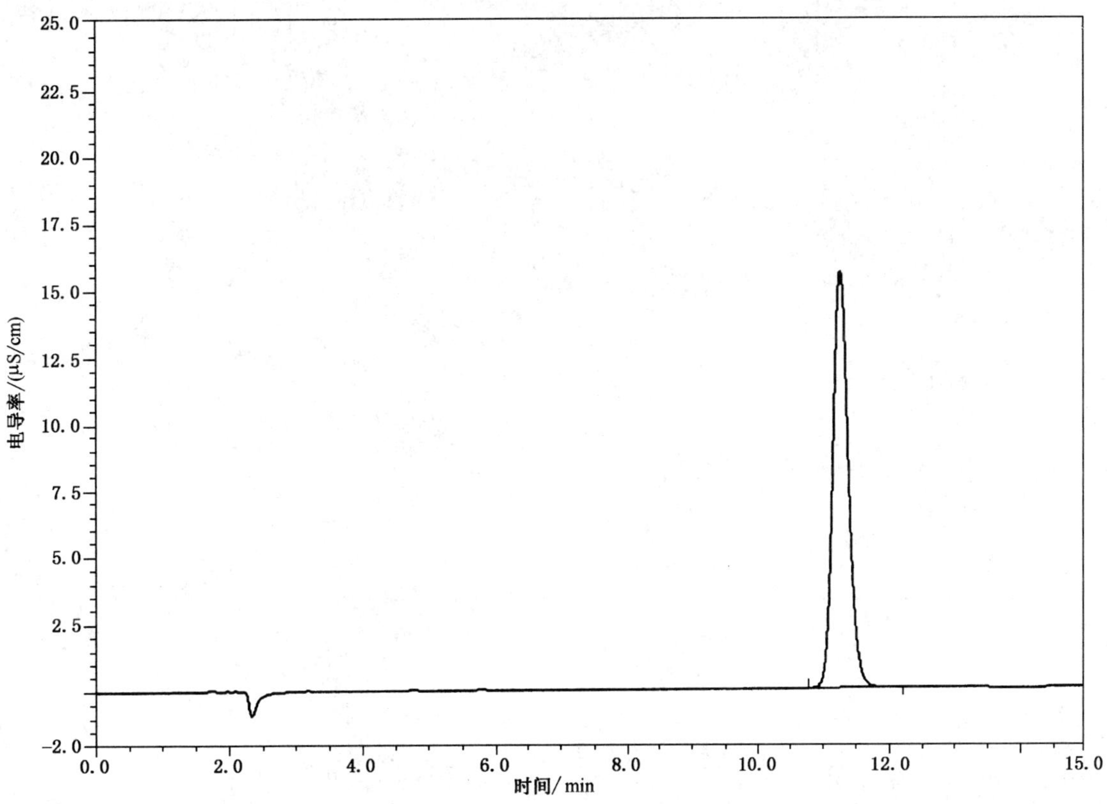

图 B.1　磷酸根标准溶液色谱图

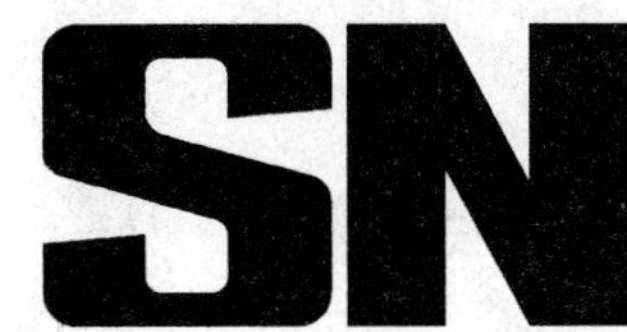

中华人民共和国出入境检验检疫行业标准

SN/T 2704.2—2010

切削液和机床排泄液　第2部分：氯、溴的测定　离子色谱法

Cutting fluid and machining process waste fluid—
Part 2: Determination of chlorin and bromine—Ion chromatography

2010-11-01 发布　　　　2011-05-01 实施

中华人民共和国
国家质量监督检验检疫总局　发布

前　言

SN/T 2704《切削液和机床排泄液》系列标准分为以下几部分：

——第1部分：磷酸根的测定　离子色谱法；

——第2部分：氯、溴的测定　离子色谱法；

——第3部分：亚硝酸根的测定　离子色谱法；

——第4部分：汞的测定　测汞仪法。

本部分为SN/T 2704的第2部分。

本部分按照GB/T 1.1—2009编写。

本部分由国家认证认可监督管理委员会提出并归口。

本部分起草单位：中华人民共和国深圳出入境检验检疫局。

本部分主要起草人：任聪、刘志红、李彬、邹春海、梁烽。

本部分是首次发布的出入境检验检疫行业标准。

切削液和机床排泄液　第2部分：氯、溴的测定　离子色谱法

1　范围

SN/T 2704的本部分规定了切削液和机床排泄液中氯和溴测定的离子色谱法。

本部分适用于油性切削液和机床排泄液中氯和溴的测定。

2　术语和定义

下列术语和定义适用于本文件。

2.1

切削液　cutting fluid

在加工过程中，注入工件与刀具(或磨具)之间的主要起冷却、润滑、清洗、防锈等作用的液体。

2.2

机床排泄液　machining process waste fluid

机床在加工过程中产生的废液。

3　方法提要

试样在氧弹中充氧燃烧，氯、溴转化为氯化氢、溴化氢，经碳酸钠和碳酸氢钠的碱液吸收，吸收后的溶液用离子色谱仪进行测定，根据氯、溴保留时间定性，标准曲线法定量。

4　试剂和材料

除非另有说明，在分析中仅使用确认为优级纯的试剂，水为超纯水，电导率(25 ℃)≤0.01 mS/m。

4.1　硝酸(ρ1.42 g/mL)。

4.2　硝酸(10%，体积分数)：以硝酸(4.1)稀释。

4.3　碳酸钠。

4.4　碳酸氢钠。

4.5　淋洗液(0.004 5 mol/L碳酸钠+0.001 4 mol/L碳酸氢钠溶液)：准确称取0.477 0 g碳酸钠(4.3)和0.117 6 g碳酸氢钠(4.4)于烧杯中，用水稀释并定容至1 000 mL。

4.6　吸收液(0.022 5 mol/L碳酸钠+0.007 0 mol/L碳酸氢钠溶液)：准确称取0.477 0 g碳酸钠(4.3)和0.117 6 g碳酸氢钠(4.4)于烧杯中，用水稀释并定容至200 mL。

4.7　氯离子标准储备液(1 000 μg/mL)，有证标准物质。

4.8　溴离子标准储备液(1 000 μg/mL)，有证标准物质。

4.9　氯、溴离子混合标准溶液(100 μg/mL)：准确移取氯离子标准储备液(4.7)和溴离子标准储备液(4.8)各10 mL于100 mL容量瓶中，用水稀释至刻度。

4.10　氧气：纯度不低于99.99%。

5 仪器与设备

5.1 离子色谱仪:配电导检测器,抑制器,阴离子交换柱,25 μL 定量环。

5.2 分析天平:感量 0.1 mg。

5.3 氧弹燃烧装置:附带充氧装置一套。

5.4 所有玻璃器皿使用前均需用硝酸溶液(4.2)和水分别浸泡 4 h,然后用水冲洗 3 次～5 次,晾干备用。

6 试样

将样品充分混匀,保存于 500 mL 广口瓶中。

7 试料

准确称取 0.1 g～0.2 g(精确到 0.1 mg)试样于样品杯中。

8 测定次数

称取两份试料进行平行测定,结果取其测定的平均值。随同试样做空白试验。

9 分析步骤

9.1 试样燃烧

在氧弹内注入 20 mL 吸收液(4.6),将试料连接燃烧丝后放入氧弹内,旋上氧弹盖。对氧弹进行充氧。充氧结束,对氧弹进行泄气后再次充氧,如此 3 次,可将氧弹内空气赶出,以达到纯氧环境。

在冷却桶内装入 2 000 mL 左右的冷却液(例如水)。将氧弹置于其中,并对氧弹进行点火。点火成功后每隔 3 min 左右将氧弹取出,轻轻摇晃,使气体充分被吸收。30 min 后,用泄气阀将氧弹内多余气体导出。打开氧弹,收集吸收液,用水对氧弹内部清洗,将吸收液与清洗液合并,定容到 100 mL。

9.2 测定

9.2.1 校准曲线

分别移取 0.5 mL、1 mL、2 mL、5 mL、10 mL 的氯、溴离子混合标准溶液(4.9)于 5 个 100 mL 容量瓶中,用水稀释至刻度。参照附录 A 的仪器工作条件,依次测定氯、溴离子标准系列溶液的峰面积(或峰高)。以峰面积(或峰高)为纵坐标,氯、溴离子浓度为横坐标,制作校准曲线,校准曲线的线性相关系数 γ 应大于 0.999。典型氯、溴色谱图参见附录 B。

9.2.2 试样测定

用同样的方法测定空白溶液和试样溶液。根据氯、溴保留时间定性,根据色谱峰面积(或峰高)用外标法定量。

如果氯、溴的浓度超出校准曲线的线性范围,则应对试样溶液进行适当的稀释。

7 结果计算

按式(1)计算试样中氯、溴的含量：

$$w_i = \frac{(C_i - C_0) \times V \times f}{m} \quad \cdots\cdots (1)$$

式中：

w_i——试样中氯、溴的含量，单位为微克每克(μg/g)；

C_i——试液中氯、溴的含量，单位为微克每毫升(μg/mL)；

C_0——空白溶液中氯、溴的含量，单位为微克每毫升(μg/mL)；

V——定容体积，单位为毫升(mL)；

f——稀释因子；

m——试样的质量，单位为克(g)。

8 精密度

在同一实验室，由同一操作者使用相同设备，按相同的测试方法，并在短时间内对同一被测对象相互独立进行的测试获得的两次测定结果的绝对差值不大于这两个测定值的算术平均值的10%。

9 检测低限

方法检测低限氯为50 μg/g、溴为50 μg/g。

附 录 A
（资料性附录）
仪器工作条件

A.1 离子色谱仪参考工作条件

a) 色谱柱：IonPac AS22 或性能相当者；
b) 淋洗液：0.004 5 mol/L 碳酸钠＋0.001 4 mol/L 碳酸氢钠(4.5)；
c) 流动相流速：1.2 mL/min；
d) 柱温箱温度：30 ℃；
e) 检测器：电导检测器；
f) 抑制器：ASRS Ultra Ⅱ，4 mm 或性能相当者；
g) 抑制电流：31 mA；
h) 进样量：25 μL。

附 录 B
（资料性附录）
氯、溴离子标准溶液色谱图

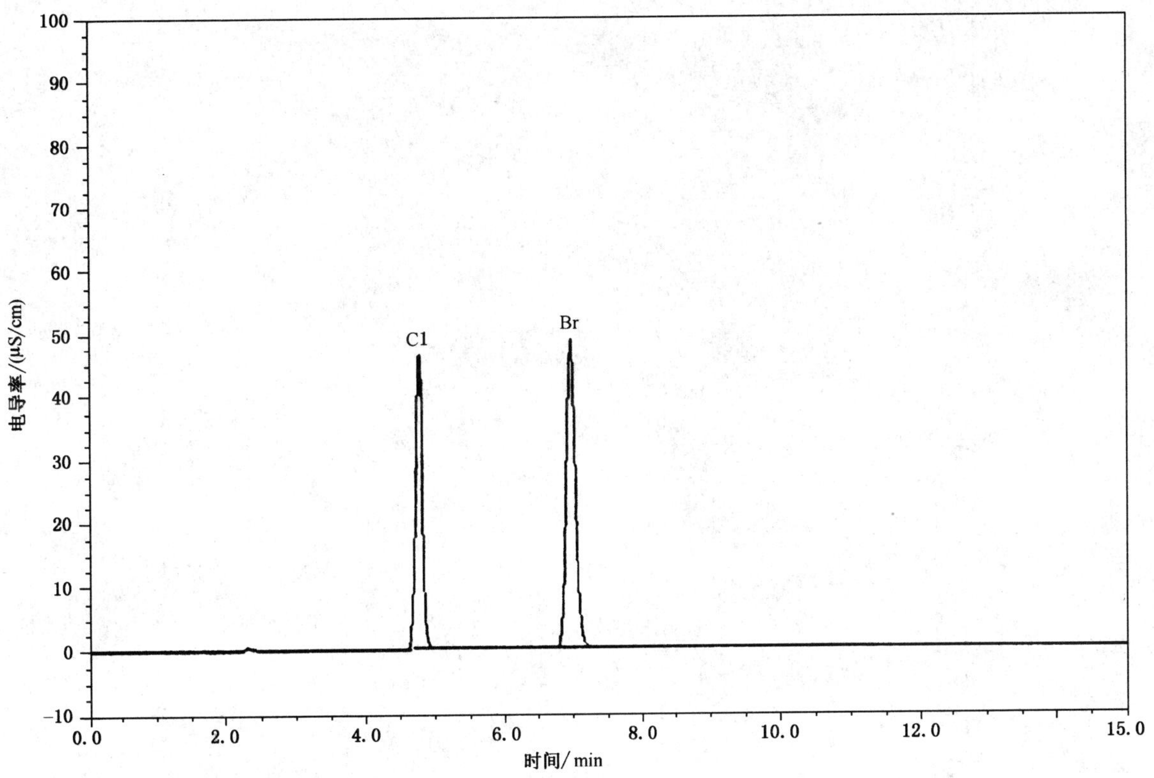

图 B.1 氯、溴离子标准溶液色谱图

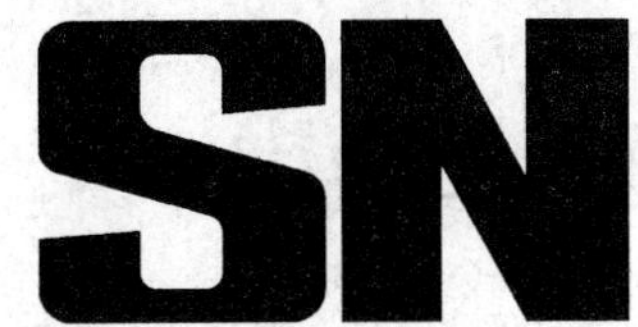

中华人民共和国出入境检验检疫行业标准

SN/T 2704.3—2010

切削液和机床排泄液 第3部分：亚硝酸根的测定 离子色谱法

Cutting fluid and machining process waste fluid—Part 3: Determination of nitrite—Ion chromatography

2010-11-01 发布　　2011-05-01 实施

中华人民共和国国家质量监督检验检疫总局 发布

前　言

SN/T 2704《切削液和机床排泄液》系列标准分为以下几部分：

——第 1 部分：磷酸根的测定　离子色谱法；

——第 2 部分：氯、溴的测定　离子色谱法；

——第 3 部分：亚硝酸根的测定　离子色谱法；

——第 4 部分：汞的测定　测汞仪法。

本部分为 SN/T 2704 的第 3 部分。

本部分按照 GB/T 1.1—2009 编写。

本部分由国家认证认可监督管理委员会提出并归口。

本部分起草单位：中华人民共和国深圳出入境检验检疫局。

本部分主要起草人：刘贤杰、刘丽、宋保靓、任聪、李英。

本部分是首次发布的出入境检验检疫行业标准。

切削液和机床排泄液　第3部分：亚硝酸根的测定　离子色谱法

1　范围

SN/T 2704的本部分规定了切削液和机床排泄液中亚硝酸根测定的离子色谱法。

本部分适用于油性切削液和机床排泄液中亚硝酸根的测定。

2　术语和定义

下列术语和定义适用于本文件。

2.1

切削液　cutting fluid

在加工过程中，注入工件与刀具(或磨具)之间的主要起冷却、润滑、清洗、防锈等作用的液体。

2.2

机床排泄液　machining process waste fluid

机床在加工过程中产生的废液。

3　方法提要

试样在分液漏斗中用水萃取两次后，萃取液用离子色谱进行测定，根据亚硝酸根保留时间定性，标准曲线法定量。

4　试剂

除非另有说明，在分析中仅使用确认为优级纯的试剂，水为超纯水，电导率(25 ℃)为≤0.01 mS/m。

4.1　硝酸(ρ1.42 g/mL)。

4.2　硝酸(10%，体积分数)：以硝酸(4.1)稀释。

4.3　碳酸钠。

4.4　碳酸氢钠。

4.5　淋洗液(0.004 5 mol/L碳酸钠+0.001 4 mol/L碳酸氢钠溶液)：准确称取0.477 0 g碳酸钠(4.3)和0.117 6 g碳酸氢钠(4.4)于烧杯中，用水稀释并定容至1 000 mL。

4.6　亚硝酸钠：有证基准物质，干燥器中干燥24 h保存备用。

4.7　亚硝酸根标准储备液(1 000 μg/mL)：准确称取1.499 7 g亚硝酸钠(4.6)于烧杯中，用水稀释并定容至1 000 mL。或直接使用有证标准物质。

5　仪器与设备

5.1　离子色谱仪：配电导检测器，抑制器，阴离子交换柱，25 μL定量环。

5.2　分析天平：感量0.1 mg。

5.3 分液漏斗:50 mL。

5.4 所有玻璃器皿使用前均需用硝酸溶液(4.2)和水分别浸泡 4 h,然后用水冲洗 3 次～5 次,晾干备用。

6 试样

将样品充分混匀,保存于 500 mL 广口瓶中。

7 试料

准确移取 10.0 mL 试样于分液漏斗(5.3)中。

8 测定次数

称取两份试料进行平行测定,结果取其测定的平均值。随同试样做空白试验。

9 分析步骤

9.1 试样萃取

向试料中加入 10 mL 水,剧烈震荡 5 min,静置 30 min 后,将水萃取液经 C18 小柱过滤后收集于 50 mL 容量瓶中。往分液漏斗中再次加入 10 mL 水,重复上述萃取步骤,合并萃取液并定容至 50 mL。

9.2 测定

9.2.1 校准曲线

分别移取 0.5 mL、1 mL、2 mL、5 mL、10 mL 的亚硝酸根标准储备液(4.7)于 5 个 100 mL 容量瓶中,用水稀释至刻度。参照附录 A 的仪器工作条件,依次测定亚硝酸根标准系列溶液的峰面积(或峰高)。以峰面积(或峰高)为纵坐标,亚硝酸根浓度为横坐标,制作校准曲线,校准曲线的线性相关系数 γ 应大于 0.999。典型亚硝酸根色谱图参见附录 B。

9.2.2 试样测定

用同样的方法测定空白溶液和试样溶液。根据亚硝酸根保留时间定性,根据色谱峰面积(或峰高)用外标法定量。

如果亚硝酸根的浓度超出校准曲线的线性范围,则应对试样溶液进行适当稀释。

10 结果计算

按式(1)计算试样中亚硝酸根的含量:

$$w = \frac{(C_i - C_0) \times V_1 \times f}{V_2} \qquad (1)$$

式中:

w——试样中亚硝酸根的含量,单位为微克每毫升(μg/mL);

C_i——试液中亚硝酸根的含量,单位为微克每毫升(μg/mL);

C_0——空白溶液中亚硝酸根的含量，单位为微克每毫升(μg/mL)；

V_1——定容体积，单位为毫升(mL)；

V_2——试样体积，单位为毫升(mL)；

f ——稀释因子。

11 精密度

在同一实验室，由同一操作者使用相同设备，按相同的测试方法，并在短时间内对同一被测对象相互独立进行的测试获得的两次测定结果的绝对差值不大于这两个测定值的算术平均值的10%。

12 检测低限

方法检测低限为0.5 μg/mL。

附　录　A
（资料性附录）
仪器工作条件

A.1　离子色谱仪参考工作条件

a)　色谱柱：IonPac AS22 或性能相当者；
b)　淋洗液：0.004 5 mol/L 碳酸钠+0.001 4 mol/L 碳酸氢钠(4.5)；
c)　流动相流速：1.2 mL/min；
d)　柱温箱温度：30 ℃；
e)　检测器：电导检测器；
f)　抑制器：ASRS UltraⅡ,4 mm 或性能相当者；
g)　抑制电流：31 mA；
h)　进样量：25 μL。

附　录　B
（资料性附录）
亚硝酸根标准溶液色谱图

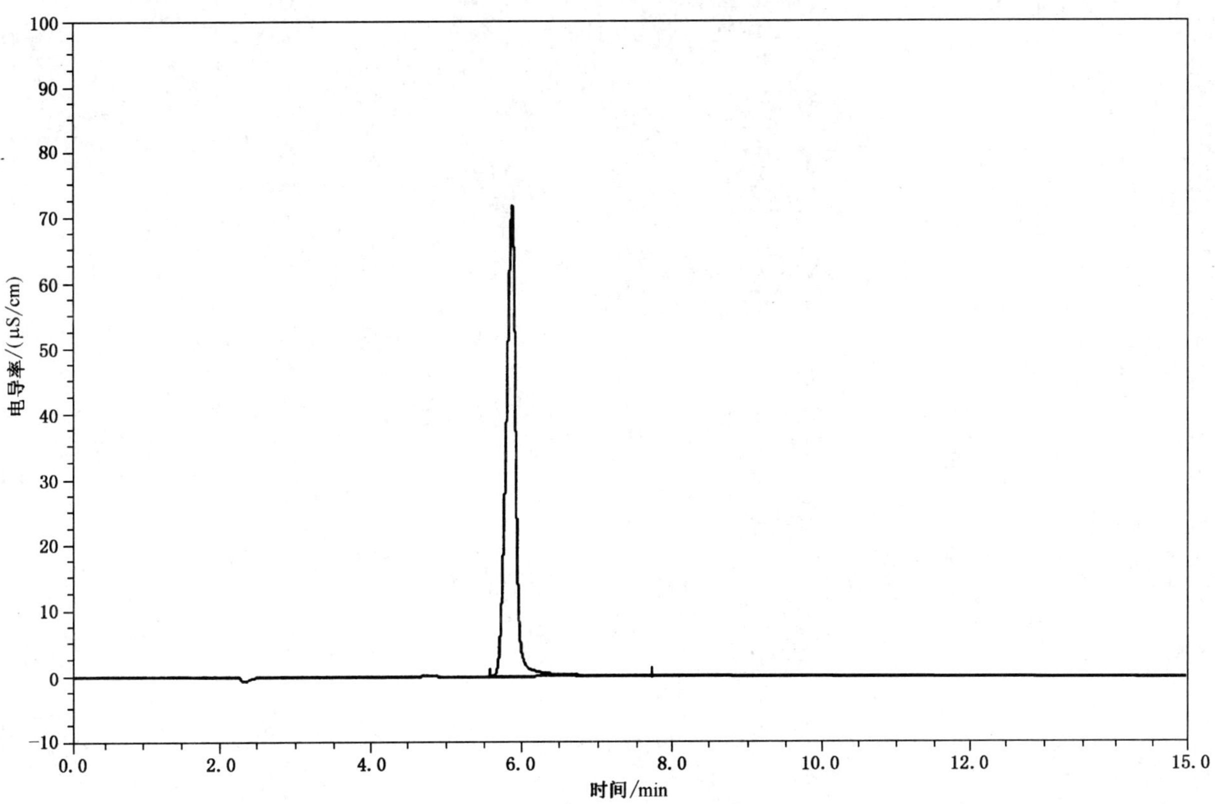

图 B.1　亚硝酸根标准溶液色谱图

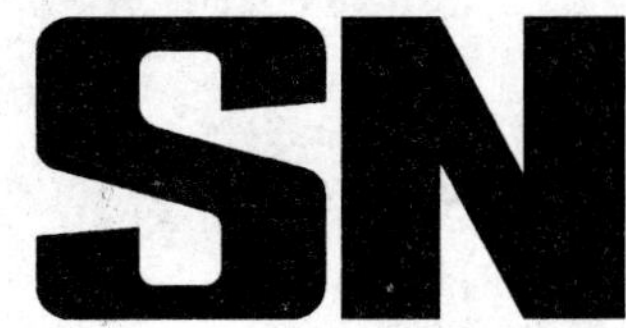

中华人民共和国出入境检验检疫行业标准

SN/T 2704.4—2010

切削液和机床排泄液 第4部分:汞的测定 测汞仪法

Cutting fluid and machining process waste fluid—Part 4:Determination of mercury—Direct mercury determining method

2010-11-01 发布 2011-05-01 实施

中华人民共和国国家质量监督检验检疫总局 发布

前　言

SN/T 2704《切削液和机床排泄液》系列标准分为以下几部分：

——第 1 部分：磷酸根的测定　离子色谱法；

——第 2 部分：氯、溴的测定　离子色谱法；

——第 3 部分：亚硝酸根的测定　离子色谱法；

——第 4 部分：汞的测定　测汞仪法。

本部分为 SN/T 2704 的第 4 部分。

本部分按照 GB/T 1.1—2009 编写。

本部分由国家认证认可监督管理委员会提出并归口。

本部分起草单位：中华人民共和国深圳出入境检验检疫局。

本部分主要起草人：余淑媛、刘冬、陈向阳、刘丽、王宏菊。

本部分系首次发布的出入境检验检疫行业标准。

切削液和机床排泄液
第4部分:汞的测定　测汞仪法

警告:使用本标准的人员应具有正规实验室工作的实践经验。本标准并未指出所有可能的安全问题。使用者有责任采取适当的安全和健康措施,并保证符合国家有关规定的条件。

1　范围

SN/T 2704的本部分规定了切削液和机床排泄液中汞的测定——测汞仪法。

本部分适用于切削液和机床排泄液中汞的测定。

2　规范性引用文件

下列文件对于本文件的应用是必不可少的。凡是注日期的引用文件,仅注日期的版本适用于本文件。凡是不注日期的引用文件,其最新版本(包括所有的修改单)适用于本文件。

GB/T 602　化学试剂　杂质测定用标准溶液的制备

GB/T 6682　分析实验室用水规格和试验方法

3　术语和定义

下列术语和定义适用于本文件。

3.1

切削液　cutting fluid

在加工过程中,注入工件与刀具(或磨具)之间的主要起冷却、润滑、清洗、防锈等作用的液体。

3.2

机床排泄液　machining process waste fluid

机床在加工过程中产生的废物。

4　方法提要

样品通过进样器导入测汞仪中,经干燥后热分解,分解后的汞被还原成汞原子,汞原子蒸气在齐化管中进行金汞齐化反应、高温解析后在波长253.65 nm处进行测定,按照标准曲线法定量。

5　试剂和材料

除非另有说明,所用试剂均为优级纯。水使用符合GB/T 6682的一级水。

5.1　硝酸(ρ1.42 g/mL)。

5.2　硝酸(10%,体积分数):以硝酸(5.1)稀释。

5.3　重铬酸钾。

5.4　重铬酸钾溶液(1 g/L):称取0.1 g重铬酸钾(5.3)溶于100 mL水中。

5.5 汞标准储备溶液(1 000 μg/mL):按 GB/T 602 方法配制,或者直接使用有证标准物质。

5.6 汞标准溶液(20 μg/mL):准确移取 2 mL 汞标准溶液(5.5)于 100 mL 的容量瓶中,加入 1 mL 重铬酸钾溶液(5.4),用硝酸(5.2)定容,混匀。此溶液含汞 20 μg/mL(溶液在一个月内使用)。

5.7 汞标准溶液(2.0 μg/mL):准确移取 10 mL 汞标准储备液(5.6)于 100 mL 的容量瓶中,加入 1 mL重铬酸钾溶液(5.4),用水定容,混匀。此溶液含汞 2.0 μg/mL(溶液用时现配)。

5.8 汞标准工作溶液:分别移取 0 mL、2.50 mL、5.00 mL、10.00 mL、15.00 mL 汞标准溶液(5.7)和 2.00 mL、5.00 mL、10.00 mL、25.00 mL 汞标准溶液(5.6)于两组 100mL 的容量瓶中,用水稀释至刻度,混匀。此时标准工作溶液对应的汞浓度分别为 0 μg/mL、0.05 μg/mL、0.1 μg/mL、0.2 μg/mL、0.3 μg/mL(低含量系列)和 0.4 μg/mL、1.0 μg/mL、2.0 μg/mL、5.0 μg/mL(高含量系列)。

5.9 氧气:纯度≥99.99%。

6 仪器和设备

6.1 直接测汞仪(测定范围 0~600 ng,配 2 个吸收池)

6.2 样品舟:材质为石英或相当者。

6.3 分析天平:感量 0.1 mg。

6.4 移液器:量程 20 μL~200 μL。

7 分析步骤

7.1 测定次数

对同一试样,至少平行测定两次。

7.2 取样

将样品充分混匀,准确称取 0.1 g(精确至 0.000 1 g)试样于样品舟(6.2)中。如样品黏度较大,可事先在样品舟中铺入少量硅胶,防止爆燃爆沸。

7.3 仪器条件

由于测试结果取决于所使用仪器,因此不可能给出直接测汞仪的通用参数。设定的参数应保证样品中的汞含量能够得到有效的测定,下列给出的参数证明是可行的。

a) 干燥温度:300 ℃;

b) 干燥时间:30 s;

c) 分解温度:850 ℃;

d) 分解时间:120 s;

e) 等待时间:60 s;

f) 汞齐化时间:12 s;

g) 记录测量信号时间:30 s;

h) 氧气压力:5×10^{5} Pa。

7.4 测定

样品测定前,移取 100 μL 的水至样品舟中进行分析,吸光度符合要求后再将称量好的试样放入直接测汞仪中进行测试,否则需重复进行水的测定直至吸光度符合要求。

注 1:如果样品中汞含量超出工作曲线的范围,可减少称样量或用硝酸(5.2)对样品进行适当稀释后再测定。

7.5 标准曲线的制作

分别吸取 100 μL 汞标准工作溶液(5.8)于两组样品舟中，此时各样品舟中对应的汞的质量分别为 0 ng、5 ng、10 ng、20 ng、30 ng(低含量系列)和 40 ng、100 ng、200 ng、500 ng(高含量系列)，按照含量由低到高的顺序，依照 7.3 的仪器条件，在 253.65 nm 处测定其吸光度。

以相应汞的质量(ng)为横坐标，吸光度为纵坐标，绘制两条标准工作曲线。

注 2：在仪器的重要部件没有更换时，一般无需进行标准曲线的重新绘制。测试前应使用与样品具有相当水平的汞标样进行校正，当测量结果偏离标准曲线在 10%之内时，可不用重做标准曲线。

8 结果计算

按式(1)计算试样中汞的含量：

$$w=\frac{m\times f}{1\ 000\times m_0} \qquad \cdots\cdots(1)$$

式中：

w ——试样中汞含量，单位为毫克每千克(mg/kg)；

m ——从工作曲线上查得的汞的质量，单位为纳克(ng)；

f ——稀释因子；

m_0 ——样品质量，单位为克(g)。

取平行测定的可接受值的算术平均值为试样的最终结果。

9 精密度

在同一实验室，由同一操作者使用相同设备，按相同的测试方法，并在短时间内对同一被测对象相互独立进行的测试获得的两次测定结果的绝对差值不大于这两个测定值的算术平均值的 10%。

10 方法的检出限

该方法的检出限为 0.7 μg/kg。

通用机械标准

（一）通 用 要 求

中华人民共和国进出口商品检验行业标准

出口电焊机检验规程

SN/T 0233—93

Rules for the inspection of welding machines for export

1 主题内容与适用范围

本标准规定了出口电阻焊机、电弧焊机的抽样、检验及检验结果的判定规则。

本标准适用于出口电阻焊机和电弧焊机的检验。

2 引用标准

GB 2828 逐批检查计数抽样程序及抽样表(适用于连续批的检查)

GB 8118 电弧焊机通用技术条件

GB 8366 电阻焊机通用技术条件

JB 685 直流弧焊发电机

JB 3643 便携式交流弧焊机

ZB J64 003 弧焊整流器

ZB J64 006 弧焊变压器

JB 2752 直流弧焊电动发电机试验方法

3 术语

3.1 检验批

为实施抽样检验而汇集的同一规格、型号、在相同生产条件下生产的单位产品,称为检验批,简称批。

3.2 连续批

连续批是指同一工厂提交的同一规格、型号连续检验的批。

3.3 批质量

批质量是指用每百单位产品的不合格品数表示的单个提交检验批的质量。

4 抽样

4.1 抽样条件

提交抽样的检验批需已经工厂检验合格,且已包装入库。

4.2 抽样方案

4.2.1 采用 GB 2828 一次抽样方案,不合格分类、检查水平及合格质量水平见表 1～表 5。

中华人民共和国国家进出口商品检验局1993-08-01批准 1994-05-01实施

表 1 便携式交流弧焊机交收检验项目表

检验项目	检查水平	不合格分类	合格质量水平	备注
绝缘电阻	S-4	A	不允许出现	
绝缘介电强度				
空载电压				
绕组匝间绝缘强度				
铭牌和接地标志				
空载电流		B	AQL＝4.0	
电流调节范围				
完整性		B	AQL＝4.0	缺附件为 B
		C	AQL＝10	缺装合格证为 C
外观		C	AQL＝10	

表 2 电阻焊机交收检验项目表

检验项目	检查水平	不合格分类	合格质量水平	备注
绝缘电阻	S-4	A	不允许出现	
绝缘介电强度				
铭牌和接地标志				
空载试验		B	AQL＝4.0	
次级最大短路电流				
压力				
冷却水				
完整性		B	AQL＝4.0	缺附件为 B
		C	AQL＝10	缺装合格证为 C
外观		C	AQL＝10	

表 3 直流弧焊机交收检验项目表

检验项目	检查水平	不合格分类	合格质量水平	备注
绝缘电阻	S-4	A	不允许出现	
绝缘介电强度				
绕组匝间绝缘强度				
铭牌和接地标志				
换向性能		B	AQL＝4.0	
额定负载试验				
完整性		B	AQL＝4.0	缺附件为 B
		C	AQL＝10	缺装合格证为 C
外观		C	AQL＝10	

表 4 交流弧焊机交收检验项目表

<table>
<tr><th>检验项目</th><th>检查水平</th><th>不合格分类</th><th>合格质量水平</th><th>备注</th></tr>
<tr><td>绝缘电阻</td><td rowspan="10">S-4</td><td rowspan="5">A</td><td rowspan="5">不允许出现</td><td rowspan="7"></td></tr>
<tr><td>绝缘介电强度</td></tr>
<tr><td>空载电压</td></tr>
<tr><td>绕组匝间绝缘强度</td></tr>
<tr><td>铭牌和接地标志</td></tr>
<tr><td>空载电流</td><td rowspan="2">B</td><td rowspan="2">AQL=4.0</td></tr>
<tr><td>电流调节范围</td></tr>
<tr><td rowspan="2">完整性</td><td>B</td><td>AQL=4.0</td><td>缺附件为B</td></tr>
<tr><td>C</td><td>AQL=10</td><td>缺装合格证为C</td></tr>
<tr><td>外观</td><td>C</td><td>AQL=10</td><td></td></tr>
</table>

表 5 整流弧焊机交收检验项目表

<table>
<tr><th>检验项目</th><th>检查水平</th><th>不合格分类</th><th>合格质量水平</th><th>备注</th></tr>
<tr><td>绝缘电阻</td><td rowspan="15">S-4</td><td rowspan="8">A</td><td rowspan="8">不允许出现</td><td rowspan="8"></td></tr>
<tr><td>绝缘介电强度</td></tr>
<tr><td>空载电压</td></tr>
<tr><td>绕组匝间绝缘强度</td></tr>
<tr><td>冲击过电压</td></tr>
<tr><td>负载适应能力</td></tr>
<tr><td>过载能力</td></tr>
<tr><td>铭牌和接地标志</td></tr>
<tr><td>空载电流</td><td rowspan="3">B</td><td rowspan="3">AQL=4.0</td><td rowspan="3"></td></tr>
<tr><td>电流调节范围和级差</td></tr>
<tr><td>初级电流不平衡率</td></tr>
<tr><td rowspan="2">完整性</td><td>B</td><td>AQL=4.0</td><td>缺附件为B</td></tr>
<tr><td>C</td><td>AQL=10</td><td>缺装合格证为C</td></tr>
<tr><td>电流指示精确度</td><td rowspan="2">C</td><td rowspan="2">AQL=10</td><td rowspan="2"></td></tr>
<tr><td>外观</td></tr>
</table>

4.2.2 检查的严格度，执行 GB 2828 的转移规则。

4.3 抽样方法

从检验批中随机抽取样品。

5 检验

5.1 检验分类

分为型式试验和交收检验。

5.2 检验项目

5.2.1 型式试验项目

应审查有效期内的型式试验报告，必要时可进行抽查。

5.2.2 交收检验项目

交收检验项目，见表1～表5所列。

5.2.3 包装检验

包装应符合国家有关出口包装的规定以及贸易合同的有关规定。

5.3 检验方法

按照GB 8118或GB 8366规定的检验方法检验。

6 检验结果的判定

6.1 型式试验项目审查或抽查不合格即判该检验批为不合格。

6.2 根据样本检验结果，按表1～表5的规定判定检验批是否合格。

7 不合格的处置

7.1 凡判为合格的检验批，其样本中检查发现的不合格品，应用合格品予以调换或修正为合格品。

7.2 凡判为不合格的检验批，经返工修整后，允许再申请检验一次。

附加说明：

本标准由中华人民共和国国家进出口商品检验局提出。

本标准由中华人民共和国上海进出口商品检验局、天津进出口商品检验局负责起草。

本标准主要起草人周锦勇、宓丹丹。

中华人民共和国进出口商品检验行业标准

出口电机检验规程

SN/T 0247—93

Rules for the inspection of electrical machines for export

1 主题内容与适用范围

本标准规定了除控制、牵引及船舶专用电机以外的各类旋转电机的抽样、检验及检验结果的判定规则。

本标准适用于除控制、牵引及船舶专用电机以外的各类出口旋转电机。

2 引用标准

GB 755 旋转电机 基本技术要求

GB 1029 三相同步电机 试验方法

GB 1032 三相异步电动机试验方法

GB 1311 直流电机试验方法

GB 2828 逐批检查计数抽样程序及抽样表(适用于连续批的检查)

GB 5191 锡、铅及其合金箔和锌箔

GB 9651 单相异步电动机试验方法

GB 10068 旋转电机振动测定方法及限值

GB 10069 旋转电机噪声测定方法及限值

JB/D 03334 中小型电机产品质量分等

3 术语

3.1 检验批

为实施抽样检验而汇集的同一规格、型号、在相同生产条件下生产的单位产品,称为检验批,简称批。

3.2 连续批

连续批是指同一工厂提交的、同一规格、型号的连续检验的批。

3.3 批质量

批质量是指用每百单位产品的不合格品数表示的单个提交检验批的质量。

4 抽样

4.1 抽样条件

提交抽样的检验批需已经工厂检验合格,且已包装入库。

4.2 抽样方案

4.2.1 采用 GB 2828 一次抽样方案,检查水平不合格分类、合格质量水平见表 1、表 2。

中华人民共和国国家进出口商品检验局 1993-08-01 批准　　1994-05-01 实施

表 1　交收检验项目表

<table>
<tr><th>检　验　项　目</th><th>检查水平</th><th>不合格分类</th><th>合格质量水平</th><th>备　　注</th></tr>
<tr><td>绕组对机壳、绕组与绕组之间绝缘电阻测定</td><td rowspan="15">S-4</td><td rowspan="6">A</td><td>不允许出现</td><td></td></tr>
<tr><td>绕组对机壳、绕组与绕组之间介质耐电压试验</td><td>不允许出现</td><td></td></tr>
<tr><td>发电机电压调整率测定</td><td>不允许出现</td><td></td></tr>
<tr><td>匝间耐电压调试验</td><td>不允许出现</td><td></td></tr>
<tr><td>铭牌和接地标志检查</td><td>不允许出现</td><td></td></tr>
<tr><td rowspan="2">相序检查</td><td>不允许出现</td><td>三相同步发电机及有特殊要求电动机</td></tr>
<tr><td rowspan="7">B</td><td rowspan="7">AQL＝2.5</td><td>一般用途三相电动机</td></tr>
<tr><td>绕组冷态直流电阻测定</td><td></td></tr>
<tr><td>空载特性及运行状态</td><td></td></tr>
<tr><td>堵转试验</td><td></td></tr>
<tr><td>换向火花等级检查</td><td></td></tr>
<tr><td>轴伸检查(外径、键槽、径跳)</td><td></td></tr>
<tr><td>装配质量</td><td></td></tr>
<tr><td>外观</td><td rowspan="2">C</td><td rowspan="2">AQL＝6.5</td><td></td></tr>
<tr><td>包装</td><td></td></tr>
</table>

表 2　型式试验项目表

<table>
<tr><th>检验项目</th><th>检查水平</th><th>不合格分类</th><th>合格质量水平</th><th>备注</th></tr>
<tr><td>防护等级</td><td rowspan="5">S-2</td><td>A</td><td>不允许出现</td><td></td></tr>
<tr><td>噪声</td><td rowspan="3">B</td><td rowspan="3">AQL＝1.0</td><td></td></tr>
<tr><td>振动</td><td></td></tr>
<tr><td>安装尺寸</td><td></td></tr>
<tr><td>其他型式试验项目</td><td colspan="2">按相关产品标准规定</td><td></td></tr>
</table>

4.2.2　检查的严格度，执行 GB 2828 的转移规则。

4.3　抽样方法

从检验批中随机抽取样品。

5　检验

5.1　检验分类

分为交收检验和型式试验。此外，还包括包装检验。

5.2　检验项目

5.2.1　交收检验项目

交收检验的项目见表 1。对每个样品都需进行这些项目试验。

5.2.2　型式试验项目

型式试验项目见表 2，应审查有效期内的型式试验报告，必要时也可进行抽查。

5.3　检验方法

5.3.1　本检验规程适用范围规定的旋转电机都应按 GB 755 进行检验。

5.3.2 三相同步电机同时应按 GB 1029 进行检验。

5.3.3 三相异步电动机同时应按 GB 1032 进行检验。

5.3.4 单相异步电动机其试验方法同时应按 GB 9651 进行检验。

5.3.5 直流电动机的试验方法须按 GB 1311 进行检验。

6 检验结果的判定

根据样本检验结果,按表 1、表 2 的规定判定检验批是否合格。

7 不合格的处置

7.1 凡判为合格的批,其样本中发现的不合格品应以合格品调换或修正为合格品。

7.2 凡判为不合格的批,经返工修整后,允许再申请检验一次。

附加说明:

本标准由中华人民共和国国家进出口商品检验局提出。

本标准由中华人民共和国上海进出口商品检验局负责起草。

本标准主要起草人周锦勇。

前　　言

本标准是按照GB/T 1.1—1993《标准化工作导则　第1单元：标准的起草与表述规则　第1部分：标准编写的基本规定》的要求及SN/T 0002—1993《出口机电商品检验规程标准编写的基本规定》的要求编写的。

本标准根据《农用泵产品出口质量许可证实施细则》中申请单元划分的产品，另外还涵盖了大型单级单吸离心泵，共涉及九大系列十二个产品。

本标准由中华人民共和国国家出入境检验检疫局提出并归口。

本标准由中华人民共和国江苏出入境检验检疫局负责起草。

本标准主要起草人：马骥、赵雪立、程燕进、徐军、朱平、巫忆陵。

本标准系首次发布的行业标准。

中华人民共和国出入境检验检疫行业标准

进出口水泵检验规程

SN/T 0960—2000

Rules for the inspection of pumps for import and export

1 范围

本标准规定了进出口水泵的抽样、检验及检验结果的判定。

本规程适用于IB型单级离心泵、轻小型单级离心泵、蜗壳式混流泵、导叶式混流泵、中小型轴流泵、自吸泵、手动泵、长轴离心深井泵、小型潜水电泵、井用潜水电泵、农用污水污物潜水电泵及大型立式单级单吸离心泵，配套电动机电源电压660 V及以下，频率50 Hz和60 Hz水泵的检验。

其他水泵亦可参照本标准执行。

2 引用标准

下列标准所包含的条文，通过在本标准中引用而构成为本标准的条文。本标准出版时，所示版本均为有效。所有标准都会被修订，使用本标准的各方应探讨使用下列标准最新版本的可能性。

GB 191—1990　包装储运图示标志

GB 1971—1980　电机线端标志与旋转方向

GB/T 2817—1991　井用潜水泵技术条件

GB/T 2818—1991　井用潜水三相异步电动机

GB/T 2828—1987　逐批检查计数抽样程序及抽样表(适用于连续批的检查)

GB/T 3216—1989　离心泵、混流泵、轴流泵和旋涡泵试验方法

GB/T 4879—1999　防锈包装

GB/T 12785—1991　潜水电泵试验方法

GB/T 13008—1991　混流泵，轴流泵技术条件

GB/T 13384—1992　机电产品包装通用技术条件

JB/T 443—1992　长轴离心深井泵　技术条件

JB/T 4297—1992　泵　产品涂漆技术条件

JB/T 5119—1991　农用污水污物潜水电泵　技术条件

JB/T 5294—1991　大型立式单级单吸离心泵　技术条件

JB/T 6663.2—1993　轻小型单级离心泵　技术条件

JB/T 6664.2—1993　自吸泵　技术条件

JB/T 6664.3—1993　自吸泵　自吸性能试验方法

JB/T 6666.2—1993　导叶式混流泵　技术条件

JB/T 6667.2—1993　蜗壳式混流泵　技术条件

JB/T 6880.1～6880.3—1993　泵用铸件

JB/T 7876.2—1995　手动泵　技术条件

JB/T 7876.3—1995　手动泵　试验方法

中华人民共和国国家出入境检验检疫局2000-09-15批准　　2000-12-31实施

JB/T 8092—1996 小型潜水电泵
JB/T 8097—1995 泵的振动测量与评价方法
JB/T 8098—1995 泵的噪声测量与评价方法
JB/T 9799.2—1999 IB 型单级离心泵 技术条件

3 定义

本标准采用下列定义。

检验批

为实施抽样检验汇集在同一型号、规格，在相同生产条件下生产的单位产品，称为检验批，简称批。

4 抽样

4.1 抽样条件

出口水泵生产单位必须提交产品有效期内合格的型式试验报告及该检验批产品的检验合格报告。叶轮直径≥300 mm 时，可提供模型检验合格报告。

4.2 抽样方案

采用 GB/T 2828 正常检查一次抽样方案。B 类、C 类不合格分类、检查水平与合格质量水平按表 1。A 类不合格不允许出现，其样本大小与 C 类相同。不合格分类见表 2～表 13。

表 1 抽样方案

不合格类别	检查水平	合格质量水平 AQL
B 类	S-2	4.0
C 类	S-4	6.5

4.3 抽样方法

样本在检验批中随机抽取。

4.4 检验的严格度

按 GB/T 2828 转移规则执行。

5 检验

5.1 检验为交收检验。采取逐批抽样检验。

5.2 交收检验

交收检验的项目、检验方法、不合格分类按表 2～表 13。

5.3 检验结果的判定

当各类不合格数均不大于相应合格判定数 A_c 时，则判该批合格。

6 不合格的处置

6.1 对合格批中发现的不合格项、应予以修复或更换。

6.2 对不合格批，经返工整理后允许再提交检验一次。

表 2　IB 型单级离心泵检验项目、技术要求、检验方法、不合格分类

检验项目	检验内容	技术要求	检验方法	不合格分类
一、性能	1. 扬程与流量	按 JB/T 9799.2—1999 中 4.2.1	按 GB/T 3216 中 B 级	B
	2. 汽蚀余量	按 JB/T 9799.2—1999 中 4.2.2	按 GB/T 3216 中 B 级	
	3. 泵效率	按 JB/T 9799.2—1999 中 4.2.2	按 GB/T 3216 中 B 级	
	4. 水压试验	按 JB/T 9799.2—1999 中 4.13	按 JB/T 9799.2—1999 中 5.2	
	5. 振动	按 JB/T 9799.2—1999 中 5.4.1	按 JB/T 8097—1995 中 B 级	
	6. 噪声	按 JB/T 9799.2—1999 中 5.4.2	按 JB/T 8098—1995 中 B 级	
二、装配	装配质量	按 JB/T 9799.2—1999 中 4.6、4.14	按 GB/T 3216—1989 中 5.9、目测、量具测量	
三、标志	1. 铭牌	按 JB/T 9799.2—1999 中 6.1	目测	
	2. 转向	按 JB/T 9799.2—1999 中 6.1	目测	
四、外观	1. 铸件	按 JB/T 6880.1—1993 中 4.9；JB/T 6880.2—1993 中 4.10；JB/T 6880.3—1993 中 4.10	目测、量具测量	C
	2. 表面处理	按 JB/T 4297—1992 中 3.4.7～3.4.10	目测	
五、成套性	1. 备品、备件	按技术文件	清点	
	2. 随机文件	齐全、正确	清点	
六、包装	1. 唛头	按 GB 191	目测	
	2. 内、外包装	按 GB/T 4879、GB/T 13384	目测	

表 3　轻小型单级离心泵检验项目、技术要求、检验方法、不合格分类

检验项目	检验内容	技术要求	检验方法	不合格分类
一、性能	1. 扬程与流量	按 JB/T 6663.2—1993 中 3.2	按 GB/T 3216 中 B 级	B
	2. 汽蚀余量	按 JB/T 6663.2—1993 中 3.2	按 GB/T 3216 中 B 级	
	3. 泵效率	按 JB/T 6663.2—1993 中 3.2	按 GB/T 3216 中 B 级	
	4. 水(气)压试验	按 JB/T 6663.2—1993 中 3.12	按 JB/T 6663.2—1993 中 4.6	
	5. 振动	按 JB/T 6663.2—1993 中 3.13.2	按 JB/T 8097—1995 中 B 级	
	6. 噪声	按 JB/T 6663.2—1993 中 3.13.1	按 JB/T 8098—1995 中 B 级	
二、装配	装配质量	按 JB/T 6663.2—1993 中 3.6、3.14	按 GB/T 3216—1989 中 5.9、目测、量具测量	
三、标志	1. 铭牌	按 JB/T 6663.2—1993 中 6.1	目测	
	2. 转向	按 JB/T 6663.2—1993 中 6.1	目测	
四、外观	1. 铸件	按 JB/T 6880.1—1993 中 4.9；JB/T 6880.2—1993 中 4.10；JB/T 6880.3—1993 中 4.10	目测、量具测量	C
	2. 表面处理	按 JB/T 4297—1992 中 3.4.7～3.4.10	目测	
五、成套性	1. 备品、备件	按技术文件	清点	
	2. 随机文件	齐全、正确	清点	
六、包装	1. 唛头	按 GB 191	目测	
	2. 内、外包装	按 GB/T 4879、GB/T 13384	目测	

表 4 蜗壳式混流泵检验项目、技术要求、检验方法、不合格分类

<table>
<tr><th>检验项目</th><th>检验内容</th><th>技术要求</th><th>检验方法</th><th>不合格分类</th></tr>
<tr><td rowspan="6">一、性能</td><td>1. 扬程与流量</td><td>按 JB/T 6667.2—1993 中 3.2</td><td>按 GB/T 3216 中 B 级</td><td rowspan="9">B</td></tr>
<tr><td>2. 汽蚀余量</td><td>按 JB/T 6667.2—1993 中 3.2</td><td>按 GB/T 3216 中 B 级</td></tr>
<tr><td>3. 泵效率</td><td>按 JB/T 6667.2—1993 中 3.2</td><td>按 GB/T 3216 中 B 级</td></tr>
<tr><td>4. 水压试验</td><td>按 JB/T 6667.2—1993 中 3.12</td><td>按 JB/T 6667.2—1993 中 4.6</td></tr>
<tr><td>5. 振动</td><td>按 JB/T 6667.2—1993 中 3.13.2</td><td>按 JB/T 8097—1995 中 B 级</td></tr>
<tr><td>6. 噪声</td><td>按 JB/T 6667.2—1993 中 3.13.1</td><td>按 JB/T 8098—1995 中 B 级</td></tr>
<tr><td>二、装配</td><td>装配质量</td><td>按 JB/T 6667.2—1993 中 3.6、3.14</td><td>按 GB/T 3216—1989 中 5.9、量具测量、目测</td></tr>
<tr><td rowspan="2">三、标志</td><td>1. 铭牌</td><td>按 JB/T 6667.2—1993 中 6.1</td><td>目测</td></tr>
<tr><td>2. 转向</td><td>按 JB/T 6667.2—1993 中 6.1</td><td>目测</td></tr>
<tr><td rowspan="2">四、外观</td><td>1. 铸件</td><td>按 JB/T 6880.1—1993 中 4.9;
JB/T 6880.2—1993 中 4.10;
JB/T 6880.3—1993 中 4.10</td><td>目测、量具测量</td><td rowspan="6">C</td></tr>
<tr><td>2. 表面处理</td><td>按 JB/T 4297—1992 中 3.4.7～3.4.10</td><td>目测</td></tr>
<tr><td rowspan="2">五、成套性</td><td>1. 备品、备件</td><td>按技术文件</td><td>清点</td></tr>
<tr><td>2. 随机文件</td><td>齐全、正确</td><td>清点</td></tr>
<tr><td rowspan="2">六、包装</td><td>1. 唛头</td><td>按 GB 191</td><td>目测</td></tr>
<tr><td>2. 内、外包装</td><td>按 GB/T 4879、GB/T 13384</td><td>目测</td></tr>
</table>

表 5 导叶式混流泵检验项目、技术要求、检验方法、不合格分类

<table>
<tr><th>检验项目</th><th>检验内容</th><th>技术要求</th><th>检验方法</th><th>不合格分类</th></tr>
<tr><td rowspan="6">一、性能</td><td>1. 扬程与流量</td><td>按 JB/T 6666.2—1993 中 3.2</td><td>按 GB/T 3216 中 B 级</td><td rowspan="9">B</td></tr>
<tr><td>2. 汽蚀余量</td><td>按 JB/T 6666.2—1993 中 3.2</td><td>按 GB/T 3216 中 B 级</td></tr>
<tr><td>3. 泵效率</td><td>按 JB/T 6666.2—1993 中 3.2</td><td>按 GB/T 3216 中 B 级</td></tr>
<tr><td>4. 水压试验</td><td>按 JB/T 6666.2—1993 中 3.12</td><td>按 JB/T 6666.2—1993 中 4.5</td></tr>
<tr><td>5. 振动</td><td>按 JB/T 6666.2—1993 中 3.13.2</td><td>按 JB/T 8097—1995 中 B 级</td></tr>
<tr><td>6. 噪声</td><td>按 JB/T 6666.2—1993 中 3.13.1</td><td>按 JB/T 8098—1995 中 B 级</td></tr>
<tr><td>二、装配</td><td>装配质量</td><td>按 JB/T 6666.2—1993 中 3.6.2、3.14</td><td>按 GB/T 3216—1989 中 5.9、目测、量具测量</td></tr>
<tr><td rowspan="2">三、标志</td><td>1. 铭牌</td><td>按 JB/T 6666.2—1993 中 6.1</td><td>目测</td></tr>
<tr><td>2. 转向</td><td>按 JB/T 6666.2—1993 中 6.1</td><td>目测</td></tr>
<tr><td rowspan="2">四、外观</td><td>1. 铸件</td><td>按 JB/T 6880.1—1993 中 4.9;
JB/T 6880.2—1993 中 4.10;
JB/T 6880.3—1993 中 4.10</td><td>目测、量具测量</td><td rowspan="6">C</td></tr>
<tr><td>2. 表面处理</td><td>按 JB/T 4297—1992 中 3.4.7～3.4.10</td><td>目测</td></tr>
<tr><td rowspan="2">五、成套性</td><td>1. 备品、备件</td><td>按技术文件</td><td>清点</td></tr>
<tr><td>2. 随机文件</td><td>齐全、正确</td><td>清点</td></tr>
<tr><td rowspan="2">六、包装</td><td>1. 唛头</td><td>按 GB 191</td><td>目测</td></tr>
<tr><td>2. 内、外包装</td><td>按 GB/T 4879、GB/T 13384</td><td>目测</td></tr>
</table>

表 6 中小型轴流泵检验项目、技术要求、检验方法、不合格分类

检验项目	检验内容	技术要求	检验方法	不合格分类
一、性能	1. 扬程与流量	按 GB/T 13008—1991 中 4.1	按 GB/T 3216 中 B 级	B
	2. 汽蚀余量	按 GB/T 13008—1991 中 4.1	按 GB/T 3216 中 B 级	
	3. 泵效率	按 GB/T 13008—1991 中 4.1	按 GB/T 3216 中 B 级	
	4. 水压试验	按 GB/T 13008—1991 中 4.2.4	按 GB/T 13008—1991 中 5.2、5.3	
	5. 振动	按 GB/T 13008—1991 中 4.1.3	按 JB/T 8097—1995 中 B 级	
	6. 噪声	按 GB/T 13008—1991 中 4.1.4	按 JB/T 8098—1995 中 B 级	
二、装配	装配质量	按 GB/T 13008—1991 中 4.4.3	按 GB/T 3216—1989 中 5.9、目测、量具测量	
三、标志	1. 铭牌	按 GB/T 13008—1991 中 8.1	目测	
	2. 转向	按 GB/T 13008—1991 中 8.1	目测	
四、外观	1. 铸件	按 JB/T 6880.1—1993 中 4.9； JB/T 6880.2—1993 中 4.10； JB/T 6880.3—1993 中 4.10	目测、量具测量	C
	2. 表面处理	按 JB/T 4297—1992 中 3.4.7～3.4.10	目测	
五、成套性	1. 备品、备件	按技术文件	清点	
	2. 随机文件	齐全、正确	清点	
六、包装	1. 唛头	按 GB 191	目测	
	2. 内、外包装	按 GB/T 4879、GB/T 13384	目测	

表 7 自吸泵检验项目、技术要求、检验方法、不合格分类

检验项目	检验内容	技术要求	检验方法	不合格分类
一、性能	1. 扬程与流量	按 JB/T 6664.2—1993 中 3.2	按 GB/T 3216 中 B 级	B
	2. 汽蚀余量	按 JB/T 6664.2—1993 中 3.2	按 GB/T 3216 中 B 级	
	3. 泵效率	按 JB/T 6664.2—1993 中 3.2	按 GB/T 3216 中 B 级	
	4. 泵自吸性能	按 JB/T 6664.2—1993 中 3.2	按 JB/T 6664.3	
	5. 水压(气)试验	按 JB/T 6664.2—1993 中 3.12	按 JB/T 6664.2—1993 中 4.6	
	6. 振动	按 JB/T 6664.2—1993 中 3.13.2	按 JB/T 8097—1995 中 B 级	
	7. 噪声	按 JB/T 6664.2—1993 中 3.13.1	按 JB/T 8098—1995 中 B 级	
二、装配	装配质量	按 JB/T 6664.2—1993 中 3.6、3.14	按 GB/T 3216—1989 中 5.9、目测、量具测量	
三、标志	1. 铭牌	按 JB/T 6664.2—1993 中 6.1	目测	
	2. 转向	按 JB/T 6664.2—1993 中 6.1	目测	
四、外观	1. 铸件	按 JB/T 6880.1—1993 中 4.9； JB/T 6880.2—1993 中 4.10； JB/T 6880.3—1993 中 4.10	目测、量具测量	C
	2. 表面处理	按 JB/T 4297—1992 中 3.4.7～3.4.10	目测	
五、成套性	1. 备品、备件	按技术文件	清点	
	2. 随机文件	齐全、正确	清点	
六、包装	1. 唛头	按 GB 191	目测	
	2. 内、外包装	按 GB/T 4879、GB/T 13384	目测	

表 8　手动泵检验项目、技术要求、检验方法、不合格分类

检验项目	检验内容	技术要求	检验方法	不合格分类
一、材质	安全、卫生	按 JB/T 7876.2—1995 中 1.2	化学分析	A
二、性能	1. 总扬程与吸程	按 JB/T 7876.2—1995 中 1.2	按 GB/T 3216 中 B 级、JB/T 7876.3 中 8.1.1	B
	2. 泵效率	按 JB/T 7876.2—1995 中 1.2	按 GB/T 3216 中 B 级、JB/T 7876.3 中 8.1.1	
	3. 耐压和密封试验	按 JB/T 7876.2—1995 中 1.17	按 JB/T 7876.3—1995 中 8.1.2	
三、装配	装配质量	按 JB/T 7876.2—1995 中 1.9、1.18	仪器测量、目测	
四、标志	铭牌	按 JB/T 7876.2—1995 中 3.1	目测	
五、外观	1. 表面处理	按 JB/T 4297—1992 中 3.4.7～3.4.10	目测	C
	2. 铸件	按 JB/T 6880.1—1993 中 4.9；按 JB/T 6880.2—1993 中 4.10；JB/T 6880.3—1993 中 4.10	目测、量具测量	
六、成套性	1. 备品、备件	按技术文件	清点	
	2. 随机文件	齐全、正确	清点	
七、包装	1. 唛头	按 GB 191	目测	
	2. 内、外包装	按 GB/T 4879、GB/T 13384	目测	

表 9　长轴离心深井泵检验项目、技术要求、检验方法、不合格分类

检验项目	检验内容	技术要求	检验方法	不合格分类
一、材质	安全、卫生	按 JB/T 443—1992 中 4.4.2	化学分析	A
二、性能	1. 扬程与流量	按 JB/T 443—1992 中 4.2	按 GB/T 3216 中 B 级	B
	2. 泵效率	按 JB/T 443—1992 中 4.2	按 GB/T 3216 中 B 级	
	3. 水压试验	按 JB/T 443—1992 中 4.5.9	按 JB/T 443—1992 中 5.2	
	4. 振动	按 JB/T 443—1992 中 5.4	按 JB/T 8097—1995 中 B 级	
	5. 噪声	按 JB/T 443—1992 中 5.5	按 JB/T 8098—1995 中 B 级	
三、装配	装配质量	按 JB/T 443—1992 中 4.5.15	按 GB/T 3216—1989 中 5.9	
四、标志	1. 铭牌	按 JB/T 443—1992 中 8.1	目测	
	2. 转向	按 JB/T 443—1992 中 8.1	目测	
五、外观	1. 表面处理	按 JB/T 4297—1992 中 3.4.7～3.4.10	目测	C
	2. 铸件	按 JB/T 6880.1—1993 中 4.9；JB/T 6880.2—1993 中 4.10；JB/T 6880.3—1993 中 4.10	目测、量具测量	
六、成套性	1. 备品、备件	按技术文件	清点	
	2. 随机文件	齐全、正确	清点	
七、包装	1. 唛头	按 GB 191	目测	
	2. 内、外包装	按 GB/T 4879、GB/T 13384	目测	

表 10 小型潜水电泵检验项目、技术要求、检验方法、不合格分类

检验项目	检验内容	技术要求	检验方法	不合格分类
一、安全	1. 绝缘电阻	按 JB/T 8092—1996 中 4.9	按 GB/T 12785	A
	2. 绝缘介电强度	按 JB/T 8092—1996 中 4.11、4.12	按 GB/T 12785	
	3. 保护装置	按 JB/T 8092—1996 中 4.14	仪器测量	
二、性能	1. 扬程与流量	按 JB/T 8092—1996 中 3.3	按 GB/T 12785 中 B 级、JB/T 8092 中 4.4、4.5	B
	2. 电泵效率	按 JB/T 8092—1996 中 3.3	按 GB/T 12785 中 B 级、JB/T 8092—1996 中 4.3	
	3. 水压试验	按 JB/T 8092—1996 中 4.16	仪器测量	
	4. 电性能	按 JB/T 8092—1996 中 4.7、4.8、4.10～4.13、4.15、4.20	按 GB/T 12785	
三、装配	装配	按 JB/T 8092—1996 中 4.24、4.25	按 GB/T 3216—1989 中 5.9、目测、量具测量	
四、标志	1. 转向、线标	按 GB 1971	目测	
	2. 铭牌	按 JB/T 8092—1996 中 7.2	目测	
五、外观	1. 表面处理	按 JB/T 4297—1996 中 3.4.7～3.4.10	目测	C
	2. 铸件	按 JB/T 6880.1—1993 中 4.9；JB/T 6880.2—1993 中 4.10；JB/T 6880.3—1993 中 4.10	目测、量具测量	
六、成套性	1. 备品、备件	按技术文件	清点	
	2. 随机文件	齐全、正确	清点	
七、包装	1. 唛头	按 GB 191	目测	
	2. 内、外包装	按 GB/T 4879、GB/T 13384	目测	

表 11 井用潜水电泵检验项目、技术要求、检验方法、不合格分类

检验项目	检验内容	技术要求	检验方法	不合格分类
一、安全	1. 绝缘电阻	按 GB/T 2817—1991 中 4.8、GB/T 2818—1991 中 4.11	按 GB/T 12785	A
	2. 绝缘介电强度	按 GB/T 2818—1991 中 4.13、4.14	按 GB/T 12785	
	3. 安全、卫生	按 GB/T 2817—1991 中 4.10.3	化学分析	
	4. 保护装配	按 GB/T 2817—1991 中 4.9	仪器测量	
二、性能	1. 扬程与流量	按 GB/T 2817—1991 中 4.2	按 GB/T 2817—1991 中 4.2、GB/T 12785 中 B 级	B
	2. 泵效率	按 GB/T 2817—1991 中 4.2	按 GB/T 2817—1991 中 4.2、GB/T 12785 中 B 级	
	3. 水压试验	按 GB/T 2817—1991 中 4.11、GB/T 2818—1991 中 4.18	仪器测量	
	4. 电性能	按 GB/T 2818—1991 中 4.3～4.10、4.15	按 GB/T 12785	
三、装配	装配	按 GB/T 2818—1991 中 4.16～4.20、4.24	按 GB/T 12785、GB/T 3216—1989 中 5.9	
四、标志	1. 转向、线标	按 GB 1971	目测	
	2. 铭牌	按 GB/T 2817—1991 中 7.1	目测	

表 11（完）

检验项目	检验内容	技术要求	检验方法	不合格分类
五、外观	1. 表面处理	按 JB/T 4297—1992 中 3.4.7～3.4.10	目测	C
	2. 铸件	按 JB/T 6880.1—1993 中 4.9；JB/T 6880.2—1993 中 4.10；JB/T 6880.3—1993 中 4.10	目测；量具测量	
六、成套性	1. 备品、备件	按技术文件	清点	
	2. 随机文件	齐全、正确	清点	
七、包装	1. 唛头	按 GB 191	目测	
	2. 内、外包装	按 GB/T 4879、GB/T 13884	目测	

表 12　农用污水污物潜水电泵检验项目、技术要求、检验方法、不合格分类

检验项目	检验内容	技术要求	检验方法	不合格分类
一、安全	1. 绝缘电阻	按 JB/T 5119—1991 中 3.8	按 GB/T 12785	A
	2. 绝缘介电强度	按 JB/T 5119—1991 中 3.10、3.11	按 GB/T 12785	
	3. 装置	按 JB/T 5119—1991 中 3.15	仪器测量	
	4. 接地	按 JB/T 5119—1991 中 3.23	目测	
二、性能	1. 扬程与流量	按 JB/T 5119—1991 中 3.5	按 JB/T 5119—1991 中 3.5、GB/T 12785 中 B 级	B
	2. 电泵效率	按 JB/T 5119—1991 中 3.5	按 JB/T 5119—1991 中 3.5、按 GB/T 12785 中 B 级	
	3. 水(气)压试验	按 JB/T 5119—1991 中 3.18	仪器测量	
	4. 电性能	按 JB/T 5119—1991 中 3.6、3.9、3.12～3.14、3.24、3.27	按 GB/T 12785	
三、装配	装配	按 JB/T 5119—1991 中 3.16、3.21、3.28	按 GB/T 3216—1989 中 5.9、目测、量具测量	
四、标志	1. 转向、线标	按 GB 1971	目测	
	2. 铭牌	按 JB/T 5119—1991 中 6.1	目测	
五、外观	1. 表面处理	按 JB/T 5119—1991 中 3.20	目测	C
	2. 铸件	按 JB/T 6880.1—1993 中 4.9；JB/T 6880.2—1993 中 4.10；JB/T 6880.3—1993 中 4.10	目测、量具测量	
六、成套性	1. 备品、备件	按技术文件	清点	
	2. 随机文件	齐全、正确	清点	
七、包装	1. 唛头	按 GB 191	目测	
	2. 内、外包装	按 GB/T 4879、GB/T 13384	目测	

表 13 大型立式单级单吸离心泵检验项目、技术要求、检验方法、不合格分类

检验项目	检验内容	技术要求	检验方法	不合格分类
一、性能	1. 扬程与流量	按 JB/T 5294—1991 中 3.1	按 GB/T 3216 中 B 级	B
	2. 气蚀余量	按 JB/T 5294—1991 中 3.1	按 GB/T 3216 中 B 级	
	3. 泵效率	按 JB/T 5294—1991 中 3.1	按 GB/T 3216 中 B 级	
	4. 水压试验	按 JB/T 5294—1991 中 3.2.4	按 JB/T 5294—1991 中 4.2	
	5. 振动	按 JB/T 5294—1991 中 3.1.3	按 JB/T 8097—1995 中 B 级	
	6. 噪声	按 JB/T 5294—1991 中 3.1.4	按 JB/T 8098—1995 中 B 级	
二、装配	装配质量	按 JB/T 5294—1991 中 3.4.3	按 GB/T 3216—1989 中 5.9、目测、量具测量	
三、标志	铭牌	按 JB/T 5294—1991 中 7.1	目测	
四、外观	1. 铸件	按 JB/T 6880.1—1993 中 4.9；JB/T 6880.2—1993 中 4.10；JB/T 6880.3—1993 中 4.10	目测、量具测量	C
	2. 表面处理	按 JB/T 4297—1992 中 3.4.7～3.4.10	目测	
五、成套性	1. 备品、备件	按技术文件	清点	
	2. 随机文件	齐全、正确	清点	
六、包装	1. 唛头	按 GB 191	目测	
	2. 内、外包装	按 GB/T 4879、GB/T 13384	目测	

ICS 23.060
J 16

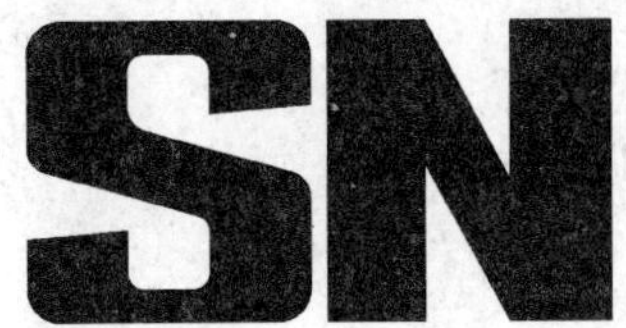

中华人民共和国出入境检验检疫行业标准

SN/T 1455—2004

出口阀门检验规程

Rules for the inspection of valves for export

2004-06-01 发布　　2004-12-01 实施

中华人民共和国国家质量监督检验检疫总局　发布

前　言

本标准附录 A 为规范性附录。

本标准由国家认证认可监督管理委员会提出并归口。

本标准起草单位:中华人民共和国上海出入境检验检疫局。

本标准起草人:高百顺。

本标准系首次发布的出入境检验检疫行业标准。

出口阀门检验规程

1 范围

本标准规定了出口阀门的抽样、检验和检验结果的判定。

本标准适用于截止阀、闸阀、蝶阀、球阀、止回阀等工业管道通用阀门(以下简称阀门)的检验，其他阀门的检验亦可参照使用。

本标准不适用于公称压力低于6.3 MPa的铜制阀门和特殊用途阀门的检验。

2 规范性引用文件

下列文件中的条款通过本标准的引用而成为本标准的条款。凡是注日期的引用文件，其随后所有的修改单(不包括勘误的内容)或修订版均不适用于本标准，然而，鼓励根据本标准达成协议的各方研究是否可使用这些文件的最新版本。凡是不注日期的引用文件，其最新版本适用于本标准。

GB/T 2828 逐批检查计数抽样程序及抽样表(适用于连续批的检查)

GB/T 12220 通用阀门 标志

GB/T 12231 阀门铸钢件 外观质量要求

GB/T 12252 通用阀门 供货要求

GB/T 13927 通用阀门 压力试验

JB/T 7927 阀门铸铁件 外观质量要求

JB/T 9092 阀门的检验与试验

API 598 阀门的检验与试验

3 术语和定义

下列术语和定义适用于本标准。

3.1

检验批 inspection lot

为实施抽样检验而汇集的同一种类、相同或不同型号规格的产品，称为检验批，简称批。

3.2

代表性规格 representative specification

为实施抽样检验而抽取的代表检验批品质的产品规格。

3.3

代表性样本 representative sample

为实施抽样检验，在代表性规格中抽取的代表该规格产品品质的样本。

4 检验

检验方式分为交收检验和型式试验。

4.1 交收检验

4.1.1 抽样条件

提交检验的产品须经出口生产企业检验合格，并提供该企业检验部门出具的检验报告。

4.1.2 抽样方案

4.1.2.1 采用GB/T 2828标准中正常检查一次抽样方案。

4.1.2.2 代表性规格数按 GB/T 2828 一般检查水平Ⅱ确定(型号规格数为 1 时取 1),并按大通径、高压力及数量多优先选取。

4.1.2.3 压力试验代表性样本数按 GB/T 2828 标准中特殊检查水平 S-1 确定;其他项目样本数按 GB/T 2828 特殊检查水平 S-3 确定。

4.1.2.4 合格质量水平 AQL 值的确定

检验项目不合格分类见附录 A、合格质量水平 AQL 见表 1。

表 1

不合格分类	合格质量水平 AQL
A	2.5
B	4.0
C	6.5

4.1.3 抽样方法

从提交的检验批中随机抽取代表性规格,随后在代表性规格中抽取代表性样本。

4.1.4 检验内容

4.1.4.1 检验项目包括压力试验、装配质量、连接尺寸、外观、标志及包装,见附录 A。

4.1.4.2 检验方法见附录 A(相应产品标准中的检验方法)。

4.1.5 检验结果的判定

根据检验结果,当各代表性规格样本的 A 类、B 类、C 类的不合格品数均不大于相应的合格判定数(A_c),则判定该批合格。

4.2 型式试验

4.2.1 有下列情况之一者,应进行型式试验。

a) 出口产品为新产品;

b) 停产超过一年,恢复生产出口;

c) 检验检疫机构统一组织安排。

4.2.2 型式试验项目和方法按相应产品标准的规定进行。

5 不合格的处置

5.1 交收检验不合格的处置

合格检验批中的不合格品,应调换或返工整理为合格品。不合格批经返工整理后,允许再提交检验一次。

5.2 型式试验不合格的处置

型式试验不合格,应停止其同类产品交收检验的提交,直至型式试验合格。

6 其他

交收检验有效期为一年。

附 录 A
（规范性附录）
交收检验项目、技术要求、检验方法及不合格分类

检验项目、技术要求、检验方法及不合格分类见表A.1。

表 A.1

<table>
<tr><th>序号</th><th>不合格分类</th><th colspan="2">检验项目</th><th>技术要求</th><th>检验方法</th></tr>
<tr><td rowspan="3">1</td><td rowspan="3">A</td><td rowspan="3">压力试验</td><td>壳体</td><td rowspan="3">按相应产品标准规定</td><td rowspan="3">按GB/T 13927、JB 9092、API 598等标准规定</td></tr>
<tr><td>上密封</td></tr>
<tr><td>密封</td></tr>
<tr><td>2</td><td rowspan="3">B</td><td colspan="2">装配质量</td><td>按装配工艺规程规定</td><td>感官、检具测试</td></tr>
<tr><td>3</td><td colspan="2">连接尺寸</td><td>按相应产品标准规定</td><td>长度、螺纹检具测量</td></tr>
<tr><td>4</td><td colspan="2">标志</td><td>按GB/T 12220标准规定</td><td>目测检查</td></tr>
<tr><td rowspan="2">5</td><td rowspan="3">C</td><td rowspan="2">外观</td><td>铸件质量</td><td>按GB 12231、JB/T 7927标准规定</td><td>目测检查</td></tr>
<tr><td>油漆</td><td>按油漆工艺规程规定</td><td>目测检查</td></tr>
<tr><td>6</td><td colspan="2">包装</td><td>按GB/T 12252标准规定</td><td>目测检查</td></tr>
</table>

（二）特殊要求

中华人民共和国进出口商品检验行业标准

出口油压千斤顶检验规程

SN 0029—92

Rule for inspection of oilostatic jack for export

1 主题内容和适用范围

本标准规定了油压千斤顶(系指手动立式油压千斤顶和车库用油压千斤顶)商检检验的抽样,检验及检验结果的判定原则。

本标准适用于油压千斤顶的出口检验,对外贸易合同有明确规定的则按其规定执行。

2 主要引用标准

GB 2828 逐批检查计数抽样程序及抽样表(适用于连续批的检查)

JB/ZQ 8005 手动立式油压千斤顶产品质量分等

ZBJ 80 车库用油压千斤顶

3 术语

3.1 检验批

为实施抽样检验而汇集的,在同一生产条件下生产的相同规格和型号的产品。

3.2 不合格

单位产品的质量特性不符合相应标准规定要求的,称为不合格,按不合格项目对单位产品质量特性影响的严重程度,将不合格分为 A、B、C 三级。

3.3 不合格品

有一个或一个以上不合格的单位产品,称为不合格品。

3.4 样本

样本单位的全体,称为样本。样本的质量代表检验批的质量。

4 抽样

4.1 抽样条件

在厂检合格的情况下,样品从包装入库的成品箱中抽取。

4.2 抽样方案

4.2.1 出口油压千斤顶的质量检查,采用一次,二次或多次抽样。其检查水平见表 1:

表 1 质量水平与 AQL 值

		检查水平	AQL 值[1]
级别不合格	A	S-2	2.5
	B	S-4	4.0
	C	S-4	6.5

注:1) 表中 AQL 值系指每百单位产品的不合格品数。

中华人民共和国国家进出口商品检验局1992-09-01批准 1993-01-01实施

4.2.2 抽取的箱数由检验批的总箱数确定，按特殊检查水平 S-4，用一次正常抽样方案抽取。

4.2.3 样本按表 1 确定的最大样本抽取。

4.2.4 质量合格水平 AQL 值，按表 1 规定执行。

4.2.5 检查的严格度，按 GB 2828 标准的有关条款执行。

4.3 抽样方法

首先在产品中随机抽取由 4.2.2 确定的箱数，然后在抽取的各箱中按比例随机抽取，当被检产品由若干层组成，就以分层抽样方法抽取样本。

5 检验

5.1 检验项目与技术要求

见表 2、表 3。

5.2 检验方法

见表 2、表 3。

5.3 数量、包装检验

检验批的实际数量应与申请检验数量一致。出口油压千斤顶的包装应符合有关出口包装及合同规定，外包装应注明商检批号及合同规定的有关标志，且清晰无误。

6 检验结果的判定

按表 1 的规定判定。

7 不合格的处置

7.1 不合格品的处置

合格批中检验时发现的不合格品及用于破坏性试验的样本，制造厂应予以调换。

7.2 不合格批的处置

不合格的检验批，经返工整理后，允许再申请一次检验。再次检验时，可重新抽取代表性样本进行全项检验，也可重新抽取代表性样本只对上次不合格项目单独进行检验，其他各项仍用原检验结果。

表 2 立式油压千斤顶检验项目与检验方法

检验项目	分类	技术要求与检验方法
1. 动载荷试验	A	JB 2104 中 3.1.2.1 条 JB/ZQ 8005 第 3 条
2. 静载荷试验		JB/ZQ 8005 第 2 条
3. 下降量试验		JB 2104 中 3.1.2.3 条 JB/ZQ 8003 第 8 条
4、调整螺杆限位		JB 2104 中 3.1.1.2 条
5. 偏心加载试验*	B	JB 2104 中 3.2.2 条
6. 手柄操作力试验		JB 2104 中 3.1.1.4 条 JB/ZQ 8005 第 13 条
7. 活塞杆压下力试验		JB 2104 中 3.1.2.4 条 JB/ZQ 8005 第 9 条
8. 高温密封性*		JB 2104 中 3.1.2.4 条 JB/ZQ 8005 第 11 条

续表 2

检验项目	分类	技术要求与检验方法
9. 外观	C	清洁、平整、无毛刺
10. 涂漆质量		JB 2104 中 4.1 条 JB/ZQ 8005 第 15 条
11. 贴花标记		JB/ZQ 8005 第 15 条
12. 铸件质量		平整无气孔、夹渣等铸造缺陷

注：带“*”的检验项目，可以抽批检验，但生产单位应提供行检或型式试验报告以供参考。

表 3 车库用油压千斤顶检验项目与检验方法

检验项目	分类	技术要求与检验方法
1. 动载荷试验	A	ZBJ 80 第 5.7 条
2. 静载荷试验		ZBJ 80 第 5.8 条
3. 下降量试验		ZBJ 80 第 5.3 条
4. 空载试验		ZBJ 80 第 5.1 条
5. 最低高度、提升高度	B	ZBJ 80 第 3.2 条
6. 手柄操作力试验		ZBJ 80 第 5.5 条
7. 密封性试验*		ZBJ 80 第 5.4 条
8. 安全阀试验		ZBJ 80 第 5.2 条
9. 外观	C	清洁、平整、无毛刺
10. 涂漆质量		ZBJ 80 第 4.11 条
11. 贴花标记		ZBJ 80 第 7.1 条
12. 焊接质量		平整、无气孔、夹渣等表面缺陷

注：带“*”的检验项目，可以抽批检验，但生产单位应提供行检或型式试验报告以供参考。

附加说明：

本标准由中华人民共和国国家进出口商品检验局提出。

本标准由中华人民共和国河北、江苏进出口商品检验局起草。

本标准主要起草人廉荣常、李桂芳、陈天择、胡梦林。

中华人民共和国进出口商品检验行业标准

出口滚动轴承检验规程

SN/T 0234—93

Rules for the inspection of rolling bearings for export

1 主题内容与适用范围

本标准规定了出口滚动轴承的抽样、检验和检验结果的判定规则。

本标准适用于滚动轴承的出口检验。

对具有特殊技术要求的滚动轴承的抽样、检验及检验结果的判定，亦可参照本规程进行。

2 引用标准

GB 272 滚动轴承 代号方法
GB 290 滚动轴承 冲压外圈滚针轴承 外形尺寸
GB 304.10 关节轴承公差
GB 307.1 滚动轴承公差
GB 307.3 滚动轴承一般技术要求
GB 2828 逐批检查计数抽样程序及抽样表(适用于连续批的检查)
GB 4603 滚针轴承 重系列 尺寸和公差
GB 4604 滚动轴承 径向游隙
GB 5801 滚针轴承 轻、中系列 尺寸和公差
GB 8597 滚动轴承 包装
JB 2908 向心关节轴承 径向游隙
JB 3034 轴承油封防锈包装
JB 5304 外球面球轴承径向游隙
JB 5305 滚动轴承外调心推力轴承外型尺寸和公差
JB 5306 自润滑球头杆端关节轴承主要尺寸和公差
ZB J11 004 万向节滚针轴承 技术条件
ZB J11 007 带座外球面轴承技术条件
ZB J11 008 外球面轴承和偏心套技术条件
ZB J11 010 滚动轴承 滚针组合轴承 技术条件
ZB J11 020 滚动轴承及其商品零件检验规则
ZB J11 022 关节轴承 通用技术条件

3 术语

3.1 检验批

为实施抽样检验而汇集的同一规格、型号、在相同生产条件下生产的单位产品，称为检验批，简称批。

中华人民共和国国家进出口商品检验局1993-08-01批准 1994-05-01实施

3.2 连续批

连续批是指同一工厂提交的同一规格、型号的连续检验的批。

3.3 批质量

批质量是指用每百单位产品的不合格品数表示的单个提交检验批的质量。

4 抽样

4.1 抽样条件

提交抽样的检验批须经工厂检验合格，且已包装入库。

4.2 抽样方案

4.2.1 出口滚动轴承质量检查的单位产品为每套轴承，采用GB 2828一次抽样方案。不合格分类、合格质量水平及检查水平见表1。

表1

检　验　项　目	不合格分类	检查水平(IL)	合格质量水平(AQL)
1. 裂纹(包括材料裂纹热处理、磨剥加工裂纹等)	A	S-4	不允许不合格
2. 内孔直径偏差及变动量〔Δ_{dmp}、Δ_{d1mp}、Δ_{ds}、V_{dp}、V_{d2p}、V_{dmp}、$\Delta_{d1mp}-\Delta_{dmp}$或向心滚子(滚针)轴承外接圆直径偏差〕	B	S-4	1.5(*4)
3. 外径偏差及变动量〔Δ_{Dmp}、Δ_{Ds}、Δ_{is}、V_{Dp}、V_{Dmp}或向心滚子(滚针)轴承外接圆直径偏差〕	B	S-4	1.5(*4)
4. 径向游隙(G_r)，轴向游隙(G_a)	B	S-4	1.5(*4)
5. 成套轴承内圈的径向跳动(K_{ia})	B	S-4	1.5(*4)
6. 成套轴承外圈的径向跳动(K_{ea})	B	S-4	1.5(*4)
7. 内圈基准端面外内径的跳动(S_d、S_{d1})	B	S-4	1.5(*4)
8. 成套轴承内圈端面对滚道的跳动(S_{ia})或推力球轴承圈滚道对底面厚度变动量(S_i)	B	S-4	1.5(*4)
9. 外径表面母线对基准端面的倾斜度变动量(S_D　S_{D1})	B	S-4	1.5(*4)
10. 滚子轴承宽度偏差(ΔT_S、ΔT_{1S}、ΔT_{2S})	B	S-4	1.5(*4)
11. 成套轴承外圈端面对液道的跳动(S_{ea}、S_{ea1})或推力球轴承座圈滚道对底面厚度的变动量(S_e)	B	S-4	1.5(*4)
12. 无内外圈的向心滚针保持架组件应旋转灵活、平稳、无阻滞现象	B	S-4	1.5(*4)
13. 螺栓型滚轮滚针轴承用螺栓直径公差(Δ_{dis})及长度公差(Δ_{B2})	B	S-4	1.5(*4)
14. 工作面外观质量	B	S-4	1.5(*4)
15. 振动(噪声)	B	S-4	2.5
16. 残磁强度	C	S-4	6.5(*10)
17. 装配倒角极限	C	S-4	6.5(*10)
18. 配合表面和端面的表面粗糙度	C	S-4	6.5(*10)
19. 旋转灵活性、密封轴承密封性	C	S-4	6.5(*10)

续表 1

检　验　项　目	不合格分类	检查水平 (IL)	合格质量水平 (AQL)
20. 非工作面外观质量	C	S-4	6.5(＊10)
21. 标志和油封防锈包装	C	S-4	6.5(＊10)
22. 无内外圈的向心滚针保持架组件宽度(B_c)的公差	C	S-4	6.5(＊10)
23. 分离型轴承的互换性	C	S-4	6.5(＊10)

注：表中带"＊"号的 AQL 值适用于碳钢轴承。

4.2.2　根据检验批的总箱数以及按特殊检查水平 S-4确定开箱取样的箱数。

4.2.3　检查的严格度，执行 GB 2828的转移规则。但对不合格的检验批再次提交检验时，采用加严检查方案。

4.3　抽样方法

随机抽取包装箱，开箱后从中随机抽取样品。

5　检验

5.1　检验分类

分为逐批检验和抽批检验。

5.2　检验项目

5.2.1　逐批检验或抽批检验的硬度检验项目见表2；成套轴承的外观检验项目见表3。装配表面划伤长度不应超过表4规定的数值；滚子工作面在接近倒角边缘的划伤长度不应超过表5规定的数值。

表 2

批量	抽检套数	合　格　判　定　数
≤150	3	检查内、外圈硬度，若发现一件不合格(内圈或外圈)允许加倍抽样检验(内圈或外圈)，再检验时，若发现一件样品不合格，即判为不合格。 在外径小于120 mm 轴承上，不允许留下硬度试验的压痕
151～35 000	5	
＞35 000	8	

表 3

序号	项目	检查手段	掌　握　幅　度
1	打字	目测	以字迹清楚，能识别型号、厂名、年份等代号为合格。 用化学方法补字时，字迹应端正，字的方向、位置、大小应一致。无字、缺字、缺笔划等，均为不合格
2	碰伤	目测	见表4、表5
3	磨伤	目测	装配表面的两倍倒角处以内，允许有"无深度感觉"的磨伤或粗磨痕。若有明显的深度感觉的磨伤或粗磨痕，均作为 C 类检查项目不合格。装配表面肉眼可见烧伤属于磨伤
4	车刀痕	目测	在装配表面有不影响尺寸精度的车刀痕作为 C 类检查项目不合格。在接近倒角边缘外，允许有不超过周长5%、且深度又不明显的车刀痕，工作表面不允许有车刀痕存在
5	锈蚀	目测	轴承任何部位不允许锈蚀，但装配表面允许有除锈的痕迹，工作表面锈蚀为 B 类一组检查项目不合格，其他部位锈蚀为 C 类检查项目不合格

续表 3

序号	项目	检查手段	掌握幅度
6	黑斑	目测	包黑点，经中和后的酸迹也作为黑斑处理。少数黑点可忽略不计，但群点，或两黑点的间距小于10 mm，且点数又大于5，也算作黑斑，工作表面黑斑为C类检查项目不合格，非工作表面黑斑为人类检查项目不合格（点的直径不大于1 mm，微型轴承除外）
7	材料缺陷	目测	主要指砂眼、麻点、夹渣、疏松等，上述缺陷在工作表面上为B类一组检查项目不合格，在非工作表面上为C类检查项目不合格
8	铆压质量	目测	指欠铆、歪头、双眼皮、铆伤、支柱弯曲、铆钉头错位、两半保持架错位、密封装置松动等，均为C类检查项目不合格。若铆钉未铆，密封装置自动脱落为B类一组检查项目不合格
9	基准面装反	目测	主要指非分离型轴承，凡基准面装反，而旋转精度仍旧合格者，都作为C类检查项目不合格
10	缺零件	目测	套圈、垫圈、衬圈、挡圈、座圈、滚动体、保持架、密封圈、防尘盖、铆钉等，凡缺一件，均为B类一组检查项目不合格
11	错配零件	目测	成品轴承混装进其他零件，为B类一组检查项目不合格。可通用装配的零件，只要型号的表示形式能保持一致性，不作错配零件处理
12	错规格	目测	同一批产品，混进不同型号或不同等级的产品，作为B类一组检查项目不合格
13	灵活性	目测	0 000、6 000、7 000、8 000、9 000型轴承轴心线垂直于水平面，1 000、2 000、3 000、4 000、5 000型轴承、轴心线平行于水平面固定内圈轻轻地正反两个方向转动外圈，观察其停止转动前的情况，若突然停止转动，即为灵活性不佳，调心轴承需检查调心性能
14	倒装滚子	目测	主要指圆锥滚子和不对称球面滚子轴承倒装滚子，均作为B类一组检查项目不合格
15	碰套	目测	非套圈引导的保持架碰套，若影响灵活性，为C类检查项目不合格
16	其他	日测	防尘盖和保持架折皱，凹凸不平，橡胶密封圈起泡、剥落等，为C类检查项目不合格

表 4

mm

尺寸段(内径)	内圈	外圈
10以下	0.5	1.0
10～30	1.0	1.5
30～50	1.5	2.0
50～80	2.0	2.5
80～130	2.5	3.0
130以上	3.0	3.5

表 5 mm

尺寸段(内径)	划伤长度
10以下	0.5
10～18	0.8
18～30	1.0

注：滚子包括滚针、圆锥滚子、短圆柱滚子、球面滚子；滚道边缘接近油槽处或倒角处的划伤长度以与其配套的滚子直径大小查表，也不得超过上表规定的数值。滚子和滚道的工作表面，除上述情况外，均不允许划伤。

5.2.2 抽批检验项目仅包括拆套检验及成套轴承内、外圈宽度偏差及变动量。

5.2.2.1 拆套检验

每十个检验批的第一批要进行拆套检验，每次检验抽取二套轴承样品。检验项目包括套圈、滚动体的粗糙度、金相组织和滚动体硬度。检查时，若发现一件不合格，允许加倍抽样检验，再检验时，或发现有一件不合格，即判定为不合格。上一批判定为不合格的，下一检验批仍需进行拆套检验。

5.2.2.2 轴承内、外圈宽度偏差及变动量检验

同一个型号的轴承，每五个检验批的第一批进行上述项目的检验，检查水平为S-4，AQL 为6.5。若检验不合格，下一检验批仍需进行这些项目的检验。

5.2.3 包装检验

包装应符合我国有关出口包装的规定以及贸易合同的有关规定。

5.3 检验方法(执行附录 A 所列标准)

5.3.1 滚动轴承尺寸精度、旋转精度按 GB 307.2的规定检验。

5.3.2 滚动轴承径向游隙按 JB 3573的规定检验。

5.3.3 水泵轴连轴承轴向游隙按 ZB J11 016.2的规定检验。

5.3.4 滚动轴承装配倒角极限按 GB 274的规定检验。

5.3.5 残磁按 ZQ 33的规定检验；当外径小于 ϕ28 mm 时，按 JB 2781的规定检验。

5.3.6 外观及旋转灵活性按 JB/CQ/T 128和按表3、表4和表5的规定检验。

5.3.7 振动按 ZQ 1的规定检验。

5.3.8 硬度、裂纹和金相组织按 JB 1255的规定检验，碳钢轴承的硬度和裂纹按 JB/CQ 108的规定检验。

5.3.9 配合表面和端面的表面粗糙度按 ZQ 4的规定检验。

5.3.10 滚动体的粗糙度按 ZQ 9、ZQ 61的规定检验。

5.3.11 出口轴承的内外包装按 ZQ 1的规定检验。

5.3.12 轴承的油封防锈包装，按 JB 3034的规定检验。

6 检验结果的判定

根据样本检验结果，按表1或表3的规定判定检验批是否合格。

7 不合格的处置

7.1 凡判定为合格的批，其样本中发现的不合格品应以合格品调换或修正为合格品。

7.2 凡判定为不合格的批，经返工修整后，允许再申请检验一次。

附　录　A
检验时执行标准
（补充件）

检验时主要执行标准如下：

GB 274　滚动轴承装配倒角极限

GB 307.2　滚动轴承　公差的测定方法

JB 1255　滚铬钢滚动轴承零件热处理质量标准

JB 2781　微型球轴承零件终检和成品　技术条件

JB 3573　滚动轴承　径向游隙的测量方法

ZB J11 016.2　水泵轴连轴承　技术条件

ZQ 1　出口滚动轴承技术要求

ZQ 4　滚动轴承　套圈表面粗糙度技术条件

ZQ 9　滚动轴承零件表面粗糙度评定方法

ZQ 33　滚动轴承　残磁技术条件

ZQ 61　滚动轴承零件　球面滚子和圆锥滚子表面粗糙度技术条件

JB/CQ 108　碳钢轴承　深沟球轴承　技术条件

JB/CQ 109　碳钢轴承　深沟球轴承　补充技术条件

JB/CQ/T 128　滚动轴承零件套圈和滚子外观质量要求

附加说明：

本标准由中华人民共和国国家进出口商品检验局提出。

本标准由中华人民共和国上海进出口商品检验局负责起草。

本标准主要起草人庄乙铭、王骁。

中华人民共和国进出口商品检验行业标准

出口工业链条检验规程

SN/T 0236—93

Rules for the inspection of industrial chain for export

1 主题内容与适用范围

本标准规定了出口精密滚子链和套筒链的抽样、检验和检验结果的判定规则。

本标准适用于精密滚子链和套筒链的出口检验,其他工业链条的出口检验也可参照使用。

2 引用标准

GB 1243.1 传动用短节距精密滚子链

GB 1243.2 传动用短节距精密滚子链输送用附件

GB 5269 传动及输送用双节距精密滚子链和链轮

GB 6076 传动用短节距精密套筒链

JB/Z 191 GB 1243.1《传动用短节距精密滚子链》的补充技术要求

JB/JQ 18006 精密滚子链、套筒链产品质量分等(试行)

ZB A82 001 通用木箱技术标准(试行)

3 术语

3.1 检验批

为实施抽样检验而汇集的同一规格、型号、在相同生产条件下生产的单位产品,称为检验批,简称批。

3.2 连续批

连续批是指同一工厂提交的同一规格、型号的连续检验的批。

3.3 批质量

批质量是指用每百单位产品的不合格品数表示的单个提交检验批的质量。

4 抽样

4.1 抽样条件

提交抽样的检验批须经工厂检验合格,且已包装入库。

4.2 抽样方案

4.2.1 检验批大小的规定见表1。

4.2.2 抽样数量见表2、表3。

中华人民共和国国家进出口商品检验局1993-08-01批准　　1994-05-01实施

表 1

链条节距,mm	批量,m	抽样数量,m	备　　注
p≤19.05	≤3 000	≥6.5	若报验数量>3 000 m,原则上以 3 000 m 为单位,分为若干个检验批
p≤25.40	≤5 000	≥11	若报验数量>5 000 m,原则上以 5 000 m 为单位,分为若干个检验批

注：样本应保证 9 个互不重复的链长精度测量段。

表 2

检验项目		检验件数	判　定　标　准	备　　注
关键指标	极限拉伸载荷	5	不合格件数等于零	不合格件数之和≤4。灵活性主要指铰链的灵活性,另外抽检 10 个滚子,死滚子数≤3
	链长精度	9	两项不合格件数之和≥2	
	链节松动扭矩	10		
	零件缺损	见表 1	不合格件数≤2	
	灵活性	见表 1	不合格件数≤2	
外观		见表 1	色泽不均匀,标记不清晰,轻微氧化皮或疵斑等≤5 处	
包装	标记	全检	是否符合合同或有关规定	
	内包装	2～3 箱	有无可靠的防锈防潮措施	
	外包装	全检	不合格率≤5%	木箱质量符合合同要求或 ZB A82 001 标准

表 3

检验项目		检验件数	判定标准	备　　注
一般指标	节距精度	10	不合格件数≤6	每项不合格件数≤3
	内节内宽	10		
	滚子外径	10		
	销轴直径	10		
	铆头质量	10		
	滚子整齐度	10		
零件硬度	销轴	10	不合格件数≤4	每项不合格件数≤3
	套筒	10		
	滚子	10		
	链板	10		
扭曲(参考)		3	每件≤5°/m	用每件≥5 m 的整链目测或仪器检测

注：周期检验一般为 5 批或三个月进行一次,与逐批检验同时进行。

4.3 抽样方法

从检验批中随机抽取样品。

5 检验

5.1 检验分类

检验可分为逐批检验和周期检验。

5.2 检验项目

5.2.1 逐批检验项目

关键指标、外观和包装等，见表 2。

5.2.2 周期检验项目

内容见表 3。

5.3 检验方法

按 JB/JQ 18006 的有关规定进行。

6 检验结果的判定

6.1 样本检验结果依据检验形式而定，采用逐批检验的依据表 2 的规定判定检验批是否合格；采用周期检验的依据表 3 的规定判定检验批是否合格。

6.2 逐批检验判定

6.2.1 关键指标项目中任意一项达不到标准，则判定整批不合格。

6.2.2 包装不符合要求，则判定整批不合格。

6.2.3 外观项目未达到标准时，允许再次抽样检验外观。检验合格，判定整批合格；检验不合格，判定整批不合格。

6.3 周期检验时，任意一项未达到标准，允许再次抽样检验相关项目，检验合格判定整批合格，检验不合格，判定整批不合格。下次逐批检验时，须再进行周期检验。

7 不合格的处置

7.1 凡判为合格的检验批，其样本中的不合格品应用合格品予以调换或修正为合格品。

7.2 外观、包装、零件缺损、灵活性及铆头质量达不到标准的不合格批，经工厂整理后允许重新报验一次，其他指标达不到标准的不合格批，不允许重新报验。

附加说明：

本标准由中华人民共和国国家进出口商品检验局提出。

本标准由中华人民共和国上海进出口商品检验局负责起草。

本标准主要起草人刘庆先、沈宝兴、戴雪伟。

前　　言

本标准是根据标准化工作导则 GB/T 1.1—1993 中标准编写的基本规定及 SN/T 0002—1993《出口机电商品检验规程标准编写的基本规定》的要求进行编写的。

随着国际贸易的发展，我国出口铜制阀门日益增多，而我国现行的有关产品技术标准对抽样方案、不合格分类等均未作出详尽的规定，迫切需要制定一个适合铜制阀门的检验规程来规范检验。本标准引用了国家有关技术标准和抽样标准，规定了出口铜制阀门的抽样、检验和检验结果的判定，为出口铜制阀门的检验提供了依据。

本标准的附录 A 是标准的附录。

本标准由中华人民共和国国家进出口商品检验局提出并归口。

本标准由中华人民共和国浙江进出口商品检验局负责起草。

本标准主要起草人：陶伟、支绍群。

本标准系首次发布的行业标准。

中华人民共和国进出口商品检验行业标准

SN/T 0725—1997

出口铜制阀门检验规程

Rules for the inspection of copper valves for export

1 范围

本标准规定了出口铜制阀门的抽样、检验和检验结果的判定。

本标准适用于公称压力 6.3MPa 以下，出口通用铜制闸阀、球阀、截止阀、止回阀等阀门的检验。

本标准不适用于特殊用途的出口铜制阀门的检验。

2 引用标准

下列标准所包含的条文，通过在本标准中引用而构成为本标准的条文。本标准出版时，所示版本均为有效。所有标准都会被修订，使用本标准的各方应探讨使用下列标准最新版本的可能性。

GB 2828—87 逐批检查计数抽样程序及抽样表(适用于连续批的检查)

GB 8464—87 内螺纹连接闸阀、截止阀、球阀、止回阀通用技术条件

GB 8465—87 内螺纹连接闸阀、截止阀、球阀、止回阀基本尺寸

GB 12220—89 通用阀门 标志

GB 12221—89 法兰连接金属阀门 结构长度

GB 12225—89 通用阀门 铜合金铸件技术条件

GB/T 12252—89 通用阀门 供货要求

GB/T 13927—92 通用阀门 压力试验

3 定义

本标准采用下列定义。

3.1 检验批

同一品种、同一规格或多种规格，在相同生产条件下生产，为实施检验而汇集的同类产品称为检验批，简称批。

3.2 代表性规格

为实施抽样检验而抽取的代表阀门检验批质量的产品规格。

3.3 代表性样本

为实施抽样检验，在代表性规格中抽取的代表该规格产品质量的样本。

4 抽样

4.1 抽样条件

提交抽样的检验批须经厂检合格，并提供有效的材质试验报告。

4.2 抽样方案

采用 GB 2828 正常检查一次抽样方案。

中华人民共和国国家进出口商品检验局 1997-12-22 批准　　　　1998-05-01 实施

4.2.1 代表性规格数按 GB 2828 一般检查水平 I 确定，代表性样本大小分别按 GB 2828 特殊检查水平 S-4 确定。

4.2.2 合格质量水平 AQL 值的确定

——A 类不合格：AQL＝1.5

——B 类不合格：AQL＝4.0

——C 类不合格：AQL＝6.5

4.3 抽样方法

从提交检验批中随机抽取。

5 检验

5.1 仅做交收检验

5.2 检验项目

检验项目包括压力试验、装配质量、螺纹精度、基本尺寸、外观、标志、包装。

5.3 检验方法

见附录 A（标准的附录）。

5.4 检验结果的判定

根据检验结果，当各代表性规格样本的 A 类、B 类、C 类的不合格品数均不大于相应的合格判定数（A_c），则判该批合格。

6 不合格的处置

6.1 合格批中的不合格品应调换或修正为合格品。

6.2 不合格批经返工整理后允许再提交检验一次。

附 录 A
（标准的附录）
检验项目、技术要求、检验方法及不合格分类

检验项目、技术要求、检验方法及不合格分类见表A1。

表 A1

序号	检验项目	技 术 要 求	检验方法	不合格分类
1	压力试验	壳体试验符合 GB/T 13927	GB/T 13927	A
		密封试验符合 GB/T 13927	GB/T 13927	A
		上密封试验符合 GB/T 13927	GB/T 13927	A
2	装配质量	符合 GB 8464—87 中 1.5	GB 8464—87 中第 2 章	B
3	螺纹精度	符合 GB 8464—87 中 1.3	用管螺纹量规、芯棒测量	B
4	基本尺寸	铜制闸阀符合 GB 12221 或 GB 8465.5	用游标卡尺测量	B
		铜制截止阀符合 GB 12221 或 GB 8465.6	用游标卡尺测量	B
		铜制球阀符合 GB 12221 或 GB 8465.7	用游标卡尺测量	B
		铜制止回阀符合 GB 12221 或 GB 8465.8	用游标卡尺测量	B
5	外 观	铸件质量符合 GB 8464—87 中 1.1	目 测	B
		油漆及其它符合 GB 8464—87 中 1.6	目 测	C
6	标 志	符合 GB 12220	目 测	C
7	包 装	符合 GB/T 12252—89 中第 6 章	感官检验	C
8	材 质	符合 GB 8464—87 中 1.1.2	GB 8464—87 中 1.1.3	根据需要检验，必须合格
		符合 GB 12225—89 中 4.2	GB 12225—89 中 4.2	
		符合 GB 12225—89 中 4.3	GB 12225—89 中第 5 章	

前　言

本标准是按照GB/T 1.1—1993《标准化工作导则　第1单元:标准的起草与表述规则　第1部分:标准编写的基本规定》和SN/T 0002—1999《出口机电商品检验标准编写的基本规定》的要求进行编写的。

本标准由中华人民共和国国家认证认可监督管理委员会提出并归口。

本标准由中华人民共和国江西出入境检验检疫局负责起草。

本标准主要起草人:刘雷、熊水层、喻锟铭。

本标准系首次发布的检验检疫行业标准。

中华人民共和国出入境检验检疫行业标准

出口圆板牙检验规程

SN/T 1060—2002

Rules for the inspection of circular screwing dies for export

1 范围

本标准规定了出口圆板牙的抽样、检验及检验批质量结果判定的方法。

本标准适用于出口圆板牙的检验。

2 引用标准

下列标准所包含的条文，通过在本标准中引用而构成为本标准的条文。本标准出版时，所示版本均为有效。所有标准都会被修订，使用本标准的各方应探讨使用下列标准最新版本的可能性。

GB/T 970.1—1994 圆板牙形式和尺寸

GB/T 970.2—1994 圆板牙技术条件

GB/T 2828—1987 逐批检查计数抽样程序及抽样表（适用于连续批的检查）

JB/GQ 5050—1988 刀具产品检测规程通则

JB/T 54602—1993 板牙检测规程

3 定义

本标准采用下列定义。

3.1 检验批

为实施出口商品检验汇集而成的同一类型、在相同生产条件下生产的单位产品，称为检验批。

3.2 代表性规格

为实施检验而在一个包含数个规格的检验批中所抽取的代表该检验批质量的产品规格。

3.3 代表性规格的样本

为实施检验而在代表性规格中抽取的代表该规格质量的样本。

4 抽样

4.1 抽样条件

每次提交检验的产品须经厂检合格，包装入库。

4.2 抽样方案

4.2.1 代表性规格的确定

先按 GB/T 2828 正常检查一次抽样方案一般检查水平Ⅱ从检验批总规格数中确定代表性规格数，再确定代表性规格。若某检验批规格大小差距较大时，可适当增加抽取的代表性规格数。

4.2.2 抽取箱数的确定

按 GB/T 2828 正常检查一次抽样方案一般检查水平Ⅱ分别从代表性规格的总箱数中确定抽取箱数。

4.2.3 样本的确定

中华人民共和国国家质量监督检验检疫总局 2002-01-16 批准　　2002-06-01 实施

按GB/T 2828正常检查一次抽样方案从代表性规格的产品总数中确定。

不合格分类、检查水平与合格质量水平(AQL)的确定见表1。

表1 不合格分类、检查水平与合格质量水平(AQL)

不合格分类	检查水平	合格质量水平 AQL
B类Ⅰ组	一般检查水平Ⅰ	4.0
B类Ⅱ组	特殊检查水平S-1	2.5
C类	一般检查水平Ⅰ	40

4.3 抽样方法

首先在确定的代表性规格中,按4.2.2确定的箱数,确定抽取的箱号。然后在确定的箱中按4.2.3确定的样本数随机抽取样本。

4.4 转移规则

B类Ⅰ组和C类检查的严格度执行GB/T 2828的转移规则。B类Ⅱ组检查的严格度不转移。

5 检验

5.1 检验为逐批进行检验。

5.2 不合格分类、检验项目、检验内容、技术要求及检验方法见表2。

表2 不合格分类、检验项目、检验内容、技术要求及检验方法

不合格分类	检验项目及检验内容	技术要求	检验方法
B类Ⅰ组	1. 裂纹,崩刃,烧伤,锈迹及其他影响使用性能的外部缺陷	GB/T 970.2	JB/GQ 5050
	2. 切削刃前面的表面粗糙度	GB/T 970.2	JB/GQ 5050
	3. 切削刃后面的表面粗糙度	GB/T 970.2	JB/GQ 5050
	4. 螺纹的表面粗糙度	GB/T 970.2	JB/GQ 5050
	5. 外圆对轴线的径向圆跳动	GB/T 970.2	JB/T 54602
	6. 端面对轴线的端面圆跳动	GB/T 970.2	JB/T 54602
	7. 切削刃对外圆的斜向跳动	GB/T 970.2	JB/T 54602
	8. 材料	GB/T 970.2	JB/GQ 5050
	9. 包装	GB/T 970.2	JB/GQ 5050
	10. 标志	GB/T 970.1及GB/T 970.2	JB/GQ 5050
B类Ⅱ组	1. 工作部分硬度	GB/T 970.2	JB/GQ 5050
	2. 切削性能*	GB/T 970.2	GB/T 970.2
C类	1. 外圆,端面的表面粗糙度	GB/T 970.2	JB/GQ 5050
	2. 外径	GB/T 970.2	JB/T 54602
	3. 厚度	GB/T 970.2	JB/T 54602
	4. 轻微的外部缺陷:前后面及切削刃和其他表面有轻微碰伤的痕迹和轻微的锈迹;磨削面有少量未磨掉的黑斑;切削刃铲磨后末端有轻微黑斑和崩缺现象,由刃磨造成的黄色氧化膜	GB/T 970.2	JB/GQ 5050
* 切削性能可作不定期抽查检验。			

6 检验结果的判定

6.1 B类Ⅰ、Ⅱ组不合格以不合格品数计。C类不合格以不合格项数计。

6.2 代表性规格的判定

当各不合格分类均不超过合格质量水平规定要求,代表性规格判为合格,否则判为不合格。

6.3 检验批的判定

当代表性规格均合格时,该检验批判为合格,否则判为不合格。

6.4 不合格的处置

对于合格批,应把检验样本时发现具有B类不合格品以及用于切削试验的样本更换成合格品后方可放行。

对于不合格批,经全数返工整理后,允许再提交一次检验。对再次提交批产品的质量检验时,可仅对不合格类别的检验项目进行,必要时也可抽取其他规格的这个项目进行检验。

7 检验有效期

圆板牙产品检验有效期为一年。

专用设备标准

中华人民共和国进出口商品检验行业标准

出口压力容器法兰检验规程

SN/T 0257.1—93

Rules for the inspection of flanges of pressure vessels for export

1 主题内容与适用范围

本标准规定了出口压力容器法兰的抽样方案、检验方法和检验结果的判定。

本标准适用于公称压力大于0.1 MPa,工作温度在-20~450℃的钢制压力容器法兰的出口检验。

出口压力容器法兰应按照本标准进行检验,如合同、信用证中对某些检验项目另有规定,则满足合同、信用证中规定的要求。

2 引用标准

GB 150 钢制压力容器
GB 3274 碳素结构钢和低合金结构钢热轧厚钢板和钢带
GB 6654 压力容器用碳素钢和低合金钢厚钢板
GB 713 锅炉用碳素钢和低合金钢钢板
GB 3323 钢熔化焊对接接头射线照像和质量分级
GB 1801~1802 公差与配合
GB 1804 公差与配合 未注公差尺寸的极限偏差
GB 11345 钢制焊缝手工超声波探伤方法及探伤结果的分级
JB 755 压力容器锻件技术条件
JB 3965 钢制压力容器磁粉探伤
JB 4700 压力容器法兰分类与技术条件
JB 4701 甲型平焊法兰
JB 4702 乙型平焊法兰
JB 4703 长颈对焊法兰

3 术语

3.1 检验批:用于实施出口检验由生产单位提供的不多于表1规定数量的由相同牌号的材料、采用同一焊接工艺、同一热处理工艺连续生产的同规格的法兰。

表1

单件法兰重量,kg	每个检验批的最多法兰数量,件
≤15	≤150
>15~≤150	≤100

中华人民共和国国家进出口商品检验局1993-11-05批准 1994-05-01实施

续表 1

单件法兰重量,kg	每个检验批的最多法兰数量,件
>150～≤300	≤50
>300	≤25

3.2 样本法兰:从检验批中随机抽取的用于进行破坏性检验和非破坏性检验的法兰。

4 抽样

4.1 抽样条件

4.1.1 法兰的检验以检验批为基准,在供货状态下进行。

4.1.2 生产单位应提供检验批的质量证明书。该质量证明书内容包括：

a. 法兰设计技术条件,其中包括:公称压力、工作温度、适用介质、主要尺寸及重量；

b. 材质证明书(按炉批号提供材质证明原始证件或复印件)；

c. 热处理报告；

d. 无损探伤检验报告；

e. 尺寸及加工精度检验报告；

f. 合格证；

g. 合同或信用证中规定应提供的检验报告。

4.1.3 生产单位应在每个法兰的产品合格证书中明确无误地标明检验批中每个法兰的编号及所属批号,且该编号能与实物法兰一一对应。

4.2 抽样方案

4.2.1 在每个检验批中,随机抽取 2 件样本法兰进行规定检验项目的检验。

4.2.2 对于单件重量大于 300 kg 的自由锻法兰应逐件进行规定项目的检验。

4.3 抽样方法

4.3.1 用于检验的样本法兰应在指定的检验批中随机抽取。

4.3.2 样本法兰上试样的切取,可应用适当数量的法兰本身;或者在拟检验的法兰上留出制取试样所需的裕量材料。模锻法兰可利用冲孔时的废弃芯材制取试样,但是芯厚度不得小于 75%的法兰厚度。

5 检验

5.1 材质检验

5.1.1 对于用钢板制造的样本法兰,其材质应按照 GB 150 第 2 章、GB 3274、GB 6654、GB 713 的规定检验。

5.1.2 对于锻制的样本法兰,其材质应按照 JB 755 Ⅱ级的规定检验和验收。有特殊要求的按合同规定检验,锻件热处理后的力学性能应符合表 2 的规定。

表 2

钢号	热处理状态	抗拉强度 σ_b,MPa	屈服点 σ_s,MPa	延伸率 δ_5,%	冲击功 A_{KU},J
20	N+T 或 N	≥372	≥196	≥23	≥39
16Mn	N+T 或 N	≥470	≥294	≥17	≥47

续表 2

钢号	热处理状态	抗拉强度 σ_b,MPa	屈服点 σ_s,MPa	延伸率 δ_5,%	冲击功 A_{KU},J
20MnMo	Q+T	≥529	≥372	≥18	≥47
15CrMo	Q+T	≥441	≥274	≥20	≥55
12Cr1MoV	N+T,Q+T	≥441	≥274	≥21	≥55
12Cr2Mo1	N+T,Q+T	≥510	≥304	≥18	≥78

注：冲击功指梅氏(U 型缺口试样)。

5.1.3 对于轧制的样本法兰，其材质应按 JB 4700 附录 A 的规定检验。

5.1.4 对于使用进口材料加工制造的法兰，其材质检验应按其相应标准规定检验。

5.2 焊接质量检验

5.2.1 对乙型样本法兰的法兰盘与圆筒或短节连接的焊缝进行超声波探伤和外观检查。超声波探伤按 GB 11345 进行，检查结果Ⅱ级合格。外观检验按 GB 150 第 10 章的规定检验。

5.2.2 如样本法兰为 Cr-Mo 低合金钢乙型法兰，对样本法兰的法兰盘与短节连接的焊缝表面应进行磁粉或渗透探伤检查，其表面不得有裂纹、气孔、弧坑和夹渣等缺陷。磁粉探伤按 JB 3965 进行，渗透探伤按 GB 150 附录 H 的规定进行。

5.2.3 如样本法兰有拼接焊缝则需对其进行百分之百的射线或超声波探伤检查，射线探伤按 GB 3323 进行，检查结果Ⅲ级合格；超声波探伤按 GB 11345 进行，检查结果Ⅱ级合格。

5.2.4 如样本法兰为乙型法兰，则对其短节的探伤与同它相连接的筒体的探伤要求相同，或按照合同、图纸中规定进行。

5.3 尺寸精度检验

5.3.1 钢制样本法兰的凹凸密封面和凸面的外径，榫槽密封面榫面和槽面的外径公差按 GB 1801～1802 的规定检验验收。

5.3.2 钢制样本法兰两螺柱通孔中心圆直径和相邻两螺柱通孔弦长的允差为±0.6 mm，任意两螺柱通孔弦长的允差应符合表 3 的规定。

表 3　　mm

公称直径 D_N	<600	600～1 200	>1 200
允差	±1.0	±1.5	±2.0

5.3.3 对钢制样本法兰，上述规定的外加工面未注公差尺寸的公差等级按 GB 1804 的规定，孔为 H14、轴为 h14、长度为 JS(is)14。非加工面未注公差尺寸的公差等级按 IT 16。

5.3.4 对钢制甲、乙型样本法兰或长颈样本法兰的结构及尺寸分别按 JB 4701、JB 4702、JB 4703 的规定检验验收。

5.4 对钢制乙型样本法兰短节的制造质量的检验

按图纸或合同规定进行。

5.5 带衬环样本法兰，检漏孔应通入 0.4～0.5 MPa 的压缩空气或 0.05 MPa 的氨气进行焊缝质量和渗漏检验。检漏孔中心线应位于两相邻螺柱通孔跨中。

5.6 对钢制样本法兰的标记检验按 GB 4700 的规定检验验收。

5.7 对提交的检验批法兰的包装在通过“运输包装使用性能鉴定”后，按下述规定检验。

5.7.1 木箱或空格箱应牢固可靠，木条干燥无霉烂，箱板、箱带无断裂。

5.7.2 木箱或空格箱内的法兰牢固固定，以确保长途运输时不会因法兰相互碰撞而损伤密封面及法兰加工表面。

5.7.3 每个法兰在密封面上需采取防锈措施，以防密封面的锈蚀。

5.8 检验结果的判定

材质检验、焊接质量检验、尺寸精度检验、钢制样本法兰的标记检验分别按5.1，5.2，5.3，5.6条规定的相应标准判定。

6 不合格的处理

6.1 对于进行5.1项检验项目不合格的样本法兰，可再次随机抽取4件法兰做为样本法兰重复进行5.1项规定项目的检验（第一次抽样的合格项目可免做）。如4件样本法兰的全部检验项目合格，则视检验批法兰合格。如4件样本法兰中有任意1件样本法兰检验项目不合格，则视该批法兰不合格。对于判定全批材质不合格法兰不允许再次报验出口。

6.2 对于包装不合格及对于进行5.2～5.6项检验项目不合格的样本法兰所代表的检验批法兰全部退交生产单位返修，经返修后允许再申请检验一次。对返修后的检验批法兰随机抽取4件做为样本法兰。按5.2～5.6项检验项目的规定进行检验（第一次抽样的合格项目可免做）。如4件样本法兰的全部检验项目合格，则视该提交批法兰合格；如4件法兰中任意1件样本法兰不合格，则判该检验批不合格，不再接受报验。

6.3 不合格品的处置

合格批中检验所发现的不合格品及用于破坏性试验的样本，制造厂应予以调换。

附加说明：

本标准由中华人民共和国国家进出口商品检验局提出。

本标准由中华人民共和国辽宁进出口商品检验局负责起草。

本标准主要起草人陈谦、刘成珠、邢克礼。

中华人民共和国进出口商品检验行业标准

出口钢制管法兰检验规程

SN/T 0257.2—93

Rules for the inspection of steel pipe flanges for export

1 主题内容与适用范围

本标准规定了出口钢制管法兰的抽样方案、检验方法和检验结果的判定。

本标准适用于公称压力 p_N<42 MPa、最高使用温度低于600℃的钢制管法兰的出口检验。

出口管法兰应按照本标准进行检验，如合同、信用证中对某些检验项目另有规定，则应满足合同、信用证中规定的要求。

2 引用标准

GB 9125 钢制管法兰技术条件

GB 9124 钢制管法兰对焊端部

GB 2828 逐批检查计数抽样程序及抽样表(适用于连续批的检查)

GB 699 优质碳素结构钢钢号和一般技术条件

GB 700 普通碳素结构钢技术条件

GB 711 优质碳素结构钢热轧厚钢板技术条件

GB 1220 不锈钢棒

GB 1221 耐热钢棒

GB 1591 低合金结构钢技术条件

GB 2100 不锈耐酸钢铸件技术条件

GB 3274 普通碳素结构钢和低合金结构钢热轧厚钢板技术条件

GB 3077 合金结构钢技术条件

GB 4237 不锈钢热轧钢板

GB 4238 耐热钢板

JB 2640 锅炉管道附件承压铸钢件技术条件

JB 755 压力容器锻件技术条件

3 术语

3.1 检验批：用于实施出口检验，由生产单位提供的由相同牌号材料，系用同一制造工艺、同一热处理工艺连续生产的同一规格的法兰。

3.2 样本：从检验批中随机抽取用于检验的产品。

4 抽样

4.1 抽样条件

中华人民共和国国家进出口商品检验局1993-11-05批准　　1994-05-01实施

4.1.1 出口管法兰的检验以检验批为基准，材质检验及热处理试件的检验在制造过程中进行，其他项目的检验在供货状态下进行。

4.1.2 生产单位应提供检验批的质量证明书。该质量证明书内容包括：

a. 管法兰技术条件，其中包括：公称压力、工作温度、适用介质、主要尺寸及重量；

b. 材质证明（按炉批号提供材质证明原始证件或复印件）；

c. 热处理报告；

d. 尺寸及加工精度检查报告；

e. 合格证；

f. 合同或信用证中规定应提供的检验报告。

4.2 抽样方案及抽样方法

4.2.1 出口管法兰材质检验及热处理后力学性能检验的试件抽取按与其相应材料标准的规定进行。

4.2.2 样本应在检验批中随机抽取，除4.2.1以外的项目检验按GB 2828正常检查一次抽样方案。

4.2.3 代表性样本的抽取按下表进行。

检验项目	不合格类别	检查水平	AQL值
外观质量检验	A类不合格	S-4	0.65
尺寸检验	B类不合格	S-4	4.0
标志检验	B类不合格	S-4	4.0

5 检验

5.1 材质检验

5.1.1 制造管法兰的材料应具有材料制造单位出具的材质证明书。材料入厂后应在商检人员或商检机构指定人员的监督下对不同炉批号的材料逐批进行化学成分及力学性能检验。检验合格后的材料应予以明确标记、分类妥善管理。检验合格单与材料标记应具有可追踪性。

5.1.2 国产材料制造的钢制管法兰，对材料的检验应满足GB 9125及相应材料标准的要求。

5.1.3 进口材料制造的钢制管法兰，对材料的检验应满足国外相应标准的规定，且不低于GB 9125对制造管法兰材料的有关规定。

5.1.4 国产材料制造钢制管法兰，成品后在法兰上采用国外材料牌号标记的，应满足国外标记牌号材料相应标准的规定。

5.1.5 采用锻制材料的管法兰其材料性能应符合JB 755所规定的锻件级别为Ⅱ级的要求，并应在检验批中随机抽取二件进行金相检验。

5.2 尺寸检验

对管法兰的加工尺寸进行如下项目的检验：

a. 法兰厚度C；

b. 法兰高度H；

c. 法兰颈部直径N；

d. 法兰焊颈端部外径A；

e. 法兰内径；

f. 对焊式法兰的颈部厚度S；

g. 法兰密封面尺寸；

h. 螺栓中心圆直径；

i. 相邻两螺栓孔之弦距；

j. 螺栓孔中心圆直径与加工密封面直径的同轴度；

k. 密封面的加工表面粗糙度；

l. 法兰端面与轴线的垂直度；

m. 坡口尺寸；

n. 圆角半径。

管法兰的尺寸偏差应满足图纸及GB 9124、GB 9125的要求。

5.3 外观质量检验

5.3.1 锻造表面应光滑，不得有锻造伤痕、裂纹等缺陷。

5.3.2 机加工表面不得有毛刺、划痕及其他降低法兰强度和法兰连接可靠性的缺陷。

5.3.3 法兰密封面应光滑，不得有机械加工引起的裂纹、划痕或撞伤等表面缺陷。

5.4 标志检验

除整体式法兰外，每个法兰的外圆表面上应做以下标志：

a. 中国制造及制造厂代号或商标；

b. 材料标志；

c. 公称压力 p_N 及公称通径 D_N。

5.5 包装检验

对检验批法兰的包装在通过“运输包装使用性能鉴定”后，按下述规定检验。

5.5.1 木箱或空格箱应牢固可靠，木条干燥无霉烂，箱板、箱带无断裂。

5.5.2 木箱或空格箱内的法兰应牢固固定，以确保长途运输时不会因法兰相互碰撞而损坏密封面及法兰加工表面。

5.5.3 每个法兰密封面要采取防锈措施，以防密封面锈蚀。

5.6 检验结果的判定

5.6.1 材质检验结果按5.1条规定的相应标准判定。

5.6.2 尺寸检验、外观检验、标志检验按上表的规定判定。

6 不合格的处置

6.1 不合格品的处置

合格批中检验时发现的不合格品及用于破坏性试验的样本，制造厂应予以调换。

6.2 不合格批的处置

不合格的检验批，经返工整理后，允许再申请检验一次。

再次检验时，可重新抽取代表性样本进行全项检验，也可重新抽取代表性样本只对上次不合格项目单独进行检验，其他各项仍用原检验结果。

附加说明：

本标准由中华人民共和国国家进出口商品检验局提出。

本标准由中华人民共和国辽宁进出口商品检验局负责起草。

本标准主要起草人陈谦、刘成珠、邢克礼。

中华人民共和国进出口商品检验行业标准

出口管件检验规程

SN/T 0257.3—93

Rules for the inspection of pipe fittings for export

1 主题内容与适用范围

本标准规定了出口碳钢、合金钢和奥氏体不锈钢钢制对焊无缝管件(包括弯头、异径接头、三通、四通管帽)的抽样方案、检验方法和检验结果的判定。

本标准适用于输送压力大于0.1 MPa的蒸汽、压缩气体及液化气体的管道工程用碳钢、合金钢和奥氏体不锈钢钢制对焊无缝管件。

出口管件的检验应按照本标准进行检验,如合同、信用证中对某些检验项目另有规定,则满足合同、信用证中规定的要求。

2 引用标准

GB 150 钢制压力容器
GB 2828 逐批检查计数抽样程序及抽样表(适用于连续批的检查)
GB 12459 钢制对焊无缝管件
GB 8163 输送流体用无缝钢管
GB 6479 化肥设备用高压无缝钢管
GB 5310 高压锅炉用无缝钢管
GB 3087 低中压锅炉用无缝钢管
GB 2270 不锈钢无缝钢管
GB 3077 合金结构钢技术条件
GB 3274 普通碳素结构钢和低合金结构钢热轧钢板技术条件
GB 912 普通碳素结构钢和低合金结构钢薄钢板技术条件
GB 6654 压力容器用碳素钢和低合金钢厚钢板
GB 713 制造锅炉用碳素钢及普通低合金钢板
GB 3280 不锈钢冷轧钢板
GB 4237 不锈钢热轧钢板
GB 5777 无缝钢管超声波探伤方法
JB 3965 钢制压力容器磁粉探伤

3 术语

3.1 检验批:用于实施出口检验,由生产单位提供的由相同牌号材料,采用同一制造工艺、同一热处理工艺连续生产的同一规格的管件。

中华人民共和国国家进出口商品检验局1993-11-05批准　　1994-05-01实施

3.2 样本:从检验批中随机抽取用于检验的样品。

4 抽样

4.1 抽样条件

4.1.1 出口管件的检验以批为基准,材质检验、热处理试件检验及爆破试验在管件制造过程中进行,其他项目的检验在供货状态下进行。

4.1.2 生产单位应提交检验批的质量证明书。该质量证明书内容包括:

a. 制造厂名称及制造日期;

b. 产品名称及规格;

c. 钢材的化学成分分析及力学性能报告;

d. 热处理检验报告;

e. 无损探伤报告;

f. 爆破试验报告;

g. 外观及尺寸检查报告;

h. 合同或信用证规定进行的其他检验项目的报告。

4.2 抽样方案

4.2.1 出口管件材质检验及热处理后机械性能检验的试件的抽取按与其相应材料标准的规定进行。

4.2.2 爆破试验管件按每批一件抽取。

4.2.3 除4.2.1、4.2.2以外的检验项目按GB 2828正常检验一次方案抽取。

4.3 抽样方法

4.3.1 提供的检验样品应在指定的检验批中随机抽取。

4.3.2 代表性样品的抽取按下表。

检验项目	不合格类别	检查水平	AQL值
无损探伤检验	A类不合格	S-4	0.65
外观检验	A类不合格	S-4	0.65
尺寸检验	B类不合格	S-4	4.0
标志检验	B类不合格	S-4	4.0

5 检验

5.1 材质检验

5.1.1 制造管件的材料应具有材料制造单位出具的材质证明书。材料入厂后应在商检人员或商检机构指定人员的监督下对不同炉批号的材料逐批进行化学成分及力学性能的检验。检验合格后的材料应予以明确标记,分类妥善管理。检验合格单与材料标记应具有可追踪性。

5.1.2 国产材料制造的管件,对材料的检验应满足GB 12459及相应材料标准的要求。

5.1.3 进口材料制造的管件,对材料的检验应满足国外相应材料标准的规定,且不低于GB 12459对制造管件材料的有关规定。

5.1.4 国产材料制造的管件,成品后在管件上采用国外材料牌号标记的,应满足国外标记牌号材料相应标准的规定。

5.2 热处理检验

按GB 12459规定成形后的管件需进行热处理的,在热处理之后应至少抽取一件对其进行力学性能试验,试验结果应符合与其材料相应标准的规定。

5.3 爆破试验

对于该品种为本年度第一次出口的管件，每检验批管件应至少抽取一件对其进行爆破试验，管件的爆破试验按 GB 12459 中 5.2 项的规定进行。

5.4 尺寸检验

对管件的尺寸进行如下项目的检验：

a. 端部外径；

b. 端部内径和壁厚；

c. 中心至端面尺寸(45°弯头、90°弯头、三通)；

d. 中心至中心尺寸(180°弯头)；

e. 背面至端面尺寸(180°弯头、管帽)；

f. 长度(异径接头)；

g. 焊接坡口的结构和尺寸；

h. 形位公差。

管件尺寸的极限偏差应符合图纸及 GB 12459 的规定。

5.5 无损探伤检验

每检验批管件应至少抽取一件对其进行规定项目的无损探伤检验。碳钢及合金钢管件应进行超声波或磁粉探伤检验，奥氏体不锈钢管件应进行渗透检验。超声波探伤按 GB 5777 进行；磁粉探伤按 JB 3965进行；渗透探伤按 GB 150 附录 H 进行。

5.6 外观检验

5.6.1 管件表面不得有裂纹、过烧及其他有损强度的外观的缺陷，如疤痕等。内、外表面应光滑，不得有氧化皮。

5.6.2 碳钢及合金钢表面不得有锈蚀现象，防锈油漆应光滑、平整，没有剥落现象。

5.6.3 奥氏体不锈钢管件的酸洗钝化表面应均匀、平整。

5.7 标记检验

成品管件必须在显著位置喷涂或打印耐久性标志。标志方法应符合合同或者 GB 12459 的规定。

5.8 包装检验

对检验批管件的包装在通过“运输包装使用性能鉴定”后，按下述规定检验。

5.8.1 木箱或空格箱应牢固可靠，木条干燥无霉烂，箱板、箱带无断裂。

5.8.2 木箱或空格箱内的管件应牢固固定，以确保长途运输时不会因管件相互碰撞而损伤焊接坡口及管件表面。

5.9 检验结果的判定

5.9.1 材质检验、热处理检验、爆破试验分别按 5.1，5.2，5.3 条规定的相应标准判定。

5.9.2 无损探伤检验、外观检验、尺寸检验、标志检验按上表的规定判定。

6 不合格的处置

6.1 不合格品的处置

合格批中检验时发现的不合格品及用于破坏性试验的样本，制造厂应予以调换。

6.2 不合格批的处置

不合格的检验批，经返工整理后，允许再申请检验一次。

再次检验时，可重新抽取代表性样本进行全项检验，也可重新抽取代表性样本只对上次不合格项目单独进行检验，其他各项仍用原检验结果。

附加说明：
本标准由中华人民共和国国家进出口商品检验局提出。
本标准由中华人民共和国辽宁进出口商品检验局负责起草。
本标准主要起草人陈谦、刘成珠、邢克礼。

中华人民共和国进出口商品检验行业标准

出口手动葫芦检验规程

SN/T 0506—1995

Rules for the inspection of chain blocks for export

1 主题内容与适用范围

本标准规定了出口手动葫芦的抽样、检验和检验结果的判定。

本标准适用于出口的手拉葫芦、钢丝绳手扳葫芦、环链手扳葫芦的检验。其他类型的手动葫芦可参照执行。

2 引用标准

GB 2828 逐批检查计数抽样程序及抽样表(适用于连续批的检查)

GB/T 13384 机电产品包装通用技术条件

ZB J 80 014 手拉葫芦

JB 3682 HSS 钢丝绳手扳葫芦

JB 3928.2 HSH 环链手扳葫芦技术条件

JB/ZQ 8014 手拉葫芦产品质量分等

JB/ZQ 8023 钢丝绳手扳葫芦产品质量分等

JB/ZQ 8032 环链手扳葫芦产品质量分等

3 术语

3.1 检验批

为实施抽样检验而汇集的同一规格(指相同起重量)、型号,在相同工艺条件下生产的单位产品,称为检验批,简称批。

4 抽样

4.1 抽样条件

提交抽样的检验批须经厂检合格。

4.2 抽样方案

4.2.1 采用 GB 2828 规定的正常检查一次抽样方案。

4.2.2 检查水平和合格质量水平

分别见表 1、表 2、表 3。

4.3 抽样方法

样本在检验批中随机抽取。

4.4 检查严格度

执行 GB 2828 的转移规则。

中华人民共和国国家进出口商品检验局 1995-12-25 批准　　1996-05-01 实施

表 1 手拉葫芦

<table>
<tr><th>序号</th><th>检验项目</th><th>技 术 要 求</th><th>检验方法</th><th>检查水平</th><th>AQL</th><th>不合格品分类</th></tr>
<tr><td>1</td><td>包装</td><td>1.1 包装使用性能适合长途陆路、海路运输。
1.2 唛头标记和产品铭牌符合产品标准要求。
1.3 随机附件、技术资料符合产品标准要求。</td><td>目测，按照产品标准要求和GB/T 13384规定要求</td><td rowspan="3">特殊检查水平S-4</td><td>4.0
4.0
10</td><td>B
B
C</td></tr>
<tr><td>2</td><td>外观</td><td>2.1 各部位制造良好，不应有毛刺、伤痕等缺陷。
2.2 不加工外露表面应涂层，涂层应均匀、色泽一致，不得有污迹、斑痕、裂纹、气孔、缩皱、脱落、磕碰和粗糙不平等缺陷。
2.3 外露加工表面应发蓝、磷化或涂防锈油脂，不得有锈蚀现象。</td><td>目测，对照产品技术标准要求</td><td>10
10
4.0</td><td>C
C
B</td></tr>
<tr><td>3</td><td>无载动作</td><td>各零部件的装配应正确无误，各机构运转灵活，无卡阻或时松时紧现象。</td><td>目测及手拉检查</td><td>4.0</td><td>B</td></tr>
<tr><td>4</td><td>动载试验</td><td>4.1 在规定的试验载荷时，在规定的试验高度起升和下降一次，应达到：
a. 起重链条与起重链轮、手拉链条与手拉链轮啮合良好；
b. 齿轮副应运转平稳，无异常现象；
c. 制动器动作可靠；
d. 在起升和下降过程中，起重链条无扭转和卡链现象；
e. 手拉力无很大变化。
<table>
<tr><th>额定起重量 G_n,t</th><th>试验载荷,t</th><th>试验起升高度,m</th></tr>
<tr><td>0.5～3.2
5～10
16～20</td><td>$1.50G_n$
$1.25G_n$
$1.25G_n$</td><td>0.5
0.25
0.13</td></tr>
</table></td><td>在试验台上进行，按照 ZB J 80 014 和 JB/ZQ 8014 规定要求</td><td rowspan="2">特殊检查水平S-2</td><td>不允许存在</td><td>A</td></tr>
<tr><td>5</td><td>制动性能</td><td>5.1 处于无载下降状态下，在下吊钩上施加静载荷，制动器动作可靠。
5.2 在有载状态下，将重物下降相当于起重链轮旋转一周以上高度停止后重物不得自然下降。
<table>
<tr><th rowspan="2">额定起重量 G_n,t</th><th colspan="3">试验载荷</th></tr>
<tr><th>1 次</th><th>2 次</th><th>3 次</th></tr>
<tr><td>0.5～3.2
5～20</td><td>$0.5G_n$</td><td>$1.0G_n$</td><td>$1.5G_n$
$1.25G_n$</td></tr>
</table></td><td>在试验台上进行，按照 ZB J 80 014 和 JB/ZQ 8014 规定要求</td><td>不允许存在</td><td>A</td></tr>
</table>

表 2 HSS 钢丝绳手扳葫芦

序号	检验项目	技术要求	检验方法	检查水平	AQL	不合格品分类
1	包装	1.1 包装使用性能适合长途陆路、海路运输。 1.2 唛头标记和产品铭牌符合产品标准要求。 1.3 随机附件、技术资料符合产品标准要求。	目测，按照产品标准和 GB/T 13384 要求	特殊检查水平 S-4	4.0 4.0 10	B B C
2	外观	2.1 各部位表面光洁，无毛刺；吊钩无裂纹折叠等缺陷；钢丝绳不得松散，无结疤、凹凸歪扭。 2.2 装配应牢固，铆接无飞边、裂纹、划伤等。 2.3 除吊钩、机壳、弹簧和标准件外，其余零件应作防锈处理。 2.4 涂层表面应均匀，色泽光亮一致，不可有污迹、气泡、缩皱、脱落、磕碰和粗糙不平等缺陷。	目测，按照JB 3682 要求		4.0 4.0 4.0 10	B B B C
3	无载荷试验	将钢丝绳穿过机体，连续扳动前进杆及反向杆，在其全程范围内，动作应灵活轻快、无卡阻现象，钢丝绳能顺利前进和倒退。	手扳检查按 JB 3682 要求		4.0	B
4	额定载荷下的平均行程 $\bar{S}$	试验时，手柄在全行程往返扳动一次，测量钢丝绳移动距离，应符合产品标准要求	在试验台上进行，按 JB 3682 要求		4.0	B
5	动载荷试验	以 1.25G_n 加载上升、下降，钢丝绳移动距离不得少于 200mm。在上升和下降期间，各部分不得损坏，连接部位无松动和其他异常现象。	在试验台上进行，按 JB 3682 和 JB/ZQ 8023 要求	特殊检查水平 S-2	不允许存在	A

表 3 HSH 环链手扳葫芦

序号	检验项目	技术要求	检验方法	检查水平	AQL	不合格品分类
1	包装	1.1 包装使用性能适合长途陆路、海路运输。 1.2 唛头标记和产品铭牌符合产品标准要求。 1.3 随机附件、技术资料符合产品标准要求。	目测，按照标准要求和 GB/T 13384 规定	特殊检查水平 S-4	4.0 4.0 10	B B. C
2	外观	2.1 各部件制造良好，无毛刺、伤痕等缺陷；吊钩不应有裂缝、折叠等缺陷；环链不允许有烧伤、结疤夹层、凹痕、未焊透等缺陷。 2.2 涂漆层应均匀，光泽一致，无漏漆、脱落、裂纹等缺陷，经表面处理的机加工表面不涂漆。	目测，按产品标准要求		4.0 10	B C
3	无载荷试验	3.1 在空载时，扳动手柄，拨动换向爪，吊钩反复上升、下降，各运转机构灵活可靠，无咬住或时松时紧现象。 3.2 脱开离合装置，用手曳动链条应轻便灵活。	手扳，按产品标准要求		4.0 4.0	B B

续表 3

序号	检验项目	技 术 要 求	检验方法	检查水平	AQL	不合格品分类
4	动载荷试验	加载荷后，起重链轮在运转不少于一周的范围内上升下降各一次，应达到链轮与链条工作平稳，不得有爬链咬链现象；齿轮啮合良好，运转平稳； 额定载荷为 0.8，1.6，3.2t 的葫芦加 1.5G_n；额定载荷为 6.3t 的葫芦加 1.25G_n； 链条起升速度不应大于 0.45m/min	在试验台上按 JB 3928.2 和 JB/ZQ 8032 要求进行	特殊检查水平 S-2	不允许存在	A
5	制动性能	加载荷后，在上升和下降期间各停止一次，制动应灵敏可靠，载荷不得自动下滑。试验加载要求与本表序号 4 动载试验相同	在试验台上，按 JB 3928.2 和 JB/ZQ 8032 要求进行		不允许存在	A

5 检验

5.1 检验分类

5.1.1 检验分为逐批检验和型式检验。

5.1.2 有下列情况之一者，必须重新进行型式检验；

a. 产品重大结构、工艺和关键材料更改；

b. 停产半年后恢复生产的出口产品；

c. 出口逐批检验时发现重大质量问题。

5.2 检验项目、技术要求及检验方法

5.2.1 逐批检验的检验项目、技术要求及检验方法根据产品类别见表 1～表 3。

5.2.2 型式检验的检验项目、技术要求及检验方法根据产品类别按 ZB J 80 014、JB 3692、JB 3928.2 规定。

5.3 检验结果的判定

若在检验批中未发现 A 类不合格品，且当 B 类、C 类不合格品数均不大于合格判定数时，则判定该批为合格批。

6 不合格的处置

6.1 在检验合格批中，对所发现的不合格品应整理或更换成合格品。

6.2 凡判定为不合格的批，经返工整理后，允许再申请检验一次。

附加说明：

本标准由中华人民共和国国家进出口商品检验局提出。

本标准由中华人民共和国江苏进出口商品检验局负责起草。

本标准主要起草人刘红斌、黎晨。

前　言

本标准的编写是按照 GB/T 1.1—1993 的规定进行的。

本标准在制定过程中收集国内外产品技术标准，调查出口产品质量状况和市场需求，并在出口检验中试行。

本标准的技术要求与国家的行业标准相一致，并具体规定了出口电动葫芦检验的抽样、检验和检验结果的判定要求，为出口产品商检提供了检验依据。

本标准的附录 A 和附录 B 是标准的附录。

本标准由中华人民共和国国家进出口商品检验局提出并归口。

本标准起草单位：由中华人民共和国江苏进出口商品检验局。

本标准主要起草人：刘红斌、张晓宁。

本标准系首次发布出口电动葫芦商检行业标准。

中华人民共和国进出口商品检验行业标准

出口电动葫芦检验规程

SN/T 0732—1997

Rules for the inspection of electric hoists for export

1 范围

本标准规定了出口电动葫芦的抽样、检验和检验结果的判定。

本标准适用于一般用途出口的钢丝绳电动葫芦、环链电动葫芦的检验。特殊用途的环链电动葫芦、亦可参照使用。

2 引用标准

下列标准所包含的条文，通过在本标准中引用而构成为本标准的条文。本标准出版时，所示版本均为有效。所有标准都会被修订，使用本标准的各方应探讨使用下列标准最新版本的可能性。

GB 2828—87 逐批检查计数抽样程序及抽样表（适用于连续批的检查）

GB/T 13384—92 机电产品包装通用技术条件

JB 5317.2—91 环链电动葫芦技术条件

JB/ZQ 8004—89 钢丝绳电动葫芦产品质量分等

ZB J80 013.2—89 钢丝绳电动葫芦技术条件

ZB J80 013.4—89 钢丝绳电动葫芦试验方法

ZB J80 013.6—89 钢丝绳电动葫芦电气控制设备验收技术条件

3 定义

本标准采用下列定义。

检验批 为实施抽样检验而汇集的同一规格、型号，在相同生产条件下生产的单位产品，称为检验批，简称批。

4 抽样

4.1 抽样方案

4.1.1 交收检验采用GB 2828正常检查一次抽样方案；检查水平选用特殊检查水平S-4；不合格分为A类、B类、C类；A类不合格不允许存在，B类不合格AQL值为4.0，C类不合格AQL值为10。

4.1.2 型式检验的抽样按JB 5317.2和ZB J 80 013.2规定的要求进行。

4.2 抽样方法

样本在检验批中随机抽取。

4.3 检查严格度

执行GB 2828的转移规则。

中华人民共和国国家进出口商品检验局1997-12-22发布 1998-05-01实施

5 检验

5.1 检验分类:检验分为交收检验和型式检验。

5.2 检验项目

5.2.1 交收检验的检验项目,分别见附录A(标准的附录)、附录B(标准的附录)。

5.2.2 型式检验的检验项目按JB 5317.2和ZB J 80 013.2的有关规定执行。

5.3 检验方法

5.3.1 交收检验的检验方法分别见附录A、附录B。

5.3.2 型式检验的检验方法按JB 5317.2和ZB J 80 013.4有关规定执行。

5.4 检验结果的判定

交收检验时,若在检验批中未发现A类不合格品,且B类、C类不合格品数均不大于其相应的合格判定数时,则判该批为合格批。否则判定为不合格批。

6 不合格的处置

6.1 合格批中,发现的不合格品必须更换成合格品。

6.2 不合格批,经返工整理后,允许再申请检验一次。

附　录　A
（标准的附录）
钢丝绳电动葫芦的检验

钢丝绳电动葫芦的检验项目、检验方法见表A1。

表A1

<table>
<tr><th>序号</th><th>检验项目</th><th>技　术　要　求</th><th>检查方法</th><th>检查水平</th><th>合格质量水平（AQL）</th><th>不合格分类</th></tr>
<tr><td rowspan="2">1</td><td rowspan="2">包　装</td><td>1.1 包装按GB/T 13384有关规定，适合长途陆路海路运输</td><td rowspan="2">目　测</td><td rowspan="15">特殊检查水平S-4</td><td rowspan="2">4.0</td><td rowspan="2">B</td></tr>
<tr><td>1.2 标记应正确完整清晰
1.3 随机附件，技术资料符合产品要求</td></tr>
<tr><td rowspan="4">2</td><td rowspan="4">外　观</td><td>2.1 各部分制造良好，无毛刺，伤痕等缺陷</td><td rowspan="4">目　测</td><td rowspan="2">10</td><td rowspan="2">C</td></tr>
<tr><td>2.2 油漆涂层均匀，色泽一致无污迹、裂纹、泛白、流挂、气孔缩皱、脱落和粗糙不平等缺陷</td></tr>
<tr><td>2.3 减速器中润滑油不得渗漏</td><td rowspan="2">4.0</td><td rowspan="2">B</td></tr>
<tr><td>2.4 装配紧固牢靠，钢丝绳端固定牢靠，楔套安装正确</td></tr>
<tr><td>3</td><td>动载荷试验</td><td>按ZB J80 013.2要求</td><td rowspan="5">在专用试验台上按ZB J80 013.4规定进行</td><td>不允许存在</td><td>A</td></tr>
<tr><td>4</td><td>降电压</td><td>按ZB J80 013.2和JB/ZQ 8004要求</td><td rowspan="2">4.0</td><td rowspan="2">B</td></tr>
<tr><td>5</td><td>起升机构噪声</td><td>按ZB J80 013.2和JB/ZQ 8004要求</td></tr>
<tr><td>6</td><td>制动下滑量</td><td>按ZB J80 013.2和JB/ZQ 8004要求</td><td rowspan="6">不允许存在</td><td rowspan="6">A</td></tr>
<tr><td>7</td><td>限位置</td><td>按ZB J80 013.2和JB/ZQ 8004要求</td></tr>
<tr><td>8</td><td>绝缘性能</td><td>在冷态情况下，测量带电和不带电金属部分的绝缘电阻≥5MΩ</td><td>用绝缘电阻测试仪测量</td></tr>
<tr><td>9</td><td>耐电压</td><td>按ZB J80 013.2要求</td><td>用耐电压试验仪按ZB J80 013.6进行</td></tr>
<tr><td rowspan="2">10</td><td rowspan="2">接　地</td><td>10.1 接地电阻按ZB J80 013.2要求</td><td>用测试仪测量</td></tr>
<tr><td>10.2 接地装置按ZB J80 013.2要求</td><td>目　测</td></tr>
</table>

附　录　B
（标准的附录）
环链电动葫芦的检验

环链电动葫芦的检验项目、检验方法见表 B1。

表 B1

<table>
<tr><th>序号</th><th>检验项目</th><th>技　术　要　求</th><th>检查方法</th><th>检查水平</th><th>合格质量水平(AQL)</th><th>不合格分类</th></tr>
<tr><td rowspan="3">1</td><td rowspan="3">包　装</td><td>1.1 按 GB/T 13384 有关规定，适合长途陆路、海路运输</td><td rowspan="3">目　测</td><td rowspan="16">特殊检查水平 S-4</td><td rowspan="3">4.0</td><td rowspan="3">B</td></tr>
<tr><td>1.2 标记正确完整清晰</td></tr>
<tr><td>1.3 随机附件，技术资料应符合产品要求</td></tr>
<tr><td rowspan="5">2</td><td rowspan="5">外　观</td><td>2.1 油漆涂层均匀，色泽一致，无污迹、裂纹、泛白、流挂、气孔、缩皱、脱落和粗糙不平等缺陷</td><td rowspan="5">目　测</td><td rowspan="2">10</td><td rowspan="2">C</td></tr>
<tr><td>2.2 各部分制造良好，无毛刺，伤痕等缺陷</td></tr>
<tr><td>2.3 减速器注油不得渗漏</td><td rowspan="3">4.0</td><td rowspan="3">B</td></tr>
<tr><td>2.4 起重链条链端固定良好，导链架安装正确，各部分装配紧固牢靠吊钩装配正常</td></tr>
<tr><td>2.5 产品铭牌正确完整清晰</td></tr>
<tr><td>3</td><td>降电压</td><td>按 JB 5317.2 要求</td><td rowspan="6">在专用试验台上进行</td><td>4.0</td><td>B</td></tr>
<tr><td>4</td><td>制动下滑量</td><td>按 JB 5317.2 要求</td><td>不允许存在</td><td>A</td></tr>
<tr><td>5</td><td>起升机构噪声</td><td>按 JB 5317.2 要求</td><td>4.0</td><td>B</td></tr>
<tr><td>6</td><td>限位装置</td><td>按 JB 5317.2 要求</td><td rowspan="6">不允许存在</td><td rowspan="6">A</td></tr>
<tr><td>7</td><td>动载荷试验</td><td>按 JB 5317.2 要求</td></tr>
<tr><td>8</td><td>安全离合器打滑试验</td><td>按 JB 5317.2 要求</td></tr>
<tr><td>9</td><td>绝缘性能</td><td>按 JB 5317.2 要求</td><td>用绝缘电阻测试仪</td></tr>
<tr><td>10</td><td>耐电压</td><td>按 JB 5317.2 要求</td><td>用耐电压测试仪</td></tr>
<tr><td>11</td><td>接　地</td><td>按 JB 5317.2 要求</td><td>用测试仪及目测</td></tr>
</table>

前　　言

本标准按照GB/T 1.1—1993《标准化工作导则　第1单元：标准的起草与表述规则　第1部分：标准编写的基本规定》的要求，同时参照GB 7588—1995《电梯制造与安全规程》、SN/T 0237—1993《进口成套设备检验规程》及SN/T 0002—1999《出口机电商品检验标准编写的基本规定》制定和编写。

本标准附录A是标准的附录。

本标准由中华人民共和国国家出入境检验检疫局提出并归口。

本标准起草单位：中华人民共和国浙江出入境检验检疫局、辽宁出入境检验检疫局。

本标准主要起草人：张德石、姚时卫、孟庆涛、李春荣、陈谦。

中华人民共和国出入境检验检疫行业标准

进出口电梯安全性能检验规程

SN/T 0814—1999

Rules for the inspection of safety requirements of lift for import and export

1 范围

本标准规定了进出口电梯的抽样、检验及检验结果的判定。

本标准适用于乘客电梯、载货电梯的检验。

本标准不适用于液压电梯、杂物电梯、自动扶梯的检验。

2 引用标准

下列标准所包含的条文，通过在本标准中引用而构成为本标准的条文。本标准出版时，所示版本均为有效。所有标准都会被修订，使用本标准的各方应探讨使用下列标准最新版本的可能性。

GB 7588—1995 电梯制造与安装安全规范

SN/T 0237—1993 进口成套设备检验规程

3 定义

本标准采用下列定义。

检验批

同一合同下同一型号规格的进口或出口的电梯称为一个检验批。

4 抽样

每一检验批的电梯逐台检验。

5 检验

5.1 检验条件

5.1.1 电梯的制造与安装应符合 GB 7588 要求。

5.1.2 当合同中约定的安全性能要求低于 5.1.1 时，按 5.1.1 规定执行。

5.2 检验分类

检验分为：

——装船前预检验；

——口岸查验；

——开箱检验；

——安全性能检验。

5.2.1 装船前预检验按 SN/T 0237—1993 中 5.3.1 进行。

5.2.2 口岸查验按 SN/T 0237—1993 中 5.3.2 进行。

中华人民共和国国家出入境检验检疫局 1999-12-01 批准　　2000-05-01 实施

5.2.3 开箱检验按SN/T 0237—1993中5.3.3进行。

5.2.4 安全性能检验按GB 75885进行。

5.3 检验内容

检验包括审查随机文件、包装、数量、型号规格、外观质量、产地证及安全性能。

5.3.1 随机文件、包装、数量、型号规格、外观质量及产地证按合同及附件进行。随机文件主要审查：

a) 品质证明书和原产地证明书；

b) 动力电路和安全电路的电气线路示意图及符号说明；

c) 使用说明书(含润滑汇总和电梯功能图表)；

d) 安装说明书；

e) 安全部件、门锁装置、限速器、安全钳及缓冲器型式试验报告副本，其中限速器与渐进式安全钳还须提供调试证书副本；

f) 制造厂认可的安装单位的资格文件。

5.3.2 安全性能的检验在安装调试结束后，电梯能正常运行的情况下进行。检验内容和检验方法见附录A(标准的附录)。

5.4 检验结果的判定

在检验中发现有下列情况之一的，则判为不合格：

a) 产地、型号规格与合同及附件不符；

b) 安全性能存在不合格项；

c) 外观及外观质量存在明显的缺陷。

6 不合格的处置

被判为不合格，系安装因素所致允许修整后提交复验；不符合合同及附件规定的出具检验证书。

附 录 A

（标准的附录）

表 A1 安全性能检验

序号	检 验 内 容	检验方法
1	每台电梯应配备供电系统断相、错相保护装置，该装置在电梯运行中断相也应起保护作用	目测
2	电梯动力与控制线路应分离敷设，从进机房电源起零线和接地线应始终分开，接地线的颜色为黄绿双色绝缘电线，除 36 V 以下安全电压外的电气设备金属罩壳均应设有易于识别的接地端，且应用良好的接地。接地线应分别直接接至接地线柱上，不得互相串接后再接地	目测
3	在电动机或飞轮上应有与轿厢升降方向相对应的标志。曳引轮、飞轮、限速器轮外侧面应漆成黄色。制动器手动松闸扳手漆成红色，并挂在易接近的墙上	目测
4	限速器运转应平稳、出厂时动作速度整定封记应完好无拆动痕迹，限速器安装位置正确、底座牢固，当与安全钳联动时无颤动现象	检测
5	停电或电气系统发生故障时应有轿厢慢速移动措施，如用手动紧急操作装置，应能用松闸扳手松开制动器，并需用一个持续力去保持其松开状态	检测
6	轿顶应有停止电梯运行的非自动复位的红色停止开关，且动作可靠。在轿顶检修接通后，轿内检修开关应失效	试验
7	层门锁钩、锁臂及动接点动作灵活，在电气安全装置动作之前，锁紧元件的最小啮合长度为 7 mm	检测
8	由轿门自动驱动层门情况下，当轿厢在开锁区域以外时，无论层门由于任何原因而被开启，都应有一种装置能确保层门自动关闭	试验
9	底坑应设有停止电梯运行的非自动复位的红色停止开关	试验
10	限速器安全钳联动试验： a）额定速度大于 0.63 m/s 及轿厢装有数套安全钳时应采用渐进式安全钳，其余可采用瞬时式安全钳； b）限速器与安全钳电气开关在联动试验中动作应可靠，且使曳引机立即制动； c）对瞬时式安全钳，轿厢应载有均匀分布的额定载荷，短接限速器与安全钳电气开关，轿内无人，并在机房操作下行检修速度时，人为让限速器动作。复验或定期检验时，各种安全钳均采用空轿厢在平层或检修速度下试验*。 对渐进式安全钳，轿厢应载有均匀分布 125%的额定载荷，短接限速器与安全钳电气开关，轿内无人。在机房操作平层或检修速度下行，人为让限速器动作。 以上试验轿厢应可靠制动，且在载荷试验后相对于原正常位置轿厢底倾斜度不超过 5%	试验
11	缓冲试验： a）蓄能型缓冲器仅适用于额定速度小于 1 m/s 的电梯，耗能型缓冲器可适用于各种速度的电梯； b）对耗能型缓冲器需进行复位试验，即轿厢在空载的情况下以检修速度下降将缓冲器全压缩，从轿厢开始离开缓冲器一瞬间起，直到缓冲器回复到原状，所需时间应不大于 120 s	试验
12	层门与轿门联锁试验： a）在正常运行和轿厢未停止在开锁区域内，层门应不能打开； b）如果一个层门和轿门（在多扇门中任何一扇门）打开，电梯应不能正常启动或继续正常运行	试验

* 检验内容视具体情况按 GB 7588 执行。

表 A1(完)

序号	检 验 内 容	检验方法
13	上下极限动作试验： 设在井道上下两端的极限位置保护开关，它应在轿厢或对重接触缓冲器前作用，并在缓冲器被压缩期间保持其动作状态	试验
14	安全开关动作试验： 电梯以检修速度上下运行时，人为动作下列安全开关2次，电梯均应立即停止运行。 a）安全窗开关，用打开安全窗试验(如设有安全窗)； b）轿顶、底坑的紧急停止开关； c）限速器松绳开关	试验

前　　言

本标准按 GB/T 1.1—1993 及 SN/T 0002—1993《出口机电商品检验规程标准编写的基本规定》的要求编写。

本标准由中华人民共和国国家出入境检验检疫局提出并归口。

本标准起草单位：中华人民共和国天津出入境检验检疫局。

本标准起草人：丁建、杨桂兰。

中华人民共和国出入境检验检疫行业标准

出口电警棍检验规程

SN/T 0818—1999

Rules for the inspection of shockbaton for export

1 范围

本标准规定了出口电警棍的抽样、检验和检验结果的判定。

本标准适用于各类出口电警棍的检验。

2 引用标准

下列标准所包含的条文，通过在本标准中引用而构成为本标准的条文。本标准出版时，所示版本均为有效。所有标准都会被修订，使用本标准的各方应探讨使用下列标准最新版本的可能性。

GB/T 2828—1987 逐批检查计数抽样程序及抽样表(适用于连续批的检查)

GB/T 13384—1992 机电产品包装通用技术条件

3 定义

本标准采用下列定义。

检验批

为实施抽样检验而汇集的同一规格、型号，在相同工艺条件下生产的单位产品。简称：批。

4 抽样

4.1 抽样条件

应提供该批产品的厂检合格单及有效期内合格的型式试验报告。

4.2 抽样方案

采用GB/T 2828规定的正常检查一次抽样方案。不合格分类、检查水平及合格质量水平见表1。

4.3 抽样方法

样品在检验批中随机抽取。

5 检验

5.1 检验分类

检验分为交收检验和型式试验。

5.2 检验项目

5.2.1 交收检验项目见表1。

5.2.2 型式试验

有下列情况之一者，必须进行型式试验：

a) 产品重大结构、工艺和关键原材料更改；

b) 停产半年后又恢复生产出口产品；

c) 出口交收检验时发现重大质量问题。

中华人民共和国国家出入境检验检疫局1999-12-01批准 2000-05-01实施

5.3 检验方法

5.3.1 交收检验方法见表 1。

5.3.2 型式试验由工厂或商检机构认可的检验单位进行，并将检验结果报商检审核。当有疑议时，由商检会同上述部门进行复验，以复验结果为最终判定结果。

5.4 检验结果的判定

5.4.1 交收检验

交收检验时，若在检验中发现一个 A 类不合格时，则判定该批为不合格批。若在检验中未发现 A 类不合格，应对 B 类、C 类不合格分别统计判定。当 B 类、C 类不合格品数均不大于合格判定数时，则判定该批为合格批。当 B 类、C 类不合格中有一类不合格品数大于合格判定数时，则判定该批为不合格批。

5.4.2 型式试验不合格则判定该产品为不合格。

6 不合格的处置

6.1 在检验合格批中，对所发现的不合格品应返工整理为合格品或更换成合格品。

6.2 判定为不合格的批，经返工整理后允许申请检验一次。

7 检验有效期

在正常仓储条件下，出口电警棍检验有效期为一年。

表 1 电警棍检验项目、技术要求、检验方法

<table>
<tr><th>序号</th><th>检验项目</th><th>技术要求</th><th>检查方法</th><th>检查水平</th><th>AQL 值</th><th>不合格分类</th></tr>
<tr><td rowspan="2">1</td><td rowspan="2">包装</td><td>1 箱体完好，表面清洁，标志清晰。防潮、防震</td><td rowspan="2">目测</td><td rowspan="15">一般检查水平 I</td><td rowspan="4">4.0</td><td rowspan="4">C</td></tr>
<tr><td>2 型号、规格等标记符合产品要求</td></tr>
<tr><td rowspan="2">2</td><td rowspan="2">外观结构</td><td>1 外观应整洁、无裂纹，无缺料、无失色及杂质等缺陷。金属件表面镀层应光洁，无锈蚀、无剥落和损伤</td><td rowspan="2">目测及手检</td></tr>
<tr><td>2 连接件应结合可靠，电极与外壳无松动</td></tr>
<tr><td rowspan="2">3</td><td>输出能量</td><td>在额定电源电压工作时直流型、交流型电警棍的输出能量为 0.2～2 J/s。
脉冲型电警棍的输出能量为 0.1～1 J/s</td><td>用高压静电电压表检测。精度为 1.5 级</td><td rowspan="2">0</td><td rowspan="2">A</td></tr>
<tr><td>绝缘</td><td>任一电击极与外壳手持区间的绝缘电阻不小于 1 000 MΩ</td><td>用 1 000 V 兆欧表检测。精度为 1.5 级</td></tr>
<tr><td rowspan="7">4</td><td rowspan="7">使用性能</td><td>1 在 1.15 倍额定电压的状态下，空载工作 10 s 整机无击穿、闪络现象</td><td>用直流稳压电源检测。0～10 V，3 A</td><td rowspan="7">1.5</td><td rowspan="7">B</td></tr>
<tr><td>2 开关应操作灵活，无卡死现象，加压后能正常工作</td><td>感观检查手动操作</td></tr>
<tr><td>3 输出反应时间≤1 s</td><td>用秒表检测</td></tr>
<tr><td>4 在额定电源电压下工作时，电警棍两电极的输出电压应符合产品标准规定</td><td>用高压静电电压表检测。精度为 1.5 级</td></tr>
<tr><td>5 功耗电流应符合产品标准规定</td><td>用直流电流表检测。精度为 1.5 级</td></tr>
<tr><td>6 不允许高压脉冲变压器的初次级共地</td><td>用万用表欧姆档检测。精度为 2.5 级</td></tr>
<tr><td>7 随机附件符合产品说明书规定</td><td>目测</td></tr>
<tr><td colspan="7">注：以上检验是在正常的大气条件下进行。</td></tr>
</table>

前　言

本标准根据GB/T 1.1—1993《标准化工作导则　第1单元:标准的起草与表述规则　第1部分:标准编写的基本规定》及SN/T 0002—1999《出口机电商品检验标准编写的基本规定》的要求,同时参照GB 16899—1997《自动扶梯和自动人行道的制造与安装安全规范》及SN/T 0237—1993《进口成套设备检验规程》制定和编写。

本标准的附录A为标准的附录。

本标准由中华人民共和国国家认证认可监督管理委员会提出并归口。

本标准起草单位:中华人民共和国辽宁出入境检验检疫局、北京出入境检验检疫局。

本标准主要起草人:徐智、陈谦、孟庆涛、高峰。

本标准系首次发布的检验检疫行业标准。

中华人民共和国出入境检验检疫行业标准

进出口自动扶梯和自动人行道安全检验规程

SN/T 1068—2002

Rules for inspection of safety requirements of escalators and passenger conveyors for import and export

1 范围

本标准规定了进出口自动扶梯和自动人行道(板式或带式)的抽样、检验及检验结果的判定。

2 引用标准

下列标准所包含的条文,通过在本标准中引用而构成为本标准的条文。本标准出版时,所示版本均为有效。所有标准都会被修订,使用本标准的各方应探讨使用下列标准最新版本的可能性。

GB 16899—1997 自动扶梯和自动人行道的制造与安装安全规范

SN/T 0237—1993 进口成套设备检验规程

3 定义

本标准采用下列定义。

检验批

同一合同下同一型号规格的进出口自动扶梯或自动人行道称为一个检验批。

4 抽样

每一检验批的自动扶梯或自动人行道逐台检验。

5 检验

5.1 检验依据

5.1.1 自动扶梯和自动人行道的制造与安装安全应符合 GB 16899 规定的要求。

5.1.2 当合同中约定的安全性能要求低于 5.1.1 时,按 5.1.1 规定执行。

5.2 检验分类

5.2.1 检验分为进口检验和出口检验。

5.2.1.1 进口检验可分为装船前检验、口岸检验、开箱检验、安全性能试验。

5.2.1.2 出口检验主要包括安全性能检验

5.3 检验内容

5.3.1 进口检验内容

5.3.1.1 装船前检验按 SN/T 0237—1993 中的 5.3.1 进行。

5.3.1.2 口岸检验按 SN/T 0237—1993 中的 5.3.2 进行。

5.3.1.3 开箱检验按 SN/T 0237—1993 中的 5.3.3 进行。

中华人民共和国国家质量监督检验检疫总局 2002-01-16 批准　　　　2002-06-01 实施

5.3.1.4 其他进口检验应包括技术资料审查、随机文件审查、包装、数量、型号规格、外观质量、产地及安全性能。

5.3.1.4.1 技术资料审查

a) 自动扶梯或自动人行道金属结构的静应力分析资料或静应力人员出具的等效证明文件；

b) 直接驱动梯级、踏板或胶带的部件(如梯级链、牵引齿条等)要具有足够的抗断裂强度的计算证明；

c) 有载自动人行道制动距离的计算及其修正的计算数据；

d) 梯级或踏板的证明文件；

e) 胶带的断裂强度证明文件；

f) 对于公共交通型自动扶梯和自动人行道应有扶手带的断裂强度证书；

g) 总体布置图；

h) 设备说明书；

i) 布线简图(带图式或说明的电流流向图及端子连接图)。

5.3.1.4.2 随机文件审查：

a) 品质证明书和原产地证明书；

b) 动力电路和安全电路的电气线路示意图及符号说明；

c) 使用说明书(含润滑汇总和自动扶梯和自动人行道功能图表)；

d) 安装说明书；

e) 制造厂认可的安装单位的资格文件。

5.3.1.4.3 包装、数量、型号规格、外观质量及产地检验按合同及SN/T 0237规定进行。

5.3.1.4.4 安全性能的检验在安装调试后，自动扶梯和自动人行道能正常运行的情况下进行。检验内容和检验方法见附录A(标准的附录)。

5.3.2 出口检验内容

出口检验内容包括技术资料审查及安全性能检验。

5.3.2.1 技术资料审查按5.3.1.4.1执行。

5.3.2.2 安全性能检验内容和方法见附录A。

5.4 检验结果的判定

5.4.1 进口检验过程中发现有下列情况之一者，则判为不合格：

——产地、型号规格与合同及其附件要求不符；

——安全性能存在不合格项；

——外观及外观质量存在明显的缺陷；

——技术资料或随机文件不符合本标准要求。

5.4.2 出口检验中发现有下列情况之一者，则判为不合格：

——技术资料不符合本标准的要求；

——安全性能存在不合格项；

——不符合合同及其附件要求。

6 不合格的处置

6.1 进口被判为不合格的出具检验证书。

6.2 出口被判为不合格，允许返工整理后再申请检验一次。

附　录　A

（标准的附录）

安全性能检验项目及检验方法

如表 A1 所示。

表 A1

检验项目	序号	检验内容及要求	检 验 方 法
出入口区域	1*	在扶梯进口和出口处应提供宽度不小于扶手带中心宽度，长度不小于 2.5 m 的非限制区域，当宽度超过扶梯宽度 2 倍时，长度可缩小到 2 m，扶梯的净高度应不小于 2.3 m	卷尺测量
标志与铭牌	2*	扶梯入口附近应有提醒乘客扶扶手站立等字样的标志	目测检查
	3	飞轮上应有与运行方向相对应的标志	目测检查
机房	4*	机房应保持清洁，无碎屑、油和其他与设备无关的物品	目测检查
	5*	(1) 驱动机房和转向站应有面积不小于 0.3 m^2，短边长度不小于 0.5 m 的站立空间	卷尺测量
		(2) 控制箱前面应提供不小于整个控制箱宽度(不小于 0.5 m)，纵向不小于 0.8 m 的空间	
		(3) 需要维修和检查运行部件的地方应提供不小于 0.5 m×0.6 m 的空间	
梯级和踏板	6	连续两个梯级或踏板之间的间隙不应大于 6 mm	塞尺检查
	7	梯级或踏板与裙板之间，每侧不应超过 4 mm，两侧间隙之和不应超过 7 mm	塞尺检查
	8	在水平段内，两个相邻梯级的高度差应不大于 4 mm	卡尺或深度尺测量
梯级和踏板	9	自动扶梯梯级在出入口应有水平导向段，其长度不小于 0.85 m	用卷尺测量
	10	梯级表面不应破损，梯级应固定良好，在运行方向和横向不应有过量游动	目测，移动重心检查梯级或踏板在运行方向的摆动量，身体靠在扶手装置用脚推动梯级检查梯级或踏板横向移动量
梳齿板	11	梳齿板不应破损。梳齿与梯级啮合应良好，啮合深度不小于 6 mm，梯级或踏板表面至梳齿槽根部的垂直距离应不大于 4 mm	目测，并用直尺检查
扶手带	12	扶手带与扶手导轨或支架之间应避免有夹手和刮手的可能性，扶手带开口处与导轨或支架之间的距离不应大于 8 mm	目测，并用直尺检查
	13*	扶手带中心线之间的距离不应超出裙板之间距离 0.45 m	卷尺检查

表 A1(续)

检验项目	序号	检验内容及要求	检 验 方 法
围裙板	14	围裙板的安装应光滑平整,不应有孔、嵌条等。其接头应是对接,接缝应平整,并应有足够的刚度	目测检查
	15	围裙板上缘或内盖板折线部与梯级、踏板之间的距离应不小于 25 mm	卷尺检查
扶手装置	16*	朝向梯级、踏板(或胶带)一侧的扶手装置部分应是光滑的,压条或镶条的装设方向与运行方向不一致时,其凸出高度不应超过 3 mm,边缘应坚固并具有圆角或倒角。任何部件不应有勾挂物体的可能性	目测检查,必要时用卡尺测量
	17	两护壁板之间的缝隙不应大于 4 mm,其边缘应是圆角或倒角。当采用玻璃时应是单层的防碎安全玻璃,其厚度不小于 6 mm	塞尺测量
桁架与导轨	18	桁架的安装应合理,无缺陷。导轨的接头应平整,直线段应平直。梯级运行时,不应感到过大的冲击、振动和移位	观察梯级运行情况,必要时拆下梯级检查导轨状况
	19*	每台扶梯都应设主开关,主开关应能切断除照明和维修用插座电源以外的电源。各开关应有明显标志	目测检查,断开主开关检查照明和插座电源是否通电
电气防护	20	在各分离机房、驱动和返回机房内,电气部件应采用防护罩壳,以防止触电	外观检查
电气绝缘	21	导体之间和导体对地之间的绝缘电阻必须大于 1 000 Ω/V,并且其值不小于 (1) 动力电路和电气安全电路:0.5 MΩ; (2) 其他电路(控制、照明、信号等):0.25 MΩ	断开供电电源和电子元件部分,用 500 V 兆欧表进行测量,必要时按技术要求分别测量各部分电路
接地	22	桁架和电气设备外壳应可靠接地,并保证从进入机房起地线和零线始终分开	外观检查
照明插座	23	在机房、驱动和返回机房应有永久照明和检修插座	目测检查,通电试验
停止开关	24	在驱动和返回机房应设停止开关。该开关应有永久标志	外观检查,并实验其功能
再启动	25	再启动应符合 GB 16899—1997 中 14.2.4 要求	实验其功能
中断制动器	26	中断制动器的供电至少有 2 个独立的电气装置来控制	审查电气原理图
安全防护装置	27*	与建筑障碍物、楼板交叉处或扶梯交叉处,会引起人身伤害时,即扶手带中心线与任何障碍物之间距离小于 0.5 m 时,应在外盖板上设置一个无锐利边缘的垂直挡板,其高度不应小于 0.3 m。扶手带外侧与墙壁之间的距离不应小于 80 mm	目测检查,必要时用卷尺检查
	28*	自动扶梯的楼层地板开口周围应设防护栏杆,出入口附近如设置护板,应采用防儿童钻爬结构	目测检查
安全保护装置	29	供电系统应设断、错相保护装置	在供电电源处断开一相或将相序调换,检查扶梯是否能够启动。运行时断开一相,也能停止运行

表 A1(续)

检验项目	序号	检验内容及要求	检 验 方 法
安全保护装置	30	扶手带进入扶手装置的位置应设防夹安全装置	用手指大小橡胶棒或软木棒插入扶手带入口,扶梯应立即停止运行
	31	公共场所使用的扶梯应设置断带保护。如能证明扶手带破裂强度大于 25 kN 可以不设	人为断开断带保护开关,扶梯应立即停止运行。同时检查开关位置是否合理
	32	梯级链应设置防止驱动轴和转轴之间距离发生变化或断链的保护装置	人为断开梯级链保护开关,扶梯应立即停止运行。同时检查开关位置是否合理
	33	电动机应设短路保护和过载保护,过载保护如不是检测电动机绕组温升,则应采用手动复位的自动断路器	检查是否设置
	34	应设紧急停止按钮,按钮应设置在扶梯出入口附近,便于靠近和操作	目测检查,按动按钮检查其功能
	35	在梳齿板后面应设置梳齿板安全装置	断电,拆下一块梳齿板,用专用工具勾住梳齿安装板向后拉,扶梯应不能启动
	36	应设防止梯级或踏板塌陷的安全保护装置	在扶梯入口附近、人为动作开关,扶梯应立即停止运行
	37	扶梯应设非操纵逆转保护装置	人为使非操纵逆转保护装置动作,扶梯应立即停止运行
	38	直流电动机驱动的扶梯应设超速保护装置	人为动作超速保护装置,扶梯应立即停止运行
	39	下列情况应设附加制动器: (1) 工作制动器和梯级、踏板驱动轮连接不是由轴、齿轮、多排链、两根或两根以上单排链传动的; (2) 工作制动器不是机-电式制动器; (3) 提升高度超过 6 m。 在下列情况时附加制动器应动作: (1) 运行速度超过额定速度的 1.4 倍; (2) 扶梯改变设定的方向	外观检查,在做 36 和 37 项检查时观察附加制动器是否工作
运行试验	40	扶梯空载运行速度与额定速度之间的最大允许偏差为 ±5%	在围裙板上量出一段距离,做标记,用秒表测量某一梯级通过这一距离所用的时间计算实际运行速度,计算偏差
	41	扶手带运行速度与梯级运行速度偏差为 0～+2%。 扶手带不应过分松弛	同 39 项方法测扶手带实际运行速度,计算偏差

表 A1(完)

检验项目	序号	检验内容及要求	检验方法
运行试验	42	空载运行,制动距离应在下列范围内。新安装的自动扶梯,应做带载荷向下运行的制动距离试验。制动距离也应在下列范围内: 0.50 m/s　　0.20～1.00 m 0.65 m/s　　0.30～1.30 m 0.75 m/s　　0.35～1.50 m 0.90 m/s　　0.40～1.70 m(自动人行道)	在出入口裙板上做一标记,当某一梯级接近标记时按动急停按钮,扶梯停止后,检查制动距离。带载试验的试验载荷应符合下列值: 梯级名义宽度　每个梯级载荷 $z \leqslant 0.6$ m　　60 kg 0.6 m$<z\leqslant$0.8 m　　90 kg 0.8 m$<z\leqslant$1.1 m　　120 kg 加载梯级数量为提升高度除以梯级最大可见高度。加载总载荷为加载梯级数量乘以每个梯级载荷重量。试验时可将总载荷分布在试验总数三分之二,留三分之一做向下运行制动试验
	43*	梯级或踏板不与裙板、梳齿板等刮磨。运行应良好,不应有异常声响和振动	观察运行情况、试验安全装置,必要时拆卸梯级或踏板检查
注:表中序号后带 * 号的项目为非出口检验项目。			

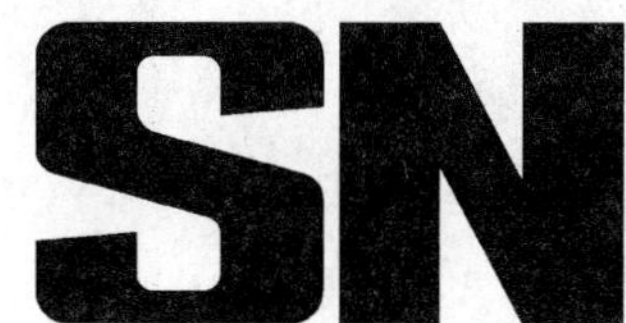

中华人民共和国出入境检验检疫行业标准

SN/T 1878—2007

紧急出口装置通用技术要求

General requirements of exit devices

(ANSI/BHMA A156.3—2001 American national standard for exit devices, IDT)

2007-04-06 发布　　　　2007-10-16 实施

中华人民共和国国家质量监督检验检疫总局 发布

前　言

本标准等同采用 ANSI/BHMA A156.3—2001《紧急出口装置》(American national standard exit for devices)方式制定。除因编辑性修改造成如下 6 条差异外,技术内容与原 ANSI/BHMA A156.3—2001 相同。

因编辑性修改造成的差异是:

1) 重新编写了前言和范围;

2) 重新调整了条款号;

3) 对文字进行了编辑性修改;

4) 原标准的附录作为本标准的附录 A;

5) 删除了原标准中的 ANSI 前言,并将 BHMA 前言作为本标准的附录 B;

6) 增加了本标准与原标准条款对应表,作为附录 C。

本标准的附录 A、附录 B、附录 C 为资料性附录。

本标准由国家认证认可监督管理委员会提出并归口。

本标准起草单位:中华人民共和国浙江出入境检验检疫局。

本标准主要起草人:傅继华、郑自强、薛东民、傅丹萍、汪锡刚、金震坚。

本标准系首次发布的出入境检验检疫行业标准。

紧急出口装置通用技术要求

1 范围

本标准规定了紧急出口装置(exit devices)(也称通道锁,本标准中视需要简称装置)及门锁附件、自动和自体上闩暗插销、可移除式直杈、顺序器和连动杆的要求,包括循环、操作、强度、材料评估和表面处理测试等性能要求,以及功能和类型的描述和编号。

本标准适用于对紧急出口装置及附件的评估、测试、分级和认证。

2 规范性引用文件

下列文件中的条款通过本标准的引用而成为本标准的条款。凡是注明日期的引用文件,其随后所有的修改单(不包括勘误的内容)或修订版均不适用于本标准,然而,鼓励根据本标准达成协议的各方研究是否可使用这些文件的最新版本。凡是不注日期的引用文件,其最新版本适用于本标准。

ANSI/BHMA A156.18—2000 材质和表面处理

ANSI/NFPA 80 防火门窗

ANSI/SDI A250.7 钢制门及钢制门框术语

UL 305—2000 紧急出口装置

3 概述

3.1 所有紧急出口装置均应经过国家认可实验室的评估和加贴标志,并接受定期检查服务。

3.2 紧急出口装置分为等级1、2和3三个等级,等级1为最高。任一等级的紧急出口装置,均适用于所有等级的建筑物,且其等级的划分取决于本标准所列之性能测试的结果。当需要配置附件时,等级1的紧急出口装置应配置等级1的附件和锁芯(cylinde),以保证其整体性能达到等级1。等级2的紧急出口装置应配置等级2或更高等级的附件和锁体,等级3以此类推。

3.3 21A型的顺序器(door coordinator)有1和2两个等级,21B型的顺序器则只有等级2一个等级。任一等级的顺序器均适用于各个等级的建筑物,且其等级的划分取决于本标准所列之性能测试的结果。

3.4 连动杆条(carry-open bar)有1和2两个等级。任一等级的连动条,均适用于各个等级的建筑物,且其等级的划分取决于本标准所列之性能测试的结果。当顺序器和连动杆一同安装使用时,其组合后的等级以两者中的较低者计。

3.5 本标准规定的循环测试要求不应被视作是对UL305中的循环测试要求的补充,它包括循环测试的所有要求。

3.6 所有的紧急出口装置均应符合UL305的测试和性能要求。

3.7 数值:本标准中所有未注明误差范围以及最大或最小误差的数值,其允许误差如下:线形尺寸为±1.6 mm(1/16 in),重量和力量值为±5%,角度值为±4°,电压值为±5%,温度值为±2℃。

3.8 相关标准见附录A。

4 术语和定义

ANSI/SDI A250.7 和 ANSI/NFPA 80 确定的以及下列术语和定义适用于本标准。

4.1

激发杆 actuating bar

紧急出口装置的激发装置，位于门内的一侧，长度至少为门宽的二分之一。激发杆的触动面应在视觉和形状上有别于该装置的其余部件。激发杆的位置和长度还应查阅当地法规有无相应要求。也称作横杆或推杆。

4.2

自动上闩暗插销 automatic extension flush bolt

在双开门结构中以嵌入方式安装于非活动门上的门锁装置。当活动门打开时，非活动门可以被推开；而当非活动门处于关闭位置时，其插销会随着活动门的关闭而自动上闩，并被关闭着的活动门保持其上闩。

4.3

自动上闩双头插销 automatic latching two point bolts

在双开门结构中，以表面安装或内藏式安装的方式，安装在非活动门的顶部和底部的锁销装置。它通过手动开锁来打开门，但当门关上时，插销自动上锁。

4.4

紧急出口装置 exit device

4.4.1

普通型紧急出口装置 panic hardware

不具备防火功能因而不得用于防火门。它装有通常被称为激发杆的激发装置、当该激发装置在受到出门方向的推力时能松开门销。

4.4.2

防火型紧急出口装置 fire exit hardware

一种增加了防火保护功能、并被用作防火门的紧急出口装置。

4.4.3

门锁式紧急出口装置 mortise exit device

其锁销直接装入位于门边缘的锁槽内的紧急出口装置，门锁式紧急出口装置既可以是普通型也可以是防火型紧急出口装置。

4.4.4

门栓式紧急出口装置 rim exit device

其插销装置安装在门的表面的紧急出口装置。门栓式紧急出口装置既可以是普通型也可以是防火型紧急出口装置。

4.4.5

垂直插销式紧急出口装置 vertical rod exit device

其锁销装置位于门的顶部和底部并通过导杆与激发装置相连的、以表面安装或内藏式方式安装的紧急出口装置。垂直插销式装置允许不带底部的锁销装置。垂直插销式紧急出口装置既可以是普通型也可以是防火型紧急出口装置。

4.5

锁销 latches and bolts

4.5.1

碰簧锁销 latch bolt

锁件之一，从锁盒中伸出时突出在外，其末端受力或扳回锁具机械时能缩回至锁盒内，当门闭合时，锁销与锁槽啮合，并使门保持在关闭位置。

4.5.2

死锁销　dead bolt

锁件之一，通过扳动锁具机械使其伸出或缩回锁盒。当门闭合且锁销从锁盒伸出时，锁销插入锁槽，使门锁闭，且不能被来自锁销伸出端的压力释放。

4.5.3

辅助固定销　auxiliary dead latch

锁件之一，受激发时，自动锁住伸出的碰簧锁销，使之无法在其端部受压时缩回。

4.6

直棂　mullion

双开门门框中间的竖直框条，它能使每扇门都可以独立地开闭和上锁。直棂既可以是可移除的也可以是固定的。

4.7

自体上闩暗插销　self-latching flush bolt

在一对双开门中以嵌入方式安装在非活动门上的插销，可自动上闩，手动开锁。

4.8

紧急出口装置附件　trim

门锁附件由动作构件和固定的装饰性部件组成，它可以包括：球形捏手(knob)、水平把手(lever)、门拉手(pull)，以及附件轴孔处圆形盖圈(rose)和方形盖板(escutcheon)，锁销端端盖(lock front)，锁销(舌)槽(strike)，激发杆(actuating bar)，旋钮(turn)，拇指片(thumb piece)，垂直杆(vertical rod)，锁芯组件(cylinder assemblies)以及盖板(cover)等组件。

4.9

旋钮　turn

门锁附件之一，转动旋钮可弹出或收回锁舌，有时也称转钮。

5　类型

1 型：门栓式(rim)紧急出口装置。

2 型：表面安装垂直插销式(surface vertical rod)紧急出口装置。

3 型：门锁式(mortise)紧急出口装置。

4 型：窄条门门栓式(narrow stile rim)紧急出口装置。

5 型：窄条门表面安装垂直插销式(narrow stile surface vertical rod)紧急出口装置。

6 型：窄条门内藏式垂直插销(narrow stile concealed vertical rod)紧急出口装置。

7 型：木制门内藏式垂直插销(wood Door concealed vertical rod)紧急出口装置。

8 型：金属门内藏式垂直插销(metal door concealed vertical rod)紧急出口装置。

9 型：组合型门栓式和表面安装垂直插销式(combination rim and surface vertical rod)紧急出口装置。

10 型：窄条门门锁式(narrow stile mortise)紧急出口装置。

11 型：组合型门锁式和表面安装垂直插销式(combination mortise and surface vertical rod)紧急出口装置。

12 型：组合型门锁式和内藏式垂直插销式(combination mortise and concealed vertical rod)紧急出口装置。

21A 型：带过位功能的顺序器(door coordinator with override feature)。

21B 型：不带过位功能的顺序器(door coordinator without override feature)。

22 型：可移除式直棂(removable mullion)。

23 型：内藏式安装自动上闩双头插销(concealed automatic latching two point bolts)。

24 型：表面安装自动上闩双头插销(surface automatic latching two point bolts)。

25 型：自动上闩暗插销组件(automatic extension flush bolt set)。

27 型：自体上闩暗插销组件(self-latching extension flush bolt set)。

28 型：带有一个死锁销的门栓式紧急出口装置(rim exit device incorporating a dead bolt)。

1 至 12 型号可带后缀“D”以示在碰簧锁销之外还包含一个死锁销，或表示碰簧锁销已被死锁销所替代。

6 功能

6.1 无论功能如何配置，就出走功能而言，按动激发杆应能打开碰簧锁销和死锁销，或单独使用两者之一时的任一者。用于防火门的防火型紧急出口装置不得带有锁死功能。并非所有的紧急出口装置都有全部功能，应参阅厂商产品资料。

6.2 紧急出口装置的功能描述

01：仅作为出口，不带门锁附件或门外面板(blank escutcheon)。

02：激发杆锁死时，门锁附件可开门。

03：钥匙打开碰簧锁销，门锁附件开门。钥匙只有在上锁后才拔得出。

04：钥匙打开碰簧锁销或使其处于回缩位置，门锁附件开门。

05：拇指片开门，钥匙锁住或解锁拇指片。

06：钥匙对拇指片解锁，拇指片开门。钥匙只有在上锁后才能拔得出。

紧急出口装置类型的图示：

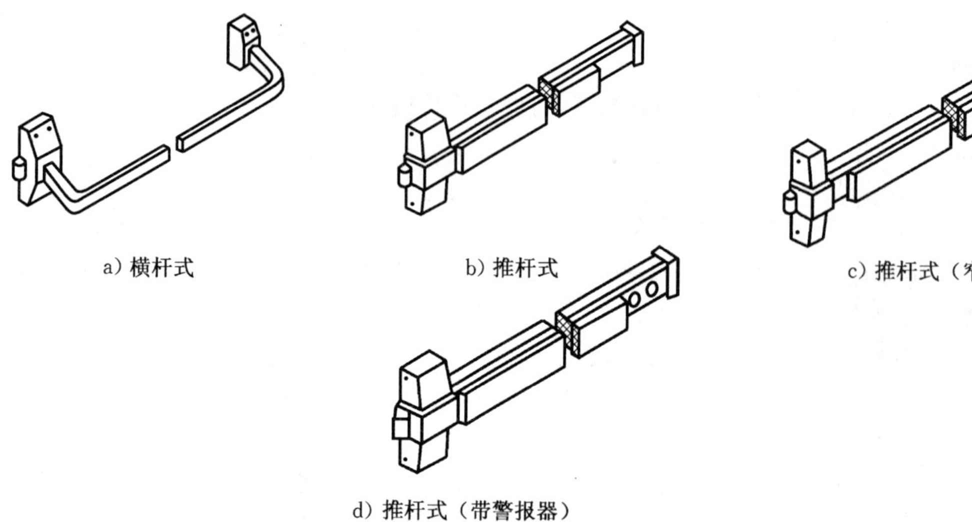

a) 横杆式　b) 推杆式　c) 推杆式（窄条式）

d) 推杆式（带警报器）

图 1　门闩式紧急出口装置

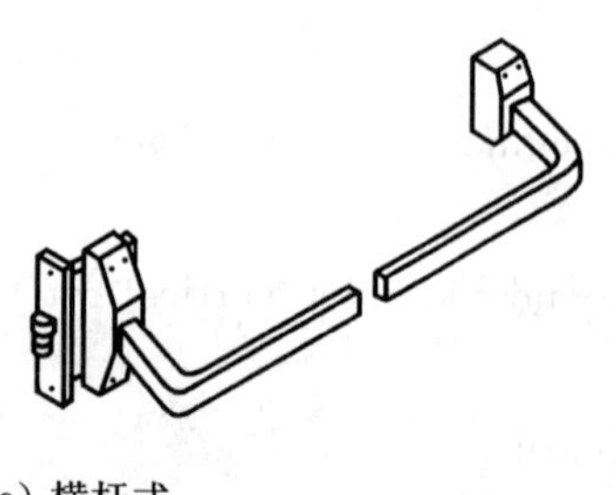

a) 横杆式

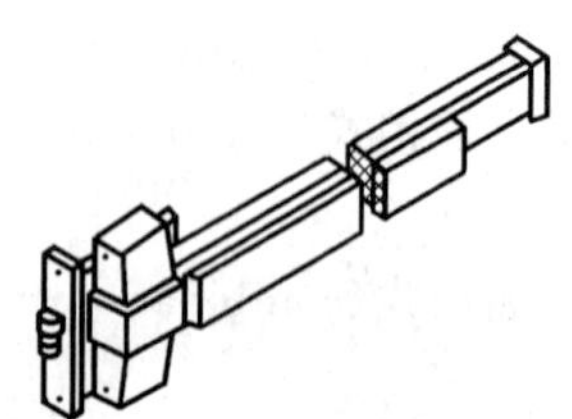

b) 推杆式

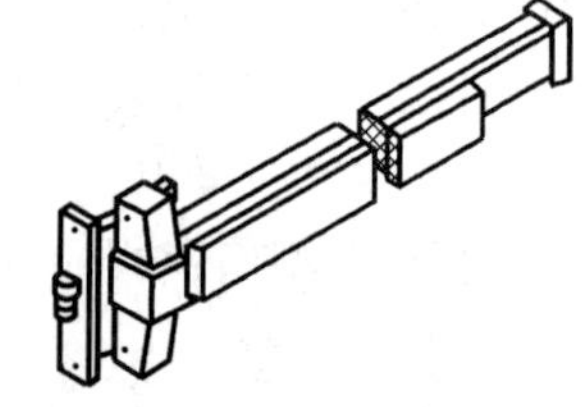

c) 推杆式（窄条式）

图 2　门锁式紧急出口装置

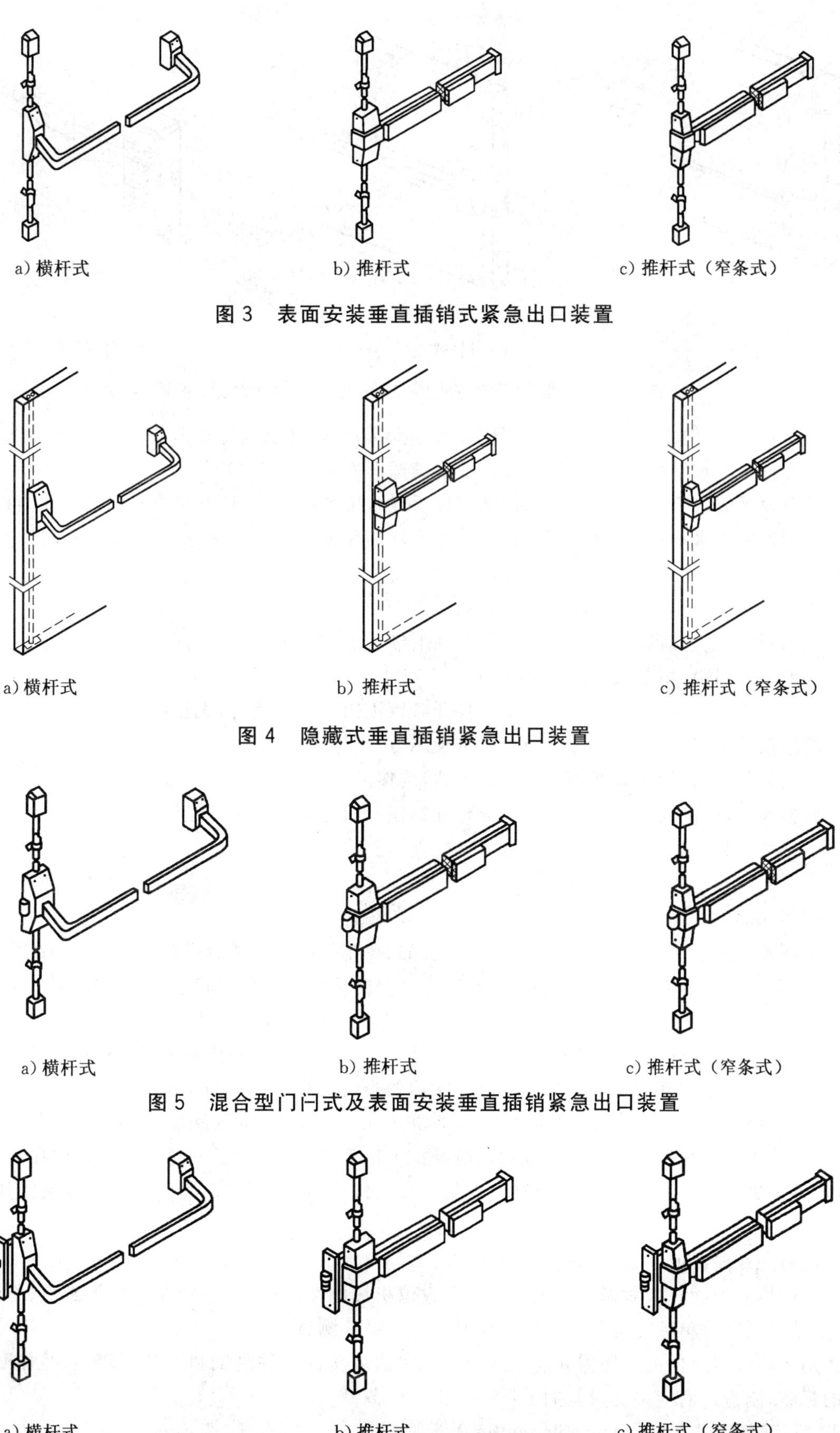

a) 横杆式　　b) 推杆式　　c) 推杆式（窄条式）

图 3　表面安装垂直插销式紧急出口装置

a) 横杆式　　b) 推杆式　　c) 推杆式（窄条式）

图 4　隐藏式垂直插销紧急出口装置

a) 横杆式　　b) 推杆式　　c) 推杆式（窄条式）

图 5　混合型门闩式及表面安装垂直插销紧急出口装置

a) 横杆式　　b) 推杆式　　c) 推杆式（窄条式）

图 6　混合型门锁式和表面安装垂直插销紧急出口装置

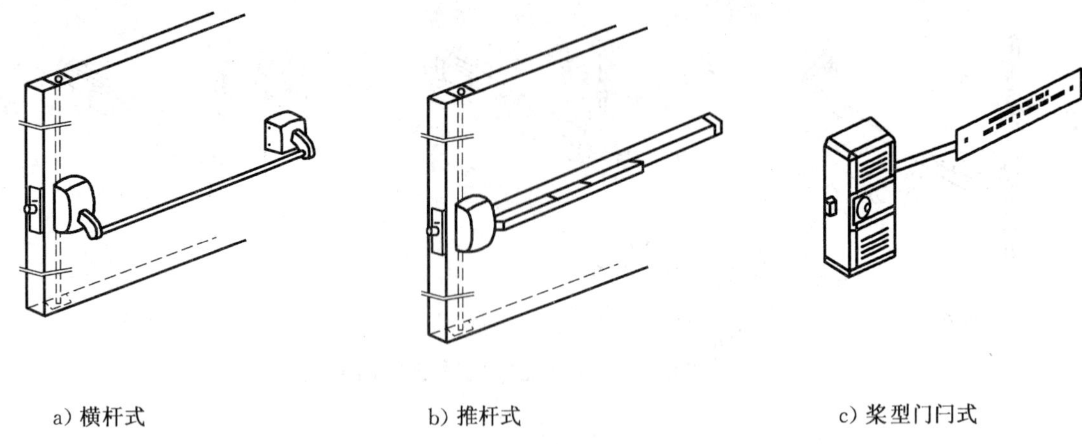

a) 横杆式　　b) 推杆式　　c) 桨型门闩式

图7　混合型门锁式和隐藏式垂直插销紧急出口装置

07:拇指片开门,门内或门外的钥匙锁住或解锁拇指片,门外钥匙打开锁销。

08:球形捏手或水平把手开门,钥匙锁住或解锁球形捏手或水平把手。

09:球形捏手或水平把手开门,钥匙对球形捏手或水平把手解锁,钥匙只有在上锁后才能拔得出。

10:球形捏手或水平把手开门,门内或门外的钥匙锁住或解锁球形捏手或水平把手,门外的钥匙打开锁销。

11:旋钮(turnpiece)开门,钥匙锁住或解锁旋钮。

12:旋钮开门,钥匙对旋钮解锁。钥匙只有在上锁后才拔得出。

13:钥匙或密码锁(组合锁)(combination lock)开门。

14:门锁附件开门,球形捏手或水平把手打开碰簧锁销。不带锁芯,无法锁死。

15:门锁附件开门,拇指片打开锁销。不带锁芯,拇指片无法锁死。

16:门锁附件开门,旋钮打开锁销。不带锁芯,旋钮无法锁死。

17:旋钮开门,门内或门外的钥匙锁住或打开旋钮。门处的钥匙打开锁销。

7　辅助器具

7.1　顺序器(door coordinator)和连动杆(carry-open bar)

7.1.1　顺序器是用于一对同方向开启的双开门上的、在非活动门上装有搭接挡板使两门配合处互相嵌接的,或者其他需要按设定顺序关闭的装置。顺序器保持活动门的开启状态,直到关门时非活动门在活动门之先关闭。

7.1.2　除非在双开门的非活动门上使用自动或自体上闩暗插销,否则应提供连动杆以避免非活动门被首先打开。连动杆可推动活动门打开至超出顺序器的控门位置(hold-open position)。

7.1.3　21A 型顺序器应设置内部过位装置,以保护双开门中的活动门及其铰链或枢轴在活动门受到不当关门的冲击时不受损害。允许过位的负荷可在工厂预设,也可根据不同的安装条件在现场调整设置。过位冲击发生后,机械系统应能自动复位至正常操作,并在下一次活动门开启后能保持其至少 60°的开角。

7.1.4　应避免顺序器或连动杆对门表面造成损伤。

7.1.5　顺序器和连动杆应做循环测试。对带有过位机械的顺序器,应分别在循环测试前、中和后测试该功能。顺序器既可单独也可与连动杆一同组合进行循环测试。

7.1.6　用于防火门组件的顺序器和连动杆须经国家认可实验室的测试和列名(备案),并加贴“用于防火门”的标签,制造厂商应接受对其的工厂跟踪检查服务。

7.2　22 型:可移除式直棂(removable mullion)

其不包括锁槽的宽度不应超过 64 mm(2.5in),高度应满足现场使用要求。用于防火门的可移除式直栓须经国家认可实验室测试和列名(备案),其制造厂商应接受对其的工厂跟踪检查服务。

7.3 **自动上闩双头插销(automatic-latching two-point bolts)**

7.3.1 23或24型:表面安装或暗藏式安装自动上闩双头插销

插销装置应包含一种手动方式用于打开顶部插销或同步打时顶部和底部的插销。在门开启之后,锁销牵引机构(latch retractor mechanism)应能控住锁销使之保持回缩状态;而当门关闭时,锁销牵引机构的释放应使锁销自动上闩。其材料和功能指标应等同于紧急出口装置的标准。

7.3.2 25型:自动上闩暗插销装置(automatic extension flush bolt set)

在一对双开门中,当按顺序先关闭非活动门再关闭活动门时,应能激发顶部或顶部和底部的锁销,从而锁住非活动门。打开活动门时应能使这些锁销自动打开。前面板尺寸应符合ANSI标准A115.4的要求。

7.3.3 27型:自体上闩暗插销装置(self-latching extension flush bolt set)

在一对双开门中,当按顺序先关闭非活动门再关闭活动门时,应能激发顶部、或顶部和底部的锁销,从而锁住非活动门。开锁方式为手动。前面板尺寸应符合ANSI标准A115.4。

7.3.4 贴有"用于防火门"标签的锁销在类型上应符合7.3中列出的所有要求,且须经国家认可实验室的测试和备案,其制造商应接受对其的工厂跟踪检查服务。

8 测试方法

8.1 一般要求

8.1.1 对内部操作测试,应在标称尺寸不小于91.5 mm×2134 mm×45 mm的木制或金属门及其金属门框上进行。试验用门及其门框既应具备足够刚性以保持其配合稳固并承受本标准所列之测试,还应设置必要的设施以便安装合适的测量设备。测试中所有测量值的校准精度和读数精度的合成精度应处于5%之内。

8.1.2 测试进行中允许对门进行加固以防变形。

8.1.3 除可移除式直栓测试(见9.3.2)、顺序器和连动杆测试(见9.9)和暗插销测试(见9.10),其余测试均可在单扇门上进行。

8.1.4 试验门应安装于1类等级的铰链或枢轴上。

8.1.5 测试前应安装闭门器,并将其最大关力,在离门枢轴心762 mm处以垂直于门表面的方式测得,调整至36 N。测试9.2~9.7以及10和11时应在闭门器脱离的情况下进行。

8.1.6 所有五金件的安装均应遵循制造商的标准安装说明书。

8.1.7 对于内部操作测试,每一类型(型号)的紧急出口装置均应采用其01#功能的装置做验证测试。同一类型(型号)内的紧急出口装置只要带有不同的动作构件或采用不同的材料,均应单独进行测试。

8.1.8 外部操作测试允许在固定的或装有铰链的、高度至少为457 mm的面板上进行。对竖直插销类装置,测试应在最小高度为2 134 mm的面板或门上进行。

8.1.9 所有的门锁附件均应和有代表性的紧急出口装置一起评估。

8.1.10 门外附件(outside trim)的操作测试应单独进行,并按本标准排列顺序进行。

8.2 测试样品的选定标准(test sample selection criteria)

8.2.1 内部操作测试

选取一个测试样品,按条款排列顺序进行9.1~9.7的测试,适用9.8的装置还应随后进行该项测试。

8.2.2 顺序器和连动杆测试

选择一个顺序器样品,当两者都需要测试时顺序器和连动杆各选择一个样品,进行9.9的顺序器或顺序器加连动杆的测试。

8.2.3 自动暗插销

选取顶部和底部的暗插销各一个进行9.10.2测试。

8.2.4 **自体上闩暗插销**

选取顶部和底部的自体上闩暗面销各一个进行 9.10.3 测试。

8.2.5 **外部操作测试(见第 10 章)**

选取一个样品进行 10.1、10.2 和 10.3 测试,另选取一个样品进行 10.4 测试。

8.2.6 **强度测试(见第 11 章)**

采用一个或多个样品进行 11.1～11.6 的强度测试。

8.2.7 **材料评估测试(见第 12 章)**

选择 3 个测试样品,12.1、12.2 和 12.3 测试各使用一个样品。

8.2.8 **表面处理测试(见第 13 章)**

选取足够多的用于表面处理测试的样品,进行 13.2～13.6 中适用的测试,每项测试单独使用各自的样品。不同的表面处理均应重复该章测试。

8.2.9 **死锁销**

对本标准中涉及碰簧锁销的条款,当适用于特定产品时,应对死锁销、或同时对死锁销和碰簧锁销进行测试。

9 内部操作测试

所有型号的紧急出口装置,包括门栓式、门锁式和垂直插销式,不论表面安装、内藏式安装还是窄条门式,均应做 9.1～9.7 测试。任一项测试的失败均代表整个测试的失败。测试应按如下顺序进行。

9.1 循环测试

推动激发杆时门应能被打开,此时需要在闭门器的作用下将门关闭且上闩。紧急出口装置应能完成如下所列的循环次数而不失效或磨损过度影响操作。若装置带有固定销,则固定销的锁死功能在测试前后均应保持有效。

循环次数要求　1 级:500 000 次;2 级:250 000 次;3 级:100 000 次。

9.2 外出测试

9.2.1 当门关闭上闩时,激发杆应能被不超过 67 N 的力按下,直至锁销脱离锁槽。应沿开门方向并垂直于门在激发杆中央以及距离其两端各 38 mm 处分别施力并测取读数。激发杆的正表面应在视觉和形状上有别于装置的其余部分。对根据制造商要求安装时低于地面以上 750 mm 高度和高于地面以上 1 100 mm 的动作杆部分免做此测试。

合格判定:各测量点,所有等级的装置,最大作用力:67 N。

9.2.2 当门处于关闭上闩时,在距门枢约 840 mm 和离地约 1 020 mm 的门上施加沿开门方向的 1 110 N的水平力,沿用 9.2.1 的配置和程序并重复 9.2.1 测试。激发杆应能被不超过本款合格判定规定的力按下并使门打开。

合格判定　各测量点,所有等级的装置,最大作用力:220 N。

9.3 门外拉力测试

9.3.1 门关闭上闩时,在距门枢约 840 mm 和离地约 1 020 mm 的门上沿开门方向对门施加 9.3.2 所规定的拉力。门不应被拉开,且撤去此拉力后装置仍应保持其功能。重复 9.2.1 测试。

9.3.2 对可移除式直棂,应在一对闭合的双开门上对为其配套的门栓式紧急出口装置进行测试。每扇门上的装置都需单独进行本款合格判定规定的门外拉力测试。门不应被拉开,且撤去拉力后装置仍应保持其功能。重复 9.2.1 测试。

合格判定　1 级和 2 级装置:最小 1 780 N,3 级装置:最小 1 335 N。

9.4 门内拉力测试(1 级和 2 级装置)

施加本款合格判定规定的拉力于激发杆的中部。拉力应沿关门方向并垂直与门表面。撤去此拉力后装置应保持其功能，且不得有明显损伤。对于装有可锁定激发杆的紧急出口装置，测试还应在激发杆锁定的情况下重复。重复 9.2.1 测试。

例外：对无法在其激发机构上模拟人手产生的拉力的装置，本测试不适用。

合格判定　1 级和 2 级装置：1 780 N。

9.5　推力测试（1 级和 2 级装置）

使激发杆处于自由状态，将门可靠固定而不使其转动，在激发杆中央沿开门方向垂直于门表面、施加本款合格判定规定的推力。撤去此推力后装置不应有明显损伤。重复 9.2.1 测试。如果，在激发杆被压下时门与激发杆之间存有间隙，则该间隙不得小于 25.4 mm。在装置动作过程中，在激发杆行程中的任何位置上，任何间隙都不得因卡住 10 mm 直径的测试棒而使得装置的功能失效。

合格判定　1 级和 2 级装置：1 780 N。

9.6　固定销的锁死有效性测试（仅对适用此款的装置）

按照制造商发布的安装说明书安装装置和锁槽，但将锁槽的间隙调大 3.2 mm。将门完全关闭和上闩。在固定销上闩的状态下，对碰簧锁销施加压力，碰簧锁销不应脱离锁槽口或缩回。重复开、关门（或仅对装置模拟门的开和关）后，再对碰簧锁销施加压力。这样的动作一共重复 5 次（循环），任一次失败均判整个测试失败。

合格判定　所有等级装置：5 次循环不失效。

9.7　关门力测试

脱开闭门器，当门处在打开且其锁销刚刚脱离锁槽并仍触碰锁槽口时，在锁销中心线上距门锁所在的门边缘 25 mm 处（对垂直插销式紧急出口装置则为距门框底边 1 016 mm 处）的门面板上通过测力计缓慢施加推力关门，直至锁销与锁槽完全啮合。这一测得的完全锁闭门的最大推力不得超过本款合格判定的规定。

合格判定　所有等级装置：最大 20 N。

9.8　表面安装垂直插销及插销盖误用测试

将测试门固定于锁闭位置，施加 500 N 的力于上部或下部插销、或插销盖。拉力应垂直于门表面施加在上部或下部插销、或插销盖的未固定部分长度的中点。

例外：对无法在插销或插销盖上施加模拟人手产生的拉力的装置，本测试不适用。

合格判定　所有等级的紧急出口装置都应满足 9.2.1 的要求。

9.9　顺序器和连动杆测试

9.9.1　测试应在不小于 8.1.1 款规定的一对双开门上进行。门框及五金件应符合 8.1.2，8.1.4 和 8.1.5的规定。对于包含有连动杆的测试，在活动门的拉开侧（外侧）应装有其贴边厚度不小于 19 mm 盖缝条（astragal）。根据厂商发布的说明书安装顺序器和连动杆。

9.9.2　循环测试：测试顺序器时，两门应各自被推开至至少 60°的开角，然后释放，使活动门先接触顺序器。当进行顺序器和连动杆的组合循环测试时，应以不超过每秒 5°角的速度推动非活动门，直至在连动杆与活动门分离之后继续前推非活动门至不小于 20°的角度，然后释放。对随后的循环测试，可用任何速度推动非活动门至同一位置，然后释放。

在测试全过程中，当处于闭门周期时，活动门应被顺序器的止闭装置止住至少 1 s，且不应妨碍非活动门越过活动门并激发顺序器上的解除机构，然后活动门应关闭至停止点。一次开启和关闭的操作组成一个循环。顺序器或连动杆或两者之组合应完成本款合格判定规定的循环次数而不失效。顺序器的任何一次不能按顺序闭门的操作均构成顺序器测试的失败。连动杆的任何一次不能按顺序开门的操作或其无法使非活动门在闭门时越过由顺序器止住的活动门均构成连动杆测试的失败。在循环测试中若顺序器对门的任何一次冲击和磨损造成了门表面的损伤，则构成整个顺序器测试的失败，余下的循环不再继续。

合格判定

1 级：21A 型顺序器 250 000 次循环；连动杆 250 000 次循环。

2级:21A或21B型顺序器100 000次循环;连动杆100 000次循环。

9.9.3 过位功能测试 带有过位机械的21A型顺序器应能完成9.9.2要求的循环次数。使用制造商预设固定过位的装置,对现场可调设置的则将调节位置置于中点。保持非活动门在开启位置,打开活动门直至顺序器的止闭机构完全顶住活动门。在距门枢最远端推关活动门直至过位机构释放。在仍保持非活动门于开启位置的状态下,手动打开活动门至少60°角,然后放开活动门,活动门应被顺序器保持在开启位置。在进行循环测试开始之前、每完成25 000次循环之后以及循环测试全部完成后分别进行此项测试。过位机械无法释放或活动门无法被顺序器保持在开启位置则判测试未通过。任何一次功能测试的失败均构成整个顺序器测试的失败,余下的循环测试不再继续。

9.10 暗插销测试

9.10.1 测试应在一对不小于8.1.1描述的双开门上进行,门框和门应符合8.1.2,8.1.4和8.1.5的规定。应安装一个1级21A型顺序器用于测试。应按8.2.3或8.2.4选择、并根据制造商的说明书安装一个顶部和底部暗插销。

9.10.2 自动上闩暗插销循环测试 循环的组成是:各自推开两扇门或通过1级连动杆开门直至门开角不小于30°,然后释放。在闭门周期中,活动门应被止闭至少1 s且不妨碍非活动门越过活动门并触发顺序器门释放机构。一次开启和闭合为一个循环。顶部和底部自动上闩暗插销应能完成250 000次循环而不失效。当活动门闭合时,若顶部或底部暗插销的伸出长度不能处于测试之初伸出长度的(1±1/8)倍之内,则判测试未通过;若顶部或底部暗插销在活动门闭合的激发下不能完全伸出或阻碍了活动门的完全闭合,也判测试未通过。出于谨慎,制造商或测试实验室可定期中断测试以观察装置是否失效。如果测试中其中一个插销发生失效,可使用另一个样品将其替换并恢复测试以继续考核未失效的插销。

9.10.3 自体上闩暗插销循环测试 循环的组成是:1)将活动门推开至至少30°角;2)模拟人手所能实现的方式,或抓持或推动或两者结合操作水平把手、按钮或激发器(activator),以打开顶部和底部暗插销,直至插销完全打开并被控位在回缩位置;3)推开非活动门至至少30°角;4)移走非活动门上操作上闩机构附近的自动装置,该操作可先于或同步于步骤3);5)释放两扇门;6)在闭门周期中,活动门应被止闭至少1 s,且不妨碍非活动门越过活动门直至触发顺序器释放机构,锁销既可以因非活动门的闭合而自动上闩,也可以因活动门的闭合激发而自动上闩,这取决于设计。一次开启和闭合组成一个循环。顶部和底部自体上闩暗插销应能完成100 000次循环而不失效。若自体上闩暗插销不能上闩或其充分上闩后的伸出长度不能处于测试之前伸出长度的(1±1/8)倍之内,则判测试未通过;若上闩的插销无法打开也判测试未通过。可以定期中断测试以观察装置是否失效。如果其中一个插销失效了,如果测试中其中一个插销发生失效,可使用另一个样品将其替换并恢复测试以继续考核未失效的插销。

9.10.4 通过本标准相关条款测试的暗插销可评定为1级。

10 外部操作测试

10.1 开锁力(或力矩)测试

对球形捏手、水平把手、钥匙或旋钮施加力矩,或者对拇指片施加一个作用力,用以打开一个未上锁装置的锁销。应缓慢施加力矩或作用力直至锁销脱离锁槽。对顺、逆时针转动都可以开锁的,还应在相反方向重复该测试。对于拇指片,在距其末端6.4 mm处施加作用力直至锁销被释放或脱离锁槽。在拇指片上冲一个孔眼用于安装测力(矩)计的尖杆,使用剪刀式钳架对拇指片进行测试(参见图8)。

合格判定 所有等级,最大值:

只有钥匙:1.7 Nm。

水平把手:5.0 Nm。

旋钮:2.5 Nm。

球形捏手:1.7 Nm。

拇指片:67 N。

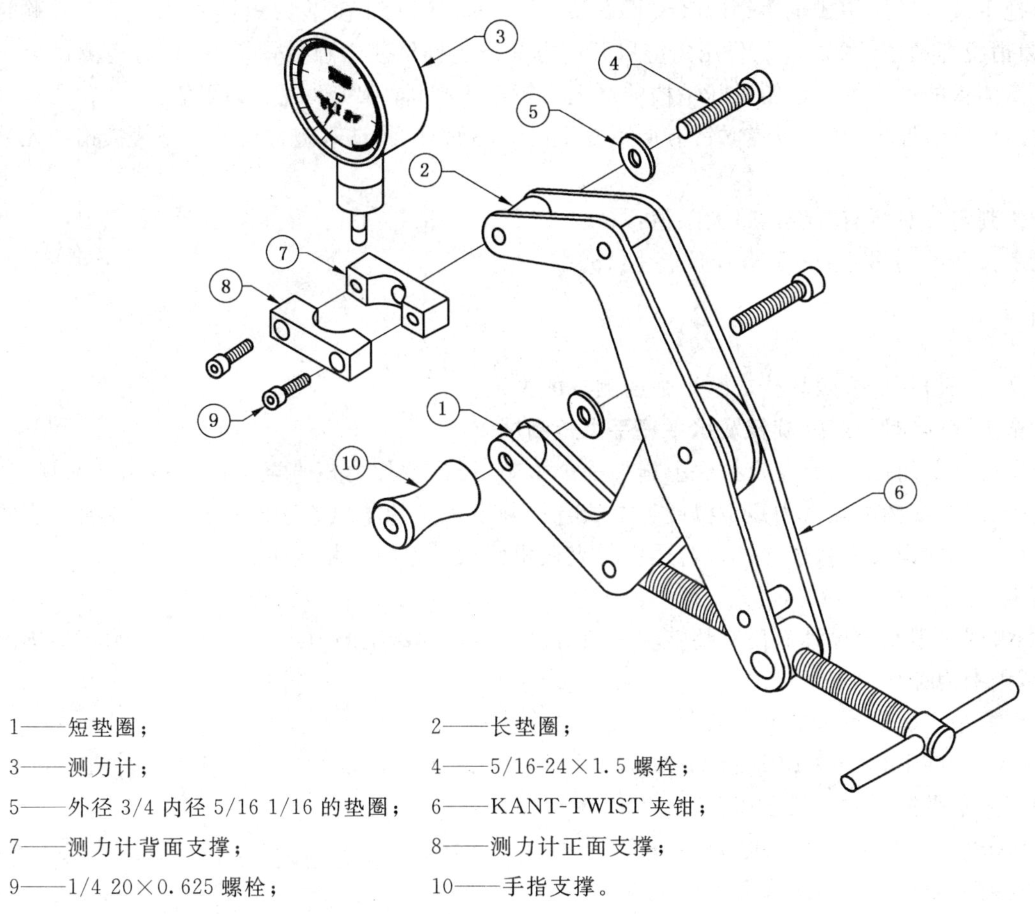

1——短垫圈；　　2——长垫圈；

3——测力计；　　4——5/16-24×1.5 螺栓；

5——外径 3/4 内径 5/16 1/16 的垫圈；　　6——KANT-TWIST 夹钳；

7——测力计背面支撑；　　8——测力计正面支撑；

9——1/4 20×0.625 螺栓；　　10——手指支撑。

图 8　拇指片测试装置

10.2　锁体操作测试

测量用钥匙对门锁附件上锁和解锁所需要的力矩。重复进行 5 次测量取平均值。平均力矩不应超过本款合格判定规定的限值。

合格判定　1 级和 2 级最大 1.7 Nm。

10.3　门锁附件耐久测试

以下规定了门外的门锁附件的循环测试以及循环测试后对锁销的解锁力或力矩的要求。水平把手应以单一方向完成所需的全部循环操作。循环测试时，对水平把手和球形捏手的操作速度不应超过每分钟 30 次，对带拇指片的门锁则不应超过每分钟 10 次。进行水平把手的循环测试时，应在水平门把手上设置附加物并在其距把手转轴 51 mm 处标注标志。应施加一垂直于面板的负载以阻止门被打开。在把手附加物上标点处测得的负载，1 级水平把手应为 14 N(10bf)，2 级应为 7 N(5bf)。循环完成后，进行 10.1 的测试。

最少循环次数要求：

仅有锁芯：1 级 40 000 次，2 级 20 000 次。

所有其他门锁附件：1 级 500 000 次，2 级 250 000 次，3 级 100 000 次。

循环测试后释放锁销所需的最大作用力：

只有钥匙：2 Nm，球形捏手：2 Nm，水平把手：6 Nm。

拇指片：80 N，旋钮：3 Nm。

10.4　预载门的门外开锁测试

10.4.1　在距门锁边缘 25.4 mm 的锁销中心线上垂直于门施加 222 N 的作用力，按 10.1 所述方法在门外的水平把手或球形捏手或执手锁(entry handleset)上的拇指片上安装力矩计并缓慢压下或顺时针转动,直至锁销脱离锁槽。222 N 的作用力应以开门方向压迫锁销使之顶住锁槽,并在力矩测试全过程中保持不变。测得的用以释放锁销脱开销槽的最大力矩不应超过 10.4.3 规定的限值。

10.4.2 对门外球形捏手,还应以逆时针方向重复 10.4.1 操作以测试对碰簧锁销或碰簧锁销加死锁销的释放。

10.4.3 合格判定。对所有等级的最大限值:

球形捏手:5 Nm,水平把手:8 Nm,拇指片:180 N。

11 强度测试

任何样品的任何一次失效均构成整个强度测试的失败。

11.1 门外未上锁的球形捏手、旋钮及水平把手力矩测试

在未上锁的外部门把手,旋钮及拉手上施加一个力矩,缓慢增加力矩直至本款合格判定的规定值。在测试结束时,释放锁销的最大力矩不得超过本款合格判定规定的限值。应对锁具进行各项功能的操作包括 9.6 固定销的锁死有效性测试。若适用时应在相反操作方向重复该测试。

合格判定

例外:如果因采用安全设计而使完整转动一圈后仍不能达到给定的力矩值,且在施加力矩后锁闭状态未被改变,则判为符合要求。

门外球形捏手或旋钮测试的最小值:

1 级:28 Nm(250 lbf • in.);2 级:17 Nm(150 lbf • in.);3 级:14 Nm(120 lbf • in.)。

未上锁门外水平把手测试最小值:

1 级:50 Nm(450 lbf • in.);2 级:25 Nm(225 lbf • in.);3 级:20 Nm(180 lbf • in.)。

测试结束时释放锁销所需最大力矩:

1 级和 2 级:对球形捏手 2 Nm(18 lbf • in.),对旋钮 3 Nm(27 lbf • in.),对水平把手 5.7 Nm(50 lbf • in.)。

11.2 门外上锁的水平把手、球形捏手或旋钮力矩测试

按 11.1 所述对上锁的门外球形捏手或旋钮施加本款合格判定规定的力矩。撤去此力矩后,释放锁销的力矩不得超过本款合格判定的限值。

合格判定

例外:如果因采用安全设计而使完整转动一圈后仍不能达到给定的力矩值,且在施加力矩后锁闭状态未被改变,则判为符合要求。

上锁的门外球形捏手或旋钮测试最小力矩:

1 级和 2 级:34 Nm(300 lbf • in.),3 级:17 Nm(150 lbf • in.)。

对拉手 1 级和 2 级:50 Nm(450 lbf • in.),3 级:26 Nm(230 lbf • in.)。

测试结束时释放锁销所需最大力矩:

对水平把手所有等级均为 5.7 Nm(50 lbf • in.)。

对球形捏手 2 Nm(18 lbf • in.),对旋钮 3 Nm(27 lbf • in.)。

11.3 门外水平把手拉力测试

在距把手轴线 51 mm(2in)处垂直于门表面施加 11.3.1 项规定的拉力。撤去拉力后,释放锁销的力矩不应超过本款规定的限值。

门外水平把手拉力测试最小拉力:

1 级和 2 级:1 000 N(225 lbf),3 级:512 N(115 lbf)。

测试结束时释放锁销所需最大力矩:所有等级均为 5.7 Nm(50 lbf • in.)。

11.4 上锁的门外拇指片测试

采用 10.1 款所述方法对拇指片施加 11.4.1 规定的负荷。撤去负荷后,释放锁销所需的最大作用

力不得超过本款规定的限值。若载荷无法施加则本测试不适用。

上锁的门外拇指片最小载荷要求：

1 级和 2 级：1 150 N(250 lbf)，3 级：667 N(150 lbf)。

测试结束时释放锁销所需最大作用力：80 N(18 lbf)。

11.5 轴向载荷测试

沿着门锁附件轴向垂直于门表面对门外球形捏手、水平把手、旋钮或拇指片施加本款合格判定规定的载荷，使锁销紧顶靠锁槽。撤去载荷后，释放锁销所需最大力矩或作用力不得超过本款合格判定的规定。

合格判定

1 级和 2 级：最小载荷 1 780 N(400 lbf)，3 级：最小 1 335 N(300 lbf)。

对所有等级，测试结束时释放锁销所需最大力矩或作用力：

对球形捏手为 2 Nm(18 lbf·in.)；对水平把手为 5.7 Nm(50 lbf·in.)；对拇指片为 80 N(18 lbf)；对旋钮为 3 Nm(27 lbf·in.)。

11.6 垂向负载测试

以垂直于门锁附件转轴方向对门外球形捏手、水平把手、或旋钮通过测力仪施加本款合格判定规定的载荷。对球形捏手，载荷施于其最高点；对水平把手，载荷施于距离门表面或附件盖板(若有)25 mm 处。撤去载荷后，释放锁销所需力矩不得超过本款合格判定规定的限值。

合格判定：

1 级和 2 级：最小载荷 1 600 N(360 lbf)，3 级：最小 1 110 N(250 lbf)。

对所有等级，测试结束时释放锁销所需最大力矩：

对球形捏手为 2 Nm(18 lbf·in.)；对水平把手为 5.7 Nm(50 lbf·in.)；对旋钮为 3 Nm(27 lbf·in.)。

12 材料评估测试

任何样品的任何失效均构成整个材料评估测试的失败。

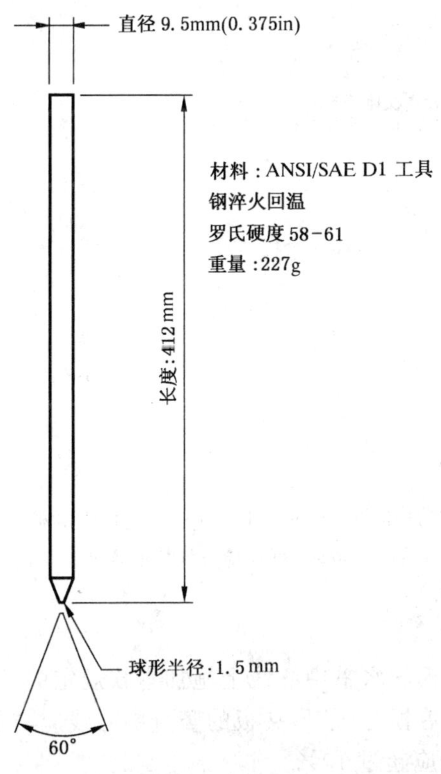

图 9 尖棒

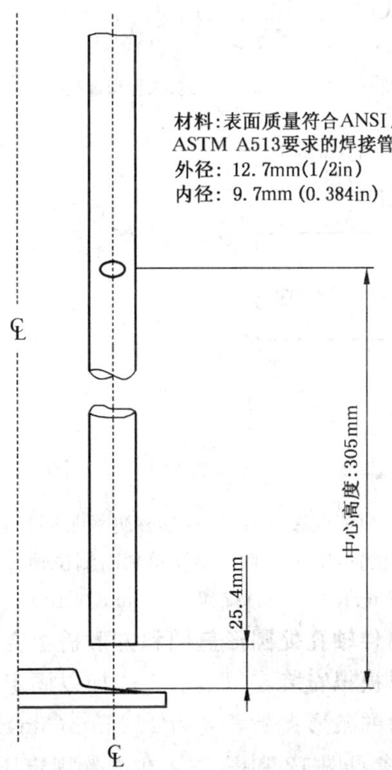

图 10 跌落导筒

12.1 门外球形捏手或水平把手挤压测试

将球形捏手或水平把手放入可实施挤压功能且可伸缩的负载装置内，施加本款合格判定规定的压力，产生的变形与初始尺寸相比不应超出本款合格判定规定的数值。

合格判定：

1 级：施力 4 450 N(1 000 lbf)，变形 10%；2 级：施力 4 450 N(1 000 lbf)，变形 25%；3 级：施力 4 450 N(1 000 lbf)，变形 30%。

12.2 门外附件轴孔处圆形盖圈和方形盖板凹痕测试

将样品以模拟其安装在门上的方式固定在水平面上。通过图 10 所示的跌落导管使 0.23 kg(8oz)的尖棒(如图 9 所示)从 305 mm(12 in)高度落下，跌落点的位置应该是靠近盖圈或盖板中心的任何位置。按图 11 所示或其他合适的方法测得的每个跌落点凹痕的最大深度，应不超过本款规定的凹痕深度限值。

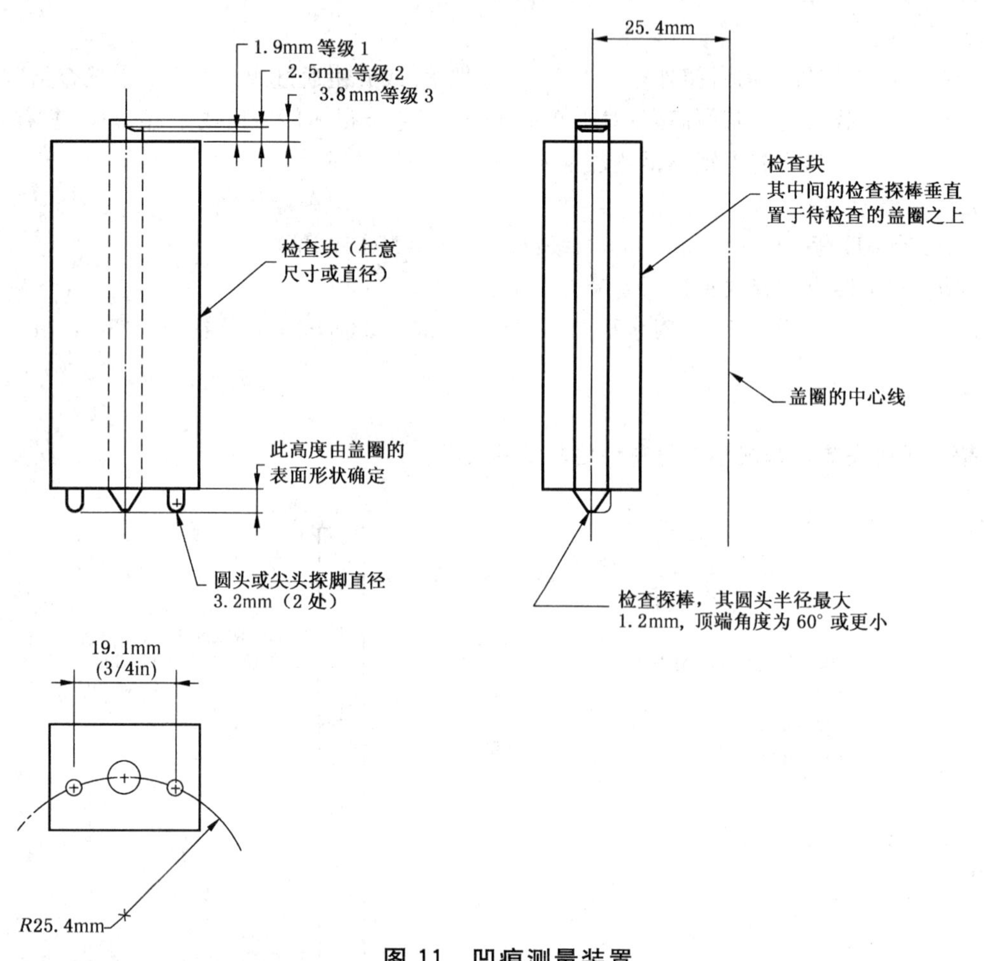

图 11 凹痕测量装置

注：盖圈凹痕测量装置：两个球形探脚触及圆形盖圈上与尖棒跌落产生的凹痕处在同一个半径弧上(如俯视图所示)的位置，使用检查探棒简单判断测试通过或失败。或当需要精确读数时，可在检查探棒的顶凹痕深度限值：1 级：2 mm(0.075in)；2 级：2.5 mm(0.100 in)；3 级：3.8 mm(0.150 in)

12.3 门外附件轴孔处圆形盖圈和方形盖板变形测试

将样品以模拟安装在门上的方式加以固定。在盖圈或盖板的水平中心线上施加本款规定的压力。用于施加压力的条形夹板长度为 152 mm(6in)。在测试方形盖板时，条形夹板的竖直中心线应与盖板中心线相对，参见图 12 和图 13。在本款规定压力下的变形不应超过 10%。

压力要求：

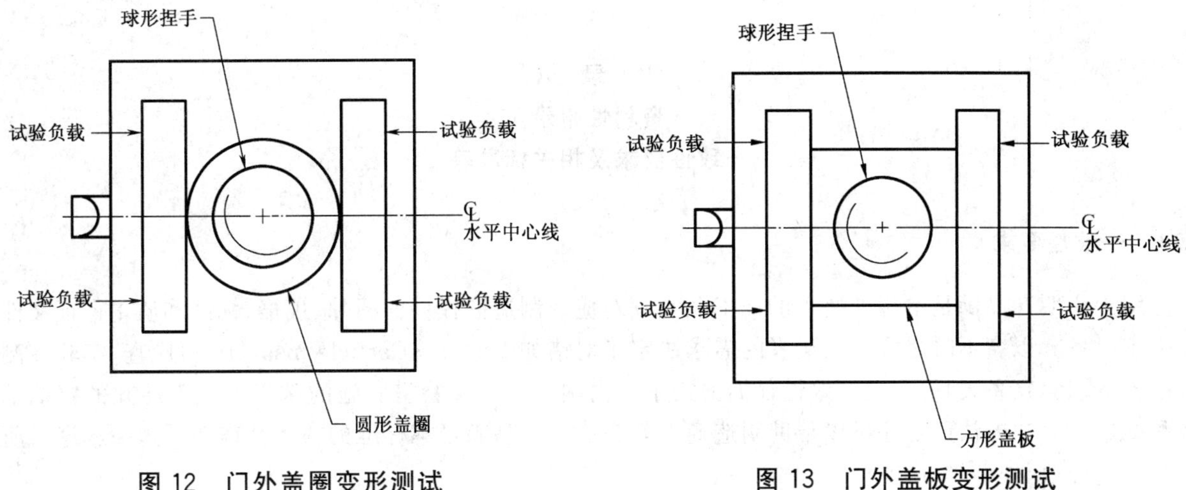

图 12 门外盖圈变形测试

图 13 门外盖板变形测试

1 级:2 900 N(650bf);2 级:2 500 N(560bf);1 级:2 000 N(450bf)。

13 表面处理测试

任何测试的任一项失效均构成整个表面处理测试的失败。

13.1 本测试并不用于评测实际使用条件下的表面处理的性能寿命,而是作为质量控制的方法之一以保持表面处理质量的一致性。门锁附件部件的表面处理性能应达到给出的最小值。顺序器仅进行盐雾和潮态测试。所有测试应根据 ANSIBHMA A156.18-2000 材料和表面处理的要求进行并判定结果。

13.2 盐雾测试(salt spray test)要求——对所有等级的最低要求:

建筑五金部件表面处理的有机物包覆层,不包括锁销端端盖(lock fronts),锁槽(strikes)和顺序器(coordinators):96 h。

锁销端端盖、锁槽和顺序器的有机物包覆层:24 h。

无机物包覆层或基材:200 h。

13.3 潮态测试(humidity test)要求——对所有等级的最低要求:

建筑五金的有机物包覆层,不包括销端端盖、锁槽和顺序器:240 h。

销端端盖、锁槽和顺序器的有机物包覆层:48 h。

铅笔硬度(pencil hardness):2 H。

附着强度(adhesion):参见 A156.18 材质和表面处理第 4 类,方法 B

13.4 表层硬度测试(finish hardness test)根据厂商的选择可以进行 13.4.1 或 13.4.2 测试。

13.4.1 对有机物包覆材料的铅笔硬度测试(pencil hardness test)要求:

对所有级别最低要求:3 H 铅笔硬度。

13.4.2 泰伯耐磨性测试(taber abrasion resistance test)——对有机物包覆材料的最低要求:

所有等级:500 个循环。

13.5 发汗测试(perspiration test)对有机物包覆材料的最低要求:

所有等级:4 个循环。

13.6 紫外线和冷凝测试(ultraviolet light and condensation test)对外部使用等级的有机物包覆材料,采用紫外线 A 灯泡,最小循环时间要求。

对所有等级,50℃环境下进行 8 h 紫外线和 4 h 潮态循环测试:共 144 h。

附 录 A
（资料性附录）
一致性要求及相关标准等

A.1 一致性要求

用于说明产品满足本标准要求的证书及与其对应的制造商提供的图片、规格、标准和质量保证文件等可予以备齐以备不时之需。购买者的需求决定了对诸如FAI(first article inspection)检查、实验室测试报告、或列名(备案)等产品一致性证据的需求。由国家认可实验室实施的基于事先不通知的定期抽查测试这一第三方认证程序可以帮助制造商有效完成对产品满足本标准的一致性声明。这一程序对所有制造商开放。

A.2 相关BHMA标准

A156.5 附件锁具(锁芯)(for auxiliary locks(cylinders))

A156.16 附助五金件(手动暗插销)(for auxiliary hardware(manual flushbolts))

A156.18 材质和表面处理(for materials and finishes)

A156.25 电控锁具(for electrified locking devices)

A.3 贮存,包装和装箱

除非买卖双方另有约定,在正常的运输和搬运条件下,贮存、装箱和包装条件应能足以保护箱体和其内的货物从生产地运至目的地。

A.4 商标

除非买卖双方另有约定,商标的使用应与制造商的惯用商标保持一致。

附 录 B
（资料性附录）
原 BHMA 前言

建筑五金的一般分类包括了被归入若干类别的范围很广的器具，为识别其间的差异，建立了一个可组合的分类系统。紧急出口装置就是这样一个组合，它是制造这一类装置的建筑五金制造商协会（BHMA）公司的成员们共同努力的结果。所有这些产品标准的努力就形成了能覆盖每个特定类别下的器具的各个部分的集合。

BHMA 认识到（标准中）一些错误将被发现、一些条款将会过时、以及一些新的产品、方法和材料将会面世，基于这一认识，BHMA 将定期对标准进行更新、修改和修订。

大多数情况下，产品的描述方法，是按其性能的不同而分为不同的等级，一级（crade 1）代表最高等级，表示产品具有最好的性能。有些产品没有被分级，而是从方便使用的角度进行了描述。等级的区分仅适用于同一类别内的产品，对等级和具体产品的选用应基于其功能、美观、安全要求和实际使用的需要。

用于反映产品功能和类型的 BHMA 编号并不能用来识别产品的大小、涂层、材料或设计。在缺乏必要的补充信息时不宜使用此 BHMA 编号。

本标准的使用者就选用安装在防火门上的紧急出口装置而受到警告，只有既按防火又按紧急保护的要求进行评估的产品才可以使用。在由实验室加贴的标签上对这类装置都注明“防火紧急出口装置”的名称，其他装置，尽管适合许多具有由门内向外开门方式的门，也不能用于防火门装置，防火门上也必须加贴具有这样陈述的标签：“防火门应安装防火紧急出口装置。”

附　录　C
（资料性附录）
本标准与原 ANSI/BHMA A156.3—2001 条款对照表

表 C.1　对照表

本标准条款	原 ANSI/BHMA A156.3—2001 条款
1	1
2	—
3.1-3.7	2.1-2.7
—	2.9
3.8	2.10
4	2.8
5	3
6	4
7	5
8.1.1～8.1.10	6.1～6.10
8.2	6.11
9	7
10	8
11	9
12	10
13	11
附录 A	Appendix A
附录 B	Forward

SN

中华人民共和国出入境检验检疫行业标准

SN/T 1994.2—2007

进出口锅炉及压力容器检验规程 第2部分：家用瓶装液化石油气调压器

Rules for the inspection of boilers and pressure vessels for import and export—Part 2: domestic pressure regulators for liquefied petroleum gas cylinders

2007-12-24 发布　　2008-07-01 实施

中华人民共和国国家质量监督检验检疫总局 发布

前　言

SN/T 1994《进出口锅炉及压力容器检验规程》预期分为两个部分：

——第1部分：通用要求；

——第2部分：家用瓶装液化石油气调压器。

本部分为SN/T 1994《进出口锅炉及压力容器检验规程》的第2部分。

本部分由国家认证认可监督管理委员会提出并归口。

本部分起草单位：中华人民共和国福建出入境检验检疫局。

本部分主要起草人：张聿兴、叶海峰、任忻生、汪承果。

本部分为首次发布的出入境检验检疫行业标准。

引　　言

《进出口锅炉及压力容器检验规程　第2部分：家用瓶装液化石油气调压器》是进出口家用瓶装液化石油气调压器产品检验的主要依据，对进出口家用瓶装液化石油气调压器产品检验起到指导和规范作用。

随着我国加入世界贸易组织（WTO）和《中华人民共和国进出口商品检验法》及其实施条例的修订，进出口商品检验工作模式发生了很大的变化，为此，国家出入境检验检疫主管部门组织建立了检验检疫标准体系。

本部分属于检验检疫标准体系的第四层（机电检验专业标准体系第三层），为家用瓶装液化石油气调压器产品的检验要求。

进出口锅炉及压力容器检验规程
第2部分:家用瓶装液化石油气调压器

1 范围

SN/T 1994的本部分规定了进出口家用瓶装液化石油气调压器(以下简称调压器)的抽样、检验和检验结果的判定规则。

本部分适用于进口压力为0.03 MPa～1.56 MPa、出口压力为2.80 kPa±0.50 kPa、额定流量小于或等于2 m^3/h、使用环境温度为－20℃～45℃的家用液化石油气调压器。

2 规范性引用文件

下列文件中的条款通过SN/T 1994的本部分的引用而成为本部分的条款。凡是注日期的引用文件,其随后所有的修改单(不包括勘误的内容)或修订版均不适用于本部分,然而,鼓励根据本部分达成协议的各方研究是否可使用这些文件的最新版本。凡是不注日期的引用文件,其最新版本适用于本部分。

GB/T 191 包装储运图示标志(GB/T 191—2000,eqv ISO 780:1997)

GB/T 2828.1 计数抽样检验程序 第1部分:按接收质量限(AQL)检索的逐批检验抽样计划(GB/T 2828.1—2003,ISO 2859-1:1999,IDT)

GB/T 3934 普通螺纹量规 技术条件(GB/T 3934—2003,ISO 1502:1996,ISO general-purpose metric screw threads—Gauges and gauging,MOD)

CJ 50—2001 家用瓶装液化石油气调压器

SN/T 0002 进出口机电商品检验规程编写的基本规定

3 术语和定义

SN/T 0002和CJ 50—2001确立的以及下列术语和定义适用于SN/T 1994的本部分。

3.1

型式试验模式 mode of type test

依据国家技术规范的强制性要求进行型式试验,按现场检验规定对产品进行抽批检验,并对企业的质量管理体系实施监督的合格评定活动。

3.2

抽样检验模式 mode of sampling inspection

按国家技术规范的强制性要求,对进出口商品逐批或抽批实施抽样、检验和检查的合格评定活动。

3.3

检验批 inspection lot

为实施检验而汇集的同一规格、型号、在相同条件下生产的单位产品的全体,简称批。

4 总要求

4.1 安全要求

进出口家用瓶装液化石油气调压器的通用要求,应满足CJ 50—2001的规定,适用时考虑国家(地区)差异。

4.2 其他要求

适用时，进出口家用瓶装液化石油气调压器的性能、材料、结构、精度应符合制造国或使用国相关标准的规定。

5 检验

5.1 检验监管模式的选取

进出口家用瓶装液化石油气调压器检验，根据国家相关规定，视具体情况选取型式试验模式、抽样检验模式中的一种检验监管模式。

5.2 检验方式

在不同的检验监管模式下可分为：

——型式试验模式：型式试验和抽批抽样检验；

——抽样检验模式：抽批抽样检验。

5.3 型式试验

5.3.1 抽样

从定型产品中随机抽取代表性样品4台，橡胶件2件。

5.3.2 检验内容和要求

按表1所规定的型式试验项目进行检测。适用时按制造国、使用国（地区）指定的标准进行全部适用项目检测。

表1 项目检验表

<table>
<tr><th rowspan="2">序号</th><th rowspan="2" colspan="2">检验项目</th><th rowspan="2">检验内容和要求</th><th rowspan="2">检验方法</th><th colspan="2">检验项目分类</th><th rowspan="2">不合格分类</th></tr>
<tr><th>型式试验项目</th><th>抽样检验项目</th></tr>
<tr><td>1</td><td rowspan="2">气密性</td><td>进口侧</td><td>1.56 MPa压力下无泄漏</td><td>按CJ 50—2001中6.5.1.1进行</td><td>√</td><td>√</td><td>A</td></tr>
<tr><td>2</td><td>出口侧</td><td>14.0 kPa压力下无泄漏</td><td>按CJ 50—2001中6.5.1.2进行</td><td>√</td><td>√</td><td>A</td></tr>
<tr><td>3</td><td rowspan="4">强度</td><td>膜片</td><td>在0.35 MPa气压下不应拉出、破裂</td><td>按CJ 50—2001中6.6.1进行</td><td>√</td><td></td><td>A</td></tr>
<tr><td>4</td><td>下壳体</td><td>在2.0 MPa水压下无泄漏、无变形</td><td>按CJ 50—2001中6.6.2进行</td><td>√</td><td></td><td>A</td></tr>
<tr><td>5</td><td>手轮扭矩</td><td>在49 N·m的旋转扭矩下应无变形、断裂或其他影响手轮使用的损坏</td><td>按CJ 50—2001中6.6.3进行</td><td>√</td><td></td><td>B</td></tr>
<tr><td>6</td><td>坠落</td><td>从1 m高度自由落至水泥地面应无损坏，性能满足CJ 50—2001中5.2.1、5.2.2、5.2.3要求</td><td>按CJ 50—2001中6.6.4进行</td><td>√</td><td></td><td>B</td></tr>
<tr><td>7</td><td>结构</td><td>防止设定状态改变措施</td><td>结构应确保使用安全可靠，采取可靠措施防止改变调压器的设定状态</td><td>视检</td><td>√</td><td></td><td>B</td></tr>
<tr><td>8</td><td rowspan="2">性能</td><td>关闭压力</td><td>≤3.50 kPa</td><td>按CJ 50—2001中6.5.2进行</td><td>√</td><td>√</td><td>A</td></tr>
<tr><td>9</td><td>出口压力</td><td>调压器流量在额定流量的10%～100%范围内时，出口压力应为2.80 kPa±0.50 kPa</td><td>按CJ 50—2001中6.5.3进行</td><td>√</td><td>√</td><td>B</td></tr>
</table>

表 1（续）

序号	检验项目		检验内容和要求	检验方法	检验项目分类		不合格分类
					型式试验项目	抽样检验项目	
10	性能	压力回差	≤60 Pa	按 CJ 50—2001 中 6.5.4 进行	√		B
11		调压静特性曲线试验	进口压力分别为 0.03 MPa、0.07 MPa、0.35 MPa、1.00 MPa、1.56 MPa的调压静特性曲线均应在 CJ 50—2001 中图 1 所示的阴影区域内	按 CJ 50—2001 中 6.5.5 进行	√		B
12	耐用性	启闭 3 万次后气密性	连续启闭 3 万次后，气密性符合 CJ 50—2001 中 5.2.1 规定	按 CJ 50—2001 中 6.7,6.5.1 进行	√		B
13		启闭 3 万次后关闭压力	连续启闭 3 万次后，关闭压力应小于等于 3.70 kPa	按 CJ 50—2001 中 6.7,6.5.2 进行	√		B
14		启闭 3 万次后出口压力	连续启闭 3 万次后，出口压力应符合 CJ 50—2001 中 5.2.3 规定	按 CJ 50—2001 中 6.7,6.5.3 进行	√		B
15	耐低温性	低温关闭压力	在−25℃低温下保持 1 h，进口压力为 0.15 MPa 时，关闭压力应≤4.20 kPa	按 CJ 50—2001 中 6.8 进行	√		B
16		低温出口压力	在−25℃低温下保持 1 h，在进口压力为 0.03 MPa、0.15 MPa，流量为额定流量的 10%～100%范围内，出口压力应在 2.30 kPa～3.80 kPa 之间	按 CJ 50—2001 中 6.8 进行	√		B
17	结构	进口过滤网	进口侧应设置过滤网	视检	√	√	B
18		呼吸孔	上壳体应设呼吸孔，其位置应在出口侧方向	视检	√	√	B
19		手轮螺纹	手轮螺纹应符合 CJ 50—2001 中 5.6.4 要求	采用符合 GB/T 3934 的量规检查	√		B
20		主要结构尺寸	主要结构尺寸应符合 CJ 50—2001 中 5.6.4、5.6.5 要求	测量	√		B
21	外观		调压器壳体外观不应有裂纹，夹杂物凹凸等缺陷。外表面涂料均匀，色泽一致，无起皮、龟裂、气泡等缺陷	视检	√	√	B
22	膜片、密封圈及其他橡胶件耐液化气性能		橡胶件耐液化气性能应符合 CJ 50—2001中 5.8.3.1 要求	按 CJ 50—2001 中 6.10 进行	√		B
23	表面处理		一般金属零部件应采用取电镀、喷漆等适当的防腐蚀的表面处理	视检	√	√	B
24	多功能调压器其他功能		多功能调压器的特殊性能应符合有关标准及产品说明书的规定	按有关标准及产品说明书	√	√	B
25	标志		调压器应在明显位置设置铭牌标志，其内容至少应包括调压器型号、制造厂名称或相关标识。手轮上应正确标明“开”、“关”方向或其他明显标志	视检	√	√	B

表 1（续）

序号	检验项目	检验内容和要求	检验方法	检验项目分类		不合格分类
				型式试验项目	抽样检验项目	
26	使用说明书	每只调压器应有使用说明书，其内容至少应包括：外形尺寸、基本技术参数、使用和安装方法、安全注意事项等。说明书的文字应符合进口国要求	视检	✓	✓	B
27	包装	调压器应单件包装，在包装盒内应附使用说明书。运输包装箱面图示标志应符合 GB/T 191 的规定，箱体不应有破损、变形、重钉、松钉、受潮、发霉等现象	视检	✓	✓	B

5.3.3 **结果判定**

5.3.3.1 单台样品有以下情况之一时，该样品为不合格：

a) 一项 A 类项目不合格；

b) 两项 B 类项目不合格。

5.3.3.2 所有抽检样品均合格，则判型式试验合格，否则为不合格。

5.3.4 **不合格的处置**

不合格的家用瓶装液化石油气调压器允许进行技术处理，并须重新进行检测。

5.3.5 **有效期**

合格的型式试验结果有效期为 12 个月。当产品结构、材料、工艺变动或企业停产半年以上，恢复生产时须重新进行型式试验。

5.4 **抽样检验**

5.4.1 **抽样**

5.4.1.1 开箱数按检验批总箱数，根据 GB/T 2828.1 正常一次抽样方案，特殊检查水平 S-4 抽取。

5.4.1.2 样品数量按 GB/T 2828.1 正常检查一次抽样方案，一般检查水平Ⅰ确定，并从 5.4.1.1 确定的开箱数中抽取。

5.4.1.3 接收质量限(AQL)：

A 类不合格：不允许出现；

B 类不合格：AQL 值为 1.0。

5.4.1.4 检查的严格度按 GB/T 2828.1 转移规则。

5.4.2 **检验内容和要求**

按表 1 中规定的抽样检验项目、检验要求和方法进行检验。

5.4.3 **结果判定**

根据检验结果统计，若出现 A 类不合格品，则判定该批不合格；若 B 类不合格品数小于或等于相应的合格判定数，则判定该批检验合格，否则为不合格。

5.4.4 **不合格的处置**

对于合格批，应将发现的不合格品剔除或替换为合格品。对于被判为批不合格的调压器应进行技术处理并允许重新提交检验一次，经重新检验仍不合格或无法进行技术处理的，则最终判抽样检验不合格。

6　合格批的判定

无论采取何种检验监管模式,只有该模式中的全部内容检验合格,方可判定该批产品合格,否则判定该批产品不合格。

7　不合格批的处置

对不合格批的进口家用瓶装液化石油气调压器不得销售、使用;不合格批的出口家用瓶装液化石油气调压器不得出口。

8　有效期

正常仓储条件下,检验有效期为12个月。

其他机电产品标准

（一）通 用 要 求

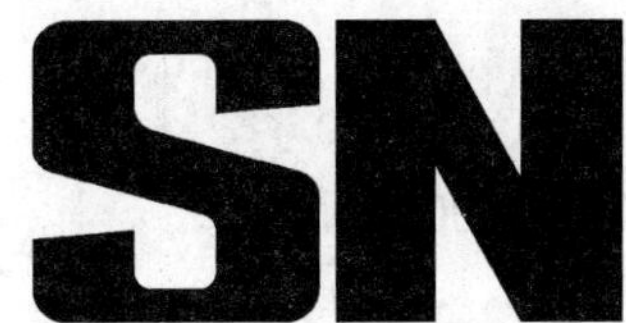

中华人民共和国出入境检验检疫行业标准

SN/T 1413—2004

进出口原电池安全检验方法

Safety inspection of the import and export primary batteries

2004-06-01 发布　　　　2004-12-01 实施

中华人民共和国国家质量监督检验检疫总局 发布

前言

本标准由国家认证认可监督管理委员会提出并归口。

本标准主要起草单位:中华人民共和国河南出入境检验检疫局、中华人民共和国深圳出入境检验检疫局。

本标准主要起草人:陈斌、徐嵘、吴红明、罗海龙、张奕。

本标准系首次发布的出入境检验检疫行业标准。

进出口原电池安全检验方法

1 范围

本标准规定了进出口原电池的抽样、检验方法和性能要求，以保证原电池在正常使用以及合理的、可以预见的误用情况下安全工作。

本标准适用于进出口原电池的安全检验。

2 规范性引用文件

下列文件中的条款通过本标准的引用而成为本标准的条款。凡是注日期的引用文件，其随后所有的修改单（不包括勘误的内容）或修订版均不适用于本标准，然而，鼓励根据本标准达成协议的各方研究是否可使用这些文件的最新版本。凡是不注日期的引用文件，其最新版本适用于本标准。

GB/T 8897.1 原电池 第1部分：总则（GB/T 8897.1—2003，IEC 60086-1：2000，IDT）

IEC 60086-2：2000 原电池 第2部分：外形尺寸和技术要求

3 术语和定义

下列术语和定义适用于本标准。

3.1

原电池 primary battery

由一个或多个单体原电池构成的电池，包括外壳、极端和标志。

3.2

扣式电池 button battery

总高度小于直径的小型圆柱形电池。

3.3

单体原电池 primary cell

一种由化学能直接转换成电能的电源，不可用其他电源对其充电。

3.4

民用电池 consumer batteries

在商业零售市场可购到的电池，这类电池可由使用者自行更换，即更换电池时无需物殊的工具。

3.5

圆柱形电池 cylindrical battery

总高度等于或大于直径，外形为圆柱形的电池。

3.6

放电深度(DOD) depth of discharge

一个电池放出的容量与额定容量的百分比。

3.7

变形 distortion

电池的尺寸变化超过10％。

3.8

爆炸（电池爆炸） explosion(battery explosion)

电池的任何部分瞬间喷射出固体材料，并被推至离电池25 cm以远。

3.9

着火 fire

电池或电池组分件有火焰燃烧。

3.10

伤害 harm

对人身或财产的损伤和/或危害。

3.11

危害性 hazard

伤害的潜在源。

3.12

高功率电池 high power battery

室温下能在短时间内输送出其大部分能量的电池。

3.13

工业用电池 industrial batteries

通常不适用于民用的电池。由于使用和安装时对技能的要求,通常应由技术人员更换电池。

3.14

指定使用 intended use

按供方提供的规范和说明书(包括宣传材料)中所指定的条件使用、处理和维护电池。

3.15

泄漏 leakage

电解质、气体或其他物质从电池中意外溢出。

3.16

低功率电池 low power battery

室温下不能在短时间内输送出其大部分能量的电池。

3.17

标称电压 nominal voltage of primary battery

用来标识原电池电压的一个适当的电压近似值。

3.18

开路电压(OCV) open circuit voltage

一个电池的外电路没有电流时,它的两个极端间的电压。

3.19

过热 overheating

电池的温度上升超过制造厂规定的温度范围。

3.20

棱柱形电池 prismatic battery

非圆柱形电池,符合 IEC 60086-2:2000 中 6.7 中第 6 类电池的规定。

3.21

额定容量 rated capacity

在有关(适用的)标准规定的条件下对测得的并由制造厂或供应者声明的电池容量,有时也称为标称容量。

3.22

合理的可预见误用 reasonably foreseeable misuse

有可能发生的人为的不按供方指定的条件使用、处理和维护电池。

3.23

风险　risk

发生损伤性伤害的可能性及伤害的严重程度。

3.24

安全　safety

没有不可接受的伤害危险。

3.25

泄放　venting

所设计的有意释放电池内部过大压力的一种方式,以防止发生爆炸。

3.26

检验批　inspection batch

为实施抽样检验汇集的同一品牌、同一型号,在相同生产条件下生产的单位出口产品或同一进口合同、同一提单到货的单位进口产品称为检验批,简称批。

4　抽样

在批中随机抽取样品。

锂电池的安全性能检验中,部分试验需要与被试电池同批的附加电池。

抽取样品数量见表1。

表1　抽样数量

数　量	锂电池				水溶液电解质电池
	民用			工业用	
	低功率	高功率			
		A	B		
试验电池数	80	120	115	80	70
总抽样数	$65+5\times n_3+10\times n_2$	$105+30\times n_2$	$85+30\times n_2$	$65+5\times n_3+10\times n_2$	70

注1:A:含一个单体原电池的电池　B:含多个单体原电池的电池;

注2:n_2、n_3 的大小由电池的标称电压决定,计算见5.1.5;

注3:表中的总抽样数为试验中所需的电池总量,未考虑操作失误而造成的可能的电池损失。

5　检验和要求

警告:试验所用的方法,如果不采取适当的防护措施,有可能造成人身伤害。所有试验应由有资格、有经验的技术人员在采取适当的防护措施下进行。

5.1　通则

5.1.1　环境温度

除非另有规定,试验应在(20±5)℃的条件下进行。

5.1.2　爆炸级别

用以下方法量化3.8中定义的爆炸。将被试电池置于如图1所示的钢板上,罩上一个网罩,网罩中心位于电池上方。然后对被试电池实施相关的试验,试验结果用以下两个级别来确定:

NE:电池未爆炸;

NE2:电池爆炸,但喷出的固体材料未穿过图1所规定的网罩。

注意:避免短路。网罩应放在另一与试验者隔开的地方,以保证安全。

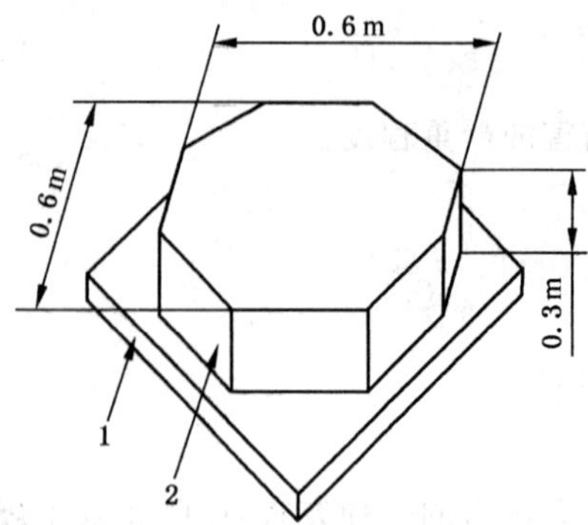

1——钢板；

2——网罩，外形为八角形柱体，放在钢板1上，铝线直径为0.25 mm，铝线密度为每25.4 mm内16～18根。

图1 网罩

5.1.3 质量损失的确定

用公式(1)量化质量损失：

$$\Delta W = \frac{W_1 - W_2}{W_1} \times 100\% \qquad \cdots\cdots(1)$$

式中：

ΔW——质量损失；

W_1——试验前质量，精确至电池总质量的0.1%；

W_2——试验后质量，精确至电池总质量的0.1%。

质量损失不超过表2规定的值，应认为"无质量损失"。

表2 质量损失限

电池质量 W	质量损失限
$W \leqslant 1$ g	0.5%
1 g$<W\leqslant 5$ g	0.2%
$W>5$ g	0.1%

5.1.4 预放电

试验需要电池预放电(25%、50%、75%或100%)时，被试电池应该用电阻性负载放电至相应深度，电池的额定容量可通过该负载或制造厂规定的电流来确定。

5.1.5 附加电池

试验需要附加电池时，附加电池应和被试电池同型号。

试验需要附加电池时，包括被试电池在内的串联总数 n_i 可用公式(2)、(3)计算：

$$n = 12V/U_n \qquad \cdots\cdots(2)$$

式中：

n——电池总数，进位取整；

U_n——一个电池的标称电压。

$$n_i = \max(i, n) \qquad \cdots\cdots(3)$$

式中：

n_i——电池总数；

i——相应的试验中要求的最小电池数，分别为2或3。

示例1：设最小电池数为 $i=2$，被试电池的标称电压 $U_n=3.6$ V，计算得 $n=4$，则 $n_2=4$；

示例2：设最小电池数为 $i=3$，被试电池的标称电压 $U_n=10$ V，计算得 $n=2$，则 $n_3=3$。

5.1.6 测量设备要求

5.1.6.1 测量电压的仪表准确度应不低于 0.5 级，内阻应不小于 10 kΩ/V。

5.1.6.2 测量时间用的仪表的误差范围不大于±0.1%。

5.1.6.3 测量温度的仪表的误差范围不大于±0.5℃。

5.1.6.4 测量尺寸的游标卡尺的精确度不低于 0.02 mm。

5.1.6.5 测量压力用仪表准确度不低于 2.5 级。

5.1.6.6 恒流源的电流恒定可调，在充电或放电过程中，其电流变化应在±1%范围内。

5.1.6.7 电子天平，精确至电池总质量的 0.1%。

5.1.6.8 环境试验箱温度可控，其温度变化范围为±2℃。

5.1.6.9 振动试验台，要求见 5.2.4.1.5，5.3.2.3。

5.1.6.10 冲击试验台，要求见 5.2.4.1.6，5.3.2.2。

5.1.6.11 防爆装置，见图 1。

5.1.6.12 压力容器，可承受 11.6 kPa 或更低的压力。

5.1.6.13 挤压装置。要求见 5.2.4.2.9。

5.2 锂电池

5.2.1 试验项目与要求

锂电池检验项目与要求见表 3。每个项目试验结束后按表 3 检查。

表 3 锂电池检验项目与要求

<table>
<tr><td colspan="3" rowspan="4">项　目</td><td colspan="4">要求</td></tr>
<tr><td colspan="3">民用电池</td><td rowspan="3">工业用电池</td></tr>
<tr><td rowspan="2">低功率电池</td><td colspan="2">高功率电池</td></tr>
<tr><td>A</td><td>B</td></tr>
<tr><td rowspan="6">指定使用试验</td><td>电性能试验</td><td>放电</td><td colspan="4">无泄漏、无泄放、无爆炸、无着火</td></tr>
<tr><td rowspan="2">机械性能</td><td>振动</td><td colspan="4">无质量损失[a]、无变形、无泄漏、无泄放、无爆炸、无着火</td></tr>
<tr><td>冲击</td><td colspan="4">无质量损失[a]、无变形、无泄漏、无泄放、无爆炸、无着火</td></tr>
<tr><td rowspan="3">环境试验</td><td>高空模拟</td><td colspan="4">无质量损失[a]、无变形、无泄漏、无泄放、无爆炸、无着火</td></tr>
<tr><td>热冲击</td><td colspan="4">无泄漏、无泄放、无爆炸、无着火</td></tr>
<tr><td>高温</td><td>*</td><td colspan="2">无泄放、无爆炸、无着火</td><td>*</td></tr>
<tr><td rowspan="6">合理的可预见误用试验</td><td rowspan="3">电性能试验</td><td>外部短路</td><td colspan="3">无爆炸、无着火</td><td>NE2[b]、无着火</td></tr>
<tr><td>充电</td><td colspan="3">无爆炸、无着火</td><td>NE2[b]、无着火</td></tr>
<tr><td>过放电</td><td colspan="3">无爆炸、无着火</td><td>NE2[b]、无着火</td></tr>
<tr><td rowspan="2">机械试验</td><td>自由跌落</td><td colspan="3">无泄放、无爆炸、无着火</td><td>无爆炸、无着火</td></tr>
<tr><td>挤压</td><td colspan="4">无爆炸、无着火</td></tr>
<tr><td>环境试验</td><td>气候热误用</td><td colspan="3">无爆炸、无着火</td><td>无着火</td></tr>
<tr><td colspan="7">注 1：如出现变形，应在报告中进行描述，并附原因；
注 2：如果电解质在泄放口未打开的情况下在泄放口漏出，应判为泄漏。
注 3：A：含一个单体原电池的电池　B：含多个单体原电池的电池。</td></tr>
<tr><td colspan="7">*：不适用；
[a] 无质量损失的判定见 5.1.3；
[b] 见 5.1.2。</td></tr>
</table>

5.2.2 指定使用试验的样品数与试验顺序

锂电池指定使用试验的样品数与试验顺序见表 4。

表 4 锂电池指定使用试验的样品数与试验顺序

<table>
<tr><th rowspan="4">组别</th><th rowspan="4">样品数量</th><th rowspan="4">试验顺序</th><th colspan="4">试验方法</th></tr>
<tr><th colspan="3">民用电池</th><th rowspan="3">工业用电池</th></tr>
<tr><th rowspan="2">低功率电池</th><th colspan="2">高功率电池</th></tr>
<tr><th>A</th><th>B</th></tr>
<tr><td rowspan="3">1[a]</td><td rowspan="3">10</td><td>振动</td><td colspan="4">5.2.4.1.5</td></tr>
<tr><td>冲击</td><td colspan="4">5.2.4.1.6</td></tr>
<tr><td>外部短路</td><td colspan="4">5.2.4.2.1</td></tr>
<tr><td rowspan="3">2[a]</td><td rowspan="3">10</td><td>放电</td><td>5.2.4.1.1</td><td colspan="2">5.2.4.1.3</td><td>5.2.4.1.1</td></tr>
<tr><td>振动</td><td colspan="4">5.2.4.1.5</td></tr>
<tr><td>冲击</td><td colspan="4">5.2.4.1.6</td></tr>
<tr><td>3</td><td>10</td><td>放电</td><td>5.2.4.1.2</td><td colspan="2">5.2.4.1.4</td><td>5.2.4.1.2</td></tr>
<tr><td rowspan="3">4[a]</td><td rowspan="3">10</td><td>高空模拟</td><td colspan="4">5.2.4.1.7</td></tr>
<tr><td>热冲击</td><td colspan="4">5.2.4.1.8</td></tr>
<tr><td>外部短路</td><td colspan="4">5.2.4.2.1</td></tr>
<tr><td>5</td><td>10</td><td>高温</td><td>*</td><td colspan="2">5.2.4.1.9</td><td>*</td></tr>
<tr><td>6</td><td>10</td><td>高温</td><td>*</td><td colspan="2">5.2.4.1.10</td><td>*</td></tr>
<tr><td colspan="7">注 1：外部短路为合理的可预见误用试验；
注 2：A:含一个单体原电池的电池；B:含多个单体原电池的电池。</td></tr>
<tr><td colspan="7">*：不要求；
a 试验顺序不可颠倒。</td></tr>
</table>

5.2.3 合理的可预见误用试验的样品数与试验顺序

合理的可预见误用试验的样品数与试验顺序见表 5。

表 5 合理的可预见误用试验的样品数与试验顺序

<table>
<tr><th rowspan="4">组别</th><th rowspan="4">试验电池</th><th rowspan="4">附加电池</th><th rowspan="4">预放电</th><th rowspan="4">试验项目</th><th colspan="4">试验方法</th></tr>
<tr><th colspan="3">民用电池</th><th rowspan="3">工业用电池</th></tr>
<tr><th rowspan="2">低功率电池</th><th colspan="2">高功率电池</th></tr>
<tr><th>A</th><th>B</th></tr>
<tr><td rowspan="2">1</td><td rowspan="2">5</td><td>n_3-1</td><td>0%</td><td>充电</td><td>5.2.4.2.2</td><td>*</td><td rowspan="2">*</td><td>5.2.4.2.2</td></tr>
<tr><td>15</td><td>0%</td><td>充电</td><td>*</td><td>5.2.4.2.3</td><td>*</td></tr>
<tr><td>2</td><td>5</td><td>0</td><td>0%</td><td>充电</td><td colspan="4">5.2.4.2.4</td></tr>
<tr><td>3</td><td>5</td><td>0</td><td>0%</td><td>自由跌落</td><td colspan="4" rowspan="2">5.2.4.2.8</td></tr>
<tr><td>4</td><td>5</td><td>0</td><td>25%</td><td>自由跌落</td></tr>
<tr><td>5</td><td>5</td><td>0</td><td>0%</td><td>挤压</td><td colspan="4">5.2.4.2.9</td></tr>
<tr><td>6</td><td>5</td><td>0</td><td>0%</td><td>热滥用</td><td colspan="4">5.2.4.2.10</td></tr>
</table>

表 5（续）

<table>
<tr><td rowspan="4">组别</td><td rowspan="4">试验电池</td><td rowspan="4">附加电池</td><td rowspan="4">预放电</td><td rowspan="4">试验项目</td><td colspan="4">试验方法</td></tr>
<tr><td colspan="3">民用电池</td><td rowspan="3">工业用电池</td></tr>
<tr><td rowspan="2">低功率电池</td><td colspan="2">高功率电池</td></tr>
<tr><td>A</td><td>B</td></tr>
<tr><td>7</td><td>5</td><td>n_2-1</td><td>50%</td><td>过放电</td><td rowspan="2">5.2.4.2.5</td><td rowspan="2">*</td><td rowspan="2">*</td><td rowspan="2">5.2.4.2.5</td></tr>
<tr><td>8</td><td>5</td><td>n_2-1</td><td>100%</td><td>过放电</td></tr>
<tr><td>9</td><td>5</td><td>n_1-1</td><td>25%</td><td>过放电</td><td>*</td><td rowspan="3">5.2.4.2.6</td><td rowspan="3">5.2.4.2.6</td><td>*</td></tr>
<tr><td>10</td><td>5</td><td>n_2-1</td><td>50%</td><td>过放电</td><td>*</td><td>*</td></tr>
<tr><td>11</td><td>5</td><td>n_2-1</td><td>75%</td><td>过放电</td><td>*</td><td>*</td></tr>
<tr><td>12</td><td>5</td><td>n_2-1</td><td>25%</td><td>过放电</td><td>*</td><td rowspan="3">5.2.4.2.7</td><td rowspan="3">5.2.4.2.7</td><td>*</td></tr>
<tr><td>13</td><td>5</td><td>n_2-1</td><td>50%</td><td>过放电</td><td>*</td><td>*</td></tr>
<tr><td>14</td><td>5</td><td>n_2-1</td><td>75%</td><td>过放电</td><td>*</td><td>*</td></tr>
<tr><td colspan="9">注：A:含一个单体原电池的电池;B:含多个单体原电池的电池。</td></tr>
<tr><td colspan="9">*：不要求。</td></tr>
</table>

5.2.4 试验方法

5.2.4.1 指定使用试验

5.2.4.1.1 电性能试验 A-1——放电

在(20±2)℃环境中，通过限流电阻 R_1，使未放过电的电池放电，直至放电完全，放电时间为 T_d。

$$T_d = C_n \times R_1 / U_n \qquad (4)$$

式中：

T_d——放电时间；

C_n——标称容量；

U_n——标称电压；

R_1——电阻性负载，其值应选择为：通过其对电池放电时，平均电流与制造厂规定的最大放电电流相同。

制造厂规定的最大放电电流应该满足：在试验过程中，电池内配备的任何保护装置都不应被激活而动作。

5.2.4.1.2 电性能试验 A-2——放电

环境温度为(60±2)℃，其余同 A-1。

5.2.4.1.3 电性能试验 A-3——放电

从表 6 选取电阻 R_2，在(20±2)℃环境中，使未放过电的电池连续放电 24 h。

表 6 电阻 R_2

电池型号	电阻 R_2/Ω
CR17345	2.00
CR-P2	3.90
2CR5	3.90
注：其他型号的电池标准化后，该表会被修改或扩充。	

5.2.4.1.4 **电性能试验 A-4——放电**

环境温度为(60±2)℃,其余同 A-3。

5.2.4.1.5 **机械试验 B-1——振动**

振动条件:被试电池应经受振幅为 0.8 mm、最大偏离为 1.6 mm 的简单谐振,频率以 1 Hz/min 的速率在 10 Hz~55 Hz 之间往返变化。每个轴向需振动(90±5) min。

被试电池按下列的测试步骤进行试验:

a) 测试前外观、质量、尺寸检查;

b) 在电池三个互相垂直的轴上各振动(90±5) min;对于只有两个对称轴的被试电池,对电池的两个垂直的轴向进行试验;

c) 搁置 1 h。

5.2.4.1.6 **机械试验 B-2——冲击**

用能固定被试电池所有表面的刚性夹具将被试电池固定在试验机上,按下列的测试步骤进行试验,冲击脉冲见表 7。

a) 测试前外观、质量、尺寸检查;

b) 在电池三个互相垂直的轴向上各冲击一次;

c) 搁置 1 h。

表 7 冲击脉冲

加速度		波形
首 3 ms 的最小平均加速度	最大加速度	
75 g_n	125 g_n 至 175 g_n	半正弦波

5.2.4.1.7 **环境试验 C-1——高空模拟**

被试电池在压力为 11.6kPa 或更低,温度为(20±2)℃的环境下至少放置 6h。

5.2.4.1.8 **环境试验 C-2——热冲击**

被试电池在(75±2)℃的温度下放置 48 h,接着在(−20±2)℃的温度下放置 6 h,再在室温下放置至少 24 h。每次不同温度之间转换的最长时间为 5 min。在试验时,应采取适当的防护措施,保护电池在低温存放后再回升到室温过程中免受冷凝水的影响。

5.2.4.1.9 **环境试验 C-3——高温**

被试电池在(100±2)℃放置 5 h,接着在(20±2)℃放置 8 h。

5.2.4.1.10 **环境试验 C-4——高温**

被试电池在(60±2)℃放置 30 d,接着在(20±2)℃放置 8 h。

5.2.4.2 **合理的可预见误用试验**

5.2.4.2.1 **电性能试验 D-1——外部短路**

电池应在(55±2)℃的环境下达到温度平衡后,在相同温度下经受外电路总阻值小于 0.1 Ω 的短路,短路继续至电池外壳温度回落至(55±2)℃后,再持续 1 h 以上。

5.2.4.2.2 **电性能试验 D-2——充电**

一个被试电池与(n_3-1)个同批的未放过电的附加电池以这样的方法串联连接,被试电池与其他电池反向(见图 2)。电池总数 n_3 用 5.1.5 的方法确定,最小电池数为 3。

在上述电路中加入一个电阻性负载 R_3,其阻值应使平均放电电流与制造厂规定的最大放电电流相同。

接通电路,对被试电池充电,直至总电压为原有开路电压的 10%,或者充电 24 h,取两者中时间较长者。

试验应在(20±2)℃进行。

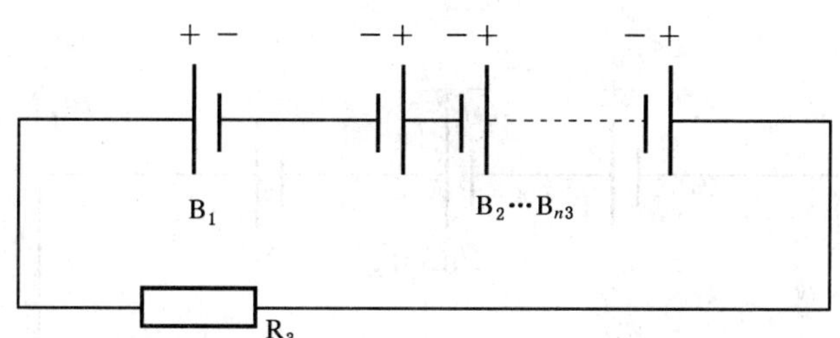

B_1——被试电池；

$B_2 \cdots B_{n3}$——附加电池；

R_3——电阻。

图 2 充电(D-2)

5.2.4.2.3 电性能试验 D-3——充电

一个被试电池和三个同批的未放过电的附加电池串联连接，但被试电池极端反接(见图 3)。连接电路的电阻应小于或等于 0.1 Ω。试验在(20±2)℃下持续 24 h。

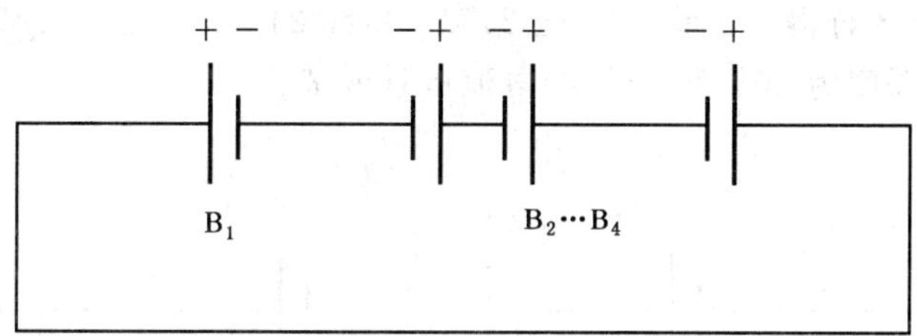

B_1——被试电池；

$B_2 \cdots B_4$——附加电池。

图 3 充电(D-3)

5.2.4.2.4 电性能试验 D-4——充电

每个被试电池反向与一个直流电源相接，经受三倍于 I_c 的电流充电，I_c 的值由电池制造厂规定。除了用允许设定电流的直流电源外，还可用阻值和功率相当的电阻和电池串联连接获得该电流。试验应在(20±2)℃进行。

试验时间由下式算得：

$$t_d = 2.5 \times C_n/(3 \times I_c) \qquad (5)$$

式中：

t_d——充电时间；

C_n——标称容量；

I_c——由制造厂规定的充电电流。

5.2.4.2.5 电性能试验 D-5——过放电

每个被试电池应该预放电至 50％的放电深度，然后与(n_2-1)个同批的未放过电的附加电池串联连接(见图 4)。电池总数用 5.1.5 的方法确定，最小电池数为 2。

将电阻 R_4 与上述电池串联连接，R_4 应为使平均放电电流与制造厂规定的最大放电电流相同的电阻。试验持续至总电压降为原有开路电压的 10％，或者持续 24 h，取两者中时间较长者。

试验应在(20±2)℃下进行。

用预放电完全的电池重复该试验。

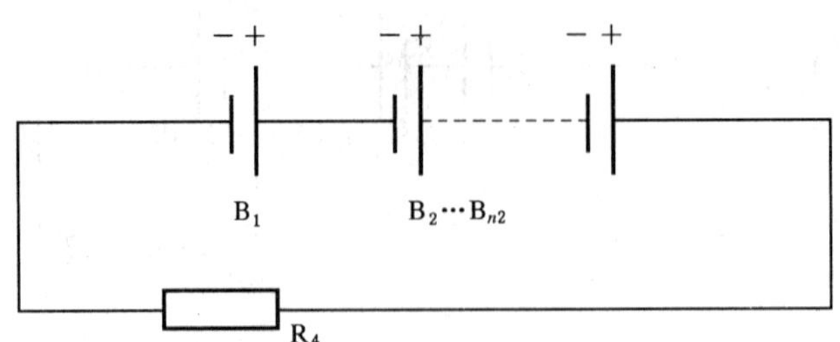

B_1——被试电池；
$B_2 \cdots B_{n2}$——附加电池；
R_4——电阻。

图 4　过放电(D-5)

5.2.4.2.6　电性能试验 D-6——过放电

被试电池预放 25%的放电深度，然后与(n_2-1)个同批的未放过电的附加电池以及电阻 R_5 串联连接(见图 5)。n_2 和 R_5 从表 8 查得。试验在(20±2)℃下持续 24 h。

分别用预放电至放电深度为 50%和 75%的电池重复该试验。

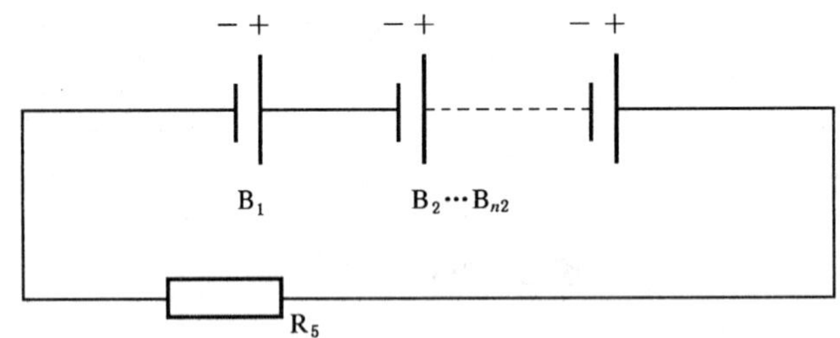

B_1——被试电池；
$B_2 \cdots B_{n2}$——附加电池；
R_5——电阻。

图 5　过放电(D-6)

表 8　电池总数 n_2 和电阻 R_5

电池型号	电池总数 n_2	电阻 R_5/Ω
CR17345	4	8.20
CR-PR	2	8.20
2CR5	2	8.20
注：其他型号的电池标准化后，此表会修改或扩充。		

5.2.4.2.7　电性能试验 D-7——过放电

被试电池预放电 25%的放电深度，然后在(60±2)℃放置 10 d 以增加内阻，附加电池应预放至相同的放电深度，在室温下放置 10 天，再将经过预处理的被试电池和(n_2-1)个经过预处理的附加电池以及电阻 R_5 串联连接(见图 6)，n_2 和 R_5 从表 8 查得。试验在(20±2)℃下持续 24 h。

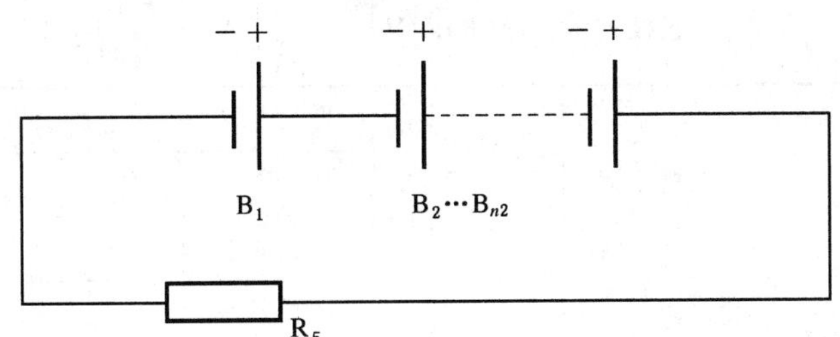

B_1——被试电池；

$B_2 \cdots B_{n2}$——附加电池；

R_5——电阻。

图 6　过放电(D-7)

5.2.4.2.8　机械试验 E-1——自由跌落

未放过电的电池从 1 m 高度跌落到混凝土表面上，每个被试电池应跌落六次。棱柱形电池跌落的初始位置为其六个面，每面一次。圆柱形电池跌落的初始位置为如图 7 所示的三个轴向，每个轴向二次。然后将被试电池放置 1 h。

用预放电深度为 25％的电池重复试验一次。

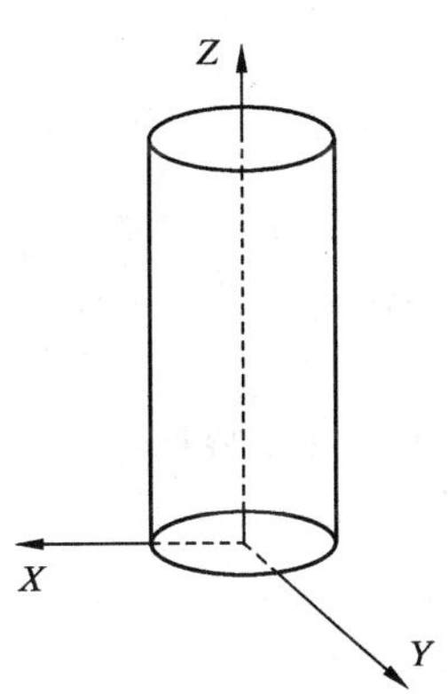

图 7　圆柱形电池的 *XYZ* 轴向

5.2.4.2.9　机械试验 E-2——挤压

被试电池在两个平面间被挤压，通过台钳或活塞直径为 32 mm 液压臂施加 13 kN 的挤压力，挤压持续至液压装置上压力表读数到达 17 MPa，一旦达到最大压力，就解除挤压。

对圆柱形电池，挤压时电池的长轴应与挤压装置的挤压平面平行；对棱柱形电池，压力应施加于垂直于它的长轴的两个轴向中的一个，然后再挤压另一轴向；对扣式电池，挤压其平面。

每个被试电池只挤压一次。

5.2.4.2.10　环境试验 F-1——热滥用

将被试电池置于烘箱内，以 5℃/min 的速度升温至(130±2)℃，并在此温度下保持 10 min。

5.3　水溶液电解质电池

5.3.1　检验项目及要求

水溶液电解质电池的检验项目见表 9。每个项目试验结束后按表 10 检查。

表 9　检查项目

电化学体系					应用测试							
代号	负极	电解质	正极	标称电压/V		A	B-1 B-2	C	D	E	F	G
—	锌	氯化铵， 氯化锌	二氧化锰	1.5	R	√	√	√	√	√	√	√
					B	NR						
					P	√	√	√	NR	√	√	√
A	锌	氯化铵， 氯化锌	氧	1.4	R	√	√	√	NR	√	√	√
					B	NR						
					P	√	√	√	NR	√	√	√
L	锌	碱金属氢氧化物	二氧化锰	1.5	R	√	√	√	√	√	√	√
					B	√	√	√	NR	√	NR	√
					P	√	√	√	NR	√	NR	√
P	锌	碱金属氢氧化物	氧	1.4	R	NR						
					B	NR	√	√	NR	√	NR	√
					P	NR						
S	锌	碱金属氢氧化物	氧化银	1.55	R	√	√	√	NR	√	NR	√
					B	√	√	√	NR	√	NR	√
					P	NR						

注 1：R:圆柱形电池；B:扣式电池；P:非圆柱形电池。
注 2：√:要检测；NR:不要求。
注 3：容量低于 250 mAh 的 L 体系和 S 体系的电池、容量低于 700 mAh 的 P 体系的电池不要求做安全测试。
注 4：应用测试 A、B-1、B-2、C、D、E、F、G 的说明见表 10。

检验顺序、样品数量及要求见表 10。

表 10　检验顺序、样品数量及要求

序号	检验分类	试验项目	试验数量	检验要求	检验方法
0		开路电压	全数	—	
		尺寸			
A	指定使用试验	部分使用后存放	5	无泄漏、无爆炸	5.3.2.1
B-1		冲击	5	无泄漏、无爆炸	5.3.2.2
B-2		振动	5	无泄漏、无爆炸	5.3.2.3
C		温度循环试验	5	无爆炸	5.3.2.4
D	合理的可预见性误用试验	不正确安装	20(4 只电池一组，共 5 组)	无爆炸	5.3.2.5
E		外部短路	5	无爆炸	5.3.2.6
F		过放电	20(4 只电池一组，共 5 组)	无爆炸	5.3.2.7
G		自由跌落	5	无爆炸	5.3.2.8

5.3.2 试验方法

5.3.2.1 应用测试 A——电池部分使用后贮存

未经放电的电池按 IEC 60086-2 规定的应用试验/放电量试验的条件放电，直至其寿命下降了最小平均放电时间(MAD)的 50%，再在(45±2)℃环境下贮存 30 d。

5.3.2.2 试验 B-1——冲击

将未经放电的电池按下列的测试步骤进行试验，冲击脉冲见表 11。

a) 测试前外观检查；

b) 在电池三个互相垂直的轴上各冲击方向一次；

c) 搁置 1 h。

表 11 冲击脉冲

加速度		波形
首 3 ms 的最小平均加速度	最大加速度	
75 g_n	125 g_n 至 175 g_n	半正弦波

5.3.2.3 应用测试 B-2——振动

振动条件：被试电池应经受振幅为 0.8 mm、最大偏离为 1.6 mm 的简单谐振，频率以 1 Hz/min 的速率在 10 Hz～55 Hz 之间往返变化。每个轴向需振动(90±5) min。

将未放电的电池按下列的测试步骤进行试验：

a) 测试前外观检查；

b) 在电池三个互相垂直的轴上各振动(90±5) min；对于只有两个对称轴的被试电池，对电池的两个垂直的轴向进行试验；

c) 搁置 1 h。

5.3.2.4 应用测试 C——温度循环

将未放电的电池按下列步骤进行试验。温度误差范围为±2℃。

测试循环过程：

a) 将电池放入测试室中，在 30 min(t_1)内将测试室的温度升至 70℃；

b) 在此温度下保持 4 h(t_2)；

c) 将测试室的温度在 30 min(t_1)内下降至 20℃，并在此温度下保持 2 h(t_3)；

d) 在 30 min(t_1)内将测试室温度下降至−20℃，并在此温度下保持 4 h(t_2)；

e) 在 30 min(t_1)内将测试室温度回升至 20℃；

f) 重复以上步骤再进行九个循环；

g) 10 个循环完成后，将电池常温再贮存 7 d。

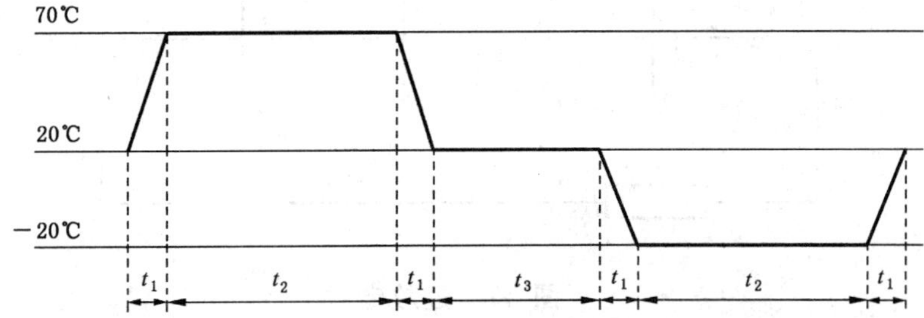

图 8 温度循环过程

5.3.2.5 应用测试 D——不正确安装(四只电池串联)

如图 9 所示，将四只同批的未放电电池串联，四只电池中一只反向串联。接通该回路 24 h 或至电池外壳温度降至环境温度。

电路中相互连接的阻值应不大于0.1 Ω。

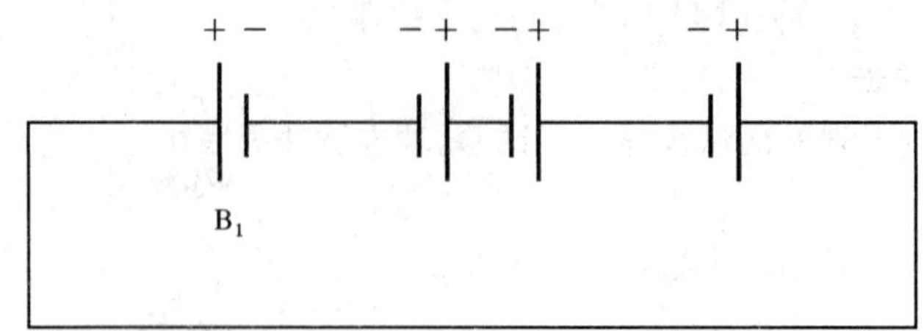

注1：图9是模拟一种典型的误用情况；

注2：原电池不可被充电，然而当一只电池与三只或更多的电池反向串联时，这只电池就处于充电状况。虽然圆柱形电池已设计成能释放过高的内压，但在某些场合仍有可能发生爆炸。所以，应清晰、明了地提醒使用者要根据电池的极性(＋和－)正确安装电池，以避免造成伤害。

图9 不正确安装

5.3.2.6 应用测试E——外部短路

将未经放电的电池按图10连接。接通该回路24 h或至电池外壳温度降至环境温度。

电路中的连接电阻应不大于0.1 Ω。

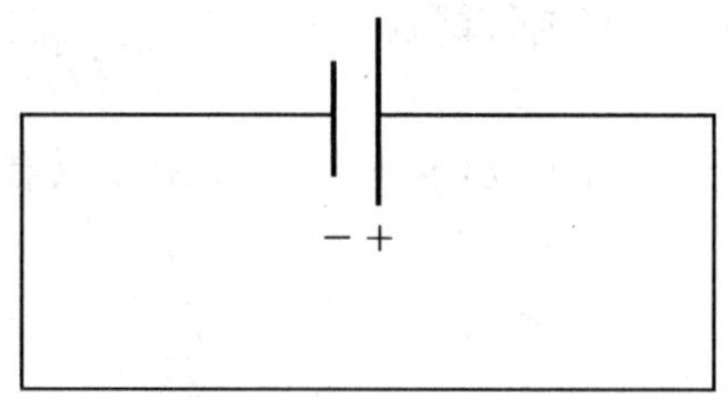

图10 外部短路

5.3.2.7 应用测试F——过放电

一个未经放电的电池(C_1)按IEC 60086-2规定的MAD值最高的那项应用试验或放电量试验的条件放电至负荷电压降至0.6 V，然后将该电池(C_1)与三只同批的未放电电池串联，如图11，接通回路直至负荷电压至2.4 V。

负载电阻(R_1)应约为IEC 60086-2中规定的该电池的最小放电电阻阻值的4倍，并最终确定为最接近于GB/T 8897.1中6.4描述的某个阻值。

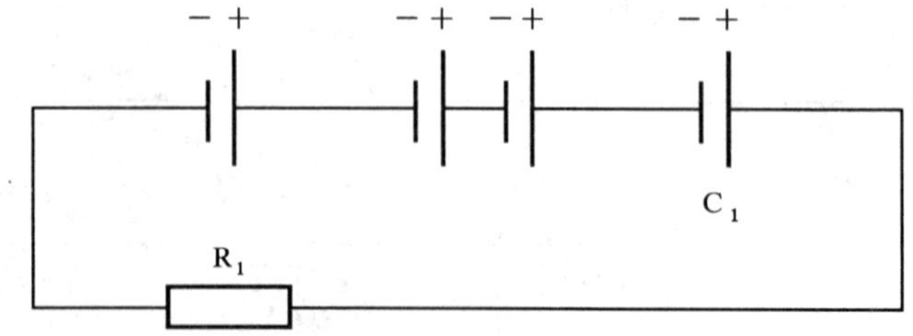

图11 过放电

5.3.2.8 应用测试G——垂直跌落

将未放电的电池从1 m高处跌落至混凝土地面上，每个被试电池应跌落六次。棱柱形电池跌落的初始位置为其六个面，每面一次。圆柱形电池跌落的初始位置为如图12所示的三个轴向，每个轴向二次。然后将被试电池放置1 h。

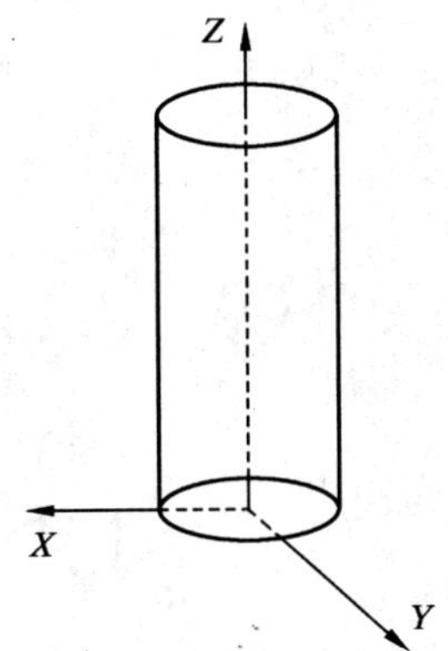

图 12 圆柱形电池的 *XYZ* 轴向

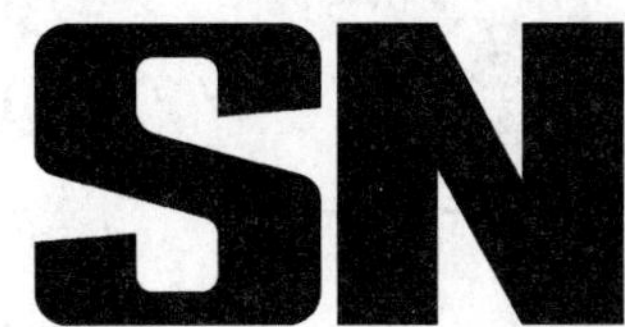

中华人民共和国出入境检验检疫行业标准

SN/T 1414.1—2004

进出口蓄电池安全检验方法
第1部分:通用要求

Safety inspection of import and export secondary cells and batteries—
Part 1:General

2004-06-01 发布　　2004-12-01 实施

中华人民共和国国家质量监督检验检疫总局 发布

前　言

SN/T 1414《进出口蓄电池安全检验方法》分为四个部分：

——第 1 部分：通用要求；

——第 2 部分：镉镍蓄电池、金属氢化物镍蓄电池；

——第 3 部分：锂离子蓄电池；

——第 4 部分：铅酸蓄电池。

本部分为 SN/T 1414 的第 1 部分。

本部分附录 A 为资料性附录。

本部分由国家认证认可监督管理委员会提出并归口。

本部分主要起草单位：中华人民共和国河南出入境检验检疫局、中华人民共和国深圳出入境检验检疫局。

本部分主要起草人：陈斌、徐嵘、山巍、李峰、吴红明。

进出口蓄电池安全检验方法
第1部分:通用要求

1 范围

SN/T 1414的本部分规定了进出口蓄电池安全性能的检验方法和要求,用以保证蓄电池在正常使用以及合理的、可以预见的误用情况下安全工作。

本部分适用于进出口蓄电池的安全检验。

2 规范性引用文件

下列文件中的条款通过SN/T 1414的本部分的引用而成为本部分的条款。凡是注日期的引用文件,其随后所有的修改单(不包括勘误的内容)或修订版均不适用于本部分,然而,鼓励根据本部分达成协议的各方研究是否可使用这些文件的最新版本。凡是不注日期的引用文件,其最新版本适用于本部分。

GB/T 2423.5 电工电子产品环境试验 第二部分:试验方法 试验Ea和导则:冲击(GB/T 2423.5—1995,idt IEC 60068-2-27:1987)

GB/T 2423.6 电工电子产品环境试验 第二部分:试验方法 试验Eb和导则:碰撞(GB/T 2423.6—1995,idt IEC 60068-2-29:1987)

GB/T 2423.8 电工电子产品环境试验 第二部分:试验方法 试验Ed:自由跌落(GB/T 2423.8—1995,idt IEC 60068-2-32:1990)

GB/T 2423.10 电工电子产品环境试验 第二部分:试验方法 试验Fc和导则:振动(正弦)(GB/T 2423.10—1995,idt IEC 60068-2-6:1982)

3 型号和标志

3.1 电池型号

电池型号按相关标准命名。

3.2 电池的标志

电池的显著位置上应有标志,表明:

a) 生产企业名称或缩写;

b) 产品名称、商标、型号及出厂编号;

c) 标称电压、额定容量;

d) 电池的极性;

e) 警示说明。

3.3 电池包装的标志

电池包装表面应有标志,表明:

a) 产品名称、型号;

b) 生产企业名称、地址;

c) 标准编号;

d) 生产日期。

4 测试方法

警告：试验所用的方法，如果不采取适当的防护措施，有可能造成人身伤害。所有试验应由有资格、有经验的技术人员在采取适当的防护措施下进行。

4.1 环境温度

除非另有规定，试验应在(20±5)℃的条件下进行。

4.2 测量仪表与设备要求

4.2.1 测量电压的仪表准确度应不低于0.5级，内阻应不小于10 kΩ/V。

4.2.2 测量电流的仪表准确度应不低于0.5级。

4.2.3 测量时间用的仪表误差范围不大于±0.1%。

4.2.4 测量温度的仪表误差范围不大于±0.5℃。

4.2.5 恒流源的电流恒定可调，在充电或放电过程中，其电流变化应在±1%范围内。

4.2.6 恒压源的电压可调，其电压变化范围为±0.5%。

4.2.7 环境试验箱，其温度、湿度可调，温度变化不大于±2℃，湿度变化不大于±3%。

4.3 充电电流和放电电流

测试时充电电流和放电电流基于电池额定容量(C_5Ah)，电流按I_tA倍数表示(I_tA=C_5Ah/1 h)。

4.4 环境性能试验

4.4.1 恒定湿热性能

视检被测电池的外观、结构及标志。按照相关标准对电池进行充电后放入环境试验箱。将环境试验箱的温度在不加湿的条件下升到(40±2)℃，以对电池进行预热，待电池达到温度稳定后再加湿至相对湿度90%～95%。并在此条件下放置48 h，然后在(20±5)℃条件下搁置2 h。外观应无明显变形、锈蚀、冒烟或爆炸，以1.0 I_tA放电至终止电压，放电时间应不低于36 min。

4.4.2 高温性能

视检被测电池的外观、结构及标志。将电池在(75±2)℃条件下搁置48 h。电池应不漏液、不爆炸、不泄气、不着火。

4.4.3 热冲击试验

先视检被测电池的外观、结构及标志。将电池在(75±2)℃的条件下搁置48 h，在5 min内转到(−20±2)℃条件下搁置6h，然后在(20±5)℃条件下搁置24 h。电池应不漏液、不爆炸、不泄气、不着火。

4.4.4 模拟海拔高度(低气压)试验

本试验评价电池承受低气压的能力，试验模拟海拔高度15 240 m。先视检被测电池的外观、结构及标志。在(20±5)℃的环境温度下，将电池放置在真空箱内，逐渐抽真空至表压小于或等于11.6 kPa，并保持6 h。电池应不漏液、不泄气、不爆炸、不着火。

铅酸蓄电池按相关标准进行试验。

4.4.5 加热试验

先视检被测电池的外观、结构及标志，将电池放置于加热箱中，以(5±2)℃/min的速率升温至(150±2)℃并保温10 min。电池应不爆炸、不着火。

4.5 机械性能试验

4.5.1 振动试验

先视检被测电池的外观、结构及标志。将电池按照相关标准规定的条件和方法进行充电。按照GB/T 2423.10对电池进行振动试验后，以0.2 I_tA放电至终止电压，放电时间应符合相关标准要求。电池应不漏液、不泄气、不爆炸、不着火。

铅酸蓄电池按相关标准进行试验。

4.5.2 碰撞试验

先视检被测电池的外观、结构及标志。按照相关标准规定的条件和方法对电池进行充电，再按照GB/T 2423.6进行碰撞试验，每只电池应在(20±5)℃的环境温度下存放1 h至4 h，然后在相同温度条件下，以0.2 I_tA的恒定电流放电至终止电压，放电时间应符合相关标准的要求。电池应不漏液、不泄气、不爆炸、不着火。

4.5.3 自由跌落试验

先视检被测电池的外观、结构及标志。按照GB/T 2423.8进行自由跌落试验，电池应不漏液、不泄气、不爆炸、不着火。

4.5.4 冲击试验

先视检被测电池的外观、结构及标志。按照GB/T 2423.5进行冲击和加速度试验，电池应不泄气、不爆炸、不着火。

4.5.5 挤压试验

先视检被测电池的外观、结构及标志。按照相关标准规定的条件和方法对电池进行充电，再进行挤压试验。压力设备必须能够提供在电池的测试表面产生(1 140±20) N的力，电池受压时放在两平板之间进行挤压，平板厚度至少12.7 mm。压力要逐渐增加并且要保持1 min。

圆柱形电池或棱柱形电池要使其纵轴平行于挤压装置平面承受挤压。棱柱形电池还要绕其纵轴旋转90°，以便使其宽侧面和窄侧面都能承受挤压力。每个电池只在一个方向上承受挤压力。

硬币式或扣式电池要使电池平面平行于挤压装置的平面承受挤压。

电池应不爆炸、不着火。

4.5.6 重物冲击

先视检被测电池的外观、结构及标志。将电池放置于冲击台上，10 kg重锤自1 m高度自由落下，冲击已固定在夹具中的电池(电池的面积最大的面应与台面垂直)。电池应不爆炸、不着火，但允许电池变形。

4.6 电性能试验

注：未达到要求的电池，即使停止充电后也可能发生爆炸，因此试验应在保护装置中进行，并分开测试。

4.6.1 过充电保护

先视检被测电池的外观、结构及标志，然后电池按照相关标准规定的条件和方法进行充电，充电结束后，用恒流恒压源持续给电池充电8 h，恒流恒压源电压设定为2倍标称电压，电流设定为2 I_tA的外接电流，电池应不冒烟、不漏液、不爆炸、不着火。

铅酸蓄电池按相关标准进行试验。

4.6.2 过放电保护

4.6.2.1 镉镍蓄电池、金属氢化物镍蓄电池

对安装有安全装置的电池应进行以下的试验，以确保当电池内压超出电池安全装置工作的临界值时内部气体应能够逸出。

先视检被测电池的外观、结构及标志，在(20±5)℃环境温度下以0.2 I_tA恒定电流放电至0 V，然后在相同的环境温度下将电流提高至1.0 I_tA并保持60 min。在试验期间和放电结束后电池应不爆炸、不破裂，但允许漏液和变形。

4.6.2.2 锂蓄电池

先视检被测电池的外观、结构及标志，然后电池在环境温度(20±5)℃的条件下，以0.2I_tA电流放电至终止电压后，外接(30×n) Ω负载放电24 h，电池应不爆炸、不着火、不冒烟、不漏液。

注：n表示为单体电池数量。

4.6.2.3 铅酸蓄电池

铅酸蓄电池按相关标准进行试验。

4.6.3 **非正常充电**

本项试验应拆除电池外保护线路后进行。

先视检被测电池的外观、结构及标志，以 0.2 I_tA 将电池放电至规定的终止电压，将试验电池与一个直流电源极性相反对接，承受制造厂家规定的充电电流 I_c 的三倍的充电电流。试验的时间按公式(1)计算，试验时间最少应为 48 h，不要求初始值 I_c 保持 48 h。

电池应不着火、不爆炸。

$$t_c = 2.5\ C/3\ I_c \qquad \cdots\cdots(1)$$

式中：

t_c——充电时间，单位为小时(h)；

C——电池容量，单位为安培·小时(Ah)；

I_c——由制造厂商规定的充电电流，单位为安培(A)。

4.6.4 **短路**

先视检被测电池的外观、结构及标志。按照相关标准规定的条件和方法对电池进行充电，充电后，每个测试电池正、负极之间用电阻值小于 0.05 Ω 的铜线短接。试验应在室温下和(55±2)℃分别进行，至电池电压下降到小于 0.1 V 终止。

除非制造商指明电池是串联或并联，电池应单个测试。

电池应不着火、不爆炸，电池外壳温度不超过 150℃。

附 录 A
（资料性附录）
其 他 运 输 要 求

进出口蓄电池必须按照IATA或IMO有关危险品的规定进行包装。

此外联合国专家委员会关于危险品运输的推荐性标准中包含了蓄电池国际运输的规定。

运输条款会相应发生变化。下述有关蓄电池运输的规定的最新版本必须协商使用：

a） 空运

ICAO（国际民航组织）技术指南中规定了有关蓄电池空运的具体事项。IATA（国际空运协会）的规则中规定了DGR（危险品规则）。

b） 海运

IMO（国际海运组织）在IMDG（国际海运危险品）法规中规定了有关蓄电池海运的具体事项。

c） 陆运

至今国际上还未出台有关蓄电池陆运的规定。可按实际情况制定具体规则。

（二）特 殊 要 求

中华人民共和国进出口商品检验行业标准

出口生物显微镜检验规程

SN/T 0297—93

Rules for the inspection of biological microscop for export

1 主题内容与适用范围

本标准规定了出口生物显微镜的抽样、检验和检验结果的判定。

本标准适用于各种生物显微镜的出口检验。

2 引用标准

GB 2828 逐批检查计数抽样程序及抽样表(适用于连续批的检查)

GB 2985 生物显微镜 技术条件

GB/T 13384 机电产品包装通用技术条件

JB/T 5587 普及型生物显微镜交货技术条件

3 术语

3.1 检验批

指用一批次的原材料及零部件,相同的工艺条件,在同一生产周期内制造的同一规格型号的产品。

3.2 代表性样品

指为实施计数抽样检验,在一个检验批中随机抽取的样品。

3.3 一般检查项目

是指对内外包装、电气安全性能、外观、结构尺寸及功能的检查。

3.4 部分检查项目

是指对光学性能的检查。

4 抽样

4.1 抽样条件

提交抽样,检验批须经企业检验合格。

4.2 抽样方案

根据 GB 2828 标准,采用一次正常抽样方案。

4.3 抽样数量

根据检验批的批量,一般检查项目的代表性样品数按 GB 2828 的特殊检查水平 S-4 确定;部分检查项目的代表性样品数按特殊检查水平 S-1 确定,是从一般检查项目的代表性样品数中抽取。

4.4 抽样方法

从一个检验批中随机抽取。

中华人民共和国国家进出口商品检验局1993-12-28批准　　1994-05-01实施

5 检验

5.1 检验分类

检验类为一般检查项目和部分检查项目。

5.1.1 不合格分类

按单位产品的检查项目不符合产品技术要求的程度，分为A类、B类、C类不合格。

5.1.2 不合格品分类

按单位产品不符合产品技术要求的程度，分为A类、B类、C类不合格品。

5.2 检验项目、检验内容和要求、检验方法、检查水平和合格质量水平 AQL 值见表1。

表 1

<table>
<tr><th>序号</th><th colspan="2">检验项目</th><th>检验内容和要求</th><th>检验方法</th><th>检查水平</th><th>AQL</th><th>不合格分类</th></tr>
<tr><td rowspan="2">1</td><td rowspan="20">一般检查项目</td><td rowspan="2">外包装检查</td><td>箱体破损，表面污染、标记不完整清晰</td><td rowspan="6">目测
对照合同、
产品技术要求</td><td rowspan="20">S-4</td><td rowspan="6">4.0</td><td rowspan="6">B</td></tr>
<tr><td>型号、规格等标记不符合合同，产品技术要求</td></tr>
<tr><td rowspan="4">2</td><td rowspan="4">内包装检查</td><td>包装破损，污染</td></tr>
<tr><td>无防潮、防震保护措施</td></tr>
<tr><td>紧固件短缺、零部件不齐全</td></tr>
<tr><td>产品说明书、装箱单、合格证或装错</td></tr>
<tr><td rowspan="4">3</td><td rowspan="4">电器安全性能检查</td><td>带人工照明装置的电源线表面划伤，缺损</td><td rowspan="3">目测
对照产品
技术要求</td><td rowspan="4">不允许存在</td><td rowspan="4">A</td></tr>
<tr><td>电源线与镜架插座无绝缘保护措施</td></tr>
<tr><td>电气标志或铭牌不符合产品技术要求</td></tr>
<tr><td>绝缘电阻泄漏电流，电压试验不符合产品技术要求</td><td>按照 JB/T 5587 用绝缘耐压测试仪进行</td></tr>
<tr><td rowspan="6">4</td><td rowspan="6">外观检查</td><td>铭牌与产品不符</td><td rowspan="4">目测
按照产品
技术要求</td><td rowspan="4">4.0</td><td rowspan="4">B</td></tr>
<tr><td>零部件表面锈蚀或有毛刺</td></tr>
<tr><td>光学零件表面有油污、指印、脱胶、霉雾、异物、划痕等</td></tr>
<tr><td>表面漆层、涂层、镀层磕碰、缺损、起泡、明显色差或划痕等</td></tr>
<tr><td>刻字刻度线不够清晰</td><td rowspan="2">目测</td><td rowspan="2">6.5</td><td rowspan="2">C</td></tr>
<tr><td>铭牌、标牌等装配歪斜</td></tr>
<tr><td rowspan="4">5</td><td rowspan="4">结构尺寸功能检查</td><td>各移动与转动部分在操作时，有空、梗、响磨、跳动、过紧或过松等</td><td rowspan="2">按 JB/T 5587 和产品标准进行</td><td rowspan="2">4.0</td><td rowspan="2">B</td></tr>
<tr><td>照明系统与观查系统的光轴不一致</td></tr>
<tr><td>各部件之间的安装有明显错位、缝隙不牢固</td><td rowspan="2">目测</td><td rowspan="2">6.5</td><td rowspan="2">C</td></tr>
<tr><td>切片压簧明显松动，不能压紧标本</td></tr>
</table>

续表 1

序号	检验项目		检验内容和要求	检验方法	检查水平	AQL	不合格分类
6	部分检查项目	光学性能检查	转动转换器,改变物镜放大倍数后,像面中心越出视场	按 JB/T 5587、产品技术要求进行	S-1	4.0	B
			转动转换器,改变物镜放大倍数后,各物镜齐焦性不好				
			光学系统成像质量不符合产品技术要求				
			标本移动器在规定范围内作纵横向移动时,标本的像产生显著模糊或清晰调焦范围不符合产品技术要求				
			双目显微镜的左右两系统的光轴平行度不符合产品技术要求				
			其他光学性能不符合产品技术要求			6.5	

5.3 检验结果的判定

若在检验批中发现一个 A 类不合格品时,则该批判定为不合格批;对于 B 类和 C 类不合格品,分别统计判定,当 B 类 C 类不合格品数不大于合格判定数时,则判定该批为合格批。

6 不合格的处置

6.1 检验合格批中发现的不合格品应返工整理至合格或调换成合格品。

6.2 不合格的批,经返工整理后,允许再申请检验一次。

附加说明:

本标准由中华人民共和国国家进出口商品检验局提出。

本标准由中华人民共和国江苏进出口商品检验局负责起草。

本标准主要起草人刘红斌。

中华人民共和国进出口商品检验行业标准

出口铅酸蓄电池检验规程

SN/T 0361—95

Rules for the inspection of lead-acid storage batteries for export

1 主题内容与适用范围

本标准规定了出口铅酸蓄电池的抽样、检验及检验结果的判定规则。

本标准适用于起动用铅酸蓄电池、牵引用铅酸蓄电池、摩托车用铅酸蓄电池、固定型防酸式铅酸蓄电池、内燃机车用铅酸蓄电池的出口商检检验。

其他铅酸蓄电池出口检验亦参照执行。

2 引用标准

GB 2828 逐批检查计数抽样程序及抽样表(适用于连续批的检查)

GB 5008.1 起动用铅酸蓄电池 技术条件

GB 5008.3 起动用铅酸蓄电池 端子尺寸和标记

GB 7403.1 牵引用铅酸蓄电池 技术要求和试验方法

GB 7403.2 牵引用铅酸蓄电池 产品品种及规格

GB 7404 内燃机车用铅酸蓄电池

GB 13337.1 固定型防酸式铅酸蓄电池 技术条件

GB/T 5008.2 起动用铅酸蓄电池 产品品种和规格

GB/T 13337.2 固定型防酸式铅酸蓄电池 容量规格及尺寸

JB 3941 铅酸蓄电池 包装

JB 4282 摩托车用铅酸蓄电池

3 术语

3.1 检验批

为实施抽样而汇集起来采用同一设计、具有相同工艺的相同规格、型号的产品。

3.2 不合格

任一检验项目不符合相应标准均称为不合格。按对产品质量特性影响的严重程度分为A类不合格、B类不合格、C类不合格。

3.3 不合格品

有一项或一项以上不合格的单位产品称为不合格品。

4 抽样

4.1 抽样条件

样本从包装入库的成品中随机抽取。

4.2 抽样方案

中华人民共和国国家进出口商品检验局1995-04-17批准 1995-10-01实施

4.2.1 抽样方案采用GB 2828正常检查一次抽样方案。

4.2.2 样本大小

A类不合格检验项目每批抽取一只，B类不合格、C类不合格检验项目，按特殊检查水平S-2确定。

4.2.3 抽样方法

在检验批中随机抽取本标准4.2.2确定的样本。

4.2.4 合格质量水平

A类不合格在样品中不能出现，B类、C类不合格其合格质量水平AQL值(不合格品数)分别为2.5、6.5。

5 检验

5.1 检验分类

检验分为型式检验和交收检验。

5.2 型式检验

审查有效的型式检验报告。

5.3 交收检验

起动用、牵引用、摩托车用、固定型防酸式、内燃机车用铅酸蓄电池检验项目、方法及技术要求见表1～表5。

表1 起动用铅酸蓄电池

序号	检验项目	不合格分类	技术要求与检验方法
1	干式、湿荷电起动能力	A	GB 5008.1第4.9条；第5.12条
2	极性	B	蓄电池极性应符合制造厂产品图样
3	气密性	B	GB 5008.1第4.12条；第5.15条
4	外观	C	蓄电池外观不得有裂纹及污迹文字及符号应清晰完整
5	最大外形尺寸	C	GB/T 5008.2第4条
6	端子尺寸	C	GB 5008.3第2条

表2 牵引用铅酸蓄电池

序号	检验项目	不合格分类	技术要求与检验方法
1	极性	B	蓄电池极性应符合制造厂产品图样
2	最大外形尺寸	C	GB 7403.2第2条
3	外观	C	蓄电池外观不得有裂纹及污迹文字及符号应清晰完整

表3 摩托车用铅酸蓄电池

序号	检验项目	不合格分类	技术要求与检验方法
1	干荷电性能	A	JB/T 4282第5.12条；第6.18条
2	极性	B	蓄电池极性应符合制造厂产品图样
3	气密性	B	JB/T 4282第5.5条；第6.4条
4	最大外形尺寸	C	JB/T 4282第4.1条
5	外观	C	蓄电池外观不得有裂纹及污迹文字及符号应清晰完整

表 4 固定型防酸式铅酸蓄电池

序号	检 验 项 目	不合格分类	技术要求与检验方法
1	极性	B	GB 13337.1 第 4.3 条；第 5.3.2 条
2	气密性	B	GB 13337.1 第 4.5 条；第 5.4 条
3	最大外形尺寸	C	GB 13337.1 第 4.2 条；第 5.3.3 条
4	外观	C	GB 13337.1 第 4.4 条；第 5.3.1 条

表 5 内燃机车用铅酸蓄电池

序号	检 验 项 目	不合格分类	技术要求与检验方法
1	极性	B	蓄电池极性应符合制造厂产品图样
2	最大外形尺寸	C	GB 7404 第 1.1 条
3	外观	C	蓄电池外观不得有裂纹及污迹文字及符号应清晰完整

5.4 包装检验

按 JB 3941 标准检验。

5.5 检验结果的判定

按本标准 4.2.4 条判定。

6 不合格的处置

6.1 不合格品的处置

在合格批中的不合格品应调换为合格品。

6.2 不合格批的处置

不合格的检验批，允许返工整理后再申请检验一次。

7 其他

经激活后进行起动试验的样品应予调换。

附加说明：

本标准由中华人民共和国国家进出口商品检验局提出。

本标准由中华人民共和国河北进出口商品检验局、山东进出口商品检验局起草。

本标准主要起草人陈天择、陈优军、廉荣常、于波。

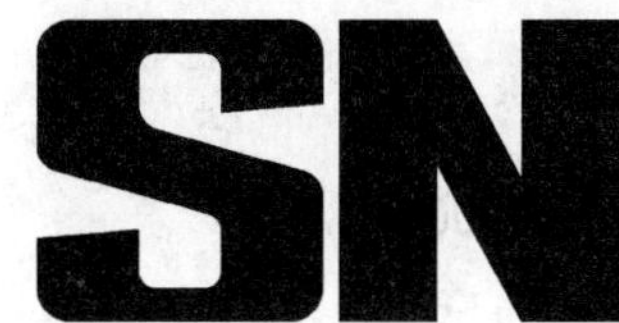

中华人民共和国出入境检验检疫行业标准

SN/T 1399—2004

进出口扣式电池汞含量限值和检验方法

Limits and inspection of mercury content of button batteries for import and export

2004-06-01 发布　　　　2004-12-01 实施

中华人民共和国国家质量监督检验检疫总局 发布

前　言

本标准由国家认证认可监督管理委员会提出并归口。

本标准起草单位中华人民共和国广东出入境检验检疫局、深圳出入境检验检疫局。

本标准主要起草人:吴胜丰、郭仁宏、徐嵘、黄宇斌、张鸿。

进出口扣式电池汞含量限值和检验方法

1 范围

本标准规定了进出口扣式电池汞含量检测的抽样、检测方法和检测结果判定。

本标准适用于进出口锌-氧化银扣式电池、碱性锌-二氧化锰扣式电池、锌-空气扣式电池汞含量的检验。

本标准不适用于锂扣式电池、氟化碳扣式电池的检验。

2 术语和定义

下列术语和定义适用于本标准。

检验批 inspection batch

为实施抽样检验汇集的同一品牌、同一型号，在相同生产条件下生产的单位出口产品或同一进口合同、同一提单到货的单位进口产品称为检验批，简称批。

3 技术要求

扣式电池的含汞量应不大于 20 mg/g，并应在最小包装上标明“含汞量≤20 mg/g”。

不在国内销售的出口扣式电池含汞量标注方法可按进口国或销售合同的有关规定处理。

4 检测

4.1 抽样

4.1.1 提交检验的产品应该包装完整。

4.1.2 在批中随机抽取样品数 10 只。

4.2 检测要求

4.2.1 有以下情况之一者，应进行含汞量检测：

a) 首批进出口或一年以上未进出口而再次进出口；

b) 产品的材料、工艺，生产厂有变动时；

c) 合同或信用证要求出具汞含量检测证书时；

d) 其它规定应该进行汞含量检测时。

4.3 检测方法

4.3.1 原理

将扣式电池用硝酸和盐酸分解、过滤，分取部分滤液于汞蒸气发生器，加入氯化亚锡使汞离子还原为金属汞，汞蒸气抽入测汞仪(或原子吸收分光光度计)吸收管，汞原子对波长 253.7 nm 汞共振线有特征吸收，借此测量吸光度。

4.3.2 反应式

$$Hg^{2+} + Sn^{2+} \longrightarrow Hg + Sn^{4+}$$

4.3.3 试剂

除非另有说明，在分析中仅使用确认为分析纯的试剂，实验用水均为蒸馏水或去离子水或相当纯度的水。

4.3.3.1 盐酸(ρ1.19 g/mL)。

4.3.3.2 盐酸(1+1)。

4.3.3.3 硝酸(ρ1.42 g/mL)。

4.3.3.4 硝酸(1+99)。

4.3.3.5 重铬酸钾溶液(50 g/L)。

4.3.3.6 氯化亚锡($SnCl_2 \cdot 2H_2O$)溶液(200 g/L)。

称取 20 g 氯化亚锡于盐酸(4.3.3.2)中加热溶解,冷却后再加入盐酸(4.3.3.2)至溶液总体积为 100 mL。

4.3.3.7 汞储存溶液(0.1 mg/mL)。

称取 0.135 3 g 氯化汞($HgCl_2$)溶于水,加入 66 mL 硝酸(4.3.3.3),移入 1 000 mL 容量瓶中,用水稀释至刻度,混匀。

4.3.3.8 汞标准溶液(0.1 μg/mL)。

分取 1.00 mL 汞储存溶液(4.3.3.7),置于 1 000 mL 容量瓶中,加入 3 mL 重铬酸钾溶液(4.3.3.5),66 mL 硝酸(4.3.3.3),用水稀释至刻度,混匀。

注:建议有条件时尽量使用有证汞标准溶液。

4.3.4 仪器

测汞仪或原子吸收分光光度计(附汞测定装置)和汞空心阴极灯。

4.3.5 试验步骤

4.3.5.1 试料

将样品电池逐只称重,精确至 0.001 g。

4.3.5.2 测定

4.3.5.2.1 逐只解剖样品电池(必要时先将电池放电),将电池分别放入 100 mL 烧杯中,按表 1 的量加入水,分次加入硝酸(4.3.3.3),反应平静后加入盐酸(4.3.3.1),加热微沸 15 min(注意勿使烧杯中溶物溢出)。

4.3.5.2.2 稍冷,用定性滤纸过滤溶液,滤液和洗液收集于容量瓶中,用硝酸(4.3.3.4)洗涤烧杯 3 次,洗涤滤纸和沉淀 5 次,冷却后用水稀释至刻度,摇匀。当试料溶液汞浓度过高时,可用硝酸(4.3.3.4)稀释至适当浓度,加入的试剂量见表 1。

表 1 加入的试剂量

单位为 mL

水	硝酸	盐酸	总体积
20	8	8	100
用水稀释的总体积可依据电池含汞量的高低适当增加,避免测试中过多的稀释次数影响结果的准确性。 对特殊型号的扣式电池可依据电池原材料的多少,适当增减试剂量。			

4.3.5.2.3 分取 0.01 mL~2 mL 试料溶液置于 25 mL 汞蒸汽发生瓶中(0.1 mL 以下用微量吸管分取。分取溶液少于 0.5 mL 时,补加盐酸(4.3.3.2)5 滴),用水稀释至 9 mL 左右,加入 1 mL 氯化亚锡溶液(4.3.3.6),迅速盖紧汞蒸汽发生瓶塞,读出最大吸光度;或用原子吸收分光光度计,在波长 253.7 nm处测定汞的吸光度。

4.3.5.2.4 从工作曲线上查出被测元素的量。

4.4 工作曲线绘制

分取 0.00 mL、1.00 mL、2.00 mL、3.00 mL 汞标准溶液(4.3.3.8),置于一组汞蒸汽发生器中,以下按 4.3.5.2.3 步骤进行测量(测量吸光度时用 0 μg 溶液调零);以汞量为横坐标,吸光度为纵坐标绘制工作曲线。

4.5 结果计算

汞(Hg)以质量分数计,数值以毫克每克(mg/g)表示,按下式计算:

$$w(Hg)(mg/g) = \frac{m_1 \times V_1}{m \times V_2} \times 10^{-3} \quad \cdots\cdots (1)$$

式中：

m_1——自工作曲线上查得的汞质量的数值，单位为微克（μg）；

m——电池的质量的数值，单位为克（g）；

V_1——试料溶液总体积的数值，单位为毫升（mL）；

V_2——分取的试料溶液体积的数值，单位为毫升（mL）。

计算结果用两位有效数字表示。

5 含汞量符合性判定

5.1 相同批次、相同型号的扣式电池在随机抽取的 10 只样品中，任取 5 只按 4.3.5 要求检测含汞量。

5.2 若 5 只扣式电池的含汞量均低于规定值，则判定含汞量符合。

5.3 若 5 只扣式电池中超过 1 只的含汞量高于规定值，则判含汞量不符合。

6 试验报告

试验报告应包括下列项目：

a） 识别检测样品所需的全部资料；

b） 本标准编号；

c） 使用的检测仪器；

d） 与规定的分析步骤的差异；

e） 在试验中观察到的异常现象；

f） 试验日期；

g） 测试数据及判定。

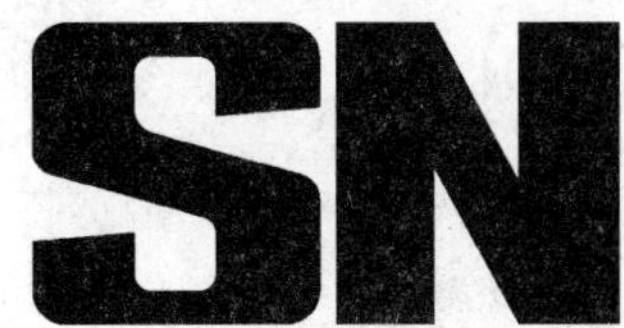

中华人民共和国出入境检验检疫行业标准

SN/T 1414.3—2004

进出口蓄电池安全检验方法 第3部分:锂离子蓄电池

Safety inspection of import and export secondary cells and batteries—Part 3:Secondary lithium cells

2004-06-01 发布　　　　2004-12-01 实施

中华人民共和国国家质量监督检验检疫总局 发布

前　言

SN/T 1414《进出口蓄电池安全检验方法》分为四部分：

——第1部分：通用要求；

——第2部分：镉镍蓄电池、金属氢化物镍蓄电池；

——第3部分：锂离子蓄电池；

——第4部分：铅酸蓄电池。

本部分为SN/T 1414的第3部分，本部分参照IEC 61960-1：2000制定。

本部分由国家认证认可监督管理委员会提出并归口。

本部分起草单位：中华人民共和国天津出入境检验检疫局。

本部分主要起草人：张涛、姚普光、王宝东、沈小海、潘毅、陈阵。

本部分系首次发布的出入境检验检疫行业标准。

进出口蓄电池安全检验方法
第3部分:锂离子蓄电池

1 范围

本部分规定了锂离子蓄电池安全检测要求和其他相关要求。

本部分规定了锂离子蓄电池的安全性的最低要求和相应的测试方法。

本部分涉及化学领域内的锂离子蓄电池,放电过程中每一个电化学对具有特定的放电电压范围以及典型的标称电压和放电终止电压。

为避免混淆,锂蓄电池组的检测不在本部分的范围内。

本部分适用于锂离子蓄电池安全检测要求的检测。

2 规范性引用文件

下列文件中的条款通过SN/T 1414的本部分的引用而成为本部分的条款。凡是注日期的引用文件,其随后所有的修改单(不包括勘误的内容)或修订版均不适用于本部分,然而,鼓励根据本部分达成协议的各方研究是否可使用这些文件的最新版本。凡是不注日期的引用文件,其最新版本适用于本部分。

GB/T 2423.5—1995 电工电子产品环境试验 第二部分:试验方法 试验Ea和导则:冲击(idt IEC 60068-2-27:1987)

GB/T 2423.8—1995 电工电子产品环境试验 第二部分:试验方法 试验Ed:自由跌落(idt IEC 60068-2-32:1990)

GB/T 2423.10—1995 电工电子产品环境试验 第二部分:试验方法 试验Fc和导则:振动(正弦)(idt IEC 60068-2-6:1982)

GB/T 2900.11—1988 蓄电池名词术语

IEC 60051 直接作用模拟指示电测量仪表及其附件

IEC 60485 直流数字电压表及电流模数变换器

IEC 61434 含碱性和非酸性电解液的蓄电池和蓄电池组-碱性蓄电池和蓄电池组标准中电流的命名指南

3 术语和定义

GB/T 2900.11中包含的以及下列术语和定义适用于本部分。

3.1

终止充电电流 end-of-charge current

电池或电池组在恒压(制造商规定)充电时,停止充电时的电流。

3.2

爆炸 explosion

电池或电池组的外壳破裂导致物质从壳内抛射出来。

3.3

终止电压 final voltage/cut-off voltage

电池或电池组终止放电时的电压。

3.4

起火　fire

发射火焰。

3.5

泄漏　leakage

当锂蓄电池因内部成分(如液体电解质、气体或其他物质)意外地从电池或电池组中漏出,泄漏质量损失超过初始质量的 $x\%$(见下),即为泄漏。x 由电池的质量决定,其数值为:

- 0.5%——电池质量小于 1.0 g;
- 0.2%——电池质量大于 1.0 g,但不超过 5.0 g;
- 0.1%——电池质量大于 5.0 g。

3.6

最高充电电压　maximum charge voltage

由制造商推荐的在充电过程中不应超过的充电电压。

3.7

新电池　new cell

从未使用过,并且自生产日期起不超过 30 d(适用于制造商测试)或者自接收日期起不超过 30 d(适用于用户测试)的电池。

3.8

标称电压　nominal voltage

用来表示电池电压的一个适当的近似数值。

注 1:锂蓄电池的标称电压在表 1 中给出。

注 2:由 n 只锂蓄电池串联组成的蓄电池组的标称电压等于 n 乘以单体电池的标称电压。

3.9

额定容量　rated capacity

制造商标明的电量值 C_5 Ah(安时),即充满电的单体电池或电池组在 20℃下以 $0.2I_t$ A 的标准试验电流放电至规定的终止电压时所放出的电量值。

3.10

推荐充电电流　recommended charge current

电池在恒流充电过程中,为获取最佳性能和安全性而由制造商推荐的充电电流值。

3.11

锂蓄电池(组)　secondary lithium battery

由一个或多个锂单体蓄电池连接而成的可直接使用的组合体。它包括外壳、极端并且可能还含有电子控制装置。

3.12

锂单体蓄电池　secondary lithium cell

通过锂的氧化和还原产生电能的单体蓄电池,但由于未装配有最终的外壳、极端和电子控制装置,用户不能用于仪器设备中。

3.13

泄气　venting

电池中内部压力增加时,气体通过预先设计好的防爆装置释放出来。

3.14

参数测量公差　tolerance of parameter measurement

相对于规定值或实际值,所有控制值或测量值的准确度应在下述公差范围内:

a) 电压:±1% ;
b) 电流:±1%;
c) 容量:±1%;
d) 温度:±2℃;
e) 时间:±0.1%;
f) 质量:±0.1%;
g) 尺寸:±0.1%。

上述公差包含了所用测量仪器的准确度、所采用的测试方法以及所有其他测试过程中引入的误差。

选择模拟仪器可参见 IEC 60051,选择数字仪器可参见 IEC 60485。在任何一份记录结果的报告中都应提供所使用的测试设备的详细资料。

4 型号命名和标志

4.1 电池型号命名

4.1.1 圆柱形锂蓄电池

圆柱形锂蓄电池的型号命名由三个字母和五位数字组成。

第一个字母表示电池采用的负极体系。字母 I 表示采用具有嵌入特性负极的锂离子蓄电池体系,字母 L 表示金属锂负极体系或锂合金负极体系。

第二个字母表示电极活性物质中占有最大质量比例的正极体系。字母 C 表示钴基正极,字母 N 表示镍基正极,字母 M 表示锰基正极,字母 V 表示钒基正极。

第三个字母表示电池形状,字母 R 表示圆柱形电池。

三个字母后用两位数字表示电池的直径,单位:mm,取为整数。

三个字母和两位数字后用三位数字表示电池的高度,单位:mm/10,取为整数。

当电池的上述两个尺寸中至少有一个尺寸大于或等于 100 mm 时,在表示直径的数字和表示高度的数字之间添加分隔符"/",同时该尺寸数字的位数相应增加。

示例 1:ICR 18650 表示直径为 18 mm,高度为 65 mm,以钴基材料为正极的圆柱形锂离子蓄电池。

示例 2:ICR 20/1050 表示直径为 20 mm,高度为 105 mm,以钴基材料为正极的圆柱形锂离子蓄电池。

4.1.2 方形锂蓄电池

方形锂蓄电池的型号命名由三个字母和六位数字组成。

第一个字母表示电池采用的负极体系。字母 I 表示采用具有嵌入特性负极的锂离子蓄电池体系,字母 L 表示金属锂负极体系或锂合金负极体系。

第二个字母表示电极活性物质中占有最大质量比例的正极体系。字母 C 表示钴基正极,字母 N 表示镍基正极,字母 M 表示锰基正极,字母 V 表示钒基正极。

第三个字母表示电池形状,字母 P 表示方形电池。

三个字母后用两位数字表示电池的厚度,单位:mm,取为整数。

三个字母和两位数字后用两位数字表示电池的宽度,单位:mm,取为整数。

最后用两位数字表示电池的高度,单位:mm,取为整数。

当电池的上述三个尺寸中至少有一个尺寸大于或等于 100 mm 时,在表示厚度、宽度和高度的数字之间添加分隔符"/",同时该尺寸数字的位数相应增加。当电池的上述三个尺寸中至少有一个尺寸小于 1 mm 时,用 mm/10(取为整数)来表示该尺寸,并在该整数前添加字母 t。

示例 1:ICP083448 表示厚度为 8 mm,宽度为 34 mm,高度为 48 mm,以钴基材料为正极的方形锂离子蓄电池。

示例 2:ICP08/34/150 表示厚度为 8 mm,宽度为 34 mm,高度为 150 mm,以钴基材料为正极的方形锂离子蓄电池。

示例 3:ICPt73448 表示厚度为 0.7 mm,宽度为 34 mm,高度为 48 mm,以钴基材料为正极的方形锂离子蓄电池。

4.2 标志

每只蓄电池均应标有下列标志中的前四项：

——可充式锂电池或锂离子电池；

——电池型号(4.1 规定的型号命名)；

——极性；

——生产日期(可以以编码形式表示)；

——制造商或供货方名称。

5 标准型号

表 1 列出了标准型号的锂蓄电池。

表 1 标准型号的锂蓄电池

项　目	锂蓄电池类型		
	ICR 18650	ICP 083448	ICR 17670
标称电压/V	3.6	3.6	3.6
高度/mm	63.0/65.2	47.2/48.9	65.0/67.3
直径/mm	17.2/18.8	—	16.0/17.3
宽度/mm	—	33.4/34.4	—
厚度/mm	—	7.6/8.8	—
放电终止电压/V	2.50	2.50	2.50
循环寿命终止电压/V	2.75	2.75	2.75

6 充电和循环寿命

除非另有说明，本章中所有试验应在静止的大气中进行。表 4 给出了对每项试验的最低要求。受检样品数和检验顺序见图 1。

6.1 充电方法

除非另有说明，充电应在 20℃±5℃的环境温度下，采用制造商规定的充电方法进行。

充电前电池应在 20℃±5℃条件下以 $0.2I_t$A 恒流放电至规定的终止电压。

6.2 循环寿命

本试验检验电池的可用容量下降至许可值时的充放电次数。

除非供应方和采购方之间另有规定，循环寿命试验按照下述步骤进行。

——步骤 1：电池应按 6.1 充电；

——步骤 2：电池应在 20℃±5℃的环境温度下以 $0.2I_t$A 恒流放电至规定的放电终止电压；

——步骤 3：电池应在 20℃±5℃的环境温度下按照制造商规定的方法充电，电池在充电和放电或放电和充电之间搁置不超过 1 h；

——步骤 4：电池应按照步骤 2 和步骤 3 循环进行放电和充电，直至放电容量低于额定容量的 60%；

——步骤 5：重复循环步骤 2 和步骤 3，当电池在步骤 2 的放电容量低于 60%的额定容量时，此前的循环次数为本项试验结果。

7 安全性能

安全性能试验分为两组进行：

a) 适应性试验；

b) 可预见的滥用试验。

每组试验分为三类：电气试验、机械试验和环境试验。试验步骤和要求说明如下：

适应性模拟试验程序按 7.1 进行，见表 2；

可预见的滥用模拟试验程序按 7.2 进行，见表 3。

受检样品数和检验顺序见表 4。

表 4 和图 2 中新电池和循环电池定义如下：

a) 新电池：定义见 3.7 并按 6.1 充电；

b) 循环电池：按 6.2 完成了制造商规定的 25%循环寿命的电池。

除非另有规定，所有试验使用的电池应按 6.1 充电，并应在充电后 7 d 内进行试验。

警告：进行这些试验时应格外小心。电池应单独进行测试，并应注意没有满足技术要求的电池，即使切断充电电流也会发生爆炸、泄气、起火现象，因此试验应在具有通风条件的安全间内进行。

7.1 适应性试验

表 2 适应性试验程序

电气试验	机械试验	环境试验
持续充电	冲击 振动	高温贮存 温度冲击 模拟海拔高度(低气压)

7.1.1 电气试验

7.1.1.1 持续充电试验

本试验评价电池承受持续长时间充电的能力。

7.1.1.1.1 试验步骤

电池应在 20℃±5℃的环境温度下按 6.1 充电，然后以规定的充电终止电压保持 28 d。

7.1.1.1.2 要求

不泄漏、不泄气、不爆炸、不起火。

7.1.2 机械试验

7.1.2.1 冲击试验

按照 GB/T 2423.5 进行冲击和高加速度试验，评价电池承受机械冲击的能力。

7.1.2.1.1 试验步骤

电池采用刚性固定的方法(该方法能支撑电池所有的固定表面)，在三个相互垂直的方向上承受三次等值的冲击。对只有两个对称轴的电池只试验两个方向。

每次冲击应在与电池表面垂直的方向上按下述方法进行：在最初的 3 ms 内，最小平均加速度为 $75g_n$(g_n 为当地重力加速度)，峰值加速度应在 125 g_n 和 175 g_n 之间，波形为半正弦波，试验环境温度为 20℃±5℃。

7.1.2.1.2 要求

不泄漏、不泄气、不爆炸、不起火。

7.1.2.2 振动试验

按照 GB/T 2423.10 进行振动试验，评价电池承受机械振动而保持内部连接完整的能力。

7.1.2.2.1 试验步骤

在 20℃±5℃的环境温度下，对电池施加振幅 0.8 mm(双振幅 1.6 mm)，频率变化(1 Hz±0.055 Hz)/min，频率范围 10 Hz～55 Hz 的简谐振动。电池分别承受相互垂直的三个方向的振动，对只有两个对称轴的电池，以相互垂直的两个方向作振动试验。

7.1.2.2.2 要求

不泄漏、不泄气、不爆炸、不起火。

7.1.3 环境试验

7.1.3.1 高温贮存试验

电池在高温下贮存可能会引起电解液泄漏。本试验评价电池承受高温贮存的能力。

7.1.3.1.1 试验步骤

将电池放于75℃±2℃烘箱中，搁置48 h。

7.1.3.1.2 要求

不泄漏、不泄气、不爆炸、不起火。

7.1.3.2 温度冲击

当电池承受快速和大范围温度变化时，温度冲击会对电池硬件产生相当大的机械应力。本试验通过在贮存温度的上限和下限之间改变电池的温度，评价电池承受温度冲击的能力。

7.1.3.2.1 试验步骤

将电池在75℃±2℃的环境温度中存放48 h，然后在5 min之内转移至－20℃±2℃的环境温度中存放6 h，最后在20℃±5℃的环境温度下至少存放24 h。

7.1.3.2.2 要求

不泄漏、不泄气、不爆炸、不起火。

7.1.3.3 模拟海拔高度(低气压)试验

将电池放于低气压环境中会对电池的机械零件产生应力并可能会引起电解液泄漏。本试验评价电池承受低气压的能力，试验模拟海拔高度15 240 m。

7.1.3.3.1 试验步骤

在20℃±5℃的环境温度下，将电池放置在真空箱内，逐渐抽真空至气压小于或等于11.6 kPa，并在此气压下保存6 h。

7.1.3.3.2 要求

不泄漏、不泄气、不爆炸、不起火。

7.2 可预见的滥用试验

表3 可预见的滥用试验程序

电气试验	机械试验	环境试验
短路 强制放电 过充电 高倍率充电	挤压 自由跌落	加热

7.2.1 电气试验

7.2.1.1 短路试验

本试验评价电池承受短路条件的能力。

7.2.1.1.1 试验步骤

电池应在外电路总电阻小于50 mΩ的条件下，分别在20℃±5℃和55℃±2℃的环境温度下进行短路试验，当电池电压低于0.1 V或电路(或限流设备)不再放电，同时电池壳温度恢复至不高于初始环境温度以上10℃时，结束试验。

7.2.1.1.2 要求

不爆炸、不起火，电池外部温度不应超过150℃。

7.2.1.2 强制放电试验

本试验评价电池承受强制深度放电的能力。

7.2.1.2.1 **试验步骤**

将电池与不低于10 V的电源和电子负载或条件相当的电阻串联，以0.2I_t A恒流放电。

试验在20℃±5℃的环境温度下持续12.5 h。即使电池电压达到0 V后，试验应继续进行。

7.2.1.2.2 **要求**

不爆炸、不起火。

7.2.1.3 **过充电试验**

本试验评价电池承受充电器发生故障(充电上限电压仅受充电器限制)的能力。

7.2.1.3.1 **试验步骤**

电池在20℃±5℃的环境温度下，以0.2I_t A恒流放电至规定的终止电压，然后电池与不低于10 V的电源连接，以制造商推荐的充电电流I_{rec}对试验电池进行充电，充电时间t按下式计算：

$$t(\mathrm{h}) = 2.5\ C_5/I_{rec}$$

式中：

I_{rec}——制造商推荐的充电电流，单位为安培(A)。

7.2.1.3.2 **要求**

不爆炸、不起火。

7.2.1.4 **高倍率充电试验**

本试验评价电池承受大电流充电的能力。

7.2.1.4.1 **试验步骤**

电池在20℃±5℃的环境温度下，以0.2I_t A恒流放电至规定的终止电压，然后以不超过三倍制造商推荐的充电电流I_{rec}对试验电池进行恒压充电，当电池充电至规定的充电终止电流时或电池内部保护装置起作用，结束试验。

7.2.1.4.2 **要求**

不爆炸、不起火。

7.2.2 **机械试验**

7.2.2.1 **挤压试验**

本试验评价电池在废弃挤压器中被挤压的情况。

7.2.2.1.1 **试验步骤**

挤压设备在充满电的电池全部测试表面上应能提供1 140 N±20 N的挤压力。将电池放置在两块平的硬木板(厚度至少为12.7 mm)之间进行挤压。逐渐增大压力至1 140 N±20 N，保持此压力1 min以上。

挤压时圆柱形或方形电池的长轴方向应与挤压板保持平行。方形电池还应以其长轴方向为轴旋转90°，以使宽、窄两个平面均可进行试验。

每只电池只允许在一个方向上进行一次挤压试验，每次试验采用不同的电池。扣式电池或扁平式电池进行挤压试验时其电池平面应与挤压板保持平行。

7.2.2.1.2 **要求**

不爆炸、不起火。

7.2.2.2 **自由跌落试验**

电池从预定高度自由跌落到硬表面时，撞击会使电池的密封和安全装置受力，从而可能引起泄漏。本试验评价电池按GB/T 2423.8进行自由跌落试验时承受机械冲击的能力。

7.2.2.2.1 **试验步骤**

在20℃±5℃的环境温度下，将电池六次从1.0 m高度的位置自由跌落到硬木板上，欲得到不同位置的冲击效果，电池应在每个平面上进行二次跌落。

7.2.2.2.2 **要求**

不泄气、不爆炸、不起火。

7.2.3 环境试验

7.2.3.1 加热试验

本试验评价电池承受逐渐升温的能力。

7.2.3.1.1 试验步骤

电池应放置于烘箱中，烘箱应以(5℃±2℃)/min 的速率升温至 130℃±2℃，并恒温 30 min。

7.2.3.1.2 要求

不爆炸、不起火。

8 检验规则和型式确认

8.1 检验规则

按照 6、7.1、7.2 进行电气试验、适应性试验、可预见的滥用试验的样品数量和检验规则见图 1。

8.2 型式确认的条件

8.2.1 外形尺寸

标准型号的电池的外形尺寸不应超过表 1 中规定的值。

8.2.2 电气试验

8.2.2.1 制造商应标明电池的额定容量。图 1 列出了满足电气试验的最低要求，其数值以额定容量的百分数表示。

8.2.2.2 为达到本标准要求，所有样品均应满足表 4 规定的性能要求。

8.2.2.3 如果某一项试验结果不满足 8.2.2.2 的规定，也就是说任何试验中只要有一个样品没有满足表 4 的性能要求，则允许重复进行该项试验。

8.2.3 适应性试验

电池应满足 7.1 中每一项试验的要求。

8.2.4 可预见的滥用试验

电池应满足 7.2 中每一项试验的要求。

8.2.5 有条件的型式确认

按 6.4 进行充电后容量恢复能力试验和 6.5 循环寿命试验时，当电池同时满足下述条件时可以在试验结束前判定合格：

a) 完成 20%的循环寿命试验时，电池在步骤 2 中放出的容量超过 85%的额定容量；

b) 其他所有试验满足 6、7.1、7.2 中要求。

表 4 标准型号锂离子蓄电池的最低要求

检 验 项 目	试验方法的章条号	验收标准
适应性试验要求	7.1	7.1
可预见的滥用试验要求	7.2	7.2

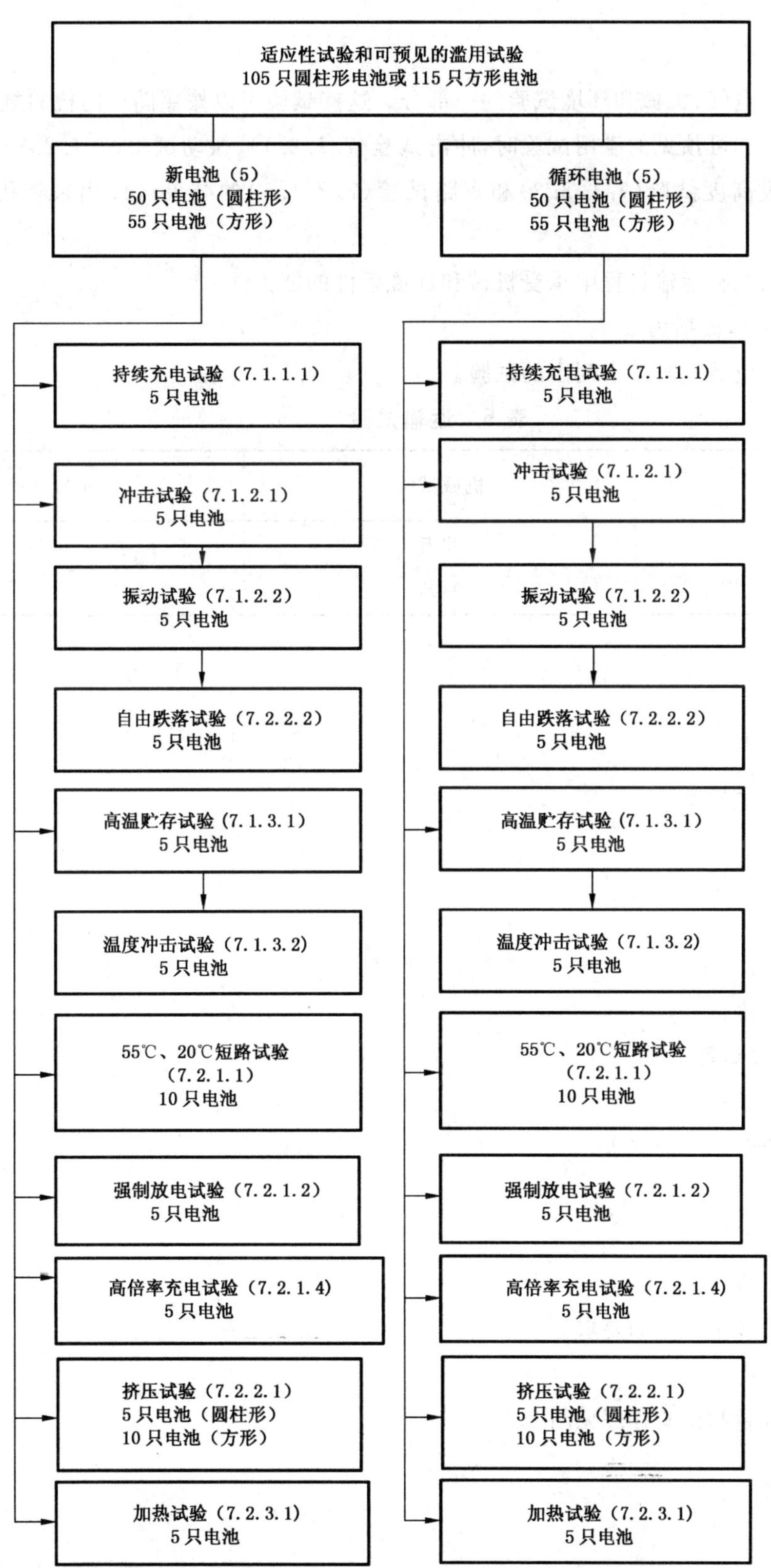

注：样品数量包括备用电池的总数：安全性能试验105只圆柱形电池，115只方形电池。

图1 样品数量和试验程序

9 运输试验(非必要)

运输试验是7.1中电气、机械和环境试验的一部分。这些试验可以按照图2的检验规则独立进行。

当进行适应性试验和可预见的滥用试验时,冲击试验(7.1.2.1)、振动试验(7.1.2.2)、温度冲击试验(7.1.3.2)、模拟海拔高度试验(7.1.3.3)和短路试验(7.2.1.1)的结果可以用来替代符合图2的要求。

运输试验是评价电池在运输过程中承受机械和环境条件的能力。

运输试验程序见7.1,概括为表5。

电池在首次运输前应通过表5中列出的试验。

表5 运输试验

环境试验	机械试验	电气试验
温度冲击 模拟海拔高度(低气压)	冲击 振动	短路

9.1 运输试验

9.1.1 机械试验

9.1.1.1 冲击试验

试验按照7.1.2.1进行。

9.1.1.2 振动试验

试验按照7.1.2.2进行。

9.1.2 环境试验

9.1.2.1 温度冲击试验

试验按照7.1.3.2进行。

9.1.2.2 模拟海拔高度试验

试验按照7.1.3.3进行。

每项试验电池应符合7.1的要求。

9.1.3 电气试验

9.1.3.1 短路试验

试验按照7.2.1.1进行。

试验电池应符合7.2.1.1.2的要求。

9.2 检验规则

运输试验的样品数量和试验程序见图2。

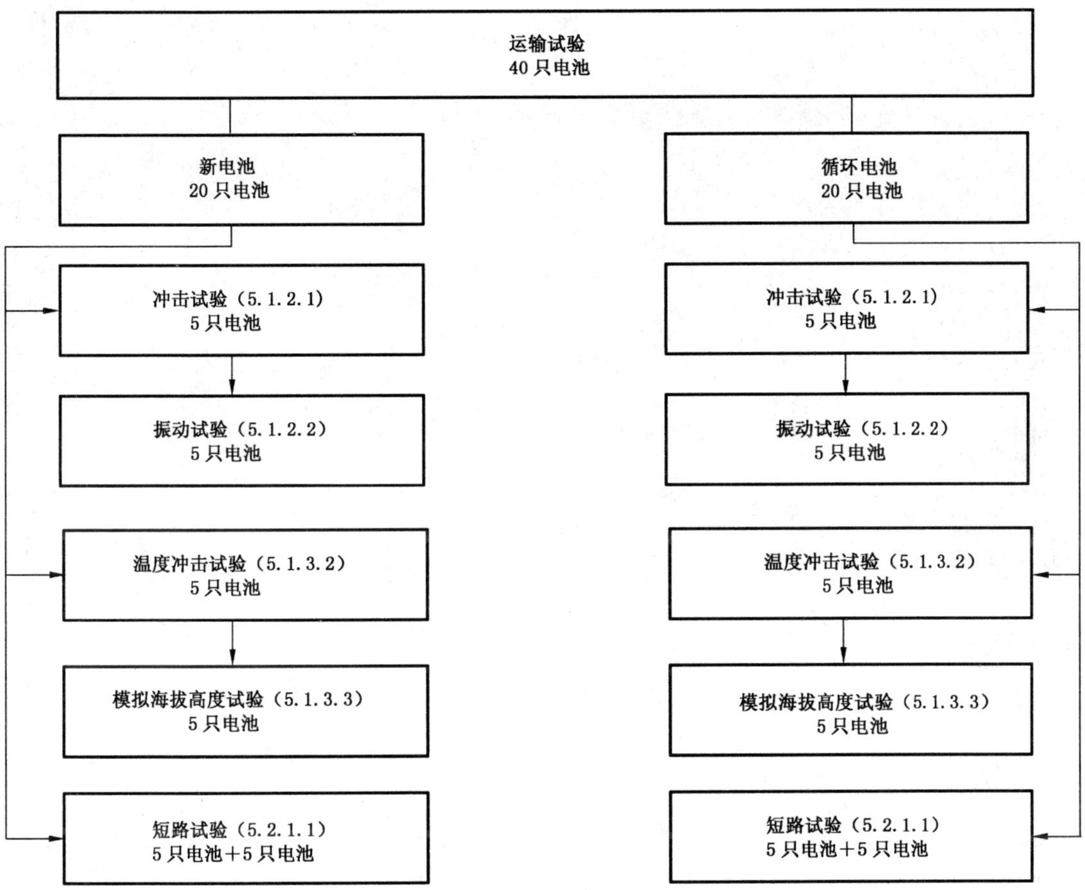

图2 样品数量和试验程序

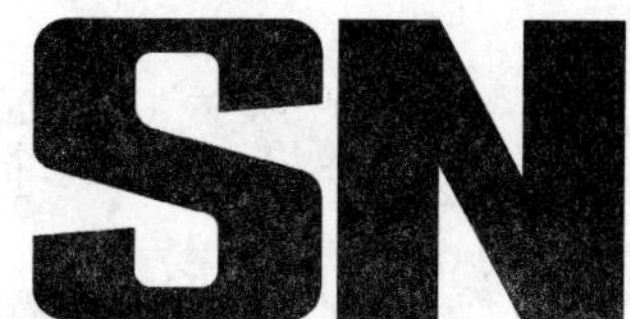

中华人民共和国出入境检验检疫行业标准

SN/T 1637—2005

出口原电池检验规程

Rules for the inspection for export primary batteries

2005-09-30 发布　　　　2006-05-01 实施

中华人民共和国
国家质量监督检验检疫总局　发布

前　言

本标准由国家认证认可监督管理委员会提出并归口。

本标准起草单位:中华人民共和国浙江出入境检验检疫局。

本标准主要起草人:黄风雷、许永利、祝宝根。

本标准系首次发布的检验检疫行业标准。

出口原电池检验规程

1 范围

本标准规定了出口原电池的抽样、检验和检验结果的判定。

本标准适用于出口原电池的检验。

2 规范性引用文件

下列文件中的条款通过本标准的引用而成为本标准的条款。凡是注日期的引用文件，其随后所有的修改单(不包括勘误的内容)或修订版均不适用于本标准，然而，鼓励根据本标准达成协议的各方研究是否可使用这些文件的最新版本。凡是不注日期的引用文件，其最新版本适用于本标准。

GB/T 2828.1 计数抽样检验程序 第1部分：按接受质量限(AQL)检索的逐批检验抽样计划(GB/T 2828.1—2003，ISO 2859-1：1999，IDT)

GB/T 8897.1—2003 原电池 第1部分：总则(IEC 60086-1：2000，IDT)

GB/T 8897.2—2005 原电池 第2部分：外形尺寸和技术要求(IEC 60086-2：2001，MOD)

3 术语和定义

下列术语和定义适用于本标准。

3.1

检验批 inspection batch

为实施抽样检验而汇集的同一型号、规格，在相同工艺条件下生产的单位出口产品。简称批。

4 检验

4.1 检验方式

检验分为例行检验和交收检验。

4.2 抽样

对于实施抽样检验的产品，出口生产企业应提交《进出口电池产品备案书》和有效的例行检验报告及厂检合格声明。

提交检验的产品应包装完整。

4.2.1 例行检验抽样方案

按GB/T 8897.2—2005中附录E.2的规定执行。

4.2.2 交收检验抽样方案

4.2.2.1 检验采用GB/T 2828.1规定的正常检查一次抽样方案特殊检查水平S-4。

4.2.2.2 接受质量限AQL值：

——B类不合格品：AQL为1.5；

——C类不合格品：AQL为4.0。

4.2.2.3 检验从正常检查开始，根据检验结果随时执行GB/T 2828.1规定的转移规则。

4.2.3 抽样方法

样品在批中随机抽取。

4.3 检验

4.3.1 例行检验

4.3.1.1 例行检验每年进行一次，有下列情况之一者，应进行例行检验：

——新产品首次出口；

——产品重大结构、工艺和关键原材料更改；

——停产半年后恢复生产出口产品；

——交收检验时，发现重大质量问题；

——国外反映重大质量问题。

4.3.1.2 例行检验项目及方法，按 GB/T 8897.2—2005 中附录 E.2 的规定执行。

4.3.2 交收检验

交收检验项目、不合格内容、检验方法及不合格分类见表 1。

表 1 交收检验项目、不合格内容、检验方法及不合格分类

序号	检验项目	不合格内容	检验方法	不合格分类
1	包装	内、外包装箱破损、潮湿	视检	B
		内、外包装箱标示内容与箱内产品不符	视检	B
		内、外包装箱脏、污	视检	C
2	标志	内容不符合 GB/T 8897.1—2003 中 4.1.6 的规定	视检	B
		模糊不清晰	视检	C
3	外观	漏液或正负极生锈	视检	B
		气胀、鼓底、凹凸变形	视检	B
		上盖、正极帽破损或变形	视检	B
		封口剂外溢	视检	B
		假底松动	视检	B
		热缩套管破损	视检	B
		明显色差、脏污、损伤、划痕	视检	C
		商标纸或铁壳卷接歪斜	视检	C
		上盖松动或上、下卷边有明显缺陷	视检	C
		热缩套管翘角、皱褶	视检	C
4	基本尺寸	不符合 GB/T 8897.2—2005 中 7.1 的要求	按 GB/T 8897.1—2003 中 5.6 进行	B
5	开路电压	不符合 GB/T 8897.2—2005 中 7.1 的要求	按 GB/T 8897.1—2003 中 5.5 进行	B

4.4 检验结果的判定

4.4.1 在交收检验中，若发现的同类不合格品数小于或等于合格判定数 Ac 时，判定该批产品合格；反之，则判定为不合格。

4.4.2 例行检验结果的判定，按 GB/T 8897.2—2005 中附录 E.2 的规定执行。

5 不合格的处置

5.1 对合格批中发现的不合格品，应修复或更换成合格品。

5.2 不合格批经返工整理后，允许再提交检验一次。

5.3 例行检验不合格时，停止该产品的交收检验，企业应采取整改措施，直至例行检验合格，方能恢复交收检验。

6 其他

在正常仓储条件下，检验有效期为六个月。

成套设备标准

（一）通 用 要 求

中华人民共和国进出口商品检验行业标准

进口成套设备检验规程

SN/T 0237—93

Rules for the inspection of complete set of equipment or whole plant for import

1 主题内容与适用范围

1.1 本标准规定了对进口成套设备实施检验应执行的基本程序及一般检验要求。

1.2 本标准适用于全套进口的成套设备的检验、与国产设备配套的成套设备中的进口的关键设备检验和进口二手成套设备的检验。

1.3 进口单台设备的检验也可参照本标准。

2 术语

2.1 本标准中采用的名词术语,除专门作出定义者外,均与本标准第3章中所引用的法律、法规、行政规定及其相关标准、设备合同中所用术语的定义相同。

2.2 成套设备:是指整条生产线、成套的装置和设施、完整的工程项目或技术改造项目中的设备、装置和设施。这些设备或装置按特定的设计要求及工艺要求进行组合后(包括借助于其他的辅助装置进行组合后)具有整体工艺或整体结构的完整性、整体的技术参数与性能指标。

2.3 软技术:指与进口成套设备属同一合同且与成套设备的使用相关的技术文件。

2.4 装船前检验:在合同规定的启运港装船以前,对设备进行的检验或监装;它也包括在设备制造厂进行的检验、监造或监装。

2.5 口岸检验:在合同中规定的目的港(站)提货时对设备进行的检验。

2.6 开箱检验:在开箱现场对设备(包括软技术)进行的检验以及在设备安装前进行的检验。

2.7 安装调试检验:结合设备的安装调试所进行的检验。

2.8 空载检验及负载检验:使设备在空载状态、负荷状态及联动状态下运行而进行的检验。

2.9 生产考核检验:按合同规定的生产(或工作)条件(包括采用相关的软技术所确定的工艺条件)在生产运行中对成套设备(包括软技术)进行的检验。

2.10 质量保证期检验:在合同规定的品质保证期内,对投入运行的设备的质量进行的跟踪检验。

3 相关法律、法规及行政规定

在对进口成套设备实施检验中,必须执行下列法律、法规及行政规定:

中华人民共和国进出口商品检验法

中华人民共和国环境保护法

中华人民共和国大气污染防治法

中华人民共和国水污染防治法

中华人民共和国环境噪声污染防治条例

中华人民共和国锅炉压力容器安全技术监察条例

中华人民共和国国家进出口商品检验局1993-08-01批准　　1994-05-01实施

中华人民共和国消防安全条例

中华人民共和国爆炸危险场所电气安全规程(试行)

其他的相关法律、法规及行政规定

4 执行的检验标准及技术条件

4.1 进口成套设备检验应执行的检验标准及技术条件包括:

4.1.1 第3章所列相关法律、法规、行政规定中明确的必须强制执行的技术标准及检验标准。

4.1.2 设备进口合同及合同附件、发票、装箱单中列明的有关设备的品质、规格、数量、包装的技术标准与检验标准;卖方提供的设备的质量证明书、技术图纸、设备的安装调试与使用说明书等技术文件。

4.1.3 合同中对与合同设备同时引进的相关软技术的使用条件及使用后的效果作出的技术规定。

4.1.4 在履行合同过程中,合同双方对合同设备的技术要求作出的修改、补充或确认。

4.1.5 凡属国家重点成套设备项目,由国家有关部门审核批准的成套设备的检验大纲。

4.1.6 三资企业中作为外商投资形式的进口设备,由有关主管部门批准的合资或合作项目合同中对进口设备的技术条件所作出的规定。

4.2 当合同中约定的检验标准或技术条件(包括合同附件及由合同双方以各种形式确定的检验技术条件与本规程第3章中所列相关法律、法规、行政规定中明确的必须强制执行的技术标准、检验标准相矛盾时,按相关法律、法规、行政规定中确定的技术标准及检验标准执行。

5 检验项目、检验程序及检验要求

5.1 进口成套设备的检验项目有包装、数量、规格、品质、安全或卫生。

5.2 进口成套设备的检验程序

5.2.1 进口成套设备的检验一般按下列程序进行:

a. 装船前检验;

b. 口岸检验;

c. 开箱检验;

d. 安装调试检验;

e. 空载检验;

f. 负载检验;

g. 生产考核检验;

h. 质量保证期检验。

5.2.2 当设备进口合同或合同双方形成的其他形式的确认文件未约定对合同设备实施装船前检验时,检验程序由口岸检验开始。

5.2.3 当二手成套设备的进口合同中确定合同双方在该二手成套设备的原安装地点进行交接验收时,可视实际情况进行包含下列程序的装船前检验:

a. 空载检验;

b. 负载检验;

c. 数量、规格检验(包括监拆、监装)。

5.3 进口成套设备的检验要求

5.3.1 装船前检验的要求

装船前检验应按合同设备的买卖双方约定的对设备实施装船前检验的检验项目、检验方法、检验时间、检验地点进行。

应实施装船前检验的设备主要是:

a. 作为交货状态已组装好的设备无法或很难再实施制造质量检查,特别是安全检查,因而必须在设备制造厂对制造过程中的设备进行检查的；

b. 设备的进口合同规定在设备的启运地点、制造地点、装运前的原安装地点（一般为二手设备）进行设备交接，因而需对合同设备的质量（包括安全）、数量、规格、包装进行装船前检验的；

c. 对某些重要的或特殊的设备，由于贸易上或技术上的原因，不仅要求在到货后对设备进行检验，而且有必要对其在出厂时或装船前的交货状态或装船前的包装质量进行检查的。

5.3.2 口岸检验的基本要求

a. 核对设备的包装方式及包装件数；

b. 核对包装上所刷的唛头标记；

c. 检查包装的外表是否完好，有无在运输、装卸过程中造成的异常情况的痕迹；

d. 检查设备包装的放置是否与包装上的指示与警告标志的要求相符。

5.3.3 开箱检验的要求

a. 检查箱内设备所采取的衬垫、固定、密封、防震、防锈、防潮等措施的情况及效果；检查箱内设备的外表是否完好、是否有在正常的交货状态下不应有的异常状况或异常痕迹；

b. 核对箱内设备及设备部件的型号、规格、数量；对于软技术则为核对软技术的文本数量与文本类目；

c. 按本规程第 4 章必须进行并有条件单独（即不需结合安装、调试工作）进行安全性能检验、制造质量检验和性能测试的设备或部件进行抽样、按规定的检验方法进行检验。合同设备中包含设备生产考核检验所用原材料、辅料的，还应对原材料、辅料进行抽样检验。

5.3.4 安装调试检验的要求

a. 检查设备及其部件的安装尺寸；在可能的情况下，检查设备的主要零部件、连接件、配件、附件等的尺寸精度、形状精度或其他所要求的加工精度；

b. 通过对设备的安装，进一步检查每台、套设备应有的零部件、连接件、附件、接插件、配件等数量及规格。

c. 对已安装好的设备，结合调试检查其各部分的配合精度、定位精度；检查设备的性能参数；

d. 对需在安装就位后进行安全检查的设备，按本规程第 4 章中的有关规定实施安全检查。

5.3.5 空载检验及负载检验的要求

a. 检查各套设备在空载或负载状态下运行的稳定性及实现各种功能的准确性与可靠性；

b. 检查设备中的各种安全防护装置在设定条件下实现安全保护的可靠性；

c. 检查成套设备在联动状态下运行时实现其各种系统功能的可靠性与准确性、系统工作精度、系统工作参数与技术指标。

5.3.6 生产考核检验的要求

成套设备的生产考核检验应严格按设备进口合同（包括技术附件）中确定的生产条件、工艺条件及考核条件（以下简称“确定的条件”）进行。

a. 按“确定的条件”，检验其工作能力或生产能力、工作效率或生产效率；

b. 按“确定的条件”，检验实施生产时所产生的噪音、粉尘、废气、废水或其他的公害或污染的程度；

c. 按“确定的条件”，检验生产出的产品的各项质量指标；

d. 按“确定的条件”，继续检验设备运行时的安全性、稳定性、可靠性。

5.3.7 质量保证期检验的要求

在设备得到良好的维护、保养，正确的操作及按“确定的条件”投入日常运行的情况下，按 5.3.6 的技术要求对设备的质量进行跟踪检验。

5.3.8 软技术检验的要求

软技术的检验一般可分为文本检验及质量检验。

软技术的文本检验指依照进口合同核对卖方所提交的软技术的名称、类别、文本数量。

软技术的质量检验指对其应用效果进行的检验，一般应结合对设备的生产考核检验来实现。

附加说明：

本标准由中华人民共和国国家进出口商品检验局提出。

本标准由中华人民共和国上海进出口商品检验局、河北进出口商品检验局负责起草。

本标准主要起草人毛永林。

（二）特殊要求

前　言

本标准是按照GB/T 1.1—1993《标准化工作导则　第1单元：标准的起草与表述规则　第1部分：标准编写的基本规定》，SN/T 0002—1993《出口机电商品检验规程标准编写的基本规定》的要求编写的。参照IEC 255系列标准和有关国家标准、行业标准，在技术内容、编写规则上与国家标准一致。

本标准定义了保护设备。根据继电器保护设备产品类型较多的特点，按照小样品抽样原则确定了抽样数量。

本标准由中华人民共和国国家出入境检验检疫局提出并归口。

本标准起草单位：中华人民共和国河南出入境检验检疫局。

本标准主要起草人：陈斌。

本标准系首次发布的行业标准。

中华人民共和国出入境检验检疫行业标准

出口电站继电保护设备检验规程

SN/T 0823—1999

Rules for the inspection of relay protection equipment for power station for export

1 范围

本标准规定了出口电站继电保护设备的抽样、检验及检验结果的判定。

本标准适用于电力系统二次回路使用的控制屏(柜、台),保护屏(柜、台,仅包括 110 kV 及以下电压等级的变电站输电线路保护和 25 MW 及以下水、火电厂继电保护)等电气成套设备。

本标准不适用于低压成套开关设备产品。

2 引用标准

下列标准所包含的条文,通过在本标准中引用而构成为本标准的条文。本标准出版时,所示版本均为有效。所有标准都会被修订,使用本标准的各方应探讨使用下列标准最新版本的可能性。

GB 191—1990 包装储运图式标志

GB/T 2423.4—1993 电工电子产品基本环境试验规程 试验 Db:交变湿热试验方法

GB/T 6162—1985 静态继电器及保护装置的电气干扰试验

GB/T 7261—1987 继电器及继电器保护装置基本试验方法

GB/T 14047—1993 量度继电器和保护装置

GB/T 14598.9—1995 电气继电器 第 22 部分:量度继电器和保护装置的电气干扰试验 第三篇:辐射电磁场干扰试验

GB/T 14598.10—1995 电气继电器 第 22 部分:量度继电器和保护装置的电气干扰试验 第四篇:快速瞬变干扰试验

JB/T 9568—2000 电力系统继电器,保护及自动装置通用技术条件

GB/T 14598.14—1998 量度继电器和保护装置的电气干扰试验 第 2 部分:静电放电试验

JB 3700—1984 电力系统继电保护与自动化装置产品包装技术条件

JB/T 5777.2—1991 电力系统二次回路用控制及继电保护屏(柜、台)通用技术条件

JB/T 5777.3—1991 电力系统二次回路用控制及继电保护屏(柜、台)基本试验方法

3 定义

本标准采用下列定义。

3.1 单位产品

结构独立的控制屏、保护屏。

3.2 保护设备

由单位产品组成的具有某种继电保护功能的设备称保护设备,简称组。

3.3 保护系统

由保护设备组成的具有特定完整继电保护功能的系统。

中华人民共和国国家出入境检验检疫局 1999-12-01 批准　　2000-05-01 实施

4 抽样

4.1 抽样条件

对被抽样的保护设备，出口生产厂应提供有效的产品型式试验报告和出厂检验报告及有关技术资料。

4.2 抽样方案

4.2.1 对保护设备电气性能应进行逐组检验。

4.2.2 根据组成保护设备的单位产品的数量按表1确定抽取实施检验的样品数量：

表1 抽样数量表

单位产品数量	样品抽样数量
1～3	全部
4～16	3
17～52	5
53～96	8
97～200	13
200以上	20
注：根据保护系统的复杂程度可以适当增加抽样数量。	

4.2.3 按保护设备和单位产品的质量特性不符合规定技术要求的程度，将不合格分为A类、B类、C类。

4.2.4 合格质量水平

A类不合格：不允许存在；

B类不合格：允许1项；

C类不合格：不超过该项检查数的20%。

4.3 抽样方法

样本在检验批中随机抽取。

5 检验

5.1 检验分类

检验分为交收检验和型式试验。交收检验为必检项目。出现下列情况时应进行型式试验：

a) 首次出口或停产超过两年；

b) 结构、材料、工艺或主要配套件变更，可能影响产品质量特性；

c) 质量不稳定，交收检验的产品出现经返工复验仍有A类不合格项；

d) 正常生产每四年一次型式试验。

5.2 检验项目及检验方法

5.2.1 交收检验项目及检验方法

交收检验项目、技术条件、检验方法及不合格分类见表2。

表 2 交收检验项目、技术条件、检验方法及不合格分类

<table>
<tr><th colspan="2">项　　目</th><th>技术条件</th><th>检验方法</th><th>不合格分类</th></tr>
<tr><td rowspan="7">1. 外观及结构检查</td><td>1.1 尺寸检查</td><td>JB/T 5777.2—1991
5.2.4,5.2.5</td><td>JB/T 5777.3—1991</td><td>C</td></tr>
<tr><td>1.2 屏(柜、台)架质量检查</td><td>JB/T 5777.2—1991
5.2.7</td><td>目测</td><td>C</td></tr>
<tr><td>1.3 铭牌、符号和标志检查</td><td>清晰正确</td><td>目测</td><td>C</td></tr>
<tr><td>1.4 涂覆层质量检查</td><td>JB/T 5777.2—1991
5.3</td><td>JB/T 5777.3—1991
5.4,5.5</td><td>C</td></tr>
<tr><td>1.5 模拟线质量检查</td><td>JB/T 5777.2—1991
5.3.3,5.3.4,5.3.5</td><td>JB/T 5777.3—1991
5.4,5.5</td><td>C</td></tr>
<tr><td>1.6 元器件的安装质量检查</td><td>JB/T 5777.2—1991
5.4</td><td>目测</td><td>C</td></tr>
<tr><td>1.7 连接导线和配线质量检查</td><td>JB/T 5777.2—1991
5.5,5.6</td><td>目测</td><td>C</td></tr>
<tr><td colspan="2">2. 电气性能试验</td><td>JB/T 5777.2—1991
5.16～5.19</td><td>JB/T 5777.3—1991
7.3,7.4,7.5,7.7</td><td>B</td></tr>
<tr><td colspan="2">3. 电气间隙和爬电距离检查</td><td>JB/T 5777.2—1991
5.7</td><td>JB/T 5777.3—1991
8.5</td><td>A</td></tr>
<tr><td colspan="2">4. 防触电措施检查</td><td>JB/T 5777.2—1991
5.12</td><td>JB/T 5777.2—1991
8.1</td><td>A</td></tr>
<tr><td colspan="2">5. 绝缘电阻检查</td><td>JB/T 5777.2—1991
5.8</td><td>JB/T 5777.3—1991
8.1</td><td>A</td></tr>
<tr><td colspan="2">6. 介电强度试验</td><td>JB/T 5777.2—1991
5.9</td><td>GB/T 7261—1987
8.1</td><td>A</td></tr>
<tr><td colspan="2">7. 包装检查</td><td>JB 3700—1984</td><td>JB 3700—1984</td><td>C</td></tr>
</table>

5.2.2 型式试验项目及检验方法

型式试验检验项目、技术条件、检验方法及不合格分类见表 3。

表 3 型式试验检验项目、技术条件、检验方法及不合格分类

项　　目	技术条件	检验方法	不合格分类
1. 温度极端范围内的极限试验	JB/T 5777.2—1991 5.1	GB/T 7261—1987 第 22 章方法 2	B
2. 外观及结构检查	JB/T 5777.2—1991 5.2.4,5.2.5	JB/T 5777.3—1991 5.1,5.2	C
3. 电气元件的检查	JB/T 9568—2000	GB/T 7261—1987	B
4. 电气性能检查	JB/T 5777.2—1991 5.16～5.19	JB/T 5777.3—1991 7.3,7.4,7.5,7.7	B
5. 电气间隔和爬电距离检查	JB/T 5777.2—1991 5.7	GB/T 7261—1987	A
6. 防触电措施检查	JB/T 5777.2—1991 5.12	目测	A
7. 绝缘性能试验(绝缘电阻、介质强度、冲击电压)	JB/T 5777.2—1991 5.8	JB/T 5777.3—1991 8.1～8.3	A
8. 耐湿热性能试验	JB/T 5777.2—1991 5.9	GB/T 2423.4—1993	B

表 3(完)

项　　目	技术条件	检验方法	不合格分类
9. 功率消耗测试	JB/T 5777.2—1991 5.10	JB/T 5777.3—1991 10	B
10. 温升试验	JB/T 5777.2—1991 5.11	JB/T 5777.3—1991 11	B
11. 承受高频电气干扰能力(适用于静态型产品)	GB/T 6162—1985	GB/T 6162—1985	A
12. 静电放电干扰试验(适用于静态型产品)	GB/T 14598.14—1998	GB/T 14598.14—1998	A
13. 辐射电磁场干扰试验(适用于静态型产品)	GB/T 14589.9—1995	GB/T 14589.9—1995	A
14. 快速瞬变(适用于静态型产品)	GB/T 14589.10—1995	GB/T 14589.10—1995	A
15. 辅助激励量中断试验(适用于静态型产品)	JB/T 9568—2000	GB/T 7261—1987	A
16. 保护设备的整组功能试验	JB/T 9568—2000	GB/T 7261—1987	B

5.3 检验结果的判定

5.3.1 交收检验

在检验批中发现一个 A 类不合格,则判定该保护设备为不合格。

存在二个及以上 B 类不合格时,则判定该保护设备不合格。

存在一个 B 类不合格时,允许扩大抽样。若仍存在一个 B 类不合格,则判定该保护设备不合格。

C 类不合格超过该项检查数的 20%,按 B 类不合格判定方法处理。

当出现一个 B 类不合格,同时 C 类不合格超过该项检查数的 20%时,则判定该保护设备为不合格。

5.3.2 型式试验

按 JB/T 5777.2—1991 的 7.3.4 判定。

6 不合格的处置

6.1 应将检验合格设备中发现的不合格产品更换为合格品。

6.2 凡判定不合格的保护设备,经返工整理后,允许再申请检验一次。

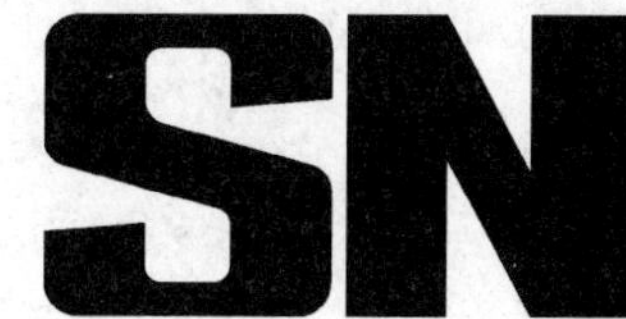

中华人民共和国出入境检验检疫行业标准

SN/T 1659—2005

进口核电设施检验监管规程

Rules for the inspection and supervision of nuclear power plant facilities for import

2005-09-30 发布　　2006-05-01 实施

中华人民共和国国家质量监督检验检疫总局 发布

前　言

本标准由国家认证认可监督管理委员会提出并归口。

本标准起草单位:中华人民共和国浙江出入境检验检疫局。

本标准主要起草人:何传贵、何成、宋联强、周大海、周铭辛、张利龙、许永利、韩春江。

本标准系首次发布的出入境检验检疫行业标准。

进口核电设施检验监管规程

1 范围

本标准规定了进口核电设施检验监管的基本要求。

本标准适用于进口核电设施的检验监管。

2 规范性引用文件

下列文件中的条款通过本标准的引用而成为本标准的条款。凡是注日期的引用文件,其随后所有的修改单(不包括勘误的内容)或修订版均不适用于本标准,然而,鼓励根据本标准达成协议的各方研究是否可使用这些文件的最新版本。凡是不注日期的引用文件,其最新版本适用于本标准。

SN/T 0237 进口成套设备检验规程

HAD 003/03 核电厂物项和服务采购中的质量保证

HAD 003/07 核电厂建造期间的质量保证

3 术语和定义

下列术语和定义适用于本标准。

3.1

核电设施 nuclear power plant facilities

核电厂包括核岛、常规岛、辅助系统等装置所包含的所有设备、仪器仪表、材料以及建筑施工用的材料、工程施工机械、检验检测用的设备及所有专用工具、备品备件和与之相关的软技术。

3.2

装运前检验 inspection before shipment

由买方所指定的代表对合同设施履行源地检验。这一规定应通过对各种活动的控制、见证或监视付诸实施。包括在合同规定的启运港装运前对设施进行的检验或监装;也包括在设施的制造厂进行的检验、监造或监装。

3.3

口岸检验 inspection on port

在合同规定的目的港提货时进行的检验。

3.4

开箱检验 unpacking inspection

在目的地现场对设施进行的检验以及在设施安装前进行的检验。

3.5

安装调试检验 installing and testing inspection

结合设施安装调试所进行的检验。

3.6

运行检验 operating inspection

结合设施冷态、热态、装料、初始临界、低功率、满功率各试验阶段进行的检验。

3.7

质量保证期检验 inspection for the period of quality guarantee

设施投入日常运行后在合同规定的品质保证期内对设施的质量进行的跟踪检验。

4 检验

4.1 总要求

4.1.1 进口核电设施检验监管的依据是我国政府发布的相关法律法规和加入的相关国际公约，涉及安全卫生环境保护的标准，经国家相关部门批准的合同、项目技术规格书及相关技术文件。

4.1.2 根据《中华人民共和国民用核设施安全监督管理条例》等国家的有关法规规定，需获得相关主管部门批准的设施、质量控制点和见证点等，应取得相应的证明材料。

4.1.3 对涉及核辐射和环境保护的设施应按核安全等级分类进行严格控制。

4.2 检验方式

核电设施根据其特点采用逐批检验监管的模式，按下列各阶段进行检验监管，并取得各阶段检验测试报告和/或相关部门批准的证明材料：

a) 装运前检验；

b) 口岸检验；

c) 开箱检验；

d) 安装调试检验；

e) 运行检验；

f) 质量保证期检验。

4.3 检验内容和要求

4.3.1 装运前检验

4.3.1.1 装运前检验应在合同和技术文件规定的质量控制点或见证点进行。

4.3.1.2 检验或试验应按照检验依据的规定要求和合同及技术文件规定的检验项目、检验方法、检验时间和检验地点实施装运前检验，未经许可，卖方不得跨越控制点或见证点。

4.3.1.3 依据 HAD 003/03 中 9.2.1 的规定，应实施装运前检验的关键设施主要特性是：

——对安全极其重要；

——交货后难以验证其质量特性；

——设计、制造或试验复杂。

4.3.1.4 依据 HAD 003/03 中 9.2.1 的规定，装运前检验应根据情况包括(但不仅限于)下列方面：

——文件(包括材料以及检查和试验的验证文件)经批准后按要求提交买方或有关单位；

——按照经批准的加工程序和工艺过程实施，并具备资格考核、工艺评定、过程记录和鉴定等文件；

——各零部件和组件已按要求检查、检验和试验，并具备有关的检查、检验和试验及鉴定等记录；

——不符合项已按规定的要求处理；

——零部件和组件已按规定的要求进行了清洗、保护和标识；

——如可能，对某些重要特性进行抽检或复验。

4.3.1.5 装运前检验的结果不能代替到货时的检验。实施装运前检验的设施仍应进行到货后的检验。

4.3.2 口岸检验

依据 SN/T 0237，抵运目的地口岸的设施应在口岸进行下列检查：

——设施的包装方式及包装件数；

——包装上的唛头标记；

——包装的外观是否完好；有无在运输、装卸过程中造成异常情况的痕迹；

——设施包装的放置是否与包装上的指示与警告标志的要求相符。

4.3.3 开箱检验

4.3.3.1 依据 HAD 003/07 中 2.4.1 的规定，抵运目的地的设施在开箱前应对每一箱/件进行目视检查以核实未由下列因素造成损伤：

——不适当的装卸；
——捆扎失败；
——运输；
——环境因素；
——火灾；
——水浸；
——其他原因。

4.3.3.2 依据 HAD 003/07 中 2.4.1 的规定，开箱检验应对每一箱/件完成下列项目的检查：
——标记和标识；
——制造文件和资料(包括合格证、质量保证书)；
——防护罩和封印，保护性覆盖物和密封；
——涂层和保护；
——外表的实体损伤；
——清洁度；
——惰性气体覆盖层和干燥剂的状态。

4.3.3.3 开箱检验应对每一箱/件进行下列内容的检查：
——箱内设施的衬垫、固定、密封、防震、防锈、防潮等措施的情况及效果；
——箱内设施的外表是否完好、是否存有正常的交货状态下不应有的异常状况或异常痕迹；
——核对箱内设施及部件的型号、规格、数量；
——核对技术文件资料的文本数量和文本种类；
——设施的主要结构尺寸；
——备品备件的型号、规格、数量。

4.3.3.4 如果未实施装运前检验，则应在接收地验证下列项目是否符合项目技术规格书的要求：
——物理性能及理化试验报告；
——焊缝及焊接文件(如检验记录)；
——润滑及注油；
——电气绝缘试验。

4.3.3.5 如需要，可增加特殊的检验项目，其检查结果应成文。

4.3.3.6 开箱检查时应注意核对和审查供方随货提供的文件资料，按合同和相关文件所列技术文件清单逐一清点查收，供方提供的文件资料应包括：
——材料合格证书；
——定型试验报告；
——试验结果；
——规定的检查资料；
——标定证书；
——产品符合规定要求的供方声明；
——产品放行证书；
——不符合项报告。

4.3.4 安装调试检验

4.3.4.1 某些设施的特性在安装和使用前难以整体验证，必须进行全系统试验或与其他物项一并进行试验，或在使用中方能证实，则应通过现场安装后的试验进行检验。

对于这类设施应在合同中规定安装后试验的要求和验收准则。如合同中未规定，应进行单机的安装调试。

4.3.4.2 在现场试验时，通过观察试验情况、现场测试以验证设施的特性是否满足规定的要求。

4.3.4.3 安装调试检验应根据情况包括(但不限于)下列方面：

——设施及其部件的安装尺寸；

——设施的主要零部件、连接件、配件、附件等的尺寸公差、形状公差、位置公差或其他所要求的加工精度；

——通过对设施的安装，进一步检查每一设施应有的零部件、连接件、附件、接插件、配件等数量及规格；

——对已安装好的设施，结合调试检查其他各部分的配合精度和定位精度；

——对已安装好的设施应进行单机调试，并检查设施的性能参数；

——对需在安装就位后进行安全检查的设施，进行安全检查。

4.3.5 运行检验

4.3.5.1 设施和系统的安装、检查和试验完成后则进入系统运行调试阶段，可分为 A、B、C 三个阶段：

1) A 阶段：预运行试验：

——冷态性能试验；

——热态性能试验。

2) B 阶段：装料、初始临界和低功率试验：

——装料和次临界试验；

——启动到初始临界；

——低功率试验。

3) C 阶段：功率试验。

4.3.5.2 在上述 A、B、C 各阶段，应进行如下的检验：

——设施各项参数的符合性；

——设施运行的稳定性；

——实现各种功能的准确性和可靠性；

——各种安全防护装置在设定条件下实现安全保护的可靠性。

4.3.6 质量保证期检验

在设施经运行检验验收合格，投入日常运行后，对设施的质量应进行如下跟踪检验：

——设施的运行情况和运行记录；

——设施的维修保养情况和记录；

——设施备品备件的使用情况和记录。

5 结果判定

5.1 所有相关检验内容、项目经检验均合格，方判为合格，否则为不合格。如需经相关部门批准的，应取得批准证明材料。

5.2 进口核电设施的不合格项主要表现在(但不仅限于)下列方面：

a) 数量、规格与合同、项目技术规格书及相关技术文件要求不符；

b) 物理特性参数(如尺寸、材料参数)偏离规定的限值；

c) 安装误差和设施性能缺陷；

d) 偏离批准的工艺参数或程序；

e) 操作人员未执行工作、检查和试验规程；

f) 安全性能、卫生、环境保护项目存在不合格；

g) 设施存在故障、失效和损坏。

6 不合格的处置

6.1 在进口核电设施检验监管中存在不合格项的设施，不准安装和使用。对不合格项应视情况作相应的处置。

6.2 在装运前预检验中发现不合格的产品，应告知制造厂不得发货，需经技术处理或更换，且经检验合格后方准予发货。

6.3 对不会影响设施的性能及其使用，也不会对其他设施或电厂的安全性和可利用率造成影响的不合格项，需返工、重新试验和检验。

6.4 对虽不足以影响设施的性能及其使用，但对与其相关的其他设施产生一定影响的不合格项，需按照以现有工艺评定为基础的标准文件进行修理，所进行的修理工作应按照修理的检查计划进行验证，并在最终文件中体现。

6.5 对不仅影响到设施的性能及其使用，给维修增加了困难，也对其他有关设施的实体接口和互换性产生较大影响，通常用现有工艺无法修理甚至会影响到核电厂的安全性和可利用率的不合格项，需按照以专用的(或新的)工艺评定为基础的修理计划进行修理，或者照原样使用(或者报废)。不合格的处置应经买方审查批准，由相关的主管部门或主管负责人作出决定，以书面形式通知供方(表示照原样接受或拒收等)，并在最终文件中体现。

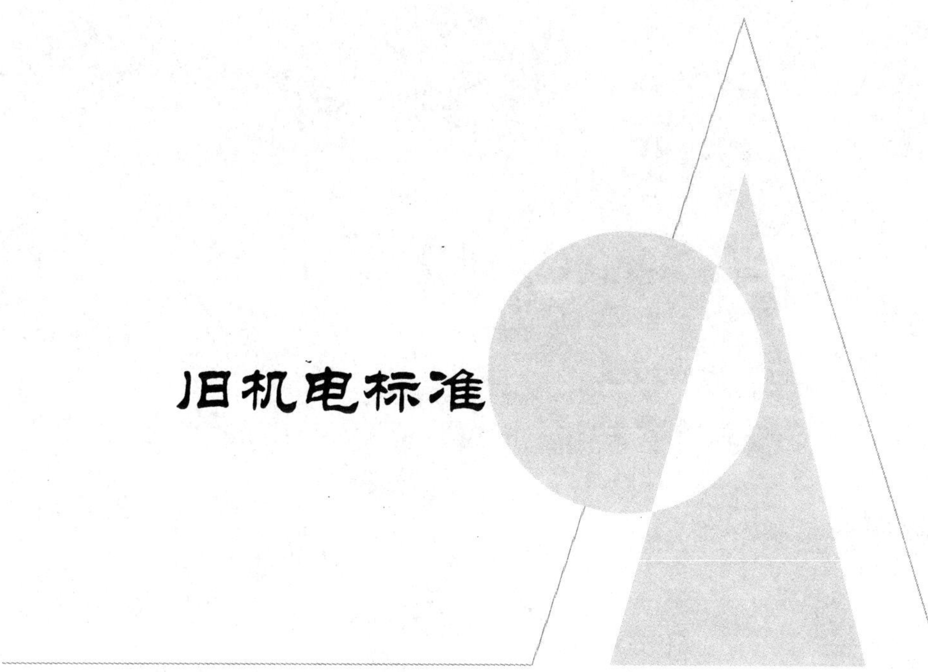

旧机电标准

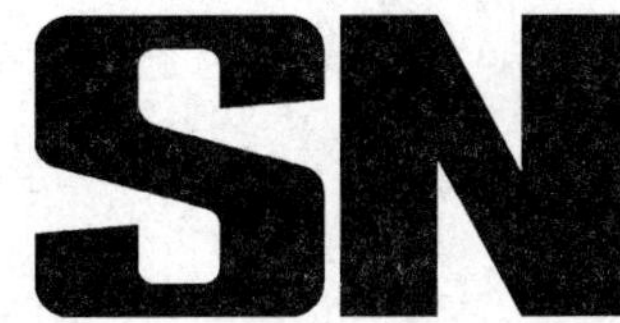

中华人民共和国出入境检验检疫行业标准

SN/T 1795.3—2007

进口旧机电产品检验规程 第3部分:液压挖掘机

Rules for the inspection of used electrical and mechanical products for import—Part 3:hydraulic excavators

2007-12-24 发布　　　　2008-07-01 实施

中华人民共和国
国家质量监督检验检疫总局 发布

前　　言

SN/T 1795《进口旧机电产品检验规程》共分为三个部分：

——第1部分：通用要求；

——第2部分：装运前预检验；

——第3部分：液压挖掘机。

本部分为SN/T 1795《进口旧机电产品检验规程》的第3部分。

本部分附录A是资料性附录。

本部分由国家认证认可监督管理委员会提出并归口。

本部分起草单位：深圳出入境检验检疫局、广东出入境检验检疫局、珠海出入境检验检疫局、上海出入境检验检疫局、中国工程机械协会挖掘机分会。

本部分主要起草人：钟勇、陈华、梁家劲、樊锐、褚铮一、陈正利。

本部分为首次发布的出入境检验检疫行业标准。

引　言

《进口旧机电产品检验规程　第3部分:液压挖掘机》是进口旧挖掘机检验的工作依据,对进口旧挖掘机检验起到指导和规范作用。

随着我国加入世界贸易组织(WTO)和《中华人民共和国进出口商品检验法》的修订,进出口商品检验工作模式发生了很大的变化,为适应形势和变化,国家检验检疫主管部门组织建立了检验检疫标准体系。

本部分属检验检疫标准体系的第四层——个性标准,规定了进口旧挖掘机检验的要求。

进口旧机电产品检验规程
第3部分:液压挖掘机

1 范围

SN/T 1795的本部分规定了进口90 t以下轮胎式、履带式旧液压挖掘机(以下简称旧挖掘机)的要求、检验及判定,其他规格的旧挖掘机、带推土功能的旧液压挖掘机、旧液压凿地机、旧液压原木装载机等可参照执行。

本部分所称旧挖掘机是指具有下列情形之一的挖掘机:

——经过使用,仍具备基本功能和一定的使用价值的;

——未经使用,但存放时间过长,超过质量保证期的或部件产生明显损耗的;

——新旧部件混装的;

——经过修理,翻新的。

2 规范性引用文件

下列文件中的条款通过SN/T 1795的本部分的引用而成为本部分的条款。凡是注日期的引用文件,其随后所有的修改单(不包括勘误的内容)或修订版均不适用于本部分,然而,鼓励根据本部分达成协议的各方研究是否可使用这些文件的最新版本。凡是不注日期的引用文件,其最新版本适用于本部分。

GB/T 2828.1 计数抽样检验程序 第1部分:按接收质量限(AQL)检索的逐批检验抽样计划(GB/T 2828.1—2003,ISO 2859-1:1999,IDT)

GB 5226.1—2002 机械安全 机械电气设备 第1部分:通用技术条件(idt IEC 60204-1:2000)

GB/T 7586 液压挖掘机 试验方法

GB/T 9139.1 液压挖掘机 分类

GB/T 9139.2 液压挖掘机 技术条件

GB 16710.1—1996 工程机械 噪声限值

JB 6028 工程机械 安全标志和危险图示通则

JB 6030—2001 工程机械 通用安全技术要求

3 术语和定义

GB/T 2828.1、GB 5226.1、GB/T 9139.1、GB/T 9139.2、GB/T 7586、GB 16710.1、JB 6030、JB 6028和SN/T 0002确立的以及下列术语和定义适用于SN/T 1795的本部分。

3.1 全数检验模式

按国家技术规范的强制性要求,对进出口商品实施100%检验和检查的合格评定活动。

3.2 进口旧机电产品备案文件

国家质检总局或者直属检验检疫局对进口旧机电产品收货人或其他代理人的备案申请进行审核后,出具的准予行政认可的书面决定。

4 总要求

旧挖掘机的检验总要求包括:

——一致性要求：与国家相关规定、进口旧机电产品备案文件，技术文件一致；

——安全、卫生、环保等要求：应与 GB 5226.1—2005、GB 16710.1—1996、JB 6030—2001 的要求相符。

5 检验

5.1 检验模式

旧挖掘机检验模式，采用全数检验模式。

5.2 检验内容

5.2.1 检验环节

检验环节分为装运前检验、到货检验。

5.2.2 一致性要求

装运前检验、到货检验均需达到一致性要求。

5.2.2.1 旧挖掘机的品名、规格型号、制造商、产地、制造日期应与备案文件相符。

5.2.2.2 旧挖掘机的制造年限应符合国家规定年限要求。

5.2.2.3 旧挖掘机原使用地官方(或其授权机构)签发的最后年度检验报告和中文操作说明书应符合国家规定，发动机编号、整机出厂编号应与技术文件规定一致。

5.2.3 安全、卫生、环保等要求

5.2.3.1 装运前检验的安全、卫生、环保的检验内容和要求详见表 1。

5.2.3.2 到货检验的安全、卫生、环保的检验内容和要求详见表 1。实施了装运前检验的项目，到货检验进行核查，并对未实施检验的项目进行检验。

表 1 检验项目、内容和方法

序号	项目	检验或检查内容及对应标准	检验环节		检验方法
			装运前检验	到货检验	
1	标志	(1) 旧挖掘机应具备产品标牌、操作指示标志和润滑示意图且应完整清晰，应符合 GB/T 9139.2 的要求。 (2) 在挖掘机机身的明显位置，应设置符合 JB 6028 规定的安全标志和危险图示	√	√	视检
2	外观与防护	(1) 挖掘机外观整洁，各零部件应完好无损，联结紧固。 (2) 凡外露的旋转零部件，均应安装防护罩	√	√	视检
3	驾驶室	驾驶室玻璃完好无损，门窗关闭灵活，门锁应牢固可靠，梯子扶手及通道应有防滑措施	√	√	视检
4	部件	动臂、斗杆、履带架、车架、回转平台等重要结构件不得有裂纹、补焊和明显变形	√	√	视检
5	发动机	(1) 发动机能顺利起动，运转平稳；怠速稳定，无异响。 (2) 发动机的润滑、冷却和排气系统的机件应完整无损，且运转良好	√	√	视检
6	液压系统	液压管无漏油现象	√	√	视检
7	整机密封性能	连续工作 3 h 后，渗漏量不得超过 2 滴/10 min		√	视检

表 1（续）

序号	项目	检验或检查内容及对应标准	检验环节		检验方法
			装运前检验	到货检验	
8	电气系统	（1）应设置作业灯、室内照明灯、挖掘机转向指示灯等且无损坏。 （2）应设置性能可靠的起步音响报警装置。 （3）电气导线无老化、裸露，接插件无松动，显示器应正常，各仪器、仪表、照明无损坏。 （4）蓄电池应固定牢固并装有防护罩	√	√	视检
9	回转制动	安全可靠	√	√	检测
10	制动性能	（1）履带式挖掘机在不小于40%的坡度上驻车制动，然后将挖掘机掉头180°，各驻车制动5 min，不下滑，符合GB/T 9139.1的要求。 （2）轮胎式挖掘机在不小于25%的坡度上驻车制动，然后将挖掘机掉头180°，各驻车制动5 min，不下滑，符合GB/T 9139.1的要求		√	视检（试验时挖掘机的工作装置应处于运输位置）
11	卫生	挖掘机各部位不得附着杂物、泥土、污物、生活垃圾，以及死亡的医学动物或其粪便、巢穴等残留物	√	√	视检
12	噪声	司机位置处的噪声限值≤90 dB(A)，按GB/T 7586规定进行测试		√	检测

6 结果判定

6.1 合格的判定

在装运前检验、到货检验中，旧挖掘机符合本部分要求的，判定为合格。

6.2 不合格的判定

6.2.1 在装运前检验中发现产品存在下列情况之一的，判定为不合格：

6.2.1.1 不符合一致性要求的。

6.2.1.2 安全、卫生、环保项目存在不合格可进行技术处理的。

6.2.1.3 安全、卫生、环保项目存在不合格不能进行技术处理的。

6.2.2 在到货检验中发现旧机电产品存在下列情况之一的，判定为不合格：

6.2.2.1 不符合一致性要求的。

6.2.2.2 安全、卫生、环保项目存在不合格可进行技术处理的。

6.2.2.3 安全、卫生、环保项目存在不合格不能进行技术处理的。

7 不合格的处置

7.1 在装运前检验中不合格的处置

7.1.1 对判定为不合格情况之6.2.1.1项之与备案文件不符的产品，须书面告知相关责任方重新履行国家审批手续。

7.1.2 对判定为不合格情况之6.2.1.1项其他不符的产品，须书面告知相关责任方，该产品不得出口中国。

7.1.3 对判定为不合格情况之6.2.1.2项的产品，相关责任方须进行技术处理或书面承诺进行技术处理。

7.1.4 对判定为不合格情况之6.2.1.3项的产品，须书面告知相关责任方，该产品不得出口中国。

7.2 在到货检验中不合格的处置

7.2.1 对判定为不合格情况之6.2.2.1项之与备案文件不符的产品，相关责任方须重新履行国家审批手续并按本标准5.2.3项检验合格后方准予销售、使用；对存在上述情况且相关责任方无法重新履行国家审批手续的产品，则不予销售、使用。

7.2.2 对判定为不合格情况之6.2.2.1项其他不符的产品，须责令相关责任方销毁或出具退货处理证明，由海关办理退货手续。

7.2.3 对判定为不合格情况之6.2.2.2项的产品，相关责任方须进行技术处理并按本标准5.2.3项检验合格后方准予销售、使用；对存在上述情况且相关责任方进行技术处理后经按本标准5.2.3项检验不合格的产品，须责令相关责任方销毁或出具退货处理证明，由海关办理退货手续。

7.2.4 对判定为不合格情况之6.2.2.3项的产品，须责令相关责任方销毁或出具退货处理证明，由海关办理退货手续。

附 录 A
（资料性附录）
进口旧挖掘机检验时需遵守的法律、行政法规和部门规章

1.《中华人民共和国进出口商品检验法》

2.《中华人民共和国进出口商品检验法实施条例》

3.《进口旧机电产品检验监督管理办法》(国家质量监督检验检疫总局 2002 年第 37 号令)

4.《进口旧机电产品检验监督程序规定》(国家质量监督检验检疫总局 2003 年第 53 号令)

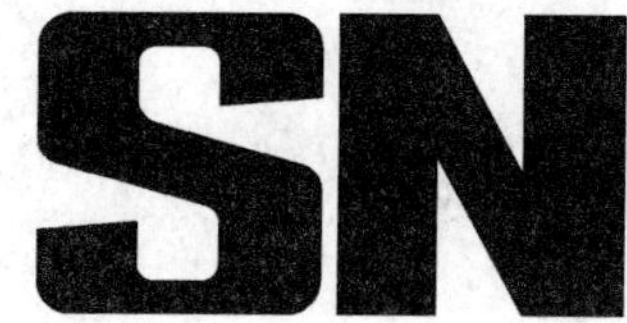

中华人民共和国出入境检验检疫行业标准

SN/T 2686—2010

旧机电产品中铍、铬、镍、铜、锑、钴、钡、镉、锌、铋的测定 电感耦合等离子体原子发射光谱法

Determination of beryllium, chromium, nickel, copper, antimony, cobalt, barium, cadmium, zinc and bismuth in used mechanical and electrical products—Inductively coupled plasma-atomic emission spectrometry

2010-11-01 发布　　2011-05-01 实施

中华人民共和国国家质量监督检验检疫总局 发布

前　言

本标准按照 GB/T 1.1—2009 给出的规则起草。

本标准由国家认证认可监督管理委员会提出并归口。

本标准起草单位：中国检验检疫科学研究院。

本标准主要起草人：肖海清、王超、孙海锋、孙慧媛、齐敬宝、魏玮、陈静、李玲。

本标准系首次发布的出入境检验检疫行业标准。

旧机电产品中铍、铬、镍、铜、锑、钴、钡、镉、锌、铋的测定 电感耦合等离子体原子发射光谱法

1 范围

本标准规定了旧机电产品中铍、铬、镍、铜、锑、钴、钡、镉、锌、铋的电感耦合等离子体原子发射光谱测定方法。

本标准适用于旧机电产品塑料和金属材质中铍、铬、镍、铜、锑、钴、钡、镉、锌、铋的测定。

2 规范性引用文件

下列文件对于本文件的应用是必不可少的。凡是注日期的引用文件，仅注日期的版本适用于本文件。凡是不注日期的引用文件，其最新版本(包括所有的修改单)适用于本文件。

GB/T 6682 分析实验室用水规格和试验方法

GB/Z 20288 电子电气产品中有害物质检测样品拆分通用要求

JJG 768 发射光谱仪检定规程

3 方法提要

试样经酸灰化、微波消解或酸消解后，用电感耦合等离子体原子发射光谱仪测定待测元素发射的特征波长的谱线强度，对照标准工作曲线确定相应待测元素的含量。

4 试剂和材料

除非另有说明，仅使用分析纯的试剂和符合 GB/T 6682 规定的二级水。

4.1 硝酸(ρ_{20}=1.42 g/mL)，优级纯。

4.2 硝酸(1+99)：用硝酸(4.1)稀释。

4.3 硝酸(5+95)：用硝酸(4.1)稀释。

4.4 硝酸(1+5)：用硝酸(4.1)稀释。

4.5 盐酸(ρ_{20}=1.19 g/mL)，优级纯。

4.6 盐酸(1+1)：用盐酸(4.5)稀释。

4.7 氢氟酸(ρ_{20}=1.128 g/mL)，优级纯。

4.8 过氧化氢，30%(m/m)。

4.9 酒石酸。

4.10 酒石酸溶液(1 mol/L)：称取 15.01 g(精确至 1 mg)酒石酸(4.9)加入 50 mL 去离子水中，充分溶解并稀释至 100 mL。

4.11 高氯酸(ρ_{20}=1.768 g/mL)，优级纯。

4.12 超纯水，电阻率≥18.2 MΩ。

4.13 钡标准溶液:1 000 mg/L。
4.14 铍标准溶液:1 000 mg/L。
4.15 铜标准溶液:1 000 mg/L。
4.16 铬标准溶液:1 000 mg/L。
4.17 钴标准溶液:1 000 mg/L。
4.18 镉标准溶液:1 000 mg/L。
4.19 锌标准溶液:1 000 mg/L。
4.20 镍标准溶液:1 000 mg/L。
4.21 铋标准溶液:1 000 mg/L。
4.22 锑标准溶液:1 000 mg/L。

5 仪器和装置

所用玻璃器皿均需用硝酸(1+5)(4.4)浸泡过夜,用水反复冲洗,最后用去离子水清洗干净。
5.1 电感耦合等离子体原子发射光谱仪,检出限、精密度及工作曲线相关系数应符合 JJG 768 的规定。
5.2 电热板(温度可控 0~250 ℃)。
5.3 微波消解系统,温度控制,配有耐高压 10.34 MPa(1 500 psi)的消解罐。
5.4 高速粉碎机。
5.5 超纯水器。
5.6 马弗炉,最高温度可达到 700 ℃。
5.7 瓷坩埚,50 mL。
5.8 聚四氟乙烯坩埚,100 mL。
5.9 容量瓶,25 mL、100 mL。
5.10 分析天平,感量分别为 1 mg 和 0.1 mg。

6 分析步骤

6.1 样品制备

旧机电产品按照 GB/Z 20288 的规定拆分,塑料样品粉碎至粒径小于 0.5 mm,金属样品破碎至粒径小于 50 mm×5 mm×1 mm。

6.2 样品处理

6.2.1 塑料样品

6.2.1.1 高温灰化法

称取样品 0.5 g(精确至 1 mg)于 50 mL 瓷坩埚中,加入少量硝酸(5+95)(4.3)润湿样品。将坩埚置于电热板上,逐步升温加热,直至没有烟冒出,样品完全碳化。冷至室温,将载有样品的坩埚转入马弗炉中,升温至 600 ℃灰化 2 h,至灼烧完全。冷却后取出并加入 10 mL 盐酸(1+1)溶液(4.6),于水浴中缓慢蒸发至 1 mL 左右,冷却后转入 25 mL 容量瓶中,用硝酸(1+99)(4.2)定容,摇匀待测。

6.2.1.2 微波消解法

称取 0.1 g(精确至 0.1 mg)样品于微波消解罐中,加入 7 mL 硝酸(4.1)及 2 mL 过氧化氢(4.8),将消解罐置于微波消解仪中,运行微波消解程序(工作条件参见附录 A)。如果遇到有少数样品消解不完全,待消解罐冷至室温后,向其中加入 1 mL 硝酸(4.1)及 0.5 mL 过氧化氢(4.8),放入微波消解仪中再次运行消解程序,至样品消解完全。程序运行完毕后,将样品溶液于水浴中缓慢蒸发至 1 mL 左右,冷却后转入 25 mL 容量瓶中,用去离子水定容,摇匀待测。

锑适合用微波消解法处理。

6.2.2 金属样品

6.2.2.1 金属铜样品

称取 0.2 g(精确至 0.1 mg)样品于 100 mL 三角瓶中,向其中加入 6 mL 硝酸(4.1),并加入 2 mL 过氧化氢(4.8),待反应平静后置于电热板上加热至反应完全,使试样溶液缓慢蒸发至 1 mL 左右,冷却,转入 25 mL 容量瓶中,用水定容,待测。

6.2.2.2 金属锡样品

称取 0.2 g(精确至 0.1 mg)样品于 100 mL 三角瓶中,向其中加入 5 mL 硝酸(4.1),待反应完全后向烧杯中加入 5 mL 盐酸(4.5),将三角瓶置于电热板上加热使试样反应完全,待溶液缓慢蒸发至 1 mL 左右,冷却,转入 25 mL 容量瓶中,用水定容,待测。

6.2.2.3 金属锌样品

称取 0.2 g(精确至 0.1 mg)样品于 100 mL 三角瓶中,向其中加入 5 mL 盐酸(4.5),待反应平静后置于电热板上加热至反应完全,使试样溶液缓慢蒸发至 1 mL 左右,冷却,转入 25 mL 容量瓶中,用水定容,待测。

6.2.2.4 金属铁样品

称取 0.2 g(精确至 0.1 mg)样品于 100 mL 三角瓶中,向其中加入 5 mL 盐酸(4.5),并加入 3 mL 过氧化氢(4.8),待反应平静后置于电热板上加热至反应完全,使试样溶液缓慢蒸发至 1 mL 左右,冷却,转入 25 mL 容量瓶中,用水定容,待测。

6.3 测定

6.3.1 仪器条件

参照附录 B 设定仪器工作条件。

6.3.2 标准工作曲线绘制

移取适量体积各金属元素标准溶液(4.13～4.22)用硝酸(1+99)(4.2)稀释,得到如表 1 所示的混合标准工作溶液:

表 1 标准工作溶液浓度

待测元素	标准系列浓度/(mg/L)				
	标准 1	标准 2	标准 3	标准 4	标准 5
钡	0.1	0.5	2.5	5.0	10.0
铍	0.1	0.5	2.5	5.0	10.0
铜	0.1	0.5	2.5	5.0	10.0

表 1（续）

待测元素	标准系列浓度/(mg/L)				
	标准 1	标准 2	标准 3	标准 4	标准 5
铬	0.5	2.5	5.0	10.0	20.0
钴	0.5	2.5	5.0	10.0	20.0
镉	0.5	2.5	5.0	10.0	20.0
锌	2.5	5.0	10.0	20.0	30.0
镍	2.5	5.0	10.0	20.0	30.0
铋	2.5	5.0	10.0	20.0	30.0
锑	2.5	5.0	10.0	20.0	30.0

将上述标准工作溶液引入电感耦合等离子体原子发射光谱仪中，绘制标准工作曲线。

6.3.3 样品测定

将样品溶液引入电感耦合等离子体原子发射光谱仪中，测得各待测元素特征谱线发射强度，从标准工作曲线上计算各待测元素的浓度。

6.4 空白试验

除不加试样外，均按上述操作步骤进行。

7 结果计算

待测元素的含量按照式(1)计算：

$$W = \frac{C_i \times V_i}{m} \quad \cdots\cdots\cdots\cdots (1)$$

式中：

W ——样品中待测元素的含量，单位为毫克每千克(mg/kg)；

C_i ——标准曲线查得待测元素的浓度，单位为微克每毫升(μg/mL)；

V_i ——样品稀释后的总体积，单位为毫升(mL)；

m ——样品质量，单位为克(g)。

计算结果保留小数点后两位。

8 测定低限

各待测元素的特征波长和测定低限参见附录 C。

9 精密度

在同一实验室，由同一操作者使用相同设备，按相同的测试方法，并在短时间内对同一被测对象相互独立进行的测试获得的两次测试结果的绝对值不大于这两个测定值的算术平均值的 10%。

附　录　A
（资料性附录）
塑料样品微波消解参考条件

塑料样品的微波消解条件见表 A.1。

表 A.1　塑料样品微波消解条件

步骤	功率/W	升温时间/min	温度/℃	保持时间/min
1	1 200	10	120	10
2	1 200	5	150	5
3	1 200	5	170	5
4	1 200	10	190	20
5	1 200	10	205	30

附 录 B
（资料性附录）
仪器工作条件

表 B.1 电感耦合等离子体原子发射光谱仪参考分析条件

RF 功率/kW	1.00	泵速/rpm	15
等离子气流量/(L/min)	15.0	观测类型	垂直观测
辅助气流量/(L/min)	1.50	观察高度/mm	12
雾化器压力/kPa	200	一次读数时间/s	5

附　录　C
（资料性附录）
待测元素特征波长和测定低限

表 C.1　待测元素的特征波长和测定低限

元素	特征波长/nm	测定低限/(mg/kg)
Ba	455.403	0.10
Be	313.042	0.15
Cu	327.395	0.80
Co	238.892	7.0
Cr	267.716	1.5
Cd	214.439	5.0
Ni	231.064	6.0
Bi	223.061	12.5
Zn	213.857	12.5
Sb	206.834	40.0

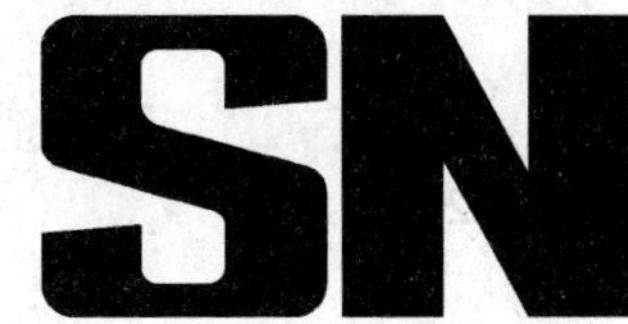

中华人民共和国出入境检验检疫行业标准

SN/T 2687—2010

旧机电产品中三丁基锡和三苯基锡的测定 气相色谱-质谱法

Determination of tributyltin and triphenyltin in used mechanical and electronic products—Gas chromatography-mass spectrometry

2010-11-01 发布　　　　2011-05-01 实施

中华人民共和国国家质量监督检验检疫总局 发布

前　言

本标准按照 GB/T 1.1—2009 给出的规则起草。

本标准由国家认证认可监督管理委员会提出并归口。

本标准起草单位:中国检验检疫科学研究院。

本标准主要起草人:肖海清、白桦、王超、孙慧媛、齐敬宝、魏玮、陈静、李玲、王晗。

本标准系首次发布的出入境检验检疫行业标准。

旧机电产品中三丁基锡和三苯基锡的测定 气相色谱-质谱法

1 范围

本标准规定了旧机电产品中三丁基锡和三苯基锡的气相色谱-质谱测定方法。

本标准适用于旧机电产品中三丁基锡和三苯基锡的测定。

2 方法提要

以甲醇为溶剂索氏提取试样中的三丁基锡和三苯基锡，待测化合物经衍生化后，采用气相色谱-质谱法测定。

3 试剂和材料

除非另有说明，仅使用分析纯的试剂和二次去离子水。

3.1 甲醇：色谱纯。

3.2 正己烷：色谱纯。

3.3 四乙基硼酸钠。

3.4 醋酸钠。

3.5 冰醋酸。

3.6 无水硫酸钠：650 ℃灼烧 4 h，贮存于密封容器中备用。

3.7 三丁基氯化锡(CAS 号：1461-22-9)，纯度≥98%。

3.8 三苯基氯化锡(CAS 号：639-58-7)，纯度≥98%。

3.9 2%四乙基硼酸钠溶液：准确称取 0.2 g(精确到 1 mg)四乙基硼酸钠(3.3)于 10 mL 比色管中，加去离子水定容至刻度，四乙基硼酸钠的称量过程需在有干燥剂的分析天平进行，现配现用。

3.10 醋酸-醋酸钠缓冲溶液(pH 4.6)：准确称取 1.36 g(精确到 1 mg)醋酸钠(3.4)于 100 mL 容量瓶中，加去离子水定容至刻度，用冰醋酸(3.5)调节其 pH 值至 4.6，冷藏保存。

3.11 三丁基锡标准储备溶液(1 000 mg/L)：准确称取三丁基氯化锡(3.7)0.1 g(精确到 0.1 mg)于 50 mL 烧杯中，加适量甲醇(3.1)溶解，定量转移至 100 mL 容量瓶中，用甲醇(3.1)稀释至刻度，混匀，冷藏保存。

3.12 三苯基锡标准储备溶液(1 000 mg/L)：准确称取三苯基氯化锡(3.8)0.1 g(精确到 0.1 mg)于 50 mL 烧杯中，加适量甲醇(3.1)溶解，定量转移至 100 mL 容量瓶中，用甲醇(3.1)稀释至刻度，混匀，冷藏保存。

3.13 三丁基锡和三苯基锡标准工作液：分别移取适量标准储备溶液(3.11、3.12)，配制成三丁基锡浓度为 0.05 mg/L，0.1 mg/L，0.5 mg/L，2 mg/L，10 mg/L，三苯基锡浓度为 0.01 mg/L，0.02 mg/L，0.1 mg/L，0.4 mg/L，2 mg/L 的标准工作液，现配现用。

注：如果其他三丁基锡和三苯基锡化合物(如：三丁基氧化锡和三苯基氧化锡)具有等同的效果，则可以使用这些等效化合物配制标准储备液。

4 仪器及设备

4.1 气相色谱仪:配质量检测器(MSD)。

4.2 微量进样器,10 μL。

4.3 索氏提取装置。

4.4 有机相过滤膜,0.45 μm。

4.5 分析天平,感量分别为 1 mg 和 0.1 mg。

5 分析步骤

5.1 提取

将样品粉碎成小于 1 mm×1 mm 的颗粒,混合均匀。称取 0.2 g 试样(精确到 1 mg),用滤纸包好后装入索氏提取器(4.3)中,在接收瓶中加入 150 mL 甲醇(3.1),冷凝管中通入低温冷凝水,在沸腾回流温度下提取 6 h,提取液用旋转蒸发仪浓缩后定容至 10 mL。取 1 mL 提取后的溶液,加入 5 mL 醋酸-醋酸钠缓冲溶液(pH 4.6)(3.10)及 2 mL 2%四乙基硼酸钠溶液(3.9),超声 25 min 进行衍生反应,加入 2 mL 正己烷(3.2),剧烈振摇后超声提取 15 min,静置分层,取上层有机相加入适量无水硫酸钠(3.6)干燥,经 0.45 μm 有机滤膜过滤,滤液待气相色谱-质谱仪测定用。

5.2 测定

5.2.1 气相色谱-质谱条件

由于测试结果取决于所使用的仪器,因此不可能给出气相色谱分析的通用参数。设定的参数应保证色谱测定时被测组分与其他组分能够得到有效的分离,下列给出的参数证明是可行的。

a) 色谱柱:HP5-MS 柱(30 m×0.25 mm i.d. ×0.25 μm,5% phenyl methyl-siloxane)或相当者。

b) 升温程序:初始温度为 40 ℃,保持 1 min 后以 15 ℃/min 的速率升至 280 ℃,保持 10 min。

c) 载气:氦气(纯度为 99.999%),流速 1.0 mL/min,恒流模式。

d) 进样口温度:280 ℃。

e) 色谱-质谱接口温度:280 ℃。

f) 电离方式:EI。

g) 电离能量:70 eV。

h) 离子源温度:230 ℃。

i) 不分流进样,1 min 后开阀,溶剂延迟 3 min。

j) 数据采集方式:选择离子(SIM)方式,三丁基锡乙基化衍生产物的选择离子碎片为 263、291、261、177,三苯基锡乙基化衍生产物的选择离子碎片为 351、349、197、195。

k) 定量离子:三丁基锡定量离子为 263,三苯基锡定量离子为 351。

l) 进样量 1.0 μL。

5.2.2 标准工作曲线绘制

分别移取 1 mL 标准工作溶液(3.13),衍生反应后按色谱条件(5.2.1)进行测定,以色谱峰的峰面积为纵坐标,对应的溶液浓度为横坐标作图,绘制标准工作曲线。三丁基锡和三苯基锡乙基化衍生产物的选择离子色谱图和质谱图参见附录 A。

5.2.3 试样测定及阳性结果确证

试样溶液(5.1)注入气相色谱-质谱仪，按色谱条件(5.2.1)进行测定，记录色谱峰的保留时间和峰面积。如果样液与混合工作溶液的总离子流色谱图在相同保留时间有色谱峰出现，根据扫描色谱图进行确证，根据选择离子色谱图进行定量，由色谱峰的峰面积可从标准曲线上求出相应的色谱峰浓度。样品溶液中的三丁基锡和三苯基锡的响应值均应在标准工作曲线浓度范围之内，三丁基锡和三苯基锡含量高的试样可取适量试样溶液用甲醇(3.1)稀释后进行测定，对同一试样进行平行试验测定。

5.3 空白试验

除不加试样外，按5.1和5.2步骤进行。

6 结果计算

样品中三丁基锡和三苯基锡的含量按式(1)计算。

$$X_i = \frac{C_i \cdot V_i}{m} \qquad \cdots\cdots(1)$$

式中：

X_i ——样品中三丁基锡或三苯基锡的含量，单位为毫克每千克(mg/kg)；

C_i ——标准工作曲线中计算所得三丁基锡或三苯基锡的浓度，单位为毫克每升(mg/L)；

V_i ——样液最终定容体积，单位为毫升(mL)；

m ——样品质量，单位为克(g)。

计算结果精确到小数点后两位，两次独立测定结果的绝对差值不得超过算术平均值的10%。

7 测定低限

本标准三丁基锡的测定低限为0.05 mg/kg，三苯基锡的测定低限为0.01 mg/kg。

8 回收率

三丁基锡在添加浓度0.1 mg/kg～2 mg/kg浓度范围内，平均回收率在93.9%～96.6%，相对标准偏差为5.7%～6.2%。

三苯基锡在添加浓度0.02 mg/kg～0.4 mg/kg浓度范围内，回收率在96.3%～105.0%，相对标准偏差为4.2%～5.6%。

附　录　A
（资料性附录）
三丁基锡和三苯基锡衍生化产物气相色谱-质谱图

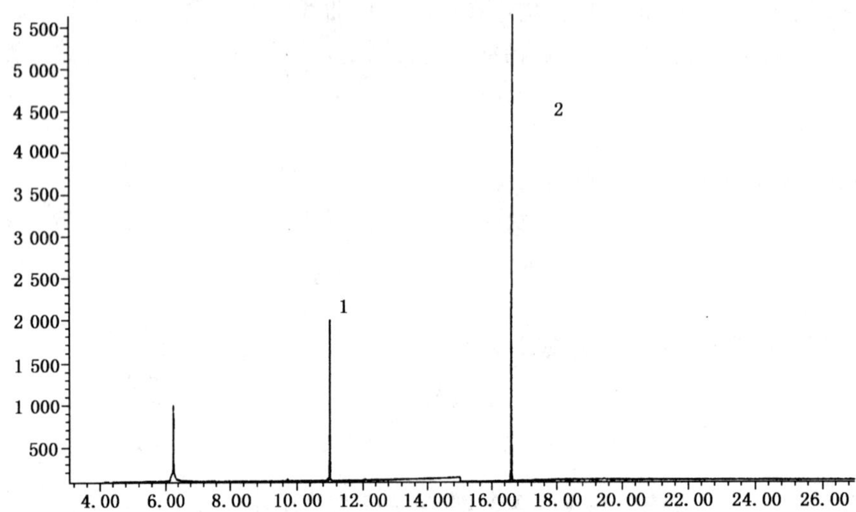

1——三丁基锡乙基化衍生物(10.99 min)；
2——三苯基锡乙基化衍生物(16.60 min)。

图 A.1　三丁基锡和三苯基锡标准乙基化衍生产物选择离子色谱图

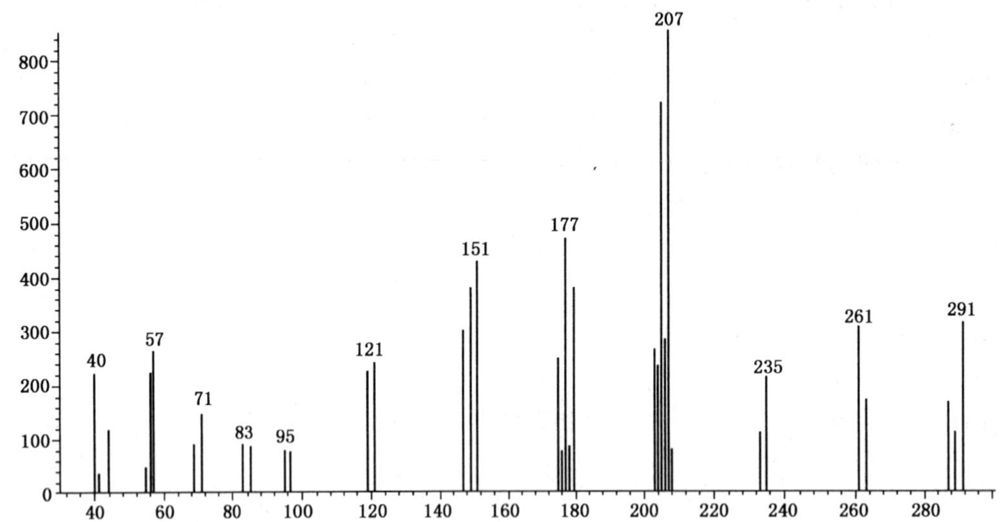

图 A.2　三丁基锡乙基化衍生产物质谱图

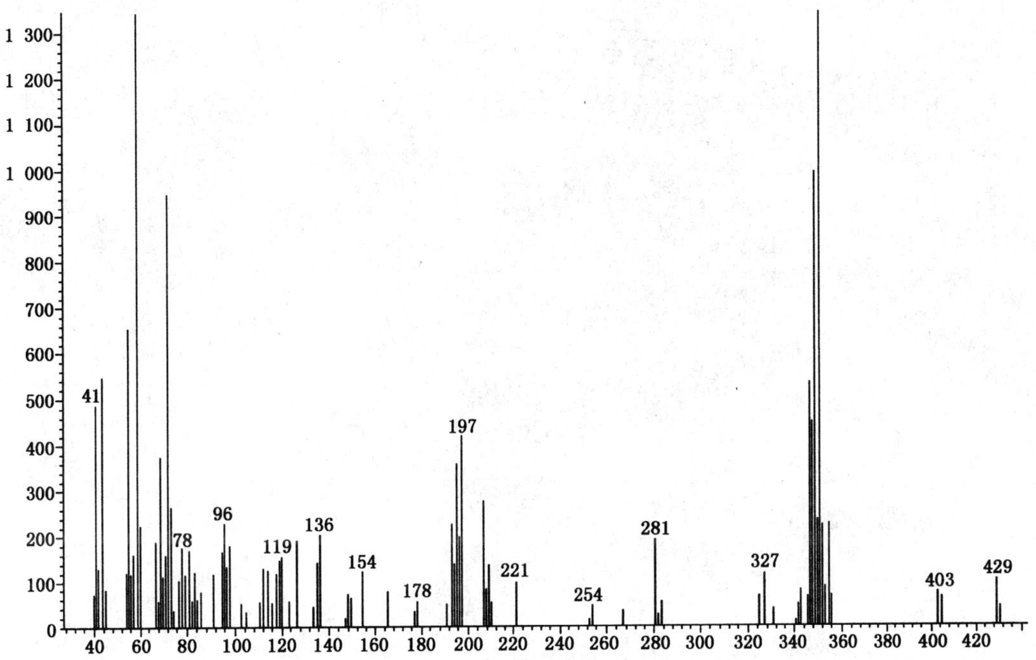

图 A.3 三苯基锡乙基化衍生产物质谱图

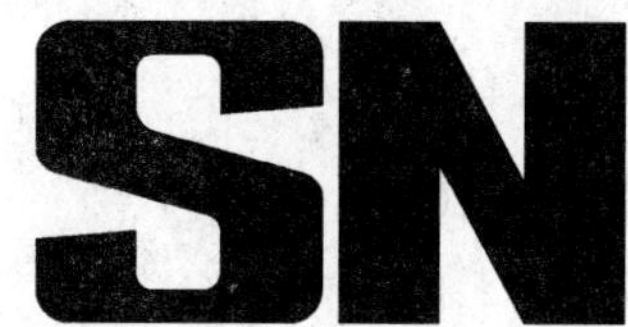

中华人民共和国出入境检验检疫行业标准

SN/T 2688—2010

旧机电产品电容电解液中多环芳烃的测定 气相色谱-质谱法

Determination of polycyclic aromatic hydrocarbons in capacitor electrolytes from used electrical and mechanical products—Gas chromatography/mass spectrometry

2010-11-01 发布　　　　2011-05-01 实施

中华人民共和国
国家质量监督检验检疫总局 发布

前言

本标准按照 GB/T 1.1—2009 给出的规则起草。

本标准由国家认证认可监督管理委员会提出并归口。

本标准由中国检验检疫科学研究院负责起草。

本标准主要起草人:马强、肖海清、白桦、张庆、孙慧媛、席海为、王烨、刘茜、王晗、王超。

本标准系首次发布的出入境检验检疫行业标准。

旧机电产品电容电解液中多环芳烃的测定
气相色谱-质谱法

1 范围

本标准规定了旧机电产品电容电解液中多环芳烃的气相色谱-质谱测定方法。

本标准适用于旧机电产品电容电解液中多环芳烃的测定。

2 术语和定义

下列术语和定义适用于本文件。

2.1

多环芳烃 Polycyclic Aromatic Hydrocarbons,PAHs

分子中含有两个或两个以上苯环的碳氢化合物。本部分的多环芳烃是指表 1 中 16 种碳氢化合物。

3 方法提要

样品用正己烷-二氯甲烷萃取后,经无水硫酸钠脱水、过滤、浓缩后,采用气相色谱-质谱法进行测定。

4 试剂与材料

除非另有说明,所用试剂均为分析纯。

4.1 正己烷,色谱纯。

4.2 二氯甲烷,色谱纯。

4.3 正己烷-二氯甲烷(2+1,V_1+V_2)。

4.4 无水硫酸钠:650 ℃灼烧 3 h,冷却后贮于干燥器中备用。

4.5 多环芳烃标准储备溶液(1 000 mg/L):分别称取 16 种多环芳烃标准物质 0.100 0 g,用二氯甲烷(4.2)溶解后分别定容至 100 mL 容量瓶中,冷藏避光保存。

4.6 多环芳烃混合标准储备液(40 mg/L):分别准确移取 16 种多环芳烃标准储备溶液(4.5)1 mL 于 25 mL 容量瓶中,用二氯甲烷(4.2)定容至刻度,冷藏避光保存。

4.7 多环芳烃标准工作溶液:取一定量多环芳烃混和标准储备液(4.6),用二氯甲烷(4.2)稀释,配制成浓度分别为 0.05 mg/L、0.1 mg/L、0.5 mg/L、1 mg/L、2 mg/L 的标准工作溶液。

5 仪器和设备

5.1 气相色谱-质谱联用仪。

5.2 氮吹仪。

5.3 有机相滤膜,0.45 μm。

5.4 分析天平,感量为 0.1 mg。

6 分析步骤

6.1 提取

准确称取0.5 g样品,精确至0.001 g,置于25 mL比色管中,加入10 mL正己烷-二氯甲烷(4.3)液-液萃取,有机相经无水硫酸钠柱脱水后,收集于带1 mL刻度试管中,用氮气缓慢吹至1 mL,过0.45 μm有机相滤膜后,供气相色谱-质谱(5.1)测定。

6.2 测定

6.2.1 气相色谱和质谱条件

a) 色谱柱:HP-5MS[1]熔融石英毛细管色谱柱(30 m×0.25 mm×0.25 μm),或相当者;
b) 程序升温:起始温度50 ℃(保持2 min),以20 ℃/min升至160 ℃,然后以4 ℃/min升至240 ℃,最后以5 ℃/min升至290 ℃(保持10 min);
c) 进样口温度:280 ℃;
d) 色谱-质谱接口温度:280 ℃;
e) 离子源温度:230 ℃;
f) 四极杆温度:150 ℃;
g) 离子源:EI;
h) 电离能量:70 eV;
i) 质量扫描范围:50 amu~400 amu;
j) 载气:氦气,流速1 mL/min;
k) 进样量:1 μL;
l) 进样方式:不分流进样;
m) 溶剂延迟时间:4 min。

6.2.2 标准工作曲线绘制

标准工作溶液(4.7)按浓度由低至高顺序依次进样,按气相色谱和质谱条件(6.2.1)进行测定,以色谱峰的峰面积为纵坐标对应的浓度为横坐标作图,绘制标准工作曲线。多环芳烃标准物质定量离子和总离子色谱图参见附录A和附录B。

6.2.3 试样测定

试样溶液(6.1)注入气相色谱-质谱仪,按气相色谱和质谱条件(6.2.1)进行测定,记录色谱峰的保留时间和峰面积。如果试样溶液和标准工作溶液的选择离子色谱图中在相同保留时间有色谱峰出现,根据全扫描质谱图进行定性确证,根据选择离子色谱图进行定量,由色谱峰的峰面积可从标准曲线上求出相应的色谱峰浓度。样品溶液中的多环芳烃的响应值均应在标准工作曲线浓度范围之内,多环芳烃含量高的试样可取适量试样溶液用二氯甲烷(4.2)稀释后进行测定。按以上步骤,对同一试样进行平行试验测定。

7 结果计算

结果按式(1)计算:

1) HP-5MS是由Agilent公司提供的商品名,给出这一信息是为了方便本标准的使用者,并不表示对该产品的认可。如果其他等效产品具有相同的效果,则可使用这些等效产品。

$$X_i = \frac{(C_i - C_0) \times V_i}{M} \qquad \cdots\cdots (1)$$

式中：

X_i ——样品中多环芳烃的含量，单位为毫克每千克(mg/kg)；

C_i ——标准曲线计算所得多环芳烃的浓度，单位为毫克每升(mg/L)；

C_0 ——标准曲线计算所得空白样品中多环芳烃的浓度，单位为毫克每升(mg/L)；

V_i ——样品稀释后的总体积，单位为毫升(mL)；

M ——样品质量，单位为克(g)。

计算结果保留两位小数。

8 测定低限

本方法对16种多环芳烃的测定低限为0.1 mg/kg，具体参见附录A。

9 回收率

按照实验方法，在电容电解液中多环芳烃的平均回收率为91.5%～97.9%，相对标准偏差为2.3%～5.5%。

10 精密度

在重复性条件下获得的两次独立测定结果的绝对差值不应超过算术平均值的10%。

表1 16种多环芳烃

序号	中文名称	英文名称	CAS No.
1	萘	Naphthalene	91-20-3
2	苊烯	Acenaphthylene	208-96-8
3	苊	Acenaphthene	83-32-9
4	芴	Fluorene	86-73-7
5	菲	Phenanthrene	85-01-8
6	蒽	Anthracene	120-12-7
7	荧蒽	Fluoranthene	206-44-0
8	芘	Pyrene	129-00-0
9	苯并(a)蒽	Benzo(a)anthracene	56-55-3
10	䓛	Chrysene	218-01-9
11	苯并(b)荧蒽	Benzo(b)fluoranthene	205-99-2
12	苯并(k)荧蒽	Benzo(k)fluoranthene	207-08-9
13	苯并(a)芘	Benzo(a)pyrene	50-32-8
14	茚并(1,2,3-cd)芘	Indeno(1,2,3-cd)pyrene	193-39-5
15	二苯并(a,h)蒽	Dibenzo(a,h)anthracene	53-70-3
16	苯并(g,h,i)苝	Benzo(g,h,i)perylene	191-24-2

附 录 A
(资料性附录)
多环芳烃的分子量、特征碎片离子、定量离子、测定低限

多环芳烃的分子量、特征碎片离子、定量离子、测定低限见表A.1。

表A.1 多环芳烃的分子量、特征碎片离子、定量离子、测定低限

名 称	分子式	分子量	特征碎片离子/(m/z)	定量离子/(m/z)	测定低限/(mg/kg)
萘	$C_{10}H_{8}$	128	128,102,64	128	0.1
苊烯	$C_{12}H_{8}$	152	152,151,76	152	0.1
苊	$C_{12}H_{10}$	154	153,154,76	153	0.1
芴	$C_{13}H_{10}$	166	166,165,82	166	0.1
菲	$C_{14}H_{10}$	178	178,152,76	178	0.1
蒽	$C_{14}H_{10}$	178	178,89,76	178	0.1
荧蒽	$C_{16}H_{10}$	202	202,101	202	0.1
芘	$C_{16}H_{10}$	202	202,101	202	0.1
苯并(a)蒽	$C_{18}H_{12}$	228	228,114	228	0.1
䓛	$C_{18}H_{12}$	228	228,114	228	0.1
苯并(b)荧蒽	$C_{20}H_{12}$	252	252,126,113	252	0.1
苯并(k)荧蒽	$C_{20}H_{12}$	252	252,126,113	252	0.1
苯并(a)芘	$C_{20}H_{12}$	252	252,126,113	252	0.1
茚并(1,2,3-cd)芘	$C_{22}H_{12}$	276	276,138	276	0.1
二苯并(a,h)蒽	$C_{22}H_{14}$	278	278,138	278	0.1
苯并(g,h,i)苝	$C_{22}H_{12}$	276	276,138	276	0.1

附 录 B
（资料性附录）
多环芳烃标准物质的总离子色谱图

多环芳烃的总离子色谱图见图 B.1。

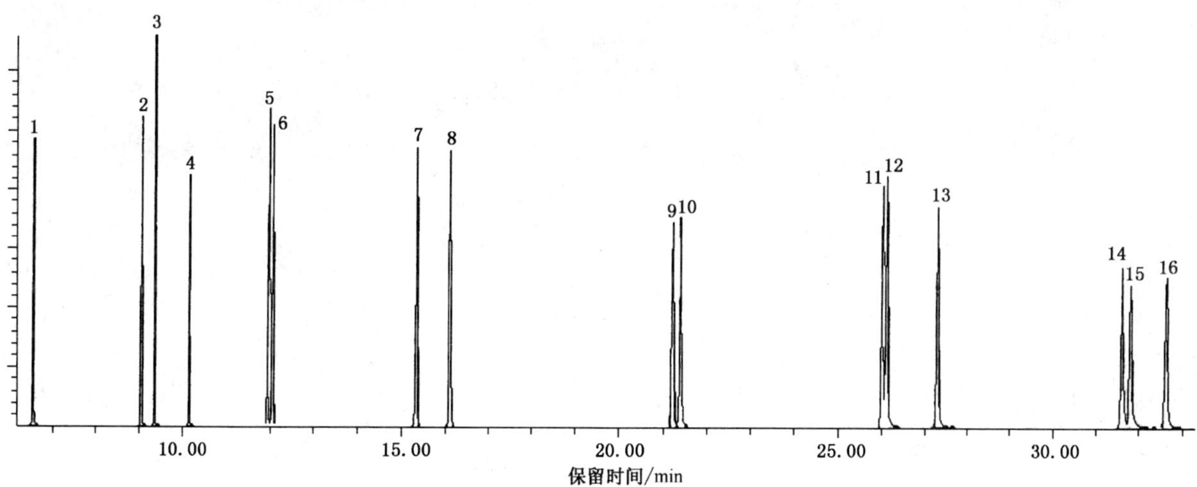

1——萘；

2——苊烯；

3——苊；

4——芴；

5——菲；

6——蒽；

7——荧蒽；

8——芘；

9——苯并(a)蒽；

10——䓛；

11——苯并(b)荧蒽；

12——苯并(k)荧蒽；

13——苯并(a)芘；

14 茚苯(1,2,3-cd)芘；

15——二苯并(a,h)蒽；

16——苯并(g,h,i)苝。

图 B.1 16 种多环芳烃的总离子色谱图

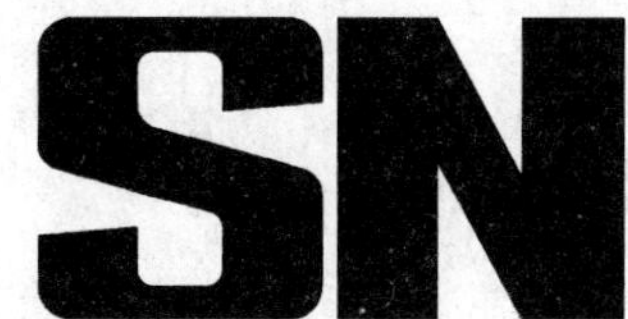

中华人民共和国出入境检验检疫行业标准

SN/T 2689—2010

旧机电产品中邻苯二甲酸酯的测定

Determination of phthalates in used electrical and mechanical products

2010-11-01 发布　　　　2011-05-01 实施

中华人民共和国国家质量监督检验检疫总局 发布

前　言

本标准按照 GB/T 1.1—2009 给出的规则起草。

本标准由国家认证认可监督管理委员会提出并归口。

本标准起草单位:中国检验检疫科学研究院。

本标准主要起草人:马强、武婷、肖海清、王星、白桦、孙慧媛、刘茜、席海为、王烨、王晗、王超。

本标准系首次发布的出入境检验检疫行业标准。

旧机电产品中邻苯二甲酸酯的测定

1 范围

本标准规定了旧机电产品中邻苯二甲酸二甲酯、邻苯二甲酸二乙酯、邻苯二甲酸二丙酯、邻苯二甲酸二丁酯、邻苯二甲酸二异丁酯、邻苯二甲酸二戊酯、邻苯二甲酸二正辛酯、邻苯二甲酸丁基苄酯、邻苯二甲酸二(乙基己基)酯、邻苯二甲酸二环己酯、邻苯二甲酸二己酯、邻苯二甲酸二甲氧乙酯含量的高效液相色谱测定方法。

本标准适用于旧机电产品中邻苯二甲酸二甲酯、邻苯二甲酸二乙酯、邻苯二甲酸二丙酯、邻苯二甲酸二丁酯、邻苯二甲酸二异丁酯、邻苯二甲酸二戊酯、邻苯二甲酸二正辛酯、邻苯二甲酸丁基苄酯、邻苯二甲酸二(乙基己基)酯、邻苯二甲酸二环己酯、邻苯二甲酸二己酯、邻苯二甲酸二甲氧乙酯的测定。

2 方法提要

旧机电产品样品经高速粉碎机粉碎后，以乙腈为溶剂，超声提取，提取液离心，0.45 μm 滤膜过滤，用配有二极管阵列检测器的液相色谱仪检测，外标法定量。

3 试剂和材料

除另有规定外，试剂均为分析纯。

3.1 甲醇：色谱纯。

3.2 乙腈：色谱纯。

3.3 邻苯二甲酸二甲酯：纯度大于或等于 97%，CAS：131-11-3。

3.4 邻苯二甲酸二乙酯：纯度大于或等于 97%，CAS：84-66-2。

3.5 邻苯二甲酸二丙酯：纯度大于或等于 97%，CAS：131-16-8。

3.6 邻苯二甲酸二丁酯：纯度大于或等于 97%，CAS：84-74-2。

3.7 邻苯二甲酸二异丁酯：纯度大于或等于 97%，CAS：84-69-5。

3.8 邻苯二甲酸二戊酯：纯度大于或等于 97%，CAS：131-18-0。

3.9 邻苯二甲酸二正辛酯：纯度大于或等于 97%，CAS：117-84-0。

3.10 邻苯二甲酸丁基苄酯：纯度大于或等于 97%，CAS：85-68-7。

3.11 邻苯二甲酸二(乙基己基)酯：纯度大于或等于 97%，CAS：117-81-7。

3.12 邻苯二甲酸二环己酯：纯度大于或等于 97%，CAS：84-61-7。

3.13 邻苯二甲酸二己酯：纯度大于或等于 97%，CAS：84-75-3。

3.14 邻苯二甲酸二甲氧乙酯：纯度大于或等于 97%，CAS：117-82-8。

3.15 邻苯二甲酸酯混合标准储备液：准确称取各邻苯二甲酸酯(3.3-3.14)0.1 g，精确到 0.1 mg，于 50 mL烧杯中，加适量乙腈(3.3)溶解，将溶液定量移入 100 mL 容量瓶中，用乙腈稀释至刻度，混匀。分别移取一定体积的上述标准储备液至 100 mL 容量瓶中，用乙腈定容至刻度，配成混合标准储备液。

3.16 邻苯二甲酸酯标准工作溶液：用乙腈将上述储备液(3.15)配制成一系列浓度的标准工作溶液，在 4 ℃保存，可使用一周。

4 仪器和设备

4.1 液相色谱仪：配有二极管阵列检测器。

4.2 微量进样器：10 μL。

4.3 超声波清洗器。

4.4 冷冻离心机。

4.5 有机相过滤膜，0.45 μm。

4.6 高速粉碎机。

4.7 分析天平，感量为 0.1 mg。

5 分析步骤

5.1 样品处理

将旧机电产品中的塑料样品经高速粉碎机(4.6)粉碎为粒径为 1 mm 的颗粒，准确称取 0.1 g(4.7)，精确到 1 mg，于 25 mL 比色管中，加入 20 mL 乙腈(3.2)，超声(4.3)提取 70 min，静置冷却至室温后，用乙腈定容至刻度。取约 8 mL 提取液置于离心管中，在 6 000 rpm 转速下离心 20 min(4.4)，取离心后的上清液，经流动相(甲醇＋水，70＋30，(V_1+V_2))进行适当稀释后经 0.45 μm 微孔滤膜过滤(4.5)，滤液供测定用。

5.2 测定

5.2.1 色谱条件

a) 色谱柱：SB-Phenyl 柱[1)](250 mm×4.6 mm×5 μm)，或相当者；

b) 流动相：甲醇-水在 5 min 内由 70＋30(V_1+V_2)变为 85＋15(V_1+V_2)，在 5～9 min 内变为 95＋5(V_1+V_2)，恒定 5 min；

c) 流速：1.0 mL/min；

d) 检测波长：225 nm；

e) 柱温：25 ℃；

f) 进样量：10 μL。

5.2.2 标准工作曲线绘制

分别配制浓度为 0.05 mg/L、0.1 mg/L、1 mg/L、2 mg/L、5 mg/L、10 mg/L、20 mg/L 的标准工作溶液，按色谱条件(5.2.1)进行测定，以各色谱峰的峰面积为纵坐标，其对应的溶液浓度为横坐标绘制标准工作曲线。邻苯二甲酸酯标准物质的液相色谱图参见附录 A。

5.2.3 试样测定

用微量进样器(4.2)准确吸取 10 μL 试样溶液(5.1)注入液相色谱仪(4.1)，按色谱条件(5.2.1)进行测定，记录色谱峰的保留时间和峰面积，由色谱峰的峰面积可从标准曲线上求出相应的邻苯二甲酸酯的浓度。试样溶液中的被测物的响应值均应在仪器测定的线性范围之内。被测物含量高的试样可取适

---

1) SB-Phenyl 是由 Agilent 公司提供的商品名，给出这一信息是为了方便本标准的使用者，并不表示对该产品的认可。如果其他等效产品具有相同的效果，则可使用这些等效产品。

量试样溶液用流动相稀释后进行测定。按以上步骤，对同一试样进行平行试验测定。

5.3 空白试验

除不称取试样外，均按上述步骤进行。

6 结果计算

结果按式(1)计算：

$$X_i = \frac{1\,000 \times C_i \times V_i}{M} \qquad \cdots\cdots(1)$$

式中：

X_i——样品中某一邻苯二甲酸酯的质量浓度，单位为毫克每千克(mg/kg)；

C_i——标准曲线查得该邻苯二甲酸酯的浓度，单位为毫克每升(mg/L)；

V_i——样品稀释后的总体积，单位为升(L)；

M——样品质量，单位为克(g)。

计算结果保留两位小数。

7 方法测定低限

邻苯二甲酸二甲酯、邻苯二甲酸二正辛酯的测定低限为 200 mg/kg。

邻苯二甲酸二乙酯、邻苯二甲酸二丙酯、邻苯二甲酸二丁酯、邻苯二甲酸二异丁酯、邻苯二甲酸丁基苄酯、邻苯二甲酸二(乙基己基)酯的测定低限为 150 mg/kg。

邻苯二甲酸二甲氧乙酯、邻苯二甲酸二环己酯、邻苯二甲酸二己酯的测定低限为 250 mg/kg。

8 回收率

在添加浓度 400 mg/kg～5 000 mg/kg 浓度范围内，回收率在 85％～110％之间，相对标准偏差小于 10％。

9 精密度

在重复性条件下获得的两次独立测定结果的绝对差值不得超过算术平均值的 10％。

附 录 A
（资料性附录）
邻苯二甲酸酯标准物质的液相色谱图

邻苯二甲酸酯标准物质的液相色谱图见图 A.1。

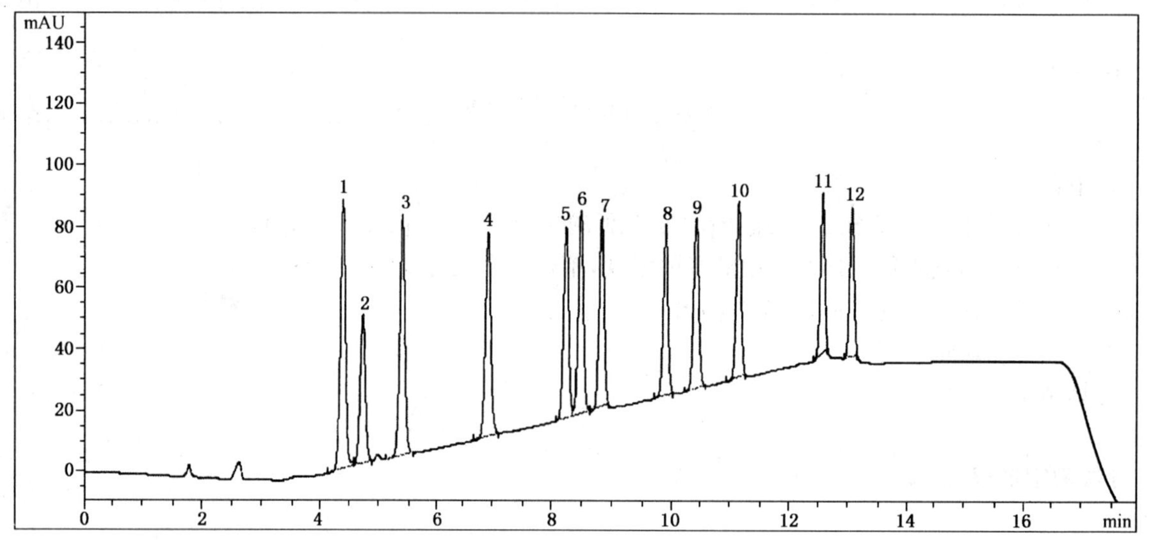

1——邻苯二甲酸二甲酯；
2——邻苯二甲酸二甲氧乙酯；
3——邻苯二甲酸乙酯；
4——邻苯二甲酸二丙酯；
5——邻苯二甲酸二异丁酯；
6——邻苯二甲酸二丁酯；
7——邻苯二甲酸丁基苄酯；
8——邻苯二甲酸二戊酯；
9——邻苯二甲酸二环己酯；
10——邻苯二甲酸二己酯；
11——邻苯二甲酸二(2-乙基己基)酯；
12——邻苯二甲酸二正辛酯。

图 A.1 邻苯二甲酸酯标准物质的液相色谱图

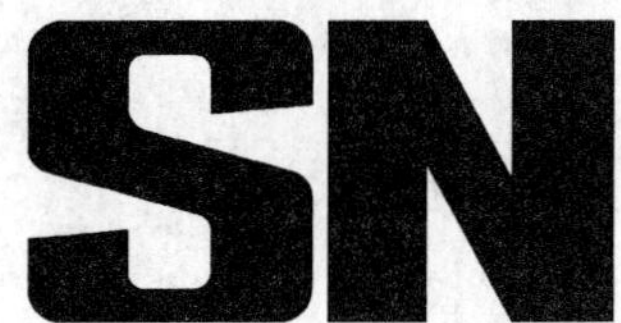

中华人民共和国出入境检验检疫行业标准

SN/T 2690—2010

旧机电产品中氯乙烯的测定

Determination of vinyl chloride in used mechanical and electronic products

2010-11-01 发布　　　　2011-05-01 实施

中华人民共和国
国家质量监督检验检疫总局　发布

前　言

本标准按照 GB/T 1.1—2009 给出的规则起草。

本标准由国家认证认可监督管理委员会提出并归口。

本标准起草单位:中国检验检疫科学研究院。

本标准主要起草人:张庆、王超、白桦、肖海清、董益阳、马强、闫妍。

本标准系首次发布的检验检疫行业标准。

旧机电产品中氯乙烯的测定

1 范围

本标准规定了旧机电产品中残留氯乙烯的顶空气相色谱质谱测定方法。

本标准适用于旧机电产品中聚合物材料中残留氯乙烯的测定。

2 原理

将样品置于顶空瓶中,在其玻璃化温度以上采用气相色谱质谱法测定氯乙烯的含量。

3 试剂和材料

除另有规定外,试剂均为分析纯。

3.1 甲醇:色谱纯。

3.2 氯乙烯标准品溶液:商品化的有证标准溶液,5 000 mg/L,以甲醇为溶剂,氯乙烯纯度大于99.5%,冷藏避光保存。

3.3 标准工作溶液Ⅰ:精确移取 2 mL 氯乙烯标准品溶液至 100 mL 棕色容量瓶中,甲醇定容,得到浓度为 100 mg/L 的标准溶液,冷藏避光保存。

3.4 标准工作溶液Ⅱ:精确移取 1 mL 标准工作溶液Ⅰ至 100 mL 棕色容量瓶中,甲醇定容,得到浓度为 1 mg/L 的标准工作溶液Ⅱ,冷藏避光保存。

4 仪器和设备

4.1 气相色谱仪,配有质量选择检测器(MSD)。

4.2 顶空进样器。

4.3 微量注射器:10 μL、50 μL。

4.4 顶空瓶:20 mL。

4.5 分析天平:感量为 0.1 mg。

5 分析步骤

5.1 测定

5.1.1 气相色谱质谱分析条件

由于测试结果取决于所使用的仪器,因此不可能给出色谱分析的普遍参数。采用下列操作条件已被证明对测试是合适的。

a) 毛细管色谱柱:DB-624 石英毛细管柱[1]:30 m×0.32 mm×1.80 μm 或等效者;

b) 程序升温:初始温度 30 ℃(保持 3 min),然后以 20 ℃/min 的升温速率升至 100 ℃(保持

1) DB-624 是由 Agilent 公司提供的商品名,给出这一信息是为了方便本标准的使用者,并不表示对该产品的认可。如果其他等效产品具有相同的效果,则可使用这些等效产品。

1 min)，最后以 200 ℃尾吹 1 min；

c) 载气：高纯氦，流速为 1.4 mL/min；

d) 进样口温度：120 ℃；

e) 进样模式：分流进样，分流比 10∶1；

f) 检测器：MSD，质量选择检测器；

g) 接口温度：280 ℃；

h) 离子化方式：EI；

i) 电离能量：70 eV；

j) 监测方式：SIM；

k) 选择离子：定量离子 62，定性离子 61，64。

5.1.2 顶空分析条件

a) 顶空瓶平衡温度：90 ℃；

b) 平衡时间：90 min；

c) 定量环温度：100 ℃；

d) 定量环体积：1 mL；

e) 传输线温度：110 ℃；

f) 瓶压 123 kPa；载气压力 16 kPa。

5.1.3 标准样的制备和标准工作曲线的绘制

向顶空瓶内分别加入 10 μL，50 μL 和 100 μL 的标准工作溶液Ⅱ，5 μL，10 μL 和 20 μL 的标准工作溶液Ⅰ，迅速压紧瓶盖，配制得到一系列含有 10 ng、50 ng、100 ng、500 ng、1 000 ng 和 2 000 ng 氯乙烯的标准样，然后将标准样按浓度从低到高在上述实验条件下依次进行测定，以得到的色谱峰的峰面积为纵坐标，对应的氯乙烯含量为横坐标作图，绘制标准工作曲线。标准物质的色谱图及质谱图参见附录 A。

5.1.4 试样测定

将样品粉碎成粒径为 1 mm 左右的颗粒，混匀。称取已混和均匀的样品 1 g(精确至 0.001 g)，置于顶空瓶中，并立即盖紧瓶盖，然后置于顶空进样器，在上述实验条件下进行测定。

按以上步骤，对同一试样进行平行试验测定。

5.2 空白试验

除不称取试样外，均按上述步骤进行。

6 结果计算

结果按式(1)计算(计算结果应扣除空白值)，公式推导参见附录 B：

$$X=\frac{C_m}{m}+\frac{1.61\times C_m}{V} \qquad (1)$$

式中：

X ——样品中氯乙烯的质量浓度，单位为毫克每千克(mg/kg)；

C_m ——标准曲线查得氯乙烯的含量，单位为微克(μg)；

V ——样品瓶的体积，单位为毫升(mL)；

m ——样品质量，单位为克(g)；

1.61——单位为毫升每克(mL/g),其物理意义参见附录B。

7 测定低限及回收率

7.1 测定低限

本方法对氯乙烯的定量限为0.01 mg/kg。

7.2 回收率

方法的添加回收率在86.5%～99.2%之间,平行6次测定的相对标准偏差小于5%。

附 录 A
(资料性附录)
氯乙烯标准物质气相色谱质谱图

氯乙烯标准样的总离子流图和氯乙烯标准物质的质谱图见图 A.1。

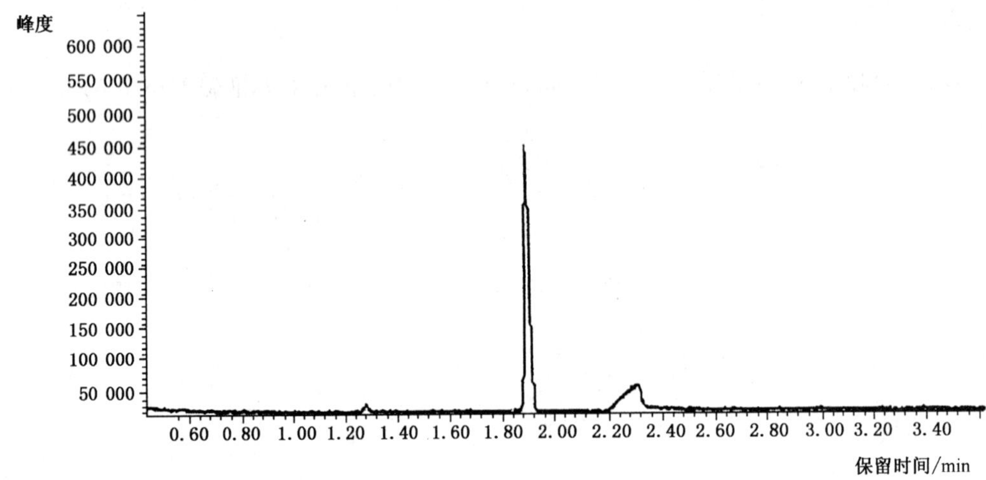

a)

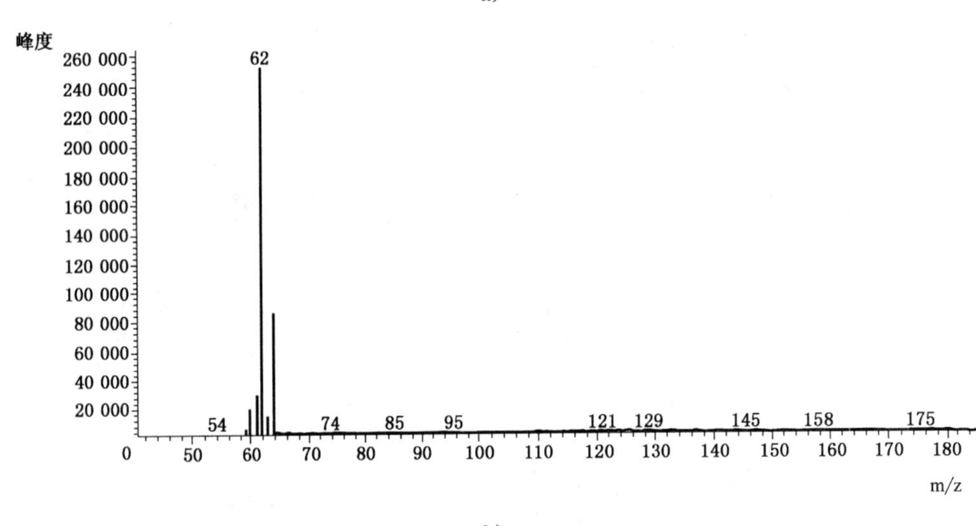

b)

图 A.1 氯乙烯标准样的总离子流图 a)和氯乙烯标准物质的质谱图 b)

附 录 B
（资料性附录）
计算公式推导

在恒温封闭体系内，当氯乙烯在气固两相达到平衡后，其质量平衡方程见式(B.1)：

$$W_0 = W_g + W_s \qquad \cdots\cdots\cdots (B.1)$$

式中：W_0 为氯乙烯单体仔聚氯乙烯样品中的初始质量，W_g 和 W_s 分别是平衡时氯乙烯单体在气固两相中的质量，单位为 g。

根据相关研究表明，在聚氯乙烯树脂的玻璃化温度以上，氯乙烯单体在聚氯乙烯中的溶解行为符合亨利定律，因而可以用式(B.2)表示：

$$\frac{W_s}{m} = \frac{P_e}{K} \qquad \cdots\cdots\cdots (B.2)$$

式中：m 为样品质量，P_e 为平衡时氯乙烯在气相中的分压；K 为亨利常数。结合式(B.1)和式(B.2)，并将体系内气体看作理想气体进行处理可得：

$$\frac{W_0}{m} = \frac{C_g V}{m} - \frac{C_g}{\rho} + \frac{RT_e C_g}{KM} \qquad \cdots\cdots\cdots (B.3)$$

式中：C_g 为组分在气相中的浓度，单位为 g/m^3；V 为顶空瓶的体积，单位为 m^3；ρ 为聚氯乙烯样品的密度，为 1 340 kg/m^3；T_e 为平衡温度，单位为 K；M 为氯乙烯的摩尔质量，为 62.5 g/mol；R 为理想气体的普适常数，为 8.314 $J \cdot mol^{-1} \cdot K^{-1}$；本实验中采用的平衡温度为 90 ℃，即 363.15 K；K 为氯乙烯的亨利常数，在 90 ℃时为 2.045×107 Pa。将上述参数统一量纲代入式(B.3)，可得：

$$\frac{W_0}{m} \times 10^6 = \frac{C_g \times V}{m} + 1.61 \times C_g \qquad \cdots\cdots\cdots (B.4)$$

式中：1.61 为$(1/\rho - RT_e/KM)$代入常数运算后的值，单位为毫升每克。

实验中以标准样中氯乙烯的含量(C_m)为横坐标，对应峰面积为纵坐标绘制标准曲线，其中 $C_m = C_g \times V$，代入式(B.4)可得：

$$X = \frac{W_0}{m} \times 10^6 = \frac{C_m}{m} + \frac{1.61 \times C_m}{V} \qquad \cdots\cdots\cdots (B.5)$$

式中：

X ——样品中氯乙烯的质量浓度，单位为毫克每千克(mg/kg)；

C_m ——标准曲线查得氯乙烯的含量，单位为微克(μg)；

V ——样品瓶的体积，单位为毫升(mL)；

m ——样品质量，单位为克(g)。